片仔癀

基础研究与临床应用新进展

主编　陈可冀

科学出版社
北京

内 容 简 介

本书收录了片仔癀近年来的主要科学研究成果，从片仔癀的发展历史、中医理论、主要原料及制作技艺、产品质量全过程控制体系、非临床安全性评价到片仔癀在治疗肝病、肿瘤、抗炎、调节免疫等方面的药效作用机制研究以及片仔癀在治疗肝炎、肿瘤等方面的临床研究，系统地论述了片仔癀的基础研究与临床应用情况，为读者提供全面翔实的片仔癀学术成果及用药指导。

本书可供中医药工作者、中医药专业的学生及中医药爱好者阅读使用。

图书在版编目 (CIP) 数据

片仔癀基础研究与临床应用新进展 / 陈可冀主编. -- 北京 : 科学出版社, 2025. 2. -- ISBN 978-7-03-081202-5

Ⅰ. R286

中国国家版本馆 CIP 数据核字第 202513J0Z0 号

责任编辑：刘 亚 鲍 燕 / 责任校对：郑金红

责任印制：徐晓晨 / 封面设计：陈 敬

科学出版社 出版

北京东黄城根北街 16 号

邮政编码：100717

http://www.sciencep.com

北京九天鸿程印刷有限责任公司印刷

科学出版社发行 各地新华书店经销

*

2025 年 2 月第 一 版 开本：787×1092 1/16

2025 年 2 月第一次版印刷 印张：23

字数：589 000

定价：268.00 元

（如有印装质量问题，我社负责调换）

编辑委员会

序

中医药文化源远流长，名方、经方和验方都是中医药文化宝库中的重要组成部分。片仔癀由明朝宫廷秘方演化而来，作为海上丝绸之路商旅们的随身良药，历经风雨，名声日隆，已成为中国传统医药中的经典处方。

陈可冀院士在从医 75 周年之际，亲率团队，梳理总结片仔癀最新的科学研究成果及临床实践，编撰成册，系统论述片仔癀基础研究与临床应用新进展，为读者提供翔实的片仔癀现代科学实证。

片仔癀基础研究及临床实践，展示了其对急慢性肝炎、肝纤维化、原发性肝癌等疾病的显著疗效，也展示了片仔癀促进免疫调节，减少炎症反应的作用，体现了传统中药复方配伍和炮制的独特优势，也体现了中医药治未病、调阴阳、扶正祛邪的“异病同治”优势。今年金秋时节，我曾在片仔癀学习考察时写下了“漳州片仔癀，市值冠首榜；肝胆列前茅，解毒第一强”的诗句。

片仔癀作为中医药文化的传承者与革新者，引领民族医药产业，铸就民族医药品牌，该书的出版将推动我国名方、经方、验方在新时代的传承、创新、发展，为人类健康福祉作出更大贡献。此关乎民生健康之大局，欣然作序。

中国工程院院士　国医大师

王琦

2024 年 11 月

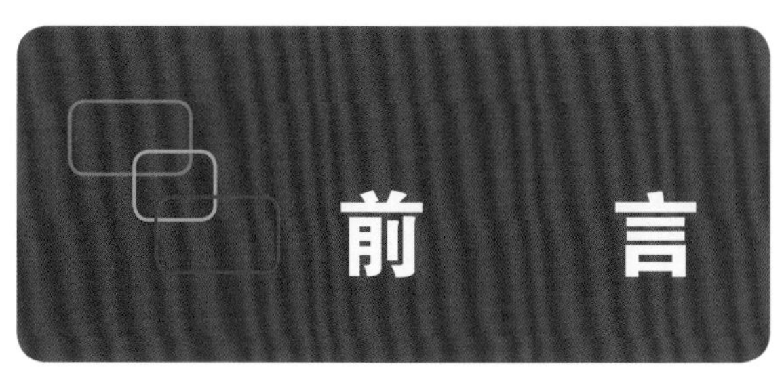

前 言

片仔癀是国家一级中药保护品种，传统制作技艺入选国家非物质文化遗产名录。片仔癀临床应用历史悠久，效验卓著，享誉海内外，多年位居我国中成药单品种出口创汇的前列，被誉为海上丝绸之路的“中国符号”。近二十年来，漳州片仔癀药业股份有限公司承担省部级科技研究项目40余项，研究成果荣获省级以上科学技术奖10余项。片仔癀公司不断深化与国内外大院大所、院士专家团队的产学研合作，取得了很好的进展，在国内外知名期刊发表一系列有学术影响的论著，并与国内外高校院所共建多个关键技术联合研发平台，为加快突破中药现代研究关键技术和科研成果转化提供了强有力的科技支撑。

我自担任片仔癀科学技术委员会主任以来，参与片仔癀药物的临床及深入研发，并于2017年编撰出版《片仔癀基础研究与临床应用》。这些年，围绕片仔癀在肝病、肿瘤、慢性炎症等领域中的应用，完成25项临床研究，71项药理药效研究。此次编撰出版《片仔癀基础研究与临床应用新进展》，将2017年以后的主要科研成果进行梳理并收录，主要介绍片仔癀的发展历史、中医理论及主要原料、制作技艺、现代临床应用、产品质量全过程控制体系、非临床安全性评价，片仔癀在治疗肝病、肿瘤、炎症及调节免疫等方面的药效作用机制研究，以及在治疗肝炎、肿瘤等方面的临床研究，系统论述了片仔癀的基础研究与临床应用情况，为读者提供全面翔实的片仔癀学术成果，以期为临床用药提供一定的参考。

中国科学院院士　国医大师

陈可冀

2024年11月

目　录

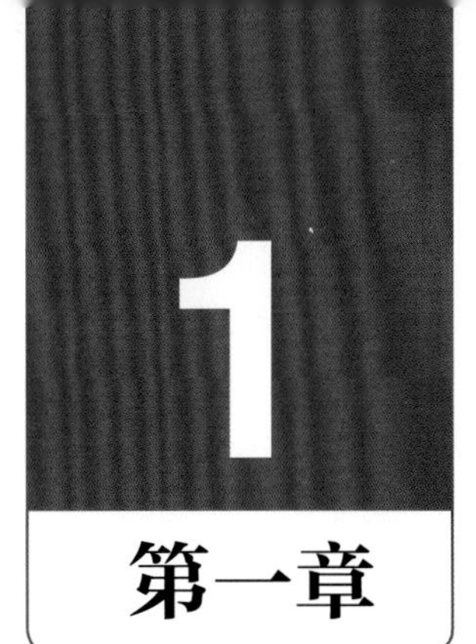

第一章　片仔癀发展简史

中医药学是中国古代科学的瑰宝，在中医药的璀璨星河里，片仔癀犹如一颗耀眼的明星，历经五百年愈发熠熠生辉。片仔癀这粒小小药锭，由宫廷御医以秘方炼制成药后救治百姓，到随海上丝绸之路在东南亚各国以神奇功效名扬海外，再到获国家金质奖，始终坚守中华老字号的品质初心不改，如今片仔癀的产品名、商标名、企业名、股票名“四名”合一，片仔癀的品牌和文化融为一体，肩负着弘扬中医药文化，提升中医药文化传播力与品牌影响力的历史使命。

片仔癀的发展，是践行传承精华，守正创新的发展。片仔癀被列入国家一级中药保护品种、国家重点保护的中药制剂、中国中药名牌产品、国家地理标志产品，其传统制作技艺入选国家非物质文化遗产名录。片仔癀连续多年居中国中成药单品种出口创汇前列，被誉为海上丝绸之路的“中国符号”。片仔癀公司获批国务院国资委“创建世界一流专业领军示范企业”“双百企业”，荣获国家高新技术企业、国家技术创新示范企业、国家知识产权示范企业、全国文明单位、国家绿色工厂、中国主板上市公司价值百强、福布斯全球企业2000强等荣誉称号。片仔癀品牌多年蝉联“胡润品牌榜中国医疗健康品牌价值榜”榜首、“胡润中国最具历史文化底蕴品牌榜”第一、肝胆用药品牌榜金奖。公司加速布局大健康产业，主要经济指标稳健增长，2023年公司营业收入首次超过百亿，实现高质量发展的新突破。

新时代新征程，公司始终坚持以习近平新时代中国特色社会主义思想为指导，认真贯彻落实党中央、国务院决策部署，坚持稳中求进工作总基调，全面贯彻新发展理念，全力提升中医药产业核心竞争力、增强产业链核心功能，坚定不移做强做优做大国有企业，推进中医药现代化、产业化、国际化，推动中医药传承创新发展，为践行“健康中国”建设，奋力谱写中国式现代化福建新篇章，加快漳州建设现代化滨海城市作出更大贡献。

第一节　传世珍宝　源远流长

片仔癀历经时代变迁传承至今，是祖先留给我们的宝贵财富，也是中华民族医药宝库里的一颗明珠。

据考证，明嘉靖年间，有一宫廷御医，因不满朝廷暴政，携宫廷秘方辗转来到福建漳州，隐居璞山岩寺削发为僧。闽南地区炎热潮湿，多发温热之病，当地百姓多发无名肿毒、恶疮、目黄身黄等症，御医出身的寺僧，不忍百姓受苦，按照宫廷秘方，用上等麝香、牛黄、三七、蛇胆等名贵中药材，炼制成药锭救治百姓，既可内服又可外敷，无不药到病除，因疗效显著深受百姓推崇。当时片仔癀切片分服，每次一片即可退癀，因此，民间俗称“片仔癀”，即一片即可退癀之意（“仔”为闽南方言中语气词，“癀”为热、毒、肿、痛）。宫廷秘方，就此落地生根。寺僧临终前将秘方和制作工艺传授给住持，并叮嘱秘方传内不传外。从此，片仔癀在寺内代代相传，秘不外泄，成为璞山岩寺的“传寺之宝”。清末民初，璞山岩寺香火渐渐冷落，寺庙倒塌，最后一任住持释修文也还了俗，释修文圆寂前，将片仔癀处方和制作方法传给弟子释延侯。20 世纪初，释延侯还俗，俗名黄拢，与“馨苑茶庄”庄主李珠结为夫妻，继续制售片仔癀。黄拢去世后，李珠坚持经营“馨苑茶庄”，直至漳州解放后企业公私合营。由此，片仔癀由佛门传入民间，其独特疗效极受民间推崇，被闽南旧时风俗奉为“镇宅之宝”，当地人拜访长辈亲戚素有送片仔癀的习惯。

片仔癀的商标和品牌从新中国成立之初传承发展至今。1952 年申请注册了漳州璞山岩馨苑号“僧帽牌”商标，此商标一直使用至“文化大革命”前。1966 年“文化大革命”时期，漳州市制药厂将“僧帽牌”片仔癀商标改注为具有漳州特色的“荔枝牌”。1986 年漳州市制药厂另注册“片仔癀”商标，商标名与产品名称一致。国内销售的片仔癀停用“荔枝牌”商标，出口片仔癀仍使用“荔枝牌”商标。1990 年，国家商标局同意“片仔癀”商标继续使用，受国家法律保护。至此，“片仔癀”成为全国的商标名与产品名相同的特例。1992 年，出口的片仔癀，停止使用“荔枝牌”商标，改用“片仔癀”商标；同年，片仔癀处方及工艺被国家中医药管理局列入国家秘密；1994 年，片仔癀被国家药品监督管理局列入“国家中药一级保护品种”，受国家重点保护。1996 年，公司被国家贸易部认定为“中华老字号”，2006 年再次被商务部认定为首批“中华老字号”企业。1999 年，“片仔癀”商标被国家工商总局授予“中国驰名商标”。2002 年，片仔癀系列药品（片仔癀、片仔癀胶囊、复方片仔癀软膏）获得国家首批原产地标记认证；2003 年 6 月，公司股票在上海证券交易所上市，股票简称“片仔癀”。自此，片仔癀的产品名、商标名、企业名、股票名“四名”合一。

片仔癀的产业历经时代变迁的考验。新中国成立后的 1956 年，政府对私营工商业进行社会主义改造，馨苑茶庄与同善堂等药店联合组建“公私合营同善堂联合制药厂”；1957 年 12 月，公私合营同善堂联合制药厂与公私合营存恒联合神粬厂合并成立“公私合营漳州制药厂”；1966 年，转为地方国营，改名为“漳州市制药厂”，片仔癀为漳州市制药厂主导产品。经过片仔癀人几十年的接续奋斗，企业由小变大，由弱变强。1993 年 1 月，以漳州市制药厂为核心企业成立漳州片仔癀集团公司。1999 年 12 月，以漳州片仔癀集团公司为主要发起人，联合其他法人单位共同发起设立漳州片仔癀药业股份有限公司，标志企业发展进入新的历史阶段。2003 年 6 月，公司股票在上海证券交易所上市，股票简称“片仔癀”，代码 600436，目前市值位居我国主板上市公司中药板块第一，公司资产回报率（ROA）等财务指标位居医药行业前列，为行业佼佼者。

第二节　惠泽四海　历久弥新

片仔癀历经数百年不衰而愈发熠熠生辉，与其卓越功效密不可分，并因其卓越功效享誉海内外。

片仔癀的发源地漳州，位于福建省东南部，历来是我国对外贸易的重要港口，漳州月港成为“海上丝绸之路”的起点之一。随着“海上丝绸之路”的发展，从月港出发的海上航线，东达日本、南通菲律宾、西至马六甲，然后与欧洲人开辟的新航路相连接，构成一个完整的环球航线。当时人们出海必带两样东西：一是妈祖像或关帝像，来获取精神慰藉；另一个就是片仔癀，用来保身体安康。片仔癀被闽南海商队伍从漳州带至南洋远传世界各地，并长久扎根下来，片仔癀确切的疗效在东南亚、海外华侨华人中广为传播，一直有“妈祖保平安，片仔癀保健康”的说法，并享有“有华人的地方就有片仔癀”的美誉。片仔癀作为海上丝绸之路的“中国符号”，成为海上丝绸之路期间南洋人了解中国中医药文化的窗口。直到今天，片仔癀出口 30 多个国家和地区，连续 20 多年位居中国中成药单品种出口前列，片仔癀因显著疗效在海内外拥有越来越高的知名度和美誉度。

越战期间，片仔癀对使用抗生素疗效不高的枪伤刀创、恶疮虫毒能药到病除，令西方人大感惊异，片仔癀被大量采购作为士兵在丛林中作战的军需，从此片仔癀在西方国家名声大振，这也是当时我国有关方面曾严禁片仔癀出口的原因。

1972 年，中日建交，片仔癀被当作“国礼”送给田中首相，由此，引起日本民众对片仔癀的极大关注。日本许多民众纷纷前往或委托他人在中国香港购买片仔癀，在香港曾出现排队抢购片仔癀的轰动场面。1988 年，上海及其相邻省市暴发急性甲肝，片仔癀因起效快、治愈率高而在上海引起轰动，一药难求。

片仔癀能够有效消除人体内的“湿、热、毒、邪”，以其显著的功效而受到越来越多医药专家和消费者的认可。2000 年，“片仔癀保肝作用研究”获香港特区政府创新基金资助；2007 年，“片仔癀二次开发”列入“十一五”国家科技支撑计划项目；2008 年，“片仔癀药效作用机理及质控体系的研究”列入国家“重大新药创制”科技重大专项；2014 年 9 月 23 日国家中医药管理局发布的《中医药治疗埃博拉出血热专家指导意见》将片仔癀列为推荐使用中成药；2014 年 10 月 11 日国家卫生和计划生育委员会发布的新版《登革热诊疗指南》将片仔癀列为推荐使用中成药。2015 年 11 月国家药品监督管理局印发的《中药新药治疗恶性肿瘤临床研究技术指导原则》的概述中将片仔癀列为治疗肿瘤的经典方药。2024 年 1 月 23 日中华中医药学会发布《原发性肝癌中医诊疗指南》，将片仔癀列为放疗联合中成药辨证治疗延长生存期和改善不良反应的强推荐使用中成药。

为了深入阐明片仔癀的作用特点和临床优势，为片仔癀的临床应用提供科学证据和技术保障，片仔癀公司加快推进中药现代化研究，利用循证医学、分子生物学、生物信息学等现代科学技术，以“夯实中医理论、深化基础研究、突破临床疗效、完善质控体系”为研究路径，深入系统开展片仔癀的二次开发，结合疾病谱演变，围绕片仔癀治疗肝病、肿瘤、炎症等开展系列研究近百项。2020 年，公司完成福建省科技重大专项“名优中成药片仔癀治疗肝癌二次开发研究”，深入挖掘片仔癀治疗肝癌的作用优势，科学阐释中药抗肿瘤作用机理，建立中药抗肿瘤的临床定位策略和方法。2020 年 8 月，片仔癀获国家药品监督管理局药品审评中心（CDE）颁发治疗中晚期原发性肝癌临床试验批件，并于 2023 年 6 月完成全部受试者入组。片仔癀还布局开展了预防肝癌术后复发、与治疗肝癌的一线靶免药物联用等多个临床研究，为片仔癀增加治疗肿瘤功能主治提供高级别循证医学证据。2023 年完成的片仔癀治疗慢性乙型病毒性肝炎肝纤维化临床研究结果显示片仔癀具有治疗肝纤维化的作用。2023 年片仔癀在结直肠癌治疗领域的最新合作研究成果在国际消化疾病顶级期刊《胃肠病学》（*Gastroenterology*，IF=29.4）发表，片仔癀抑制结直肠癌发生的机制研究入选 2023 年度中医药十大学术进展。

2020 年新冠疫情暴发之初，片仔癀公司主动捐赠片仔癀、复方片仔癀含片、藿香正气水等抗疫物资，并在武汉收集了片仔癀胶囊干预新冠感染恢复期核酸检测阳性患者的临床观察数据，结果显示使用片仔癀后核酸转阴率明显提高，持阳患者转阴且不复发，为新冠感染持阳患者转阴提供了新的用药选择。公司还与中国中医科学院中医临床基础医学研究所合作研制抗疫新药清肺排毒颗粒，片仔癀公司作为清肺排毒颗粒的生产企业，因此获“全国科技系统抗击新冠肺炎疫情先进集体”荣誉。

党的十八大以来，以习近平同志为核心的党中央把中医药工作摆在更加突出的位置，并作出了一系列战略部署——颁布《中华人民共和国中医药法》、出台《中医药发展战略规划纲要（2016—2030年）》、印发《中共中央 国务院关于促进中医药传承创新发展的意见》《关于加快中医药特色发展的若干政策措施》《中医药振兴发展重大工程实施方案》等，中医药发展迎来天时地利人和的大好局面。

漳州片仔癀药业股份有限公司在各级政府领导的关怀指导和社会各界人士的关心支持下，聚大家之智慧，谋企业之未来，不忘初心，坚持“传承创新转型”，全面推行“擦亮品牌”“产品拓展”“产业延伸”，抓文化铸灵魂、抓品牌带市场、抓模式建渠道、抓科研借智慧、抓改革建机制、抓产业促发展，致力于将片仔癀打造成大健康领域的领导品牌。

明代御方传颂百年济天下，今朝国药扬名四海泽苍生。经典名药片仔癀惠泽四海，历久弥新，愈发熠熠生辉，中华老字号片仔癀必将迎来新的发展篇章，为人类的健康事业作出更大的贡献。

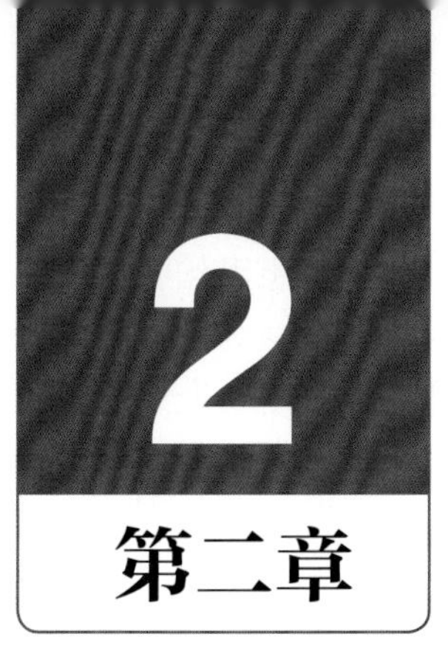

第二章 片仔癀概述

第一节 片仔癀说明书

【药品名称】

通用名称：片仔癀

汉语拼音：Pianzaihuang

【成分】 牛黄、麝香、三七、蛇胆。

【性状】 本品为类扁椭圆形块状，块上有一椭圆环。表面棕黄色或灰褐色，有密细纹，可见霉斑。质坚硬，难折断。折断面微粗糙，呈棕褐色，色泽均匀，偶见少量菌丝体。粉末呈棕黄色或淡棕黄色，气微香，味苦、微甘。

【功能主治】 清热解毒，凉血化瘀，消肿止痛。用于热毒血瘀所致急慢性病毒性肝炎，痈疽疔疮，无名肿毒，跌打损伤及各种炎症。

【规格】 每粒重 3 克。

【用法用量】 口服。一次 0.6 克，八岁以下儿童一次 0.15-0.3 克，一日 2-3 次；外用研末用冷开水或食醋少许调匀涂在患处（溃疡者可在患处周围涂敷之）。一日数次，常保持湿润，或遵医嘱。

【不良反应】 监测数据显示，本品可见腹痛、腹泻、消化不良、皮疹、瘙痒等不良反应。

【禁忌】 1. 孕妇禁用。2. 对本品及所含成分过敏者禁用。

【注意事项】 1. 本品含天然麝香，运动员慎用。2. 过敏体质者慎用。

【贮藏】 密封，置干燥处。

【包装】 复合膜，3 克 ×1 粒 ×1 袋 / 盒

【有效期】 60 个月

【执行标准】 《中国药典》2020 年版一部

【批准文号】 国药准字 Z35020243

【上市许可持有人】

名称：漳州片仔癀药业股份有限公司

注册地址：福建省漳州市芗城区琥珀路 1 号

【生产企业】

企业名称：漳州片仔癀药业股份有限公司

生产地址：福建省漳州市上街　邮政编码：363000

电话号码：0596-2301158 2305453

传真号码：0596-2302993　网址：www.zzpzh.com

【片仔癀简介】 片仔癀（图 2-1-1）源于明朝宫廷秘方，现由漳州片仔癀药业股份有限公司独家生产，是国家一级中药保护品种，处方和工艺为国家秘密，其制作技艺被列入国家非物质文化遗产名录。片仔癀，在闽南语意为“一片即可退癀”，“癀”在闽南语中为“热、毒、肿、痛”之意，即服用一小片就有显著的效果。片仔癀临床应用广泛，主要集中在治疗肝病、肿瘤、炎症等方面。

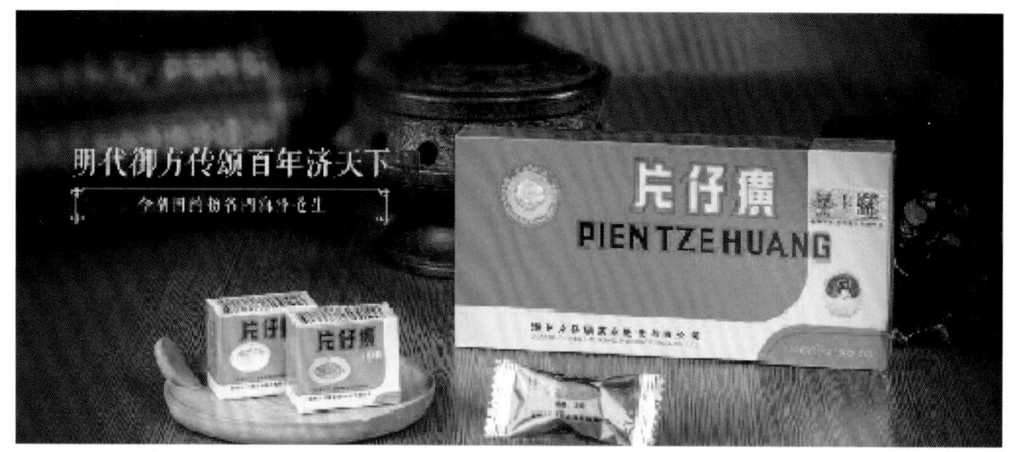

图 2-1-1　片仔癀

第二节　片仔癀的中医理论及主要原料

一、中医理论

中医学认为，气血是人体重要的物质基础，其中，气为阳，主动与温煦，血为阴，主静及滋润。气为血之帅，可推动血行；血为气之母，能够承载气，故而气行则血行，气滞则血瘀，即气滞与血瘀两者，常互为因果。此外，寒、热等邪气亦可引发血瘀。如因寒性凝滞，故寒邪易致寒凝血瘀；又如热盛气壅，气壅则血瘀，或热邪煎熬津液，血液黏稠，血行则不畅，故热邪也可导致血瘀而成结。反之，血瘀日久，瘀而化热，亦可导致瘀热互结。且因热盛则肿，热壅血瘀，不通则痛，故瘀热互结之证，亦常发为肿痛，而为疮痈肿毒等病。

片仔癀方中三七性温，味甘、微苦，善于散瘀消肿、止血定痛；蛇胆性寒，味甘、微苦，具有清热解毒、清肝利胆之功，两药共为君药。牛黄性凉，味甘，乃清热解毒、化痰止咳、搜风祛湿之良药，可增强君药清热泻火、解毒消肿之功，亦可化热邪煎津所致之痰，故为臣药。麝香性温，味辛，善于活血通经、消散肿毒，可助君臣药活血化瘀、消肿止痛，为佐使药。诸药相伍，共奏清热解毒、凉血化瘀、消肿止痛之功，可祛除热毒、瘀血、痰浊等病邪，解除“热而成瘀、瘀而致结”症状，适用于瘀热互结所致的各种急慢性肝炎、痈疽疔疮、无名肿毒，以及跌打损伤、发热、肿痛、癥瘕积聚等热毒瘀结病症。

二、主要原料

1. 三七

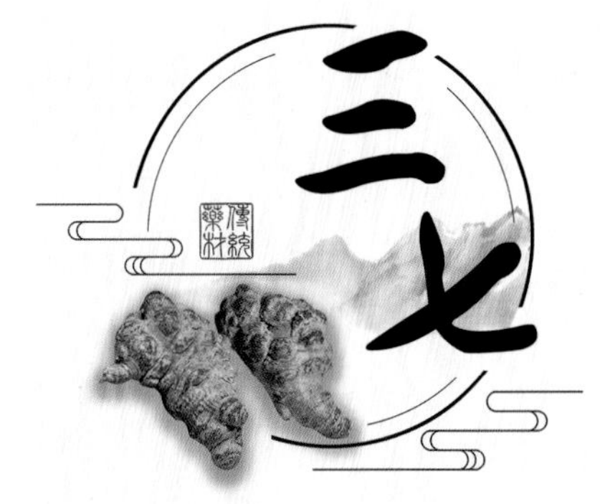

图 2-2-1　三七药材

三七（NOTOGINSENG RADIX ET RHIZOMA）为五加科植物三七的干燥根和根茎（图 2-2-1）。秋季花开前采挖，洗净，分开主根、支根及根茎，干燥。支根习称“筋条”，根茎习称“剪口”。主根呈类圆锥形或圆柱形，长 1 ～ 6cm，直径 1 ～ 4cm。表面灰褐色或灰黄色，有断续的纵皱纹和支根痕。顶端有茎痕，周围有瘤状突起。体重，质坚实，断面灰绿色、黄绿色或灰白色，木部微呈放射状排列。

三七味甘、微苦，性温。归肝、胃经。具有散瘀止血，消肿定痛的功效。可用于治疗咯血、吐血、衄血、便血、崩漏、外伤出血、胸腹刺痛、跌仆肿痛[1]。

现代研究表明：三七具有活血与止血双向调节和抗炎作用，在保护心脑血管系统、保护神经系统、抗肿瘤、抗菌、降糖、保护肝脏、抗衰老等方面同样具有药理活性[1-2]。三七主要含皂苷、黄酮苷、氨基酸、多糖、有机酸等多种成分[3]。其中，三七总皂苷可以抑制血小板聚集、抑制血栓形成，改善微循环，对动脉粥样硬化、高血压有防治作用，对脑缺血缺氧损伤有保护作用，并具有消炎、镇痛的作用。三七素可以缩短凝血时间，具有止血作用。黄酮具有降血压、降血脂、祛痰、强心等作用，还对心肌缺血有保护作用[4]。

2. 蛇胆

蛇胆（FEL SERPENTIS）是蛇体内贮存胆汁的胆囊（图 2-2-2）。最先记载于汉朝《名医别录》，当时仅收载蚺蛇胆与蝮蛇胆两种。至明代，《本草纲目》又增添收载了鳞蛇及乌梢蛇的蛇胆。当今全国多数地区使用的蛇胆为游蛇科、眼镜蛇科及蝰科动物多种蛇的胆，尚未有统一的质量标准。《福建省中药饮片炮制规范（2012 年版）》明确蛇胆为眼镜蛇科动物银环蛇 *Bungarus multicinctus* Blyth.，游蛇科动物三索锦蛇 *Elaphe radiate*（Schlegel）、灰鼠蛇 *Ptyas korros*（Schlegel）、乌梢蛇 *Zaocys dhumnades*（Cantor），蝰科动物尖吻蝮 *Deinagkistrodon acutus*（Guenther）、蝮蛇 *Agkistrodon halys*（Pallas），蟒科动物蟒蛇 *Python molurus*（Linnaeus）及以上同属数种蛇的干燥胆。多于春、秋二季捕捉，剖蛇取胆，将胆管结扎，沿结扎处上方剪断，取出，晾干或低温干燥。蛇胆呈囊状，扁平圆形、卵圆形或不规则形，长 1.2 ～ 14.0cm，宽 0.5 ～ 5.5cm，厚 0.1 ～ 1.5cm。上部狭窄或狭细皱缩或截平，下部膨大。表面黑褐色、暗棕色或棕红色，后皱褶或微褶。囊皮纤维性，薄而透明，有光泽或微有光泽。干燥胆汁呈黑褐色、暗棕色或棕红色，有光泽，质硬脆或微软。气微腥，味苦而后甘。

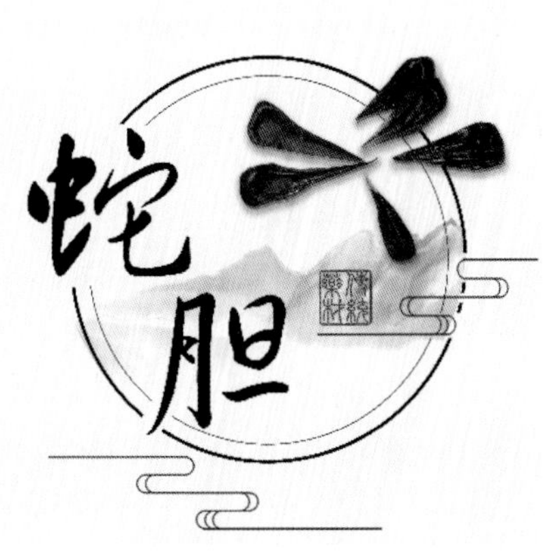

图 2-2-2　蛇胆药材

蛇胆味甘、微苦，性寒。归肺、肝经。具有清热解毒，化痰镇痉，泻肝明目的功效。可用于高热发狂，痰多咳嗽，眼雾不明，痔疮红肿，热疮，痱子。

现代研究表明：蛇胆含有胆汁酸、胆色素、胆固醇、无机盐、黏蛋白等成分，其中胆汁酸是其主要成分，也是其发挥药效的物质基础[5-7]。蛇胆具有抗炎、抑菌、调

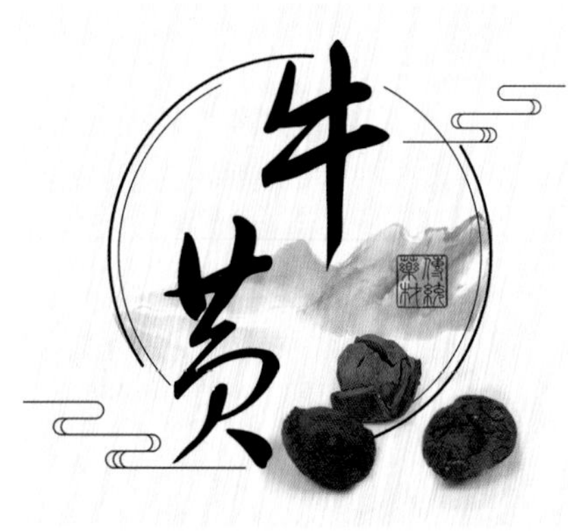

图 2-2-3　牛黄药材

节免疫、镇咳、祛痰、平喘、降低血压等作用[8]。

3. 牛黄

牛黄（BOVIS CALCULUS）为哺乳纲偶蹄目牛科动物牛的干燥胆结石（图 2-2-3）。宰牛时，如发现有牛黄，即滤去胆汁，将牛黄取出，除去外部薄膜，阴干。主产于华北、东北、西北等地区。早在《神农本草经》中就有记载"主惊痫，寒热，热盛狂"。《千金方》《外台秘要》中称其为土精，《本草纲目》中记载为丑宝，《现代全国中草药汇编》中称为天然牛黄，在我国药用已有两千多年的历史，其药用价值被历代医家所推崇。

牛黄味甘，性凉。归心、肝经。具有清心，豁痰，开窍，凉肝，息风，解毒的功效。用于热病神昏，中风痰迷，惊痫抽搐，癫痫发狂，咽喉肿痛，口舌生疮，痈肿疔疮[9]。

现代研究表明：牛黄含胆汁酸类、胆色素类、氨基酸和蛋白类、微量元素、胆甾醇类和其他成分。其中，以游离和结合胆汁酸为主，结合型胆汁酸包括牛磺酸结合型及甘氨酸结合型两类。牛黄对中枢神经系统具有镇静抗惊厥及解热作用；在心血管方面具有降压、抗心律失常、抑制内皮损伤所致的血管平滑肌细胞增生、降血脂、抑制血小板凝集和血栓形成作用；在消化系统方面具有利胆保肝作用。此外，牛黄还具有抗炎效果，对免疫功能有一定促进作用[9-10]。

4. 麝香

麝香（MOSCHUS）首载于《神农本草经》，为鹿科动物林麝 *Moschus berezovskii* Flerov、马麝 *Moschus sifanicus* Przewalski 或原麝 *Moschus moschiferus* Linnaeus 成熟雄体香囊中的干燥分泌物（图 2-2-4）。野麝多在冬季至次春猎取，猎获后，割取香囊，阴干，习称"毛壳麝香"；剖开香囊，除去囊壳，习称"麝香仁"。家麝直接从其香囊中取出麝香仁，阴干或用干燥器密闭干燥。

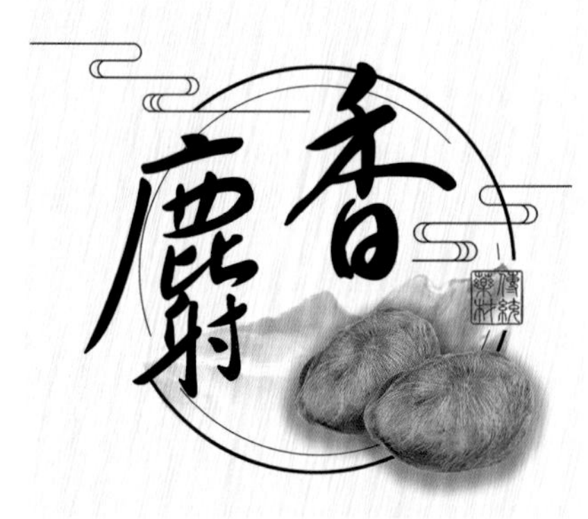

图 2-2-4　麝香药材

麝香味辛，性温。归心、脾经。具有开窍醒神，活血通经，消肿止痛的功效，用于热病神昏，中风痰厥，气郁暴厥，中恶昏迷，经闭，癥瘕，难产死胎，胸痹心痛，心腹暴痛，跌仆伤痛，痹痛麻木，痈肿瘰疬，咽喉肿痛。

现代研究表明：麝香含有大环化合物如麝香酮等，甾族化合物如睾丸酮、雌二醇、胆甾醇，多种氨基酸如天门冬氨酸，其他成分如蛋白激酶激活剂及无机盐等[11-12]。麝香对中枢神经系统的作用是双向性的，小剂量兴奋，大剂量则抑制，能增强中枢神经系统的耐缺氧能力，改善脑循环；麝香具有明显的强心作用，能兴奋心脏，增加心脏收缩振幅，增强心肌功能；麝香对由血栓引起的缺血性心脏障碍有预防和治疗作用；麝香有一定的抗炎作用，其抗炎作用与氢化可的松相似；麝香对子宫有明显兴奋作用，能够增强宫缩；麝香对人体肿瘤细胞有抑制作用，浓度大则作用强，对小鼠艾氏腹水癌细胞和肉瘤 S180 细胞有杀灭作用；在改善心脏功能方面，麝香还能显著增加心肌细胞的存活率，抑制过氧化氢对心肌细胞形态的改变；在骨骼运动系统方面，麝香对骨折的修复具有促进作用；麝香在治疗泌尿系统疾病方面也有着较好的疗效，可抑制前列腺素释放，缓解输尿管平滑肌、膀胱括约肌痉挛，有利于缓解肾绞痛患者的疼痛症状[13-14]。

第三节　片仔癀的药理作用和现代临床应用

一、药理作用

1. 保肝作用

片仔癀对乙肝病毒所致的急慢性肝损伤、酒精性肝损伤、非酒精性脂肪性肝病、药物性肝损伤和肝纤维化等具有治疗作用。系列药理药效研究表明，片仔癀对于不同原因导致的急慢性肝损伤，均有一定的预防和治疗效果，可减轻炎症反应，改善肝功能和降低血脂，可降低血清丙氨酸氨基转移酶（ALT）、天冬氨酸氨基转移酶（AST）和三酰甘油（TG）含量，修复肝组织病理损伤，抑制肝纤维化，并有明显利胆作用，在增加胆汁分泌量的同时，也提高了胆汁中胆固醇和胆汁酸的排出总量。其机制涉及调控自噬相关信号通路、抑制炎症和氧化应激、调节肠道微生物群及代谢物、促进肠道屏障修复、调控胆汁酸合成与代谢、调控脂质代谢等多个方面。

2. 抗肿瘤作用

片仔癀对肝癌、直肠癌、胃癌、肺癌、宫颈癌和骨肉瘤等具有明显抑制作用。系列药理药效研究表明，片仔癀能显著抑制肿瘤细胞生长、肿瘤血管生成、肿瘤转移及肿瘤免疫逃逸，促进肿瘤细胞凋亡。机制包括通过调控白细胞介素 6（IL-6）、肿瘤坏死因子受体（TNFR）、信号转导及转录激活因子 3（STAT3）通路及损伤检查点通路，抑制肝癌等肿瘤、诱导细胞周期阻滞及细胞凋亡；通过调节肠道微生物组成，增加有益的代谢产物，改善肠道屏障功能，抑制致癌和促炎通路从而抑制结直肠肿瘤的发生发展；通过抑制程序性死亡配体 1（PD-L1）的表达减轻结直肠癌细胞的免疫抑制，协同提高抗程序性死亡蛋白 1（PD-1）/PD-L1 免疫治疗的抗肿瘤疗效等多个方面。

3. 抗炎作用

片仔癀对多种原因引起的组织炎性肿胀及疼痛，对各种损伤引起的炎症均有作用。通过对脓毒血症、结肠炎、小胶质细胞神经炎症、自身免疫性脑脊髓炎、胆囊炎、关节炎等系列药理药效研究表明，片仔癀具有抑制炎症反应的作用。机制包括通过激活 TGR5-STAT3-A20 信号通路，抑制 IL-6/STAT3 通路、核因子 κB（NF-κB）和丝裂原活化蛋白激酶（MAPK）信号通路的激活及炎症细胞因子的产生；抑制炎症因子 IL-1β、IL-6 和肿瘤坏死因子 α（TNF-α）转录，降低促炎因子 IL-6 及促炎性蛋白酶的表达；减轻中枢神经系统炎症细胞的浸润等多个方面。

4. 调节免疫作用

片仔癀具有明显的免疫调节效应，可抑制亢进的免疫反应，对低下的免疫功能，片仔癀也可显示不同程度的促恢复作用。片仔癀可以改善肠道菌群紊乱调节免疫功能，改善自身免疫性肝炎的炎症损伤，调节记忆性 T 细胞分化来治疗免疫性肝炎。

5. 抗病毒作用

片仔癀对新冠病毒（SARS-CoV-2）、单纯疱疹病毒（HSV）及乙肝病毒（HBV）等具有抑制病毒复制和抗原分泌的作用。片仔癀在仓鼠感染新冠病毒致死模型中具有显著治疗效果，经片仔癀干预仓鼠肺、鼻甲及气管组织病毒载量降低，生存率为 83%（对照组死亡率为 100%）。在 HSV 细胞模型中可抑制 HSV-1 和 HSV-2 复制，在体内模型中可延长 HSV-1 颅内攻毒小鼠生存期，显示出一定的治疗作用。片仔癀在体外和体内 HBV 感染模型均有抑制 HBV 复制和抗原分泌的作用。

6. 抗脑缺血作用

片仔癀对缺血性脑卒中具有较好的脑保护作用。可抑制神经炎症，减轻神经功能损伤，减少脑梗死体积，减轻脑梗死后血脑屏障（BBB）的损伤程度。潜在机制可能与抑制炎性小体活化和调控 5′ 腺苷酸活化蛋白激酶（AMPK）/ 哺乳动物雷帕霉素靶蛋白（mTOR）/UNC-51 样激酶 1（ULK1）信号通路促进自噬、激活 Kelch 样 ECH 结合蛋白 1（Keap-1）/ 核因子红细胞衍生因子 2 相关因子 2（Nrf2）/ 抗氧化响应元件（ARE）信号通路，抑制 Keap-1 的升高，激活 Nrf2 的核转录，促进血红素加氧酶 -1（HO-1）和 NAD（P）H 醌脱氢酶 -1（NQO-1）的蛋白表达有关。

7. 促进伤口修复愈合作用

片仔癀促进伤口修复及糖尿病溃疡伤口愈合药效学研究结果显示，片仔癀具有显著的抗氧化能力、提高成纤维细胞增殖及抗凋亡能力，通过调节炎症、氧化应激、凋亡过程、血管生成等相关信号通路，减轻炎症、减少细胞凋亡、促进血管生成、增强细胞外基质分泌、促使伤口前沿胶原生长，具有促进伤口修复愈合的作用，并可改善愈合质量。

二、现代临床应用

根据片仔癀药味组成及临床应用经验，以中医“瘀毒理论”、现代“慢性炎症”“炎 - 癌转化”等理论为基础，结合现代疾病谱的演变，重点围绕肝病、肿瘤和炎症等疾病，对片仔癀在治疗肝脏疾病不同进展阶段包括肝炎、肝纤维化、肝癌等开展了规范化临床研究，均取得良好的结果。

临床研究结果证明片仔癀具有治疗肝病如慢性乙型肝炎、慢性乙型肝炎合并胆囊炎及肝纤维化等疾病的作用。基于片仔癀治疗肝癌的探索性临床研究结果，片仔癀于 2020 年获 CDE 颁发治疗中晚期原发性肝癌临床试验批件。因此开展了片仔癀治疗中晚期原发性肝癌、片仔癀预防肝癌术后复发及片仔癀与治疗肝癌一线靶免药物联用、片仔癀治疗结直肠癌的探索性试验等系列临床研究，为拓展片仔癀治疗肿瘤领域的疾病提供科学证据。

1. 肝病

片仔癀治疗慢性乙型肝炎临床研究结果显示，片仔癀可在一定程度上改善患者的消化道症状，并有保肝，降酶，促进肝细胞修复、再生，以及抑制病毒复制的作用。

片仔癀治疗慢性乙型肝炎合并胆囊炎的临床研究结果显示，片仔癀可减轻乏力、腹胀、恶心、呕吐、纳差、肝区不适和右上腹疼痛等症状，使疼痛持续时间缩短、24h 发作次数减少，并能改善超声下胆囊壁的毛糙程度。

片仔癀治疗慢性乙型病毒性肝炎肝纤维化临床研究结果显示，在总体人群上，片仔癀在改善纤维化分期、碱性磷酸酶方面具有明显的临床优势；对于初期和早期肝纤维化（2+3 期）患者，片仔癀在提高抗纤维化有效率、改善纤维化评分系统（Ishak）炎症分级方面具有明显的临床优势。

2. 肿瘤

片仔癀联合伽马刀治疗原发性肝癌临床研究表明，片仔癀联合伽马刀立体定向放疗能延长原发性肝癌患者生存时间，减少不良反应。

片仔癀治疗中晚期原发性肝癌（肝热血瘀证）探索临床研究结果显示，片仔癀能够稳定肝功能、改善临床症状，减轻患者疼痛，提高患者生活质量，同时具有延长患者总生存期及无进展生存期的作用趋势。

片仔癀对原发性肝癌（毒热瘀结证）介入治疗减毒增效的临床研究结果显示，片仔癀在减轻化疗毒副作用、中医证候疗效总有效率方面明显优于对照组；在减轻恶心呕吐症状、防止白细胞减少、保护肝功能、减轻癌痛、改善体力状况的疗效方面均优于安慰剂对照组。

片仔癀维持治疗转移性结直肠癌临床研究结果显示，服用片仔癀 3 个疗程以上，可降低患者肿瘤标志物糖类抗原 19-9（CA19-9），延长无病生存期。

卡培他滨 + 奥沙利铂（XELOX）化疗方案联合片仔癀治疗毒热瘀结型晚期结肠癌临床研究显示，XELOX 化疗方案联合片仔癀治疗晚期结肠癌具有改善患者生活质量、减轻化疗副作用及缓解病情的作用。

3. 其他

片仔癀在其他疾病领域的临床研究，如治疗带状疱疹、新型冠状病毒感染、口腔黏膜疾病、痔疮术后、疮疡、急性软组织损伤、静脉炎等均取得良好结果。

片仔癀治疗带状疱疹临床研究结果显示，片仔癀联合抗病毒药物具有减轻带状疱疹疼痛和缩短疼痛时间的疗效优势，同时具有调节带状疱疹患者免疫功能的作用。

片仔癀干预新冠病毒核酸检测阳性患者的临床研究结果显示，片仔癀组的核酸转阴率为 80.5%，比对照组提高 23%，且片仔癀能使长时间持阳患者由阳性转阴并持久维持阴性。

片仔癀防治头颈部肿瘤急性放射性口腔黏膜炎的临床研究结果显示，片仔癀对预防作用的总体疗效趋势较好；在治疗方面，可显著缩短中度及以上口腔疼痛的时间，对缓解口腔疼痛程度、改善口腔状况具有较好疗效趋势。

片仔癀联合复方片仔癀痔疮软膏用于混合痔术后临床试验结果显示，片仔癀在改善混合痔术后的炎性渗出方面疗效显著，同时具有镇痛及改善肛缘水肿的作用趋势。

片仔癀治疗疮疡（痈疽疔疮）- 热毒蕴结证临床研究结果显示，片仔癀在改善疮疡（痈疽疔疮）- 热毒蕴结证患者局部红、肿、热、痛，皮损面积，皮损深浅，全身反应等主要临床症状及体征方面，中医证候疗效显著。

第四节　片仔癀的制作技艺

片仔癀是国家一级中药保护品种，处方和工艺属国家秘密。其传统制作技艺入选国家非物质文化遗产名录。片仔癀以传统中医理论为基础，按君臣佐使将三七、蛇胆、牛黄、麝香多味天然名贵中药材科学配伍，精选道地药材并将古法炮制与现代科技有机结合。片仔癀的制作需经过独特的生产工艺和多道工序，以充分发挥各药材的效用，制作过程极为考究，需耗时近两个月。片仔癀在遵循古法炮制的基础上，采用现代先进技术和设备，精准控制炮制过程的温湿度、物料细度等关键技术参数，提高生产效率，既遵循古法又不拘泥于古法。同时融合现代科技手段，以分子生物学技术、近红外光谱技术、电子鼻仿生技术、电子舌仿生技术等，在鉴定中药材基原物种、定性定量在线快速监测产品中的挥发性及有效成分、精准控制生产过程的关键技术参数等方面精益求精。

片仔癀传承人以工匠精神，在遵循古法炮制工艺的基础上，不断完善片仔癀的制作工艺，严格遵守“选材精良、匠心精制、服务精诚、精益求精”的质量方针，建立健全质量管理体系，严格把控产品质量。

近年来，片仔癀在智能制造方面开展了一系列技术攻关，将传统炮制技艺与现代化制药技术深度融合。对制作工艺的关键核心工序，研究开发了现代化智能制造成型设备，既缩短了工时，又提高了优质品率和收得率，使产品质量得到极大提升，确保片仔癀既继承传统工艺，又发展现代先进技术。同时还引进国际先进自动化包装生产线，由德国梅特勒在线检重秤、意大利CAM高速装盒机、自动化贴标机、喷码机、远红外线收缩包装机、ABB机械手、一体化装箱机、全自动打包机等设备组成，实现片仔癀外包全自动生产，在大幅度提升产能的同时，对产品质量关键点实施精准检测。公司还应用前沿的视觉检测系统，全方位监测药品包装，对药品包装的完整性，字符、批号的准确性做到快速捕捉、精准判别。片仔癀还建立了完善的药品追溯体系，为每一粒产品赋予唯一的“电子身份证”——药品追溯码，记录药品的全生命周期信息，确保产品来源可查、去向可追，让消费者“码上放心”（图2-4-1、图2-4-2）。

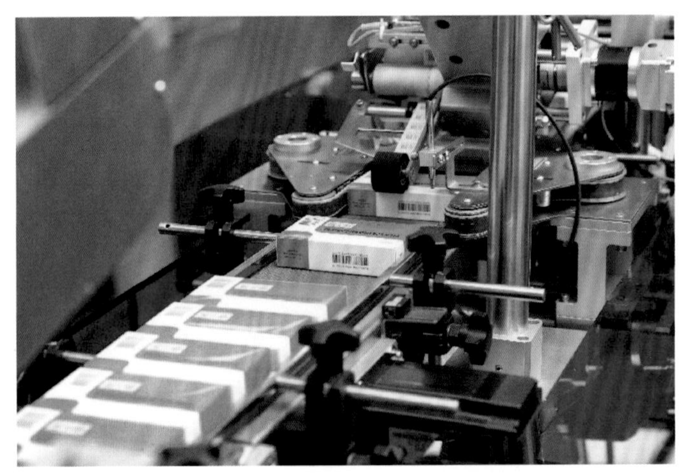

图2-4-1　片仔癀“中国野生动物经营利用管理专用标识”自动化贴标过程

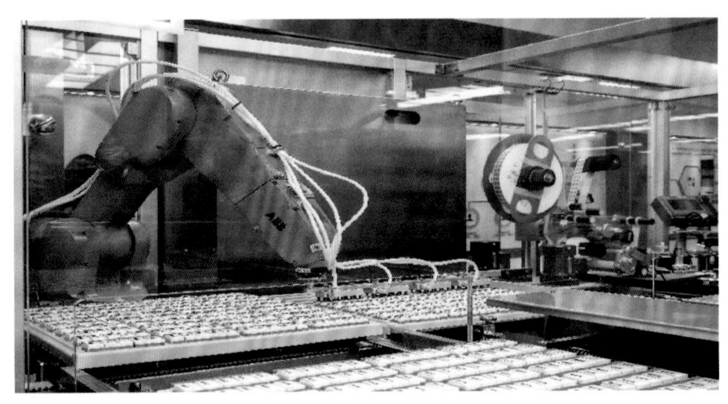

图2-4-2　片仔癀外包生产线机械手自动化生产过程

历经数代人的传承与发展，片仔癀制作技艺得以完整保留并不断提升，这项技艺凝聚着历代片仔癀人的心血与智慧，成为国家非物质文化遗产。片仔癀将继续传承发展中医药精髓，以卓越的品质和独特的疗效，为保障人民健康服务。

参考文献

[1] 刘耀晨，张铁军，郭海彪，等．三七的研究进展及其质量标志物预测分析．中草药，2021，52（9）：2733-2745.

[2] 黄依丹，成嘉欣，石颖，等．近五年三七化学成分、色谱分析、三七提取物和药理活性的研究进展．中国中药杂志，2022，47（10）：2584-2596.

[3] 杨娟，袁一怔，尉广飞，等．三七植物化学成分及药理作用研究进展．世界科学技术 - 中医药现代化，2017，19（10）：1641-1647.

[4] 蔡琳，彭鹏．三七药理作用的研究进展．山东化工，2021，50（3）：70-71.

[5] 曹妍，李婷，常安琪，屠鹏飞，宋月林，等．蛇胆中胆汁酸类化学成分分析．中国中药杂志，2021，46（1）：130-138.

[6] 郑天骄，石岩，张文娟，等．蛇胆汁及相关制剂质量控制方法研究进展．亚太传统医药，2016，12（10）：36-41.

[7] 刘永贵，袁琪．蛇胆的成分分析及临床应用．湖北中医杂志，2017，39（3）：54-55.

[8] 孙慧玲，李昌勤．蛇胆的药理作用及应用．西北药学杂志，2004，19（6）：285-287.

[9] 贾静，孙佳明，臧浩，等．天然牛黄化学成分及药理活性研究进展．吉林中医药，2013，33（3）：271-274.

[10] 闫焕，赵文静，常惟智．牛黄的药理作用及临床应用研究进展．中医药信息，2013，30（2）：114-116.

[11] 王岚，王翰，刘海萍，等．麝香的研究现状．资源开发与市场，2016，32（1）：77-81.

[12] Liu W J，Yu J，Li W，Jiang Z Z，Li T，Cao L B，Tu P F，Li J，Song Y L. Simultaneous determination of eight tryptic peptides in musk using high-performance liquid chromatography coupled with tandem mass spectrometry. Journal of Chromatography B，Analytical Technologies in the Biomedical and Life Sciences，2021，1171：122624.

[13] 郝吉福，程怡．麝香的药理学研究概况．时珍国医国药，2004，15（4）：248-249.

[14] 周文杰，李宁，谢兴文，等．天然麝香的化学成分及药理研究进展．时珍国医国药，2022，33（1）：185-188.

3

第三章　片仔癀“匠心 + 创新”产品质量全过程控制体系

第一节　原料基地建设

为从源头管理提升中药品质，解决中药材非道地、种质退化、滥用化肥农药、掺杂兑假等问题，国家药品监督管理局、农业农村部、国家林业和草原局、国家中医药管理局于2022 年 3 月联合发布了《中药材生产质量管理规范》（新版 GAP）及其实施公告，国家药品监督管理局于 2023 年 6 月印发了《〈中药材生产质量管理规范〉监督实施示范建设方案》的通知，支持引导中药企业通过标准化基地建设，从根本上解决中药材的品质问题，推动中药规范化生产，实现药品质量的稳定可控。

为践行“选材精良”的质量方针，公司多年来布局重点药材基地建设。为确保核心药材麝香的可持续发展，公司从 2007 年起先后在四川、陕西建立了林麝规模化养殖基地，在陕西建成全国唯一一家“麝香优质道地药材示范基地”，深耕“公司 + 基地 + 农户 + 科研”合作模式，以建设标准化示范基地、救治医院、技术规范、操作规程等为基础，以带动农户开展林麝养殖为目标，为全国各地建设林麝养殖基地树立模板及提供合作平台。同时，在三七药材的道地产区云南省文山州开展三七药材基地共建，通过多年的建设，片仔癀药业三七基地荣获 2021 年度“三无一全”品牌基地荣誉称号，向社会承诺片仔癀所用三七药材达到“三无一全”的标准。近年来，片仔癀药业为进一步把控中药材源头质量，联合科研单位利用现代信息技术开展中药材基地全过程追溯体系搭建，实现药材来源可查、去向可追、质量可控。

一、林麝养殖基地

麝香为鹿科动物林麝 *Moschus berezovskii* Flerov（图 3-1-1）、马麝 *Moschus sifanicus* Przewalski 或原麝 *Moschus moschiferus* Linnaeus 成熟雄体香囊中的干燥分泌物，具有开窍醒神，活血通经，消肿止痛的功效。

近几十年来，麝类动物数量急剧下降，濒临灭绝。出于对麝香资源保护的需要，2005 年7 月 1 日起，国家对天然麝香的使用范围严格限定于特效药、关键药等少数中成药品种，如片仔癀、安宫牛黄丸、六神丸等，对其生产、销售实行中国野生动物经营利用管理专用标识管理（图 3-1-2），同时支持和鼓励发展麝类动物人工养殖业。

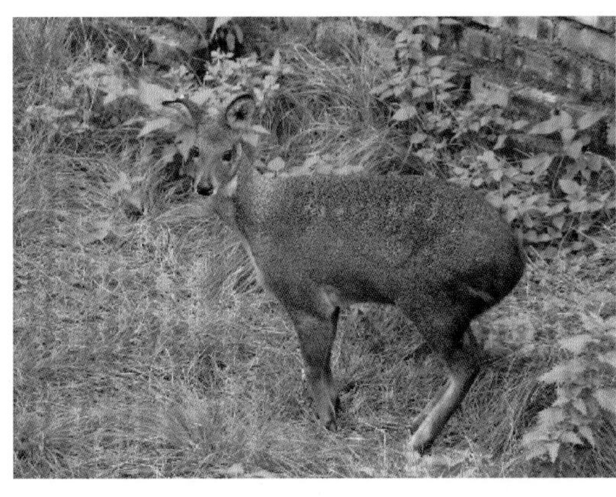

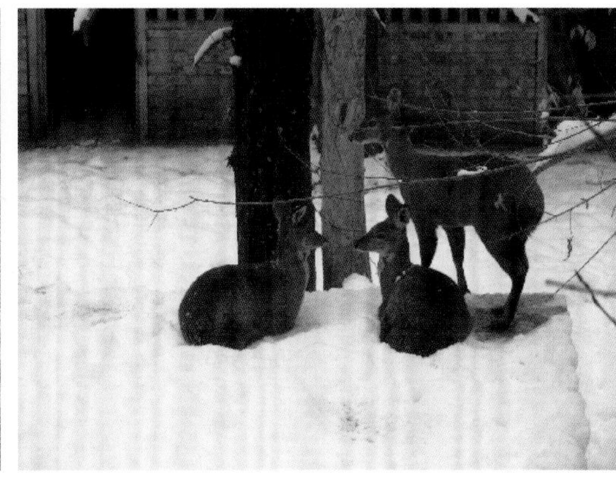

图 3-1-1 林麝

图 3-1-2 中国野生动物管理专用标识

在野外麝香资源无法利用，国家历史库存日益减少的情况下，通过林麝人工养殖使麝香产业化是解决麝类资源保护问题，以及含麝香中成药可持续健康发展的有效途径。麝香是片仔癀的重要原料之一，公司从 2007 年起先后投资成立四川齐祥片仔癀麝业有限责任公司和陕西片仔癀麝业有限公司，建立多个包括饲养繁殖区、科研与办公楼、兽医院、饲料仓库、生活区等为一体的林麝驯养繁殖基地，推进养殖麝香生产的规模化、标准化和产业化（图 3-1-3）。

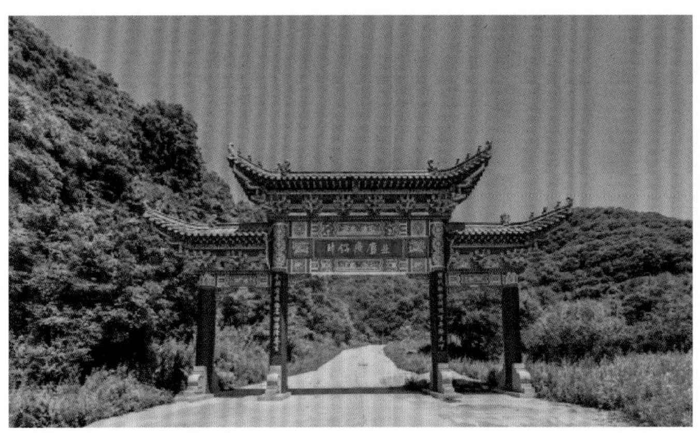

图 3-1-3 陕西片仔癀麝业有限公司林麝驯养繁殖基地

公司发展林麝规范化驯养繁殖基地，建立了林麝繁育、取香和质量标准研究等体系，针对制约林麝饲养繁殖取香等一系列关键技术进行科研攻关，在饲养管理、行为学、遗传管理、泌香机理、繁殖生理学、人工驯化、人工辅助育幼、疾病防控技术等方面均取得了突破。建设片仔癀-北京林业大学麝类联合生物学实验室和片仔癀-西北农林科技大学麝类生物学联合实验室攻克林麝产业发展关键问题。建立“北京林业大学·片仔癀药业·边坝县政府西藏高原麝类联合研究中心”，围绕高原养殖林麝之关键，公司开展圈养林麝对高原低氧适应性研究，从2018年开始便实现林麝在高原繁育，填补高原圈养林麝技术空白。同时，布局全国不同地区林麝养殖，蓄力推动产业全面高质量发展。

公司通过开展一系列林麝养殖关键技术研究，完成了林麝行为谱及与性别、年龄、季节和活动昼夜节律的关系研究，林麝喜食植物研究，成体麝标准饲料配方优化研究，幼麝饲料配方研究，雌麝哺乳期饲料配方优化，饲料蛋白水平对雄麝泌香影响研究，圈养林麝对人为抓捕的应激反应研究，圈养种群胃肠道寄生虫感染情况普查，林麝血液的生理生化指标的研究，对林麝γ-干扰素和IL-2基因进行克隆和表达，圈养林麝疾病防治研究，林麝微卫星筛选及其在圈养种群遗传管理的应用研究，林麝（*Moschus berezovskii*）细胞遗传学及分子标记微卫星的研究，基于微卫星位点的米亚罗圈养林麝种群遗传结构评估，林麝肺炎和林麝脓肿成因及防控技术开发等课题内容，形成一套林麝养殖技术和标准操作规程，建立麝香生产质量管理规范，填补了该领域的空白。

公司在开展技术研究的同时，积极申报国家专项资金扶持。以林麝人工养殖基地建设及相关课题研究作为项目主要内容之一的“片仔癀二次开发”项目被科技部列入“国家科技支撑计划课题（2007-2010）”；“林麝人工繁殖种源基地建立”项目和“麝香产业化基地建设”项目分别被工业和信息化部列入2010年和2012年“中药材生产扶持资金项目”；支援西藏高原养麝“圈养林麝对高原低氧的生理和免疫适应及耐低氧种群的组建”课题被列入2023年度福建省对外合作项目。

2023年，公司林麝产业基地建设管理项目获得第29届全国企业管理现代化创新成果奖二等奖，麝香基地获得“麝香中药材品牌示范基地”和“优质道地中药材十佳规范化养殖基地”等荣誉。

二、三七种植基地

三七为五加科植物三七 *Panax notoginseng*（Burk.）F.H.Chen的干燥根和根茎，具有散瘀止血、消肿定痛的功效。文献报道三七的药理作用有活血、补血、保护心肌、抗冠心病、保护脑组织、扩血管和降压、提高记忆力、消炎镇痛、镇静、保肝、抗衰老、调节免疫等。据统计，全国以三七为原料的中成药品种达六百余种，含三七的保健食品批件近四百个，除片仔癀外，云南白药、昆明制药、天士力和白云山等知名企业均生产以三七为原料制成的中成药。近年来，随着三七市场份额的迅猛扩大，三七的需求量不断增加，而三七的连作障碍、供求关系、气候影响等因素导致三七的质量和价格波动较大，市场上滥竽充数的现象屡禁不绝，源头把控、质量标准亟待提高。

三七作为片仔癀的主要原料之一，对片仔癀可持续发展的重要性不言而喻，开展来源可溯、质量可靠、安全有效的高品质三七种植基地建设是片仔癀质量稳定的重要保障。公司于

2017 年携手云南文山苗乡三七股份有限公司开展无公害三七基地共建（图 3-1-4），共同以“对质量的敬畏之心，对市场和用户的爱心和责任心”践行“选材精良”的质量方针、追求高品质中药的信念。

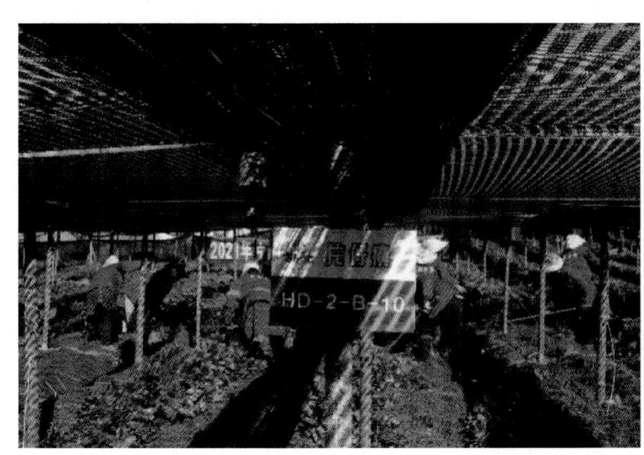

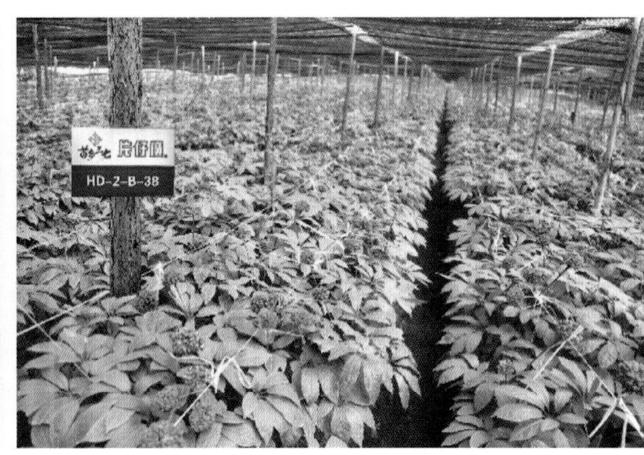

图 3-1-4　文山苗乡三七基地

文山苗乡三七基地以中国中药协会第一个无公害药材及饮片标准——《无公害三七药材及饮片　农药与重金属及有害元素的最大残留限量》（T/CATCM 003-2017）为标杆进行基地建设，该标准通过对十多年来三七种植中使用得多、容易残留、检出率高的农药进行逐一分析，根据它们对人体健康的危害，以及将日本、欧盟、韩国和美国四个国际标准作为研究基础，由中国中医科学院中药研究所、文山三七质量检测中心、瑞士 SGS 及片仔癀等多家相关企业共同研究、起草并申报。无公害三七的标准对 203 项农残和 5 项重金属的限值做了明确要求，标准的推行促使基地在种植过程中严格控制农药使用的频率、用药浓度及安全间隔周期，保障三七药材无害化成长，推进公司无公害三七基地的建设。以生产无公害高品质三七为目标，基地制订了无公害三七药材三大生产技术规范，包括：①建立三七良种（三七种子和种苗）繁育技术规范：根据三七种源繁育过程特性，在繁种材料选择、良种选择、良种贮存、优质种苗繁育环境、播种密度、病虫害的防控系统等生产关键点上制订良种繁育技术规范；②建立优质三七种植生产技术规范：根据三七成药时间长的特殊生产过程，在环境选择、优质种苗选择、移栽密度、光照环境调节、病虫害的防控系统、投入品施用残留控制技术、最佳采收期等关键控制环节制订优质三七药材田间生产的技术规范；③建立优质三七药材采收、运输和初加工规范及标准：根据三七药材特点，建立三七的采收过程、运输要求，制订采收与运输规范；根据三七药材的初加工特点，对优质三七药材的初加工环境、修剪、分选、清洗、干燥、分级等环节建立技术规范。通过建立三七种植技术规范，综合质量等级评价系统研究与等级标准制订，使标准更全面、更具可操作性，使三七的质量更有保证。同时为了保证三七来源的可追溯性，公司搭建了中药材生产全过程追溯系统，致力于将每一个批次的三七药材追溯到由哪个地块种植，在何地进行加工，并可通过记录追查生产过程，从源头上保证了公司使用高品质三七药材。

通过多年的三七药材基地建设，片仔癀药业三七基地荣获 2021 年度“三无一全”品牌基地荣誉称号。2021 年 11 月，公司作为联合起草单位的中国质量协会团体标准《品质中药材　三七》（T/CAQ 29003-2021）发布实施。

第二节 片仔癀及其原料质量标准提高研究

在追求成为“国内制药行业质量管理领先企业”的道路上，公司不断突破自我，提升片仔癀产品的质控水平。通过运用液质联用法、气质联用法、高效液相色谱法、气相色谱法、近红外光谱法、DNA 测序法、多肽电泳法等先进技术，在产品质控方法创新上取得显著突破，通过有效提升原料、中间产品及成品的质量标准实现片仔癀产品全过程质量控制。公司建立了片仔癀中三七成分的含量检测方法；建立了近红外光谱模型快速准确测定三七中主要皂苷成分含量的方法；建立了片仔癀及其原料牛黄、蛇胆中的胆汁酸类成分的含量测定方法，实现了多成分含量的综合分析；建立了蛇胆 DNA 条形码鉴定体系；建立了麝香多肽电泳分析方法，进一步确保了原料质控的有效性。此外，还建立了麝香、三七及片仔癀制剂的指纹图谱，并结合质谱分析，实现了对片仔癀从原料到成品质量的精准监控与评价，确保了产品质量的一致性和稳定性。

在保证产品的安全性方面，公司实行高标准质量控制。通过运用电感耦合等离子体质谱法、气相色谱法、高效液相色谱-柱后光化学衍生-荧光检测法等先进分析技术，建立了对原料、中间品及成品中多种重金属及有害元素、农药残留、黄曲霉毒素等外源性有害物质的严格监控体系，确保产品的安全可靠，保障用药安全。

截至目前，片仔癀及其原料的检验检测技术已获 13 项中国发明专利，其中包括麝香的指纹图谱、多肽电泳图谱的检测方法，片仔癀原料及成品的近红外光谱检测方法等，这些专利技术的应用，是片仔癀产品核心竞争力的体现，更是为消费者提供更安全、更有效、更稳定产品的有力保障。

一、片仔癀及三七指纹图谱的建立

中药指纹图谱作为一种综合性的质量控制手段，其量化特性能够全面反映药材及制剂中化学成分的相对关系，进而体现中药成分的复杂性和内在关联性。这一手段与中医药的传统理论相契合，为中药内在质量的表征、综合评价和全面控制提供了强有力的工具。通过中药指纹图谱，我们能够精准追踪制剂中特定化学成分的变化，监测原料药材与成品之间，以及成品各批次间的质量一致性及稳定性[1]。

本研究建立了三七药材和片仔癀的液相色谱对照指纹图谱，确定了相对保留时间及色谱峰较稳定的共有峰分别为 23 个和 16 个，相似度分别为 1 和＞ 0.998，且共有峰的总面积的相对标准偏差（RSD）分别为 1.24% 和 1.64%，表明用于生产片仔癀的三七药材质量稳定及片仔癀制剂的质量稳定。依据建立的对照指纹图谱，结合质谱分析能更有效地监控和评价片仔癀的质量。

（一）仪器与试药

1. 仪器

1200 型高效液相色谱仪（紫外检测器，美国安捷伦公司），6320 型液质联用仪（6320 离子阱质谱仪，美国安捷伦公司），6420 型液质联用仪（飞行时间质谱仪，美国安捷伦公司），

XP205 型电子天平（瑞士梅特勒 - 托利多公司），Milli-Q 超纯水处理系统（美国 Millipore 公司）等。

2. 试药

三七药材、片仔癀制剂均取自漳州片仔癀药业股份有限公司；乙醚、无水乙醇为分析纯，乙腈为色谱纯；对照品三七皂苷 R_1、人参皂苷 Rg_1、人参皂苷 Rb_1、人参皂苷 Rg_2、人参皂苷 Rh_1、人参皂苷 Rd、人参皂苷 Rf、人参皂苷 Rc、人参皂苷 Re 均来源于中国食品药品检定研究院。

（二）实验方法

1. 色谱条件与系统适用性试验

色谱柱：以十八烷基硅烷键合硅胶为填充剂的 C_{18} 柱（250mm×4.6mm，5μm）；以乙腈为流动相 A，水为流动相 B，按表 3-2-1 中的规定进行梯度洗脱；检测波长为 203nm。理论板数按三七皂苷 R_1 计算应不低于 4000。

表 3-2-1　梯度洗脱条件

时间（min）	流动相 A（%）	流动相 B（%）	流速（ml/min）
0 ～ 40	22	78	0.5
40 ～ 50	22 → 30	78 → 70	0.5
50 ～ 80	30 → 55	70 → 45	0.5
80 ～ 95	55	45	0.5
95 ～ 115	55 → 90	45 → 10	0.5 → 0.8
115 ～ 135	90	10	0.8
135 ～ 140	90 → 22	10 → 78	0.8 → 0.5

2. 样品制备

三七药材供试品溶液的制备：取 1.0g 三七粉（过四号筛），精密称定，于 250ml 具塞锥形瓶中，精密加入 50ml 70% 乙醇溶液，称重，放置过夜，加热回流 2h，待冷至室温，再称重，用 70% 乙醇溶液补足减失的重量，摇匀，过滤，精密移取 25ml 滤液置 50ml 烧杯中，100℃水浴锅上蒸干，用 70% 乙醇溶液溶解，转移至 10ml 容量瓶中，定容，摇匀，取续滤液，即得。

片仔癀供试品溶液的制备：取 1.0g 片仔癀粉末（经研钵研细，过五号筛），精密称定，置于 250ml 具塞锥形瓶中，精密加入 50ml 70% 乙醇溶液，称重，放置过夜，加热回流 2h，待冷至室温，再称重，用 70% 乙醇溶液补足减失的重量，摇匀，过滤，精密移取 25ml 续滤液置于 50ml 烧杯中，100℃水浴锅上蒸干，用 70% 乙醇溶液溶解，转移至 10ml 容量瓶中，定容，摇匀，取续滤液，即得。

3. 参照物溶液的制备

精密称取对照品三七皂苷 R_1、人参皂苷 Rg_1、人参皂苷 Rb_1、人参皂苷 Rg_2、人参皂苷 Rh_1、人参皂苷 Rd、人参皂苷 Rf、人参皂苷 Rc、人参皂苷 Re 各适量，加甲醇制成混合溶液，即得。

（三）指纹图谱的建立

1. 三七药材的指纹图谱

取 10 批三七药材粉，按照“（二）2. 样品制备”项下方法制备供试品溶液，以“（二）1. 色谱条件与系统适用性试验”进行检测，记录色谱图。采用“中药色谱指纹图谱相似度评价系统”，经过数据导入、多点校正和数据匹配，以平均数法建立对照指纹图谱（图 3-2-1）。根据峰匹配结果，以峰面积为参数，计算出待测指纹图谱与对照图谱的整体相似度。

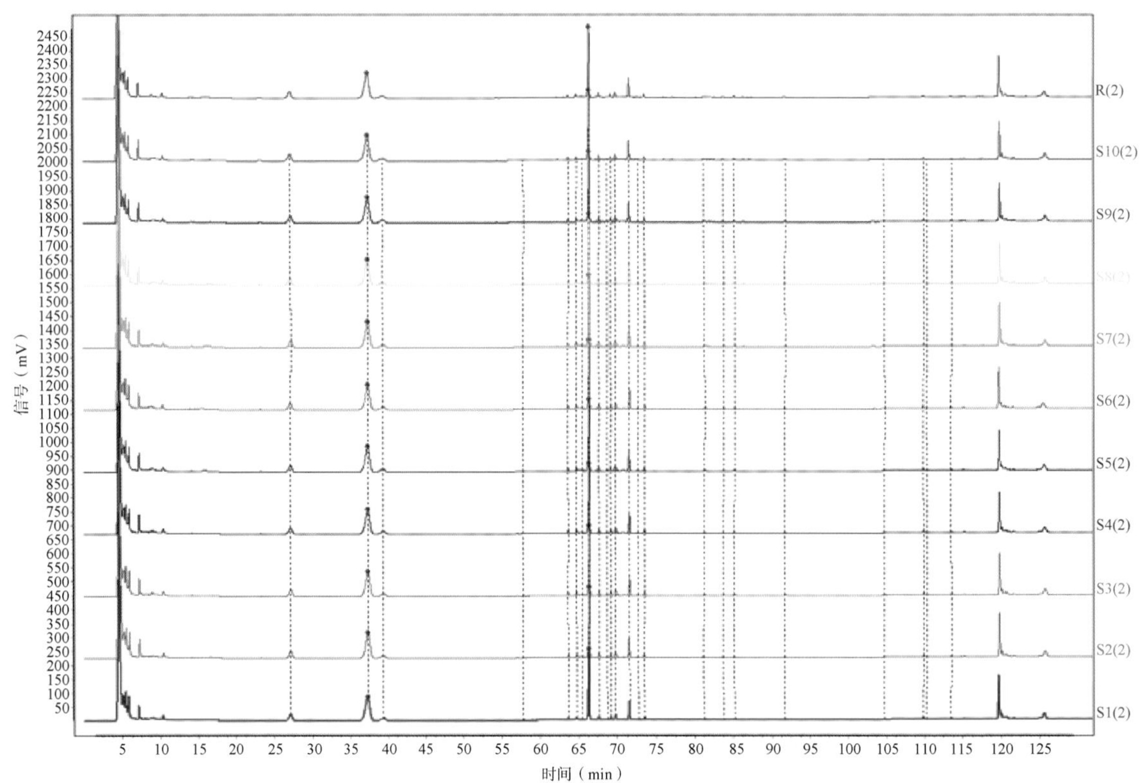

图 3-2-1 10 批三七药材供试品匹配后指纹图谱

（时间窗 0.50s，生成对照图谱的方法：平均数法）

根据 10 批三七药材的检测结果，标定共有 23 个相对比较稳定的指纹峰。采用相对保留时间标定指纹峰，由于分析时间较长，故选择 2 号（Rg_1）色谱峰和 8 号（Rb_1）色谱峰作为参考峰，利用“中药色谱指纹图谱相似度评价系统”对色谱图进行校正匹配，得到 23 个完全匹配的共有峰。以峰面积最大、较稳定的 2 号共有峰（Rg_1）为内标物作为参照物的指纹图谱，分别以其保留时间和峰面积作为 1.000，计算其他各共有指纹峰的相对保留时间和峰面积的比值，比较其 RSD，见表 3-2-2。

表 3-2-2 10 批三七药材供试品共有峰的相对保留时间和峰面积比值

编号	相对保留时间	相对保留时间 -RSD（%）	峰面积比值	峰面积比值 -RSD（%）	匹配数目
1	0.726	0.1038	0.199	1.3141	10
2	1.000	0.0000	1.000	0.0000	10
3	1.053	0.0451	0.118	1.0455	10
4	1.547	0.2764	0.006	2.0139	10
5	1.705	0.2902	0.020	1.4480	10
6	1.734	0.2895	0.021	0.9448	10
7	1.753	0.2866	0.006	0.7900	10
8	1.778	0.2947	0.670	0.3910	10

续表

编号	相对保留时间	相对保留时间 -RSD（%）	峰面积比值	峰面积比值 -RSD（%）	匹配数目
9	1.811	0.2891	0.038	0.8493	10
10	1.839	0.2678	0.004	6.2157	10
11	1.853	0.2777	0.026	2.3244	10
12	1.869	0.2768	0.047	1.1929	10
14	1.916	0.2666	0.175	0.5997	10
15	1.945	0.2685	0.007	3.4038	10
16	1.968	0.2633	0.029	1.9170	10
17	2.175	0.2755	0.006	2.5188	10
18	2.242	0.2838	0.006	8.5492	10
19	2.281	0.2871	0.013	5.7180	10
23	2.457	0.3219	0.012	3.3790	10
26	2.805	0.2824	0.004	10.2309	10
28	2.942	0.3316	0.019	3.4521	10
29	2.954	0.3360	0.004	9.4048	10
32	3.039	0.3371	0.009	7.6924	10

由表 3-2-1 可以看出，23 个共有峰相对保留时间 -RSD 均小于 0.34%，说明共有峰的相对保留时间比较固定，可以以此作为指纹图谱的依据。在 23 个共有峰中，峰面积比值 -RSD 均小于 30%，其中小于 3% 的有 14 个峰，介于 3% ～ 5% 的有 3 个峰，其余 6 个峰为 5% ～ 11%，说明各共有指纹峰的峰面积比值相对固定，参考“中药注射剂指纹图谱研究的技术要求”，可以确定这 23 个峰为三七药材的共有峰，它们分别是 1 ～ 12、14 ～ 19、23、26、28、29、32 号峰。确定原则：每批样品都含有这种成分；峰分离度 $R \geqslant 0.8$；各峰相对保留时间 -RSD ≤ 5%；各峰峰面积比值 -RSD ≤ 30%。

根据上述实验结果，10 批三七药材的色谱图中，其相对保留时间及色谱峰较稳定的峰有 23 个，峰面积相对比较稳定的有 14 个，相似度为 1，结果表明三七药材质量相对比较稳定。此外，对其中一批药材（图 3-2-1 中 S10）进行了液质联用（LC-MS/TOF）分析，各峰所对应的编号、色谱图中的位置见图 3-2-2，各峰经质谱分析推测的成分或化学式见表 3-2-3。

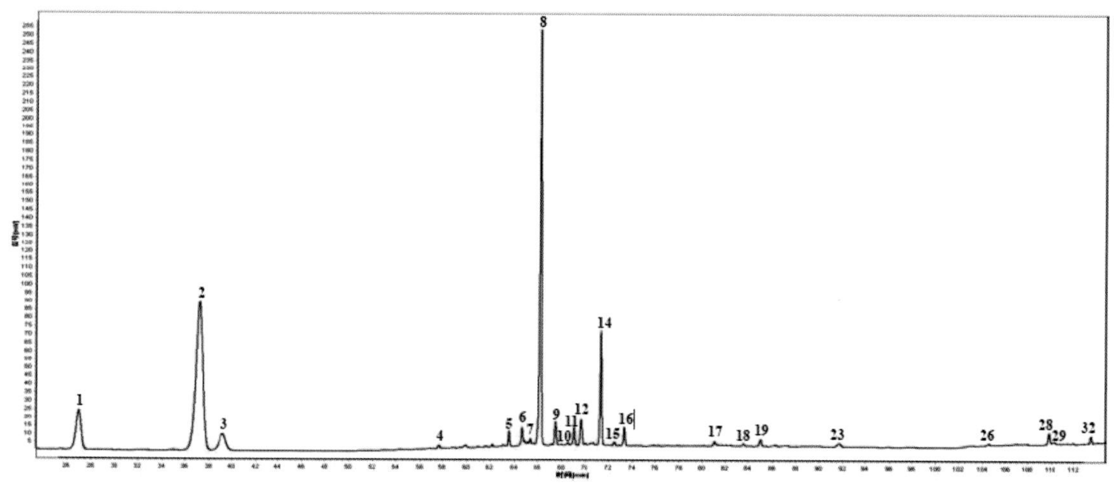

图 3-2-2　三七药材供试品溶液（S10）的 HPLC 色谱图

表 3-2-3 各峰经质谱分析推测的成分或化学式

峰号	推测成分或化学式	峰号	推测成分或化学式
1	三七皂苷 R_1	14	人参皂苷 Rd
2	人参皂苷 Rg_1	15	$C_{36}H_{62}O_9$
3	人参皂苷 Rb_1	16	$C_{48}H_{82}O_{18}$
4	$C_{41}H_{70}O_{13}$	17	$C_{42}H_{70}O_{13}$
5	$C_{59}H_{100}O_{27}$	18	$C_{36}H_{60}O_8$
6	$C_{59}H_{100}O_{27}$	19	$C_{36}H_{60}O_8$
7	$C_{42}H_{72}O_{14}$ 或 $C_{54}H_{90}O_{23}$	23	$C_{25}H_8O_{18}$ 或 $C_{21}H_8O_{17}$
8	人参皂苷 Re	26	$C_{18}H_{32}O_3$
9	$C_{41}H_{70}O_{13}$	28	$C_{29}H_{12}O_{22}$
10	$C_{53}H_{90}O_{22}$	29	$C_{15}H_{21}O_2$
11	人参皂苷 Rg_2	32	$C_{29}H_{14}O_{25}$
12	人参皂苷 Rh_1		

2. 片仔癀制剂的指纹图谱

取与三七药材相对应的 10 批片仔癀，按照“（二）2. 样品制备”项下方法制备供试品溶液，以“（二）1. 色谱条件与系统适用性试验”进行检测，记录色谱图。利用“中药色谱指纹图谱相似度评价系统”，经过数据导入、多点校正和数据匹配，以平均数法建立对照指纹图谱（图 3-2-3）。

根据色谱峰匹配结果，以峰面积为参数，计算出待测指纹图谱与对照图谱的整体相似度。根据 10 批片仔癀制剂供试品的检测结果，标定共有 19 个相对比较稳定的指纹峰。采用相对保留时间标定指纹峰，并选择 2 号（Rg_1）色谱峰和 8 号（Rb_1）色谱峰作为参考峰，利用“中药色谱指纹图谱相似度评价系统”对图谱进行校正匹配，得到 19 个完全匹配的共有峰。10 批制剂的共有峰数据匹配相似度均＞ 0.998，且共有峰的总面积的 RSD 为 1.64%，表明这 10 批制剂质量稳定。以峰面积最大、较稳定的共有峰 Rg_1 为内标物作为参照物，分别以其相对保留时间和峰面积比值作为 1.000，计算其他各共有指纹峰的相对保留时间和峰面积比值，比较其 RSD，见表 3-2-4。结果表明，19 个共有峰相对保留时间 -RSD 均小于 1%，说明共有峰的相对保留时间比较固定，可以以此作为指纹图谱的依据。在 19 个共有峰中，其中 17、21 和 23 号峰的峰面积比值 -RSD 均＞ 30%，不能作为制剂的共有峰；其余 16 个峰可作为制剂的共有峰，它们分别是 1 ～ 9、11、12、14 ～ 16、19 和 27 号峰。

此外，还对其中一批制剂（图 3-2-3 中 S10）进行了液质联用（LC-MS/TOF）分析，各峰所对应的编号、色谱图中的位置见图 3-2-4，各峰经质谱分析推测的成分或化学式见表 3-2-5。

（四）建立指纹图谱的评价系统

结合国家药典委员会推荐的“中药色谱指纹图谱相似度评价系统”软件，并根据《中药注射剂指纹图谱研究的技术要求（暂行）》中所规定的确定共有峰的原则（即每批样品都含有这种成分；峰分离度 $R \geqslant 0.8$；各峰相对保留时间 -RSD ≤ 5%；各峰峰面积比值 -RSD ≤ 30%），对于三七药材，确定 23 个共有峰，分别是 1 ～ 12、14 ～ 19、23、26、28、29、32 号峰，见图 3-2-1 对照指纹图谱 R；对于片仔癀制剂，确定 16 个共有峰，分别是 1 ～ 9、11、12、14 ～ 16、19 和 27 号峰，见图 3-2-3 对照指纹图谱 R。通过以上研究确定了所采用的供试品制备方法及色谱检测条件，并验证了该方法的稳定性、精密度和重复性；确定了适合三七药材及片仔癀制剂的指纹图谱评价系统。依靠建立的指纹图谱评价系统，可从整体上反映片仔癀内在质量的稳定、可控，结合质谱分析能更有效地监控和评价片仔癀的质量。

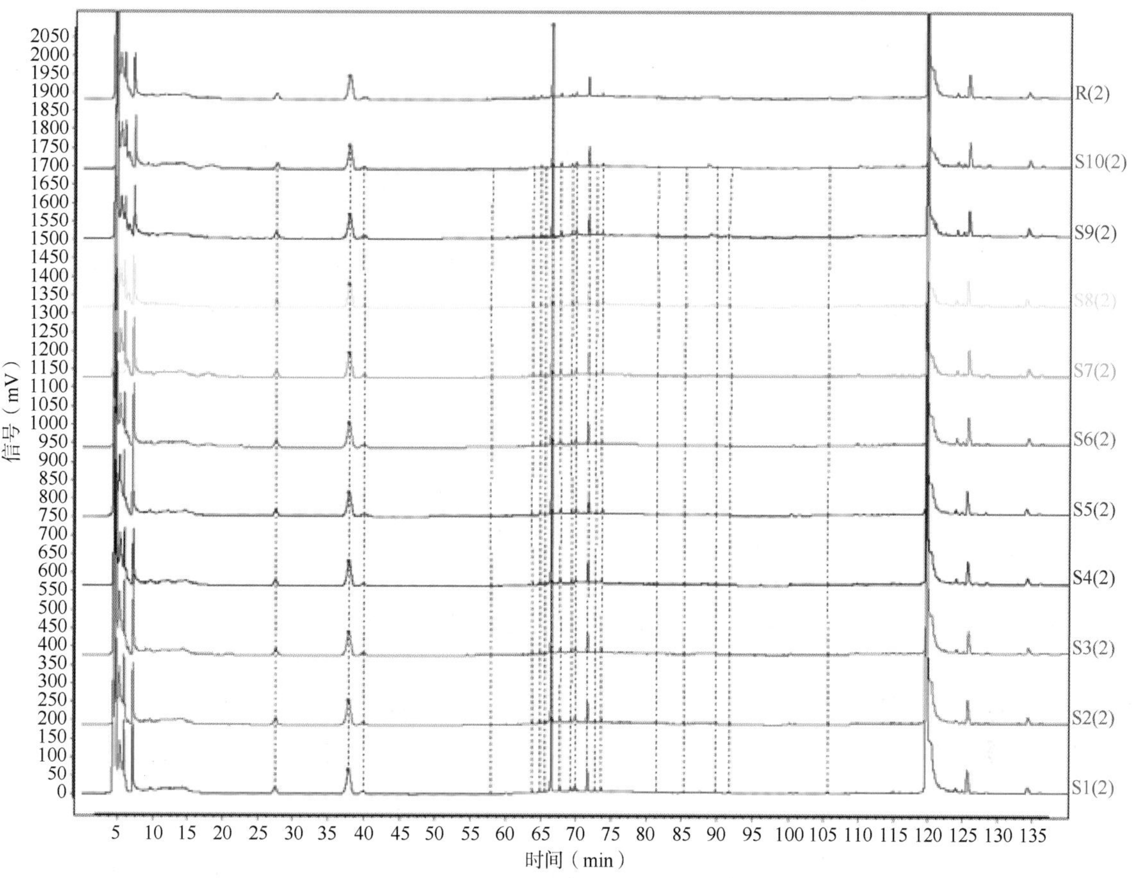

图 3-2-3　10 批片仔癀制剂供试品匹配后指纹图谱

（时间窗 0.50s，生成方法：平均数法）

表 3-2-4　10 批片仔癀制剂供试品共有峰的相对保留时间和峰面积比值

编号	相对保留时间	相对保留时间 -RSD（%）	峰面积比值	峰面积比值 -RSD（%）	匹配数目
1	0.726	0.1324	0.204	3.7020	10
2	1.000	0.0000	1.000	0.0000	10
3	1.053	0.0590	0.116	1.3392	10
4	1.526	0.7526	0.006	4.5093	10
5	1.681	0.8508	0.020	2.7665	10
6	1.711	0.8367	0.021	2.3895	10
7	1.729	0.8310	0.006	2.5756	10
8	1.753	0.8239	0.677	0.5391	10
9	1.786	0.8210	0.040	3.3445	10

续表

编号	相对保留时间	相对保留时间 -RSD（%）	峰面积比值	峰面积比值 -RSD（%）	匹配数目
11	1.827	0.8250	0.026	2.5797	10
12	1.843	0.8266	0.050	3.5007	10
14	1.890	0.8287	0.183	1.1217	10
15	1.919	0.8283	0.015	13.4145	10
16	1.942	0.8292	0.033	6.8163	10
17	2.147	0.8540	0.011	39.6540	10
19	2.250	0.8638	0.012	10.8548	10
21	2.367	0.8755	0.018	31.0584	10
23	2.418	0.8892	0.018	40.0861	10
27	2.783	0.9179	0.013	18.1265	10

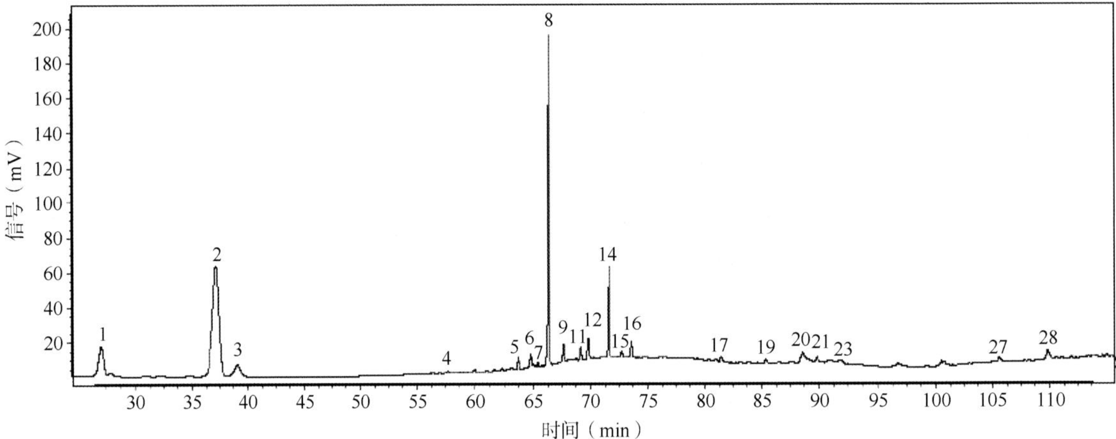

图 3-2-4　片仔癀制剂供试品溶液（S10）的 HPLC 色谱图

表 3-2-5　各峰经质谱分析推测的成分或化学式

峰号	推测成分或化学式	峰号	推测成分或化学式
1	三七皂苷 R_1	15	$C_{36}H_{62}O_9$
2	人参皂苷 Rg_1	16	$C_{48}H_{82}O_{18}$
3	人参皂苷 Rb_1	17	$C_{42}H_{70}O_{13}$
4	$C_{41}H_{70}O_{13}$	18	$C_{36}H_{60}O_8$
5	$C_{59}H_{100}O_{27}$	19	$C_{36}H_{60}O_8$
6	$C_{59}H_{100}O_{27}$	20	$C_{25}H_{42}O_6$
7	$C_{42}H_{72}O_{14}$ 或 $C_{54}H_{90}O_{23}$	21	$C_{24}H_{36}O_4$ 或 $C_{49}H_{80}O_9$
8	人参皂苷 Re	23	$C_{24}H_{40}O_4$ 或 $C_{48}H_{80}O_8$
9	$C_{41}H_{70}O_{13}$	27	$C_{18}H_{32}O_3$
11	人参皂苷 Rg_2	28	$C_{25}H_{10}O_{18}$
12	人参皂苷 Rh_1	29	$C_{15}H_{22}O_2$
14	人参皂苷 Rd	32	$C_{28}H_{42}O_3$

二、片仔癀近红外光谱模型的建立

本研究建立了片仔癀的锭剂和粉末的近红外光谱模型：采用近红外光谱法测定片仔癀中三七的人参皂苷 Rg_1、人参皂苷 Rb_1、三七皂苷 R_1 的含量[2]。利用建立的模型预测片仔癀中三七的人参皂苷 Rg_1、人参皂苷 Rb_1、三七皂苷 R_1 的含量及三种皂苷的总量，可达到化学测定值与预测值的平均相对误差小于 5%，表明该模型具有一定的预测能力，能实现对片仔癀中三七的三种皂苷含量的快速检测。该方法快速、简便，无须样品预处理、不使用有毒有害试剂。使用建立的锭剂模型预测，不需破坏样品，只需将完整锭剂置于仪器的样品槽内，通过光谱扫描，即可完成含量的快速检测。同时使用该模型还可根据待测样品光谱的一致性指数（consistency index，CI），快速判断待测样品真伪，适用于对假劣制品的快速鉴定。

（一）方法与原理

近红外光谱指可见光谱区到中红外光谱区之间的电磁波，通常将近红外光谱区的范围定义为 780 ～ 2526nm（12 820 ～ 3959cm^{-1}），光谱信息来源于分子内部振动的倍频与合频，并且主要反映分子中 C—H、N—H、O—H 基团的倍频和合频振动吸收，其化学信息量相当丰富[3]。因此，适合近红外光谱测量的物质种类范围和场合十分广泛，可用于非破坏性测定、原位分析、在线分析、活体分析等。建立校正模型，常用的多元校正方法有多元线性回归（MLR）、主成分回归（PCR）、偏最小二乘（PLS）回归等，其中，PLS 法所建立的校正模型优于 MLR 与 PCR 法，是目前在近红外光谱中应用最多的一种多元校正方法[4]。

（二）仪器与试药

1. 仪器

MPA 傅里叶变换近红外光谱仪（德国 Bruker 公司，仪器附件 OPUS 处理软件）；1200 型高效液相色谱仪（美国安捷伦公司）；Milli-Q 超纯水处理系统（美国 Millipore 公司）。

2. 试药

三七皂苷 R_1、人参皂苷 Rg_1 和人参皂苷 Rb_1 购于中国食品药品检定研究院；片仔癀制剂 120 批均取自漳州片仔癀药业股份有限公司；乙腈为色谱纯（默克公司），其余试剂为分析纯。

（三）HPLC 测定片仔癀中皂苷类成分含量的方法

1. 色谱条件与系统适用性试验

Welch Materials C_{18} 色谱柱（4.6mm×250mm，5μm）。检测波长：203nm。柱温：25℃。流动相：乙腈（A）– 水（B）。梯度洗脱：0 ～ 30min，21% A；30 ～ 60min，21% → 40% A。流速：1ml/min。

2. 混合对照品溶液的制备

精密称取三七皂苷 R_1、人参皂苷 Rg_1、人参皂苷 Rb_1 对照品各适量，加甲醇制成每毫升约含三七皂苷 R_1 0.1mg、人参皂苷 Rg_1 0.4mg、人参皂苷 Rb_1 0.4mg 的混合溶液。

3. 供试品溶液的制备

取片仔癀，粉碎，研细（过五号筛），取约 0.5g，精密称定，精密加入甲醇 25ml，称定重量，置水浴上保持微沸 1h，放冷，再称定重量，用甲醇补足减失的重量，摇匀，滤过，取续滤液，即得。

4. 测定法

分别精密吸取对照品溶液与供试品溶液各 10μl，注入液相色谱仪，测定。采用外标法计算片仔癀中三七皂苷 R_1、人参皂苷 Rg_1、人参皂苷 Rb_1 的含量。

5. 片仔癀中皂苷类成分含量测定的方法学考察

通过方法学考察，确认三七皂苷 R_1 在 0.000 039 1 ～ 0.001 96mg（Y=320X–0.0911，R=1.000），人参皂苷 Rg_1 在 0.000 143 ～ 0.0119mg（Y=366X+4.96，R=1.000），人参皂苷 Rb_1 在 0.000 156 ～ 0.009 76mg（Y=269X+10.9，R=0.9999）峰面积与进样量呈良好线性关系。精密度实验的 RSD 均小于 1.5%，表明仪器精密度良好；稳定性实验的 RSD 均小于 2.0%，确认样品在 24h 稳定；重复性实验的 RSD 均小于 2.0%，说明该方法重复性良好；加样回收实验的回收率在 97.3% ～ 101.3%，说明该方法有较好的准确度。

（四）近红外光谱采集方法

在温度 22℃左右，湿度＜ 60% 环境下，以空气为参照背景，扫描样品的近红外光谱。

1. 锭剂测定

直接将片仔癀锭剂置于样品台上，采集近红外光谱。测样方式为积分球漫反射，分辨率为 $8cm^{-1}$；扫描次数 64 次；扫描范围 12 000 ～ $4000cm^{-1}$；每锭测量 2 次。

2. 粉末测定

取片仔癀，粉碎，研细（过五号筛），将粉末混合均匀，放入安瓿瓶中并轻轻敲实，采集近红外光谱。测样方式为积分球漫反射，分辨率为 $8cm^{-1}$；扫描次数 64 次；扫描范围 12 500 ～ $4000cm^{-1}$，每批样品测量 4 次。

（五）近红外光谱模型的建立

将 120 批片仔癀供试品的化学分析值与近红外光谱一一对应，利用 OPUS 软件的自动优化功能，利用 PLS 法建立相关模型并进行交叉检验，通过交叉检验比较不同光谱预处理方法与不同谱区范围组合的交叉验证确定系数（R^2）、交叉检验标准差（RMSECV）等参数，筛选出最优校正模型，作为定标模型 [5]。

1. 光谱预处理方法的选择

通常，近红外光谱信号含有随机噪声、基线漂移、信号本底、样品不均匀、光散射等干扰，运用合理的光谱预处理方法可提取近红外光谱的特征信息，消除各种噪声和干扰，降低样品表面不均匀和色差等因素影响，提高模型的预测精度和稳定性。Brucker 公司近红外光谱仪自带 OPUS 软件中的 11 种光谱预处理方法，包括未处理、一阶导数（first derivative）、二阶导数（second derivative）、矢量归一化（vector normalization，VN）、直线相减（straight line subtraction，SLS）、最小 - 最大归一化（min-max normalization，MMN）、多元散射校正（Multiplicative scatter calibration，MSC）、常偏移量消除（constant offset elimination，COE）、一阶导数光谱和其他处理方法相结合的方法 [6]。

对同一组分，不同光谱预处理方法所得模型的 RMSECV 显著不同。SLS、MSC、COE 方法由于消除了基线漂移、扣除了药材基质的高本底吸收，充分有效地提取出了光谱中所包含的特征信息，所得模型的误差均较低；而二阶导数处理方法所得模型的误差最大。这是由于待测组分在药材中的含量很低，近红外吸收均很弱，合理的预处理方法可充分提高信噪比

（S/N）。

本研究中，使用 OPUS 软件下的自动优化功能分别对三七皂苷 R_1、人参皂苷 Rg_1、人参皂苷 Rb_1 及三种皂苷的总量进行建模条件优化，筛选出最适合的光谱预处理方法，具体参数见表 3-2-6、表 3-2-7。

2. 光谱波段选择

PLS 法可进行全波段的建模，但从其近红外光谱图（图 3-2-5）来看，它们的高频区域比较平缓，且主要为样品的本底吸收，若波段范围选择过宽，将包含大量冗余信息，导致计算时间增加，甚至降低模型的预测效果。

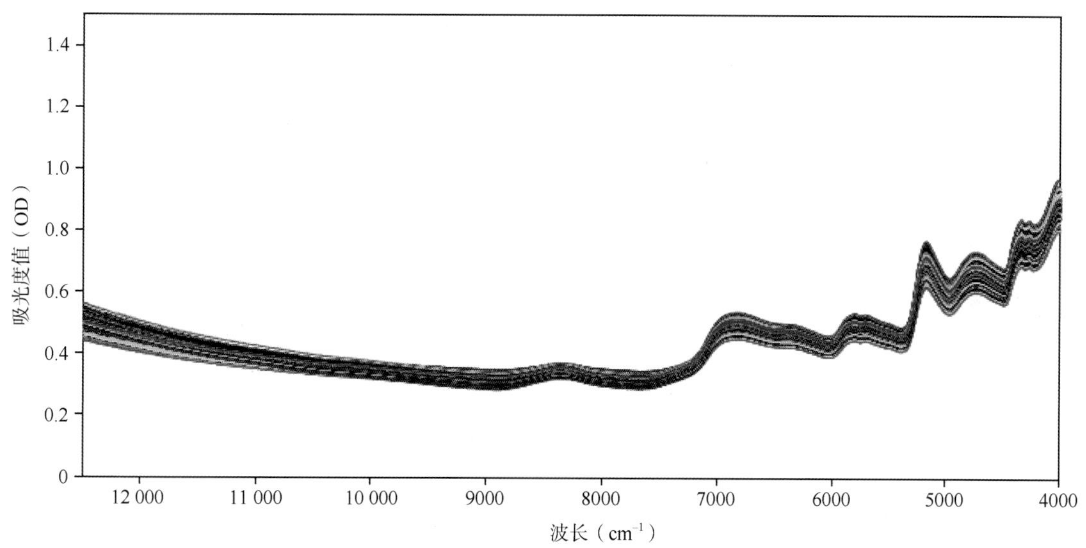

图 3-2-5 片仔癀样品近红外光谱图

建模光谱经预处理方法处理后，在全谱范围内分析谱段和含量的相关性，结合软件自动优化功能对波段进行优选，最终确定最佳建模波段，具体参见表 3-2-6、表 3-2-7。

3. 最优模型的交叉验证和预测结果

根据前述优化结果，用 PLS 法建立了片仔癀中三七皂苷 R_1、人参皂苷 Rg_1、人参皂苷 Rb_1 和皂苷总量的近红外光谱最优校正模型，并采用内部交叉检验（cross validation）进行验证，交叉检验的步长为 1 个样品。通过交叉检验的结果评价模型的好坏。预测值和真值的相关性见表 3-2-6、表 3-2-7，可以看出所建立的 PLS 回归模型具有较为显著的预测效果。

表 3-2-6 近红外模型各参数列表——粉末模型

模型类别	粉末模型			
	三七皂苷 R_1	人参皂苷 Rg_1	人参皂苷 Rb_1	皂苷总量
预处理方法	最小 - 最大归一化	一阶导数	最小 - 最大归一化	一阶导数
波长范围（cm^{-1}）	6102 ～ 4246.7	7502.2 ～ 5446.3；4424.2 ～ 4246.7	6102 ～ 5446.3；4601.6 ～ 4246.7	7502.2 ～ 5446.3；4601.6 ～ 4246.7
R^2	85.9	76.19	53.83	67.36
RMSECV（交叉检验标准差）	0.0856	0.443	0.405	0.913
RPD（相对分析误差）	2.66	2.05	1.47	1.75

续表

模型类别	粉末模型			
	三七皂苷 R_1	人参皂苷 Rg_1	人参皂苷 Rb_1	皂苷总量
维数	11	11	9	9
平均相对误差（%，预测值和真值）	1.29	1.35	1.47	1.38
最大相对误差（%，预测值和真值）	3.89	4.62	4.79	4.36

注：表中预处理方法为一阶导数时，平滑点数为 17。

表 3-2-7　近红外模型各参数列表——锭剂模型

模型类别	锭剂模型			
	三七皂苷 R_1	人参皂苷 Rg_1	人参皂苷 Rb_1	皂苷总量
预处理方法	最小 - 最大归一化	一阶导数	最小 - 最大归一化	一阶导数
波长范围（cm^{-1}）	6102 ～ 4597.8	7502.2 ～ 5446.3；4601.6 ～ 4246.7	7502.2 ～ 5446.3；4601.6 ～ 4246.7	6102 ～ 5446.3；4601.6 ～ 4246.7
R^2	83.57	62.41	47.58	63.86
RMSECV（交叉检验标准差）	0.0951	0.555	0.414	0.96
RPD（相对分析误差）	2.47	1.63	1.38	1.66
维数	6	8	5	6
平均相对误差（%，预测值和真值）	1.41	1.79	1.54	1.47
最大相对误差（%，预测值和真值）	4.53	4.85	5.01	4.26

采用上述模型，对未参与建模的 20 批样品进行含量预测，结果如表 3-2-8、表 3-2-9 所示。

表 3-2-8　样品预测结果

样品编号	三七皂苷 R_1（mg/g）		人参皂苷 Rg_1（mg/g）		人参皂苷 Rb_1（mg/g）		皂苷总量（mg/g）		总量真值和预测值 RSD（%）
	真值	预测值	真值	预测值	真值	预测值	真值	预测值	
粉末 1	4.80	5.24	25.73	25.68	22.13	22.12	52.66	52.55	0.2%
粉末 2	5.50	5.40	26.22	25.54	22.11	22.01	53.83	52.73	1.5%
粉末 3	5.45	5.61	25.56	26.17	21.69	21.99	52.70	53.79	1.5%
粉末 4	5.44	5.40	26.27	26.34	22.36	22.52	54.07	54.00	0.1%
粉末 5	5.49	5.51	26.77	27.02	22.79	22.81	55.05	55.22	0.3%
粉末 6	5.50	5.49	26.97	26.91	23.02	23.17	55.49	55.42	0.1%
粉末 7	5.61	5.59	26.83	26.77	22.67	22.45	55.11	55.12	0.1%
粉末 8	5.48	5.43	25.65	25.96	21.73	21.78	52.86	53.57	1.0%
粉末 9	5.77	5.42	25.26	24.04	21.28	20.84	52.31	49.06	4.6%
粉末 10	5.38	5.49	25.82	24.10	21.25	19.89	52.45	49.33	4.4%
粉末 11	5.65	5.66	25.09	25.22	22.64	21.88	53.38	51.63	2.4%
粉末 12	5.41	5.55	25.54	24.77	22.21	21.27	53.16	49.97	4.4%
粉末 13	5.44	5.71	25.12	25.24	21.48	21.38	52.04	49.52	3.6%
粉末 14	5.28	5.27	24.56	24.36	21.82	21.01	51.66	49.71	2.8%
粉末 15	5.21	5.34	24.81	23.65	22.48	21.26	52.50	49.23	4.6%

续表

样品编号	三七皂苷 R_1（mg/g）		人参皂苷 Rg_1（mg/g）		人参皂苷 Rb_1（mg/g）		皂苷总量（mg/g）		总量真值和预测值RSD（%）
	真值	预测值	真值	预测值	真值	预测值	真值	预测值	
粉末 16	5.27	5.32	25.26	24.39	22.94	21.61	53.47	50.22	4.5%
粉末 17	5.47	5.61	25.42	25.65	22.43	22.67	53.32	50.56	3.8%
粉末 18	5.38	5.29	24.66	24.86	22.36	21.19	52.40	49.99	3.4%
粉末 19	5.52	5.46	23.83	22.79	21.85	20.96	50.93	49.08	2.7%
粉末 20	5.02	5.13	24.68	24.81	23.06	22.82	52.76	52.12	0.9%
锭剂 1	4.80	5.20	25.73	25.90	22.13	21.74	52.66	52.66	0%
锭剂 2	5.50	5.27	26.22	25.23	22.11	21.42	53.83	51.94	2.6%
锭剂 3	5.45	5.56	25.56	26.28	21.69	22.37	52.70	53.84	1.6%
锭剂 4	5.44	5.51	26.27	26.47	22.36	22.54	54.07	53.46	1.6%
锭剂 5	5.49	5.41	26.77	26.56	22.79	22.58	55.05	54.02	1.4%
锭剂 6	5.50	5.62	26.97	27.40	23.02	22.61	55.49	54.29	1.6%
锭剂 7	5.61	5.42	26.83	26.27	22.67	22.37	55.11	53.34	2.4%
锭剂 8	5.48	5.32	25.65	25.84	21.73	21.98	52.86	52.86	0%
锭剂 9	5.77	5.56	25.26	26.14	21.28	21.12	52.31	53.16	1.2%
锭剂 10	5.38	5.11	25.82	26.60	21.25	21.73	52.45	53.42	1.3%
锭剂 11	5.65	5.31	25.09	26.88	22.64	22.22	53.38	54.02	0.9%
锭剂 12	5.41	5.44	25.54	26.59	22.21	22.52	53.16	54.21	1.4%
锭剂 13	5.44	5.20	25.12	26.28	21.48	22.10	52.04	53.37	1.8%
锭剂 14	5.28	5.44	24.56	26.37	21.82	22.48	51.66	53.75	2.9%
锭剂 15	5.21	5.13	24.81	26.38	22.48	22.27	52.50	54.00	2.0%
锭剂 16	5.27	5.19	25.26	26.67	22.94	22.26	53.47	52.70	1.1%
锭剂 17	5.47	5.30	25.42	26.73	22.43	23.82	53.32	54.12	1.1%
锭剂 18	5.38	5.18	24.66	26.00	22.36	23.02	52.40	53.67	1.7%
锭剂 19	5.52	5.57	23.83	25.16	21.85	22.99	50.93	52.25	1.9%
锭剂 20	5.02	4.98	24.68	25.96	23.06	23.87	52.76	54.11	1.8%

表 3-2-9　样品预测结果分析

模型类别	粉末模型				锭剂模型			
	三七皂苷 R_1	人参皂苷 Rg_1	人参皂苷 Rb_1	总量	三七皂苷 R_1	人参皂苷 Rg_1	人参皂苷 Rb_1	总量
平均相对误差（%，预测值和真值）	0.87	−1.15	−1.96	−2.79	−1.17	3.15	0.86	0.70

由表 3-2-9 可知，用现有的模型预测片仔癀中的三七皂苷 R_1、人参皂苷 Rg_1、人参皂苷 Rb_1 的含量及三种皂苷总量，可达到化学测定值与预测值的平均相对误差小于 5% 的水平，说明模型具有一定的预测能力。

4. 一致性检验（合格性测试）

一致性检验的原理：①参考近红外光谱并计算光谱在每个波长点吸光度的平均值和标准

偏差 σ；②对各个波长点处吸光度平均值上下加减一定倍数的标准偏差 σ，作为该波长点的可信区间（confidence interval），该倍数即为 CI 的限度；③测试光谱在该波长点处的吸光度与平均值的差值除以标准偏差 σ，得到 CI；④一致性检验是将待测光谱的 CI 与之前设定的 CI 限度（CI limit）进行比较，从而快速简单地判断待测光谱与参考光谱是否具有一致性。

随机选取 35 批样品的近红外光谱作为参考光谱，另选 45 批样品的近红外光谱作为测试光谱，采用最大 CI 法，即直观地指定 CI 限度值，预处理方法为矢量归一化（VN），选择全谱段，合格性测试索引范围选择 4.5，可得参考光谱和测试光谱的最大合格性索引，如图 3-2-6 所示。

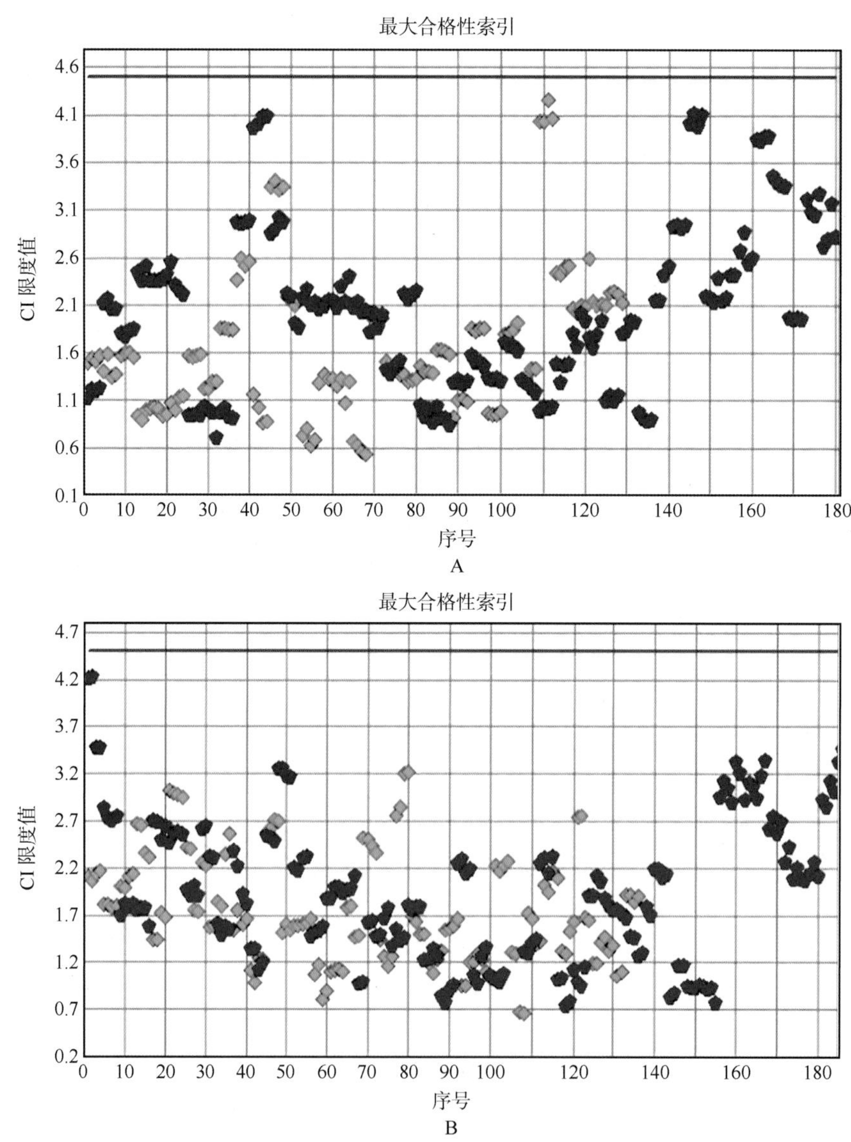

图 3-2-6　参考光谱和测试光谱的最大合格性索引

A. 粉末；B. 锭剂。绿点代表参考光谱，蓝点代表测试光谱

如图 3-2-6 所示，参考光谱及测试光谱的索引值均主要分布在 CI 为 1 ～ 3 附近，表明片仔癀样品质量稳定，无明显差异；表明该模型具有一定的预测能力，能实现对片仔癀中三七的三种皂苷含量的在线快速检测。

三、片仔癀中牛黄的胆汁酸类成分质量标准研究

牛黄中主要有胆色素、胆汁酸、胆固醇、脂肪酸、卵磷脂、氨基酸及钙、锌等无机元素。胆汁酸类是牛黄中除胆红素外的第二大类成分，胆汁酸类包括游离型（胆酸、去氧胆酸、鹅去氧胆酸等）和结合型（主要以牛磺酸和甘氨酸两种结合形式存在）胆汁酸。现代研究表明，胆汁酸类成分是牛黄发挥其解热镇痛、解痉、降压、保肝利胆、抑菌、抗炎免疫等药理作用的活性成分[7-8]。因此，有必要建立牛黄的胆汁酸类成分含量测定方法，作为其质量评价的手段。

本研究利用胆汁酸类成分均在紫外区具有末端吸收的性质，运用高效液相 - 紫外检测法，建立了同时测定牛黄中 5 种胆汁酸类成分的方法。该方法简便可靠、准确快速，方法学考察均达到要求，能有效检测牛黄中胆汁酸类成分的含量。

（一）仪器与试药

1. 仪器

Arc 系列高效液相色谱仪（美国沃特世公司），XP205 电子天平（瑞士梅特勒 - 托利多公司），PHS-3C pH 计（上海精科公司），Milli-Q 超纯水处理系统（美国 Millipore 公司）。

2. 试药

10 批牛黄取自漳州片仔癀药业股份有限公司，样品粉碎经减压干燥后备用；乙腈为色谱纯，磷酸氢二钠、磷酸等试剂为分析纯；胆汁酸类对照品如牛磺胆酸钠（TCA-Na）、胆酸（CA）来源为中国食品药品检定研究院，甘氨胆酸（GCA）、甘氨去氧胆酸（GDCA）、牛磺去氧胆酸钠（TDCA-Na）来源为加拿大多伦多研究化学公司。

（二）方法

1. 色谱条件与系统适用性试验

色谱柱：Waters HPLC Xbridge C_8 色谱柱（4.6mm×250mm，5μm）；流动相：A 为乙腈；B 为 10mmol/L 磷酸氢二钠（取磷酸氢二钠 1.42g，加 1000ml 纯化水溶解，加磷酸调 pH 至 3.0 即得）；检测波长：205nm；流速：1ml/min；柱温：30℃；样品盘温度：5℃；进样量：20μl；洗脱程序见表 3-2-10。

表 3-2-10　洗脱程序

时间（min）	流动相 A（%）	流动相 B（%）
0	28	72
13	30	70
38	40	60

2. 混合对照品溶液的制备

精密称取真空减压干燥 24h 后的 TCA-Na、TDCA-Na、CA、GCA、GDCA 对照品适量，加入适量甲醇使对照品溶解，定容，摇匀即得。

3. 供试品溶液的制备

将牛黄粉碎并研成细粉（过五号筛），将牛黄样品放在真空干燥箱中减压干燥24h后，精密称取20mg至5ml容量瓶中，加入适量甲醇，超声处理30min，放冷，用甲醇定容至刻度，摇匀，用0.22μm微孔滤膜滤过，即得。

4. 测定法

分别精密吸取混合对照品溶液与供试品溶液各20μl，注入液相色谱仪，测定。采用外标法计算牛黄中各胆汁酸的含量。

（三）结果

1. 专属性考察

取以上配好的对照品20μl，供试品20μl，空白溶剂甲醇20μl，进样，由图3-2-7～图3-2-9可知，溶剂对牛黄样品及混合对照品出峰均无干扰。

2. 线性关系考察

取对照品溶液及其稀释溶液进样，以峰面积为纵坐标（Y），各对照品的进样质量（μg）为横坐标（X），绘制标准曲线，计算得回归方程考察线性关系。

TCA：精密称取TCA-Na对照品适量，用甲醇制成含TCA 0.1677mg/ml的对照品溶液。分别精密吸取1ml，定容至5ml、20ml，摇匀，分别进样20μl；再取对照品溶液分别进样10μl、20μl、30μl。计算得回归方程：Y=137.82X–2.7398（R=0.9999），说明TCA在0.1677～5.0320μg范围内线性关系良好。

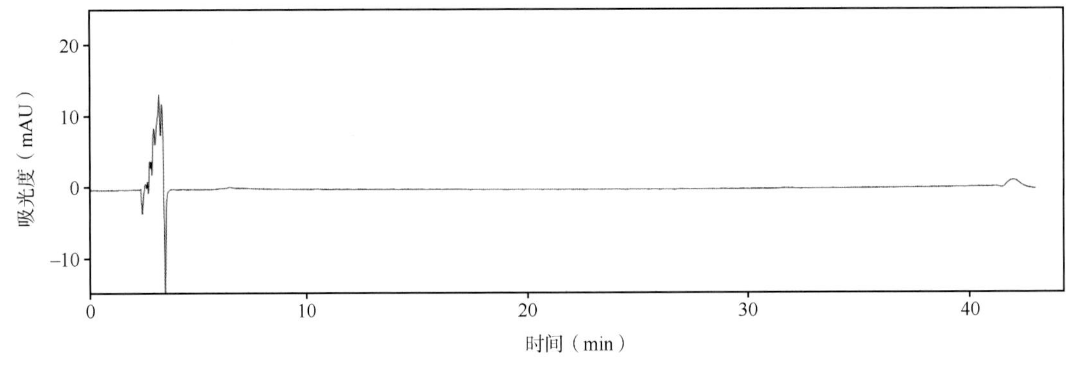

图 3-2-7　空白溶剂色谱图

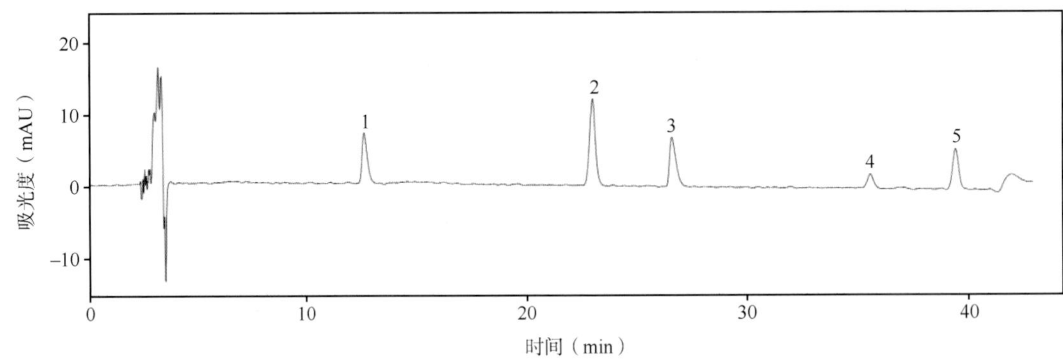

图 3-2-8　混合对照品色谱图

1：TCA；2：GCA；3：TDCA；4：CA；5：GDCA

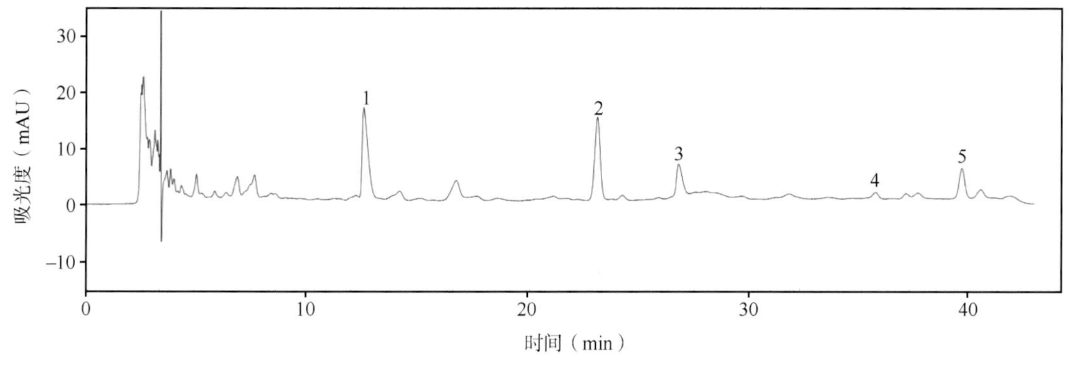

图 3-2-9　牛黄样品色谱图

1：TCA；2：GCA；3：TDCA；4：CA；5：GDCA

GCA：精密称取 GCA 对照品适量，用甲醇制成含 GCA 0.1939mg/ml 的对照品溶液。分别精密吸取 1ml，定容至 5ml、20ml，摇匀，分别进样 20μl，再取对照品溶液进样 10μl、20μl、30μl、40μl。计算得回归方程：Y=115.05X–4.413（R=0.9998），说明 GCA 在 0.1939 ～ 7.7577μg 范围内线性关系良好。

TDCA：精密称取 TDCA-Na 对照品适量，用甲醇制成含 TDCA 0.046 86mg/ml 的对照品溶液。分别精密吸取 1ml，定容至 5ml、20ml，摇匀，分别进样 20μl，再取对照品溶液进样 10μl、20μl、30μl、40μl。计算得回归方程：Y=148.78X–0.494（R=0.9998），说明 TDCA 在 0.046 86 ～ 1.874 50μg 范围内线性关系良好。

CA：精密称取 CA 对照品适量，用甲醇制成含 CA 0.1983mg/ml 的对照品溶液。分别精密吸取 1ml，定容至 5ml、20ml，摇匀，分别进样 20μl，再取对照品溶液进样 10μl、20μl、30μl、40μl。计算得回归方程：Y=9.3754X+0.3869（R=0.9998），说明 CA 在 0.7932 ～ 7.9318μg 范围内线性关系良好。

GDCA：精密称取 GDCA 对照品适量，用甲醇制成含 GDCA 0.049 74mg/ml 的对照品溶液。分别精密吸取 1ml，定容至 5ml、20ml，摇匀，分别进样 20μl，再取对照品溶液进样 10μl、20μl、30μl、40μl。计算得回归方程：Y=112.6X–1.4205（R=0.9999），说明 GDCA 在 0.0497 ～ 1.9898μg 范围内线性关系良好。

3. 重复性实验

精密称取牛黄 10 号样品 6 份，按“（二）3. 供试品溶液的制备”项下制备供试品溶液，依法测定。进样量为 20μl，测定峰面积，用外标法计算含量，测得 6 份牛黄中 TCA、GCA、TDCA、CA、GDCA 的含量平均值分别为 2.00%、2.57%、0.77%、2.59%、0.79%，RSD 分别为 1.12%、0.83%、1.38%、1.56%、1.67%，说明该方法重复性良好。

4. 稳定性实验

精密称取牛黄 10 号样品，按“（二）3. 供试品溶液的制备”项下制备供试品溶液，分别于 0h、4h、8h、16h、24h 进样，进样量为 20μl，记录峰面积，用外标法计算含量，测得该样品在 24h 内 TCA、GCA、TDCA、CA、GDCA 的含量平均值分别为 1.96%、2.53%、0.75%、2.50%、0.75%，RSD 分别为 0.67%、0.60%、1.76%、1.77%、0.29%，说明牛黄样品在 24h 内稳定。

5. 加样回收实验

精密称取已知 TCA、GCA、TDCA、CA、GDCA 含量的 10 号样品 9 份，分别按其含量的 50%、100%、150% 加入 TCA、GCA、TDCA、CA、GDCA 对照品溶液，每个浓度三份，按“（二）3. 供试品溶液的制备”项下制备供试品溶液，进样 20μl，计算其加样回收率，并计算三组 RSD 值。测得 TCA、GCA、TDCA、CA、GDCA 加样回收率平均值分别为 95.88%、103.07%、96.68%、99.65%、100.86%，RSD 分别为 3.38%、2.02%、2.23%、1.59%、2.72%，说明该方法准确性良好。

6. 样品测定

对 10 批牛黄样品分别采用上述方法进行测定，测定结果如表 3-2-11 所示。

表 3-2-11　10 批牛黄样品的含量测定结果（%）

样品	TCA	GCA	TDCA	CA	GDCA
牛黄 1#	2.94	2.50	0.95	2.12	0.90
牛黄 2#	3.11	2.56	0.96	2.03	0.97
牛黄 3#	3.09	2.68	0.91	2.34	0.87
牛黄 4#	2.66	2.56	0.84	2.16	0.93
牛黄 5#	2.44	2.52	0.82	1.74	0.97
牛黄 6#	2.65	2.90	0.91	1.77	1.07
牛黄 7#	1.85	2.34	0.70	1.97	0.68
牛黄 8#	1.73	2.41	0.53	2.68	0.61
牛黄 9#	2.00	2.05	0.74	2.17	0.62
牛黄 10#	2.01	2.56	0.76	2.60	0.79

该方法能够为监控片仔癀中牛黄的质量情况及控制生产过程提供有效数据支持。

四、麝香指纹图谱的建立

麝香主要含有大环酮类、吡啶、甾体类、脂肪酸类、氨基酸类和酯类等小分子类成分，以及多肽和蛋白质类大分子成分[9]，麝香酮是其中的主要活性成分，但仅采用麝香酮为单一指标无法精准评价麝香质量，也无法全面评估不同来源麝香化学成分组成的差异。为了能更好地控制麝香质量，本研究开展了对林麝所产麝香、人工麝香的气相色谱指纹图谱研究，建立了麝香、人工麝香的气相色谱指纹图谱[10]。由于麝香样品的复杂性，为客观评价不同麝香，分别建立了含麝香酮和不含麝香酮的对照指纹图谱，结果表明建立的指纹图谱具备较好的专属性。采用气 - 质联用技术对麝香和人工麝香中的多种有效成分进行物质结构归属，并比较不同麝香有效成分的异同，建立的方法可为鉴定麝香提供可靠依据[11-12]。

（一）仪器与试药

1. 仪器

7890A 型气相色谱仪（美国安捷伦公司）；7890A/5975C 气相色谱 - 质谱联用仪（美国安捷伦公司）；KQ-300E 型超声波提取器（昆山市超声仪器有限公司）；XP205 型电子天平（瑞士梅特勒 - 托利多公司）。

2. 试药

麝香 1 ～ 20# 及人工麝香 RG1 ～ 6# 均由漳州片仔癀药业股份有限公司提供；对照品麝香酮来源为中国食品药品检定研究院；乙醚、无水乙醇均为分析纯。

（二）方法

1. 色谱条件与系统适用性试验

GC 色谱条件：HP-1 弹性石英毛细管柱（30m×0.25mm×0.25μm），进样口温度：250℃，载气为 N_2，流速：1ml/min，进样量：2μl，分流比：1 ∶ 1，程序升温检测：初始温度 80℃，保持 2min，以每分钟 5℃的速率升温至 160℃，再以每分钟 1℃的速率升温至 200℃，保持 20min，再以每分钟 5℃的速率升温至 260℃，保持 20min。检测器温度：280℃。理论塔板数按麝香酮峰计算应不低于 20000。

GC-MS 色谱条件：HP-1 MS 弹性石英毛细管柱（30m×0.25mm×0.25μm），进样口温度：250℃，载气为 He，流速：1ml/min，进样量：2μl，分流比：1 ∶ 1，程序升温检测：初始温度 80℃，保持 2min，以每分钟 5℃的速率升温至 160℃，再以每分钟 1℃的速率升温至 200℃，保持 20min，再以每分钟 5℃的速率升温至 260℃，保持 20min。离子源温度：230℃，四极杆温度：150℃，GC-MS 接口温度：280℃；离子化方式：EI；电子能量：70eV；扫描范围（*m/z*）30 ～ 550。采用 GC-MS 联用鉴定各共有峰的化合物。

2. 参照物溶液的制备

取麝香酮对照品适量，精密称定，加无水乙醇制成每毫升含 0.3mg 的溶液，即得。

3. 供试品溶液的制备

取供试品麝香，经减压干燥 24h 后，研成粉末，过五号筛（人工麝香不需以上操作），取约 0.2g，精密称定，置具塞锥形瓶中，精密加入无水乙醇 10ml，密塞，称定重量，冰水中超声处理（功率 300W，频率 40kHz）15min，取出，放至室温，再称定重量，用无水乙醇补足减失的重量，摇匀，滤过，取续滤液，即得。

4. 测定法

分别精密吸取参照物混合溶液及供试品溶液各 2μl，注入气相色谱仪，测定，记录色谱图，即得。导出色谱图进入“中药色谱指纹图谱相似度评价系统”计算相似度，截取积分范围为 5 ～ 120min，时间窗 0.20s，全谱峰匹配。

（三）方法学考察

以麝香 3# 为样品，分别对空白溶剂的影响、稳定性、精密度、重复性进行方法学考察。

1. 溶剂空白实验

以提取溶剂无水乙醇作为空白样品直接进气相色谱仪，考察无水乙醇溶剂的干扰。结果见图 3-2-10。其中，A 为无水乙醇色谱图，B 为麝香 3# 的无水乙醇提取液色谱图。由图 3-2-10 对比可见，空白溶剂对指纹图谱区无干扰。

2. 稳定性实验

取同一份麝香样品，按照拟定的方法进行供试品的制备和检测。分别于 0h、2h、4h、8h、12h、18h、24h 进行测定。将图谱导入“中药色谱指纹图谱相似度评价系统”，以 0h 图谱为参照图谱，并以平均数法、时间窗 0.2s 进行匹配，如图 3-2-11 所示。测得的色谱指纹图谱与参照图谱的相似度分别为 1.000、1.000、1.000、1.000、1.000、1.000。结果表明，样品在 24h 内稳定。

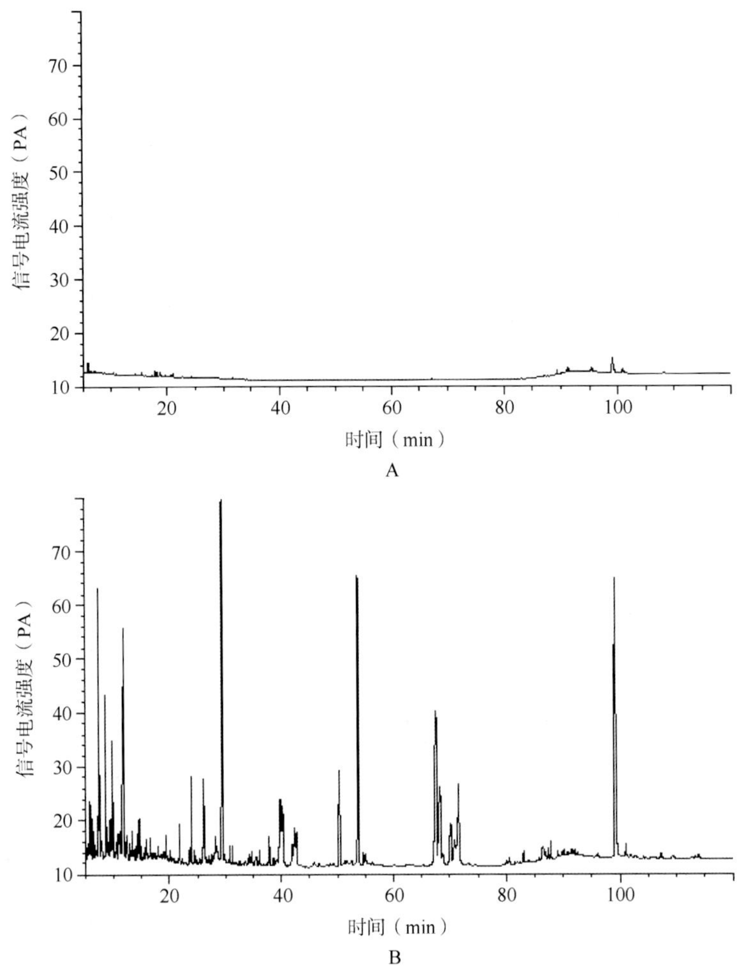

图 3-2-10　麝香 GC 指纹图谱溶剂空白实验气相色谱图

A. 无水乙醇色谱图；B. 麝香（3#）无水乙醇提取液色谱图

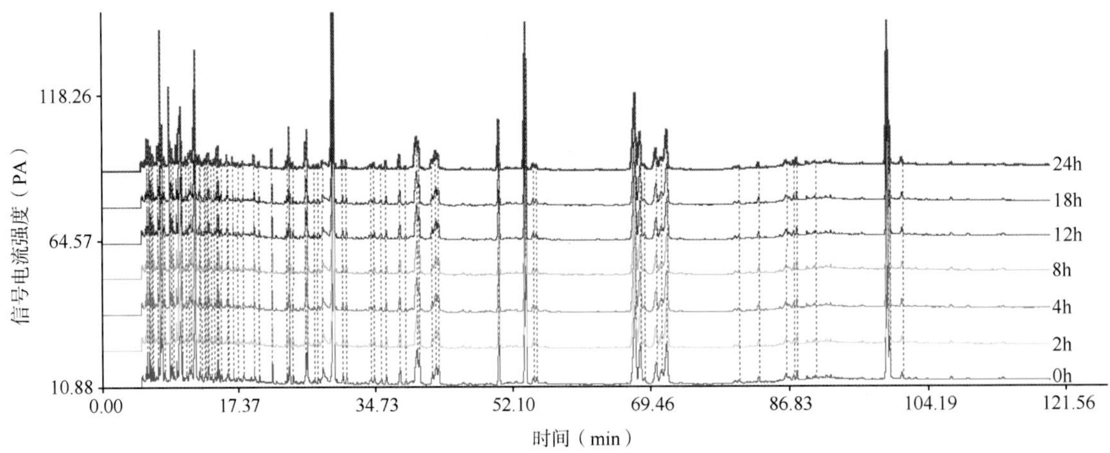

图 3-2-11　麝香 GC 指纹图谱稳定性实验色谱图

3. 精密度实验

取同一供试品溶液，按照拟定的方法进行供试品的制备和检测。连续进样 5 次，考察仪器精密度。观察所得色谱指纹图谱的色谱峰组成，无明显变化。将图谱导入“中药色谱指纹图谱相似度评价系统”，以首次进样图谱（S_1）为参照图谱，并以平均数法、时间窗 0.2s 进行匹配，如图 3-2-12 所示。测得的色谱指纹图谱与参照图谱的相似度分别为 1.000、1.000、1.000、1.000、1.000。结果表明该方法精密度符合要求。

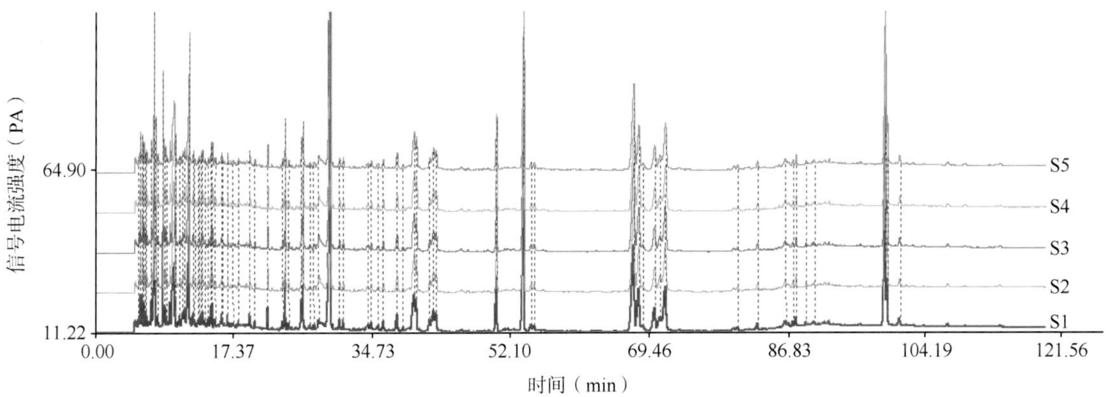

图 3-2-12　麝香 GC 指纹图谱精密度实验色谱图

4. 重复性实验

取同一批次麝香样品 6 份，按照拟定的方法进行供试品的制备和检测。观察所得色谱指纹图谱的色谱峰组成，无明显变化。将图谱导入“中药色谱指纹图谱相似度评价系统”，以第 1 份样品图谱为参照图谱，并以平均数法、时间窗 0.2s 进行匹配，所得结果如图 3-2-13 所示。测得的色谱指纹图谱与参照图谱的相似度分别为 1.000、1.000、1.000、1.000、1.000。结果表明该方法重复性良好。

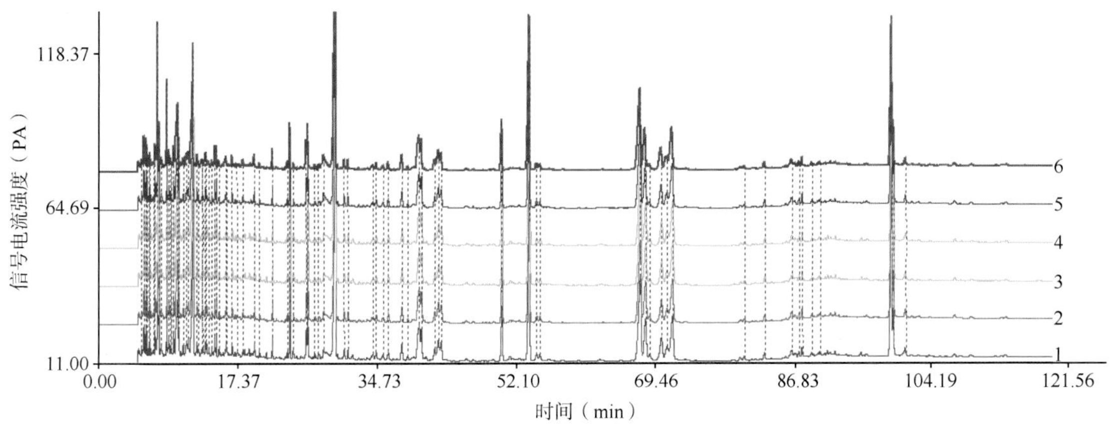

图 3-2-13　麝香 GC 指纹图谱重复性实验色谱图

（四）麝香和人工麝香指纹图谱的建立与分析

采用本文所建立方法对 20 批麝香（1 ～ 20#）、6 批人工麝香（RG1 ～ 6#）进行指纹图谱分析。

1. 麝香

取 20 批麝香样品（1# ～ 20#），按照拟定的方法进行供试品的制备和检测，利用“中药色谱指纹图谱相似度评价系统”，经过数据导入、多点校正和数据匹配，以平均数法建立对照指纹图谱，如图 3-2-14 所示。根据峰匹配结果，以峰面积为参数，计算出待测指纹图谱与对照图谱的整体相似度，结果显示相似度在 0.931 ～ 0.998，如表 3-2-12 所示。

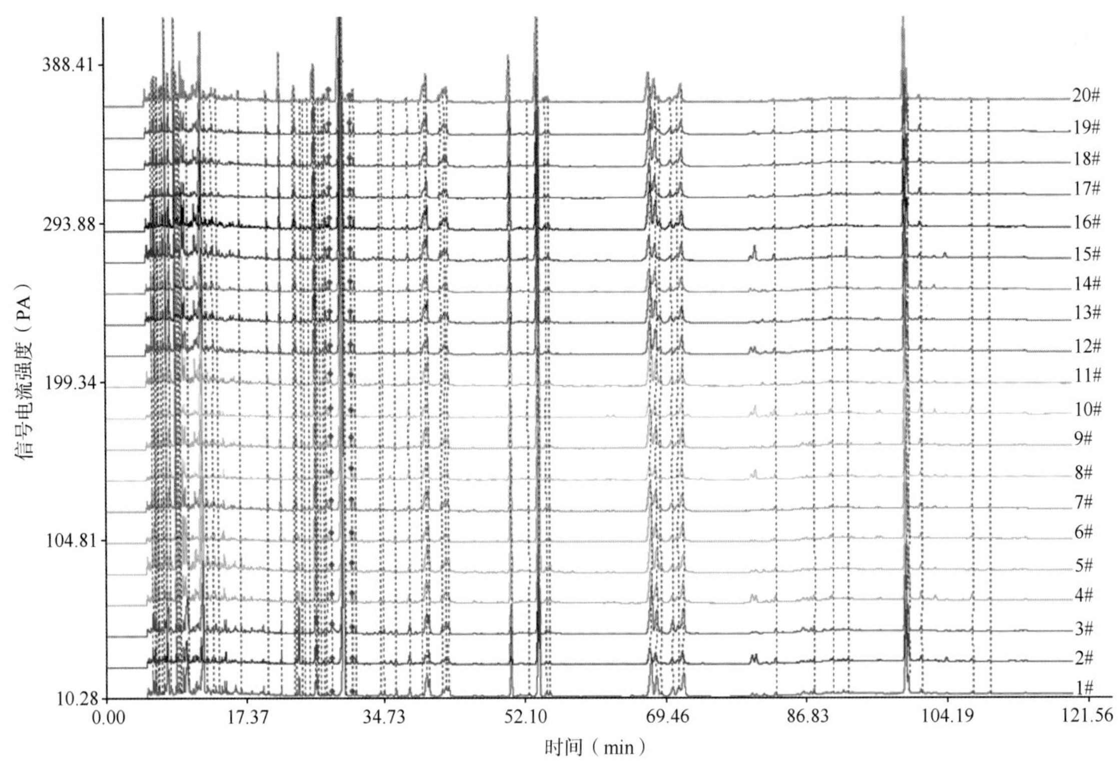

图 3-2-14 麝香 1# ～ 20# 的匹配图谱

表 3-2-12 麝香 1# ～ 20#GC 指纹图谱相似度结果

批号	相似度	批号	相似度	批号	相似度	批号	相似度
1#	0.939	6#	0.984	11#	0.994	16#	0.997
2#	0.993	7#	0.993	12#	0.996	17#	0.996
3#	0.968	8#	0.990	13#	0.996	18#	0.998
4#	0.991	9#	0.996	14#	0.996	19#	0.997
5#	0.931	10#	0.985	15#	0.992	20#	0.994

从表 3-2-12 中可以看到，20 批麝香的整体相似度均大于 0.900。考虑到麝香酮的色谱峰面积在总峰面积中占有相当高的比例，为了避免麝香酮对整体相似度的影响，因此去除麝香酮的积分，再将数据导入评价系统，进行匹配，以平均数法建立对照指纹图谱，结果如图 3-2-15 所示。计算所得整体相似度结果在 0.835 ～ 0.984，如表 3-2-13 所示。

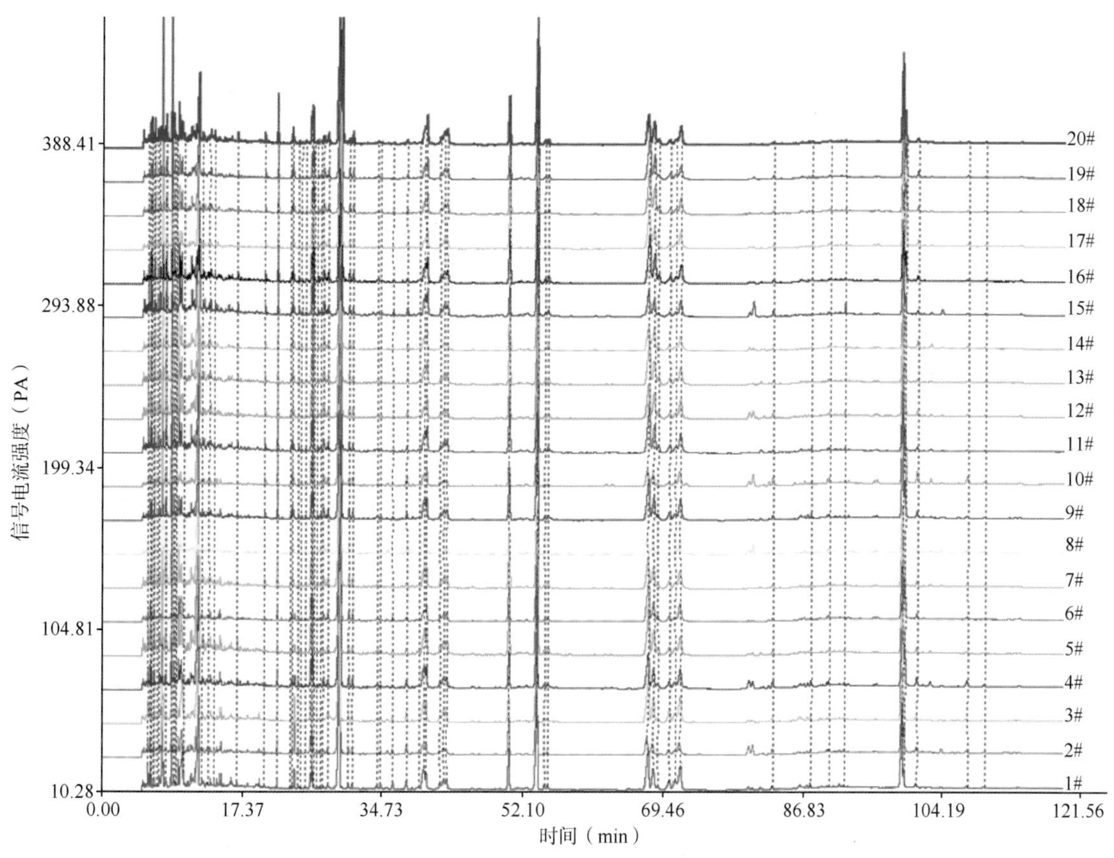

图 3-2-15 麝香 1# ～ 20# 的匹配图谱（去掉麝香酮的积分）

表 3-2-13 麝香 1# ～ 20# GC 指纹图谱相似度结果（去掉麝香酮的积分）

批号	相似度	批号	相似度	批号	相似度	批号	相似度
1#	0.884	6#	0.896	11#	0.958	16#	0.972
2#	0.935	7#	0.953	12#	0.964	17#	0.964
3#	0.886	8#	0.923	13#	0.968	18#	0.984
4#	0.958	9#	0.981	14#	0.963	19#	0.977
5#	0.951	10#	0.835	15#	0.924	20#	0.972

由表 3-2-13 可以看出，去掉麝香酮的积分后，整体相似度发生了变化，相似度最低的批次也发生了改变（由 5# 变为 10#），由于其他组分色谱峰面积均不大于总峰面积的 10%，在麝香酮不积分的情况下，其他组分色谱峰面积的波动对相似度的影响有更进一步的呈现，能够更客观地反映麝香酮以外物质的差异及色谱图的相似程度。通过本实验 20 批麝香的数据表明，20 批麝香样品中所含有的成分较为一致，整体相似度较好，在麝香酮不积分的情况下，相似度均可达 0.800 以上。

由匹配结果可知，20 批麝香中有 63 个共有峰（包括麝香酮）。采用 GC-MS 联用，鉴定各共有峰的化合物，由于 GC 与 GC-MS 的载气不同，各色谱峰保留时间有所偏移，借助色谱峰的相对保留时间、总离子流图峰形等各相关信息，进行各色谱峰的识别及化合物谱库检索，得到其中 17 个化合物信息，结果如表 3-2-14 所示。

表 3-2-14　GC-MS 鉴定 20 批麝香 63 个共有峰中的 17 个化合物

共有峰编号	保留时间（min）	化合物名称	匹配度（%）	CAS 编号	分子式	分子量
7	7.097	Phenol, 4-methyl- 4- 甲基苯酚	96	000106-44-5	C_7H_8O	108.06
10	8.836	Benzenecarboxylic acid 苯甲酸	96	000065-85-0	$C_7H_6O_2$	122.00
21	23.632	Cyclododecanol, 1-ethenyl- 1- 乙基 - 环十二醇	90	006244-49-1	$C_{14}H_{26}O$	210.20
29	27.171	Cyclopentadecanone 降麝香酮	99	000502-72-7	$C_{15}H_{28}O$	224.21
32	29.706	Cyclopentadecanone，3-methyl- 麝香酮	96	000541-91-3	$C_{16}H_{30}O$	238.23
34	31.154	1, 15-Hexadecadiene 1, 15- 十六碳二烯酸	91	021964-51-2	$C_{16}H_{30}$	222.24
37	36.106	*n*-Hexadecanoic acid *n*- 十六酸	95	000057-10-3	$C_{16}H_{32}O_2$	256.24
40	40.038	（1*S*, 15*S*）-Bicyclo[13.1.0]hexadecane-2-one （1*S*, 15*S*）- 二环［13.1.0］十六碳 -2- 酮	93	102572-89-4	$C_{16}H_{28}O$	236.21
43	42.454	cis-9-Hexadecenal 顺 -9- 十六碳醛	94	056219-04-6	$C_{16}H_{30}O$	238.23
46	53.921	Prasterone acetate 醋酸去氢表雄酮	95	104597-49-1	$C_{21}H_{30}O_3$	330.22
49	67.615	Androstan-17-one, 3-hydroxy-,（3α, 5β）- （3α, 5β）-3- 羟基 - 雄甾 -17- 酮	99	000053-42-9	$C_{19}H_{30}O_2$	290.23
52	70.230	Androsterone/Epiandrosterone 雄酮 / 异雄酮	99	000481-29-8 000053-41-8	$C_{19}H_{30}O_2$	290.23
53	70.950	Dihydroandrosterone 二氢雄甾酮	99	1000248-26-6	$C_{19}H_{32}O_2$	292.24
54	71.566	Androstane-3, 17-diol,（3α, 5α, 17β）- （3α, 5α, 17β）- 雄甾 -3, 17- 二醇	99	001852-53-5	$C_{19}H_{32}O_2$	292.24
59	99.254	Cholest-5-en-3-ol（3β）- （3β）- 胆甾 -5- 烯 -3- 醇	99	000057-88-5	$C_{27}H_{46}O$	386.36
60	99.523	Cholestanol 胆甾烷醇	99	000080-97-7	$C_{27}H_{48}O$	388.37
61	101.064	Cholest-7-en-3-ol,（3β, 5α）- （3β, 5α）- 胆甾 -7- 烯 -3- 醇	96	000080-99-9	$C_{27}H_{46}O$	386.36

2. 人工麝香

取 6 批人工麝香样品（RG1# ～ RG6#），按“（二）方法”项下要求进行供试品的制备和检测，利用“中药色谱指纹图谱相似度评价系统”，经过数据导入、多点校正和数据匹配，以平均数法建立对照指纹图谱，如图 3-2-16 所示。根据峰匹配结果，以峰面积为参数，计算出待测指纹图谱与对照图谱的整体相似度，结果显示相似度在 0.987 ～ 0.997，如表 3-2-15 所示。

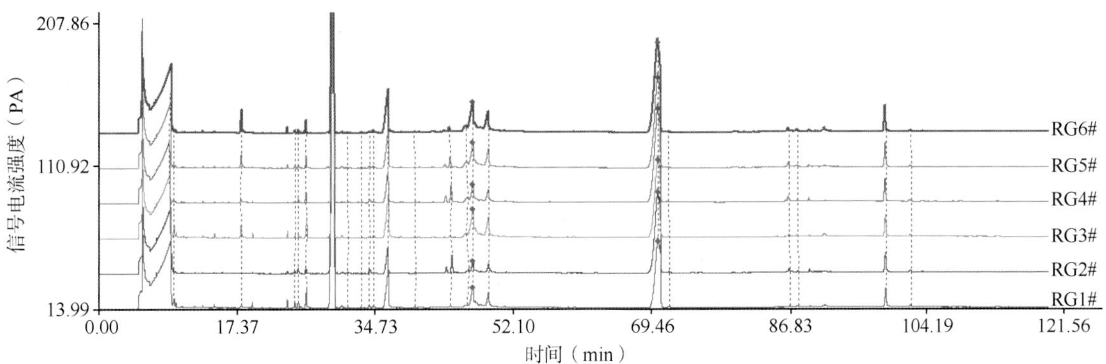

图 3-2-16　人工麝香 RG1# ～ RG6# 的匹配图谱

表 3-2-15　人工麝香 RG1# ～ RG6# GC 指纹图谱相似度结果

	RG1#	RG2#	RG3#	RG4#	RG5#	RG6#
相似度	0.987	0.995	0.995	0.995	0.994	0.997

从表 3-2-15 中可以看到，6 批人工麝香的整体相似度均大于 0.980。同样为了避免总峰面积中比重较大的麝香酮对整体相似度的影响，去除麝香酮的积分，再将数据导入评价系统，进行匹配，以平均数法建立对照指纹图谱，如图 3-2-17 所示。计算所得整体相似度结果在 0.923 ～ 0.983，如表 3-2-16 所示。

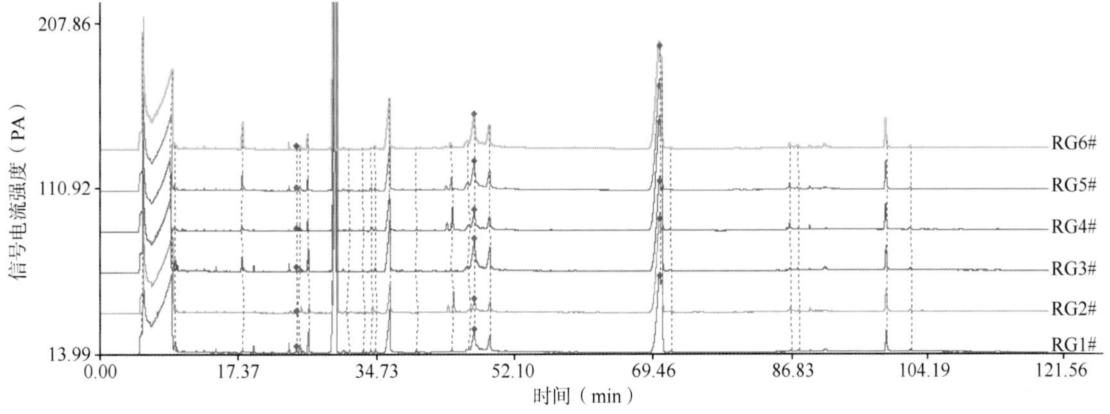

图 3-2-17　人工麝香 RG1# ～ RG6# 的匹配图谱（去掉麝香酮的积分）

表 3-2-16　人工麝香 RG1# ～ RG6# GC 指纹图谱相似度结果（去掉麝香酮的积分）

	RG1#	RG2#	RG3#	RG4#	RG5#	RG6#
相似度	0.923	0.938	0.975	0.983	0.972	0.981

由表 3-2-16 可以看出，去掉麝香酮的积分后，6 批人工麝香的整体相似度仍在 0.900 以上，反映了较好的相似度关系，说明了人工麝香所含成分的一致性。

由匹配结果可知，6 批人工麝香中有 25 个共有峰（包括麝香酮）。通过 GC-MS 联用、化合物谱库检索，借助色谱峰的相对保留时间、总离子流图峰形等各相关信息，进行各色谱峰的识别并在化合物谱库检索，得到其中 8 个化合物信息，结果如表 3-2-17 所示。

表 3-2-17　GC-MS 鉴定 6 批人工麝香 25 个共有峰中的 8 个化合物

共有峰编号	保留时间（min）	化合物名称	匹配度（%）	CAS 编号	分子式	分子量
7	26.201	Tetradecanoic acid 十四酸	95	000544-63-8	$C_{14}H_{28}O_2$	228.21
8	29.665	Cyclopentadecanone, 3-methyl- 麝香酮	96	000541-91-3	$C_{16}H_{30}O$	238.23
13	36.413	*n*-Hexadecanoic acid *n*- 十六酸	99	000057-10-3	$C_{16}H_{32}O_2$	256.24
17	47.137	Oleic acid 油酸	99	000112-80-1	$C_{18}H_{34}O_2$	282.26
18	49.052	Octadecanoic acid 硬脂酸	91	000057-11-4	$C_{18}H_{36}O_2$	284.27
19	70.414	Prasterone 普拉雄酮	99	000053-43-0	$C_{19}H_{28}O_2$	288.21
20	70.677	Androsterone/Epiandrosterone 雄酮 / 异雄酮	99	000481-29-8 000053-41-8	$C_{19}H_{30}O_2$	290.23
24	98.977	Cholest-5-en-3-ol（3β）- （3β）- 胆甾 -5- 烯 -3- 醇	99	000057-88-5	$C_{27}H_{46}O$	386.36

（五）讨论

本研究建立了麝香和人工麝香指纹图谱，并比较两者的异同，可作为区别人工麝香与麝香的依据。

1. 麝香和人工麝香指纹图谱的建立

本研究确定了供试品制备方法及色谱检测条件，并验证了该方法的稳定性、精密度和重复性，结果满意。本研究建立了麝香、人工麝香的指纹图谱，在麝香酮积分的条件下，各样品对比其对照指纹图谱的相似度均大于 0.900。

麝香酮积分与不积分条件下，两种麝香相似度的变化，说明在麝香酮积分的条件下，样品与对照图谱的整体相似度容易受其左右，其他色谱峰的差异无法得到客观体现。去除麝香酮积分后的结果显示，人工麝香的相似度最好（> 0.900），麝香稍低（> 0.800），可能是由于人工麝香为人工合成产物，故批次间均一性较好。

麝香酮不积分条件下得到的麝香相似度结果，可以为以后鉴定提供参考。由于麝香酮以外的色谱峰，所占总色谱峰面积比例较小，各色谱峰面积均不大于总峰面积的 10%，麝香酮剔除后其波动可能对整体相似度有影响，特别是对多种来源的麝香样品影响较大。

由表 3-2-18 结果可知，以人工麝香对照图谱为对照，麝香的相似度均较低。说明本实验建立的两种麝香对照指纹图谱具备较好的专属性。

表 3-2-18　对照图谱的专属性结果

编号	相似度	编号	相似度	编号	相似度	编号	相似度
1#	0.054	6#	0.065	11#	0.065	16#	0.065
2#	0.072	7#	0.065	12#	0.069	17#	0.065
3#	0.068	8#	0.080	13#	0.066	18#	0.067
4#	0.080	9#	0.070	14#	0.061	19#	0.070
5#	0.063	10#	0.077	15#	0.085	20#	0.078

2. 指纹图谱异同比较

统计比较两种麝香已知共有物质的异同及在各自图谱中的分布情况分别如表 3-2-19、图 3-2-18 所示，共有 21 个化合物，其中有部分化合物为两种麝香均存在的化合物（以“√”表示），部分为该种麝香的非共有化合物（以“N”表示），部分为该种麝香中不存在的化合物（以“NN”表示）。

表 3-2-19 比较麝香与人工麝香已知共有物质的异同

化合物编号	保留时间（min）	化合物名称	麝香	人工麝香
1	7.097	Phenol, 4-methyl- 4- 甲基苯酚	√	N
2	8.836	Benzenecarboxylic acid 苯甲酸	√	N
3	23.632	Cyclododecanol, 1-ethenyl- 1- 乙基 - 环十二醇	√	N
4	26.203	Tetradecanoic acid 十四酸	N	√
5	27.171	Cyclopentadecanone 降麝香酮	√	N
6	29.675	Cyclopentadecanone, 3-methyl- 麝香酮	√	√
7	31.154	1, 15-Hexadecadiene 1, 15- 十六碳二烯酸	√	NN
8	36.508	*n*-Hexadecanoic acid *n*- 十六酸	√	√
9	40.038	（1*S*, 15*S*）-Bicyclo[13.1.0]hexadecane-2-one （1*S*, 15*S*）- 二环 [13.1.0] 十六碳 -2- 酮	√	NN
10	42.446	cis-9-Hexadecenal 顺 -9- 十六碳醛	√	NN
11	47.139	Oleic acid 油酸	N	√
12	49.051	Octadecanoic acid 硬脂酸	N	√
13	53.892	Prasterone acetate 醋酸去氢表雄酮	√	NN
14	67.582	Androstan-17-one, 3-hydroxy-,（3α, 5β）- （3α, 5β）-3- 羟基 - 雄甾 -17- 酮	√	NN
15	70.504	Prasterone 普拉雄酮	N	√
16	70.823	Androsterone/Epiandrosterone 雄酮 / 异雄酮	√	√
17	70.950	Dihydroandrosterone 二氢雄甾酮	√	NN
18	71.546	Androstane-3, 17-diol,（3α, 5α, 17β）- （3α, 5α, 17β）- 雄甾 -3, 17- 二醇	√	NN
19	99.266	Cholest-5-en-3-ol（3β）- （3β）- 胆甾 -5- 烯 -3- 醇	√	√

续表

化合物编号	保留时间（min）	化合物名称	麝香	人工麝香
20	99.535	Cholestanol 胆甾烷醇	√	NN
21	101.064	Cholest-7-en-3-ol,（3β, 5α）- （3β, 5α）- 胆甾 -7- 烯 -3- 醇	√	NN

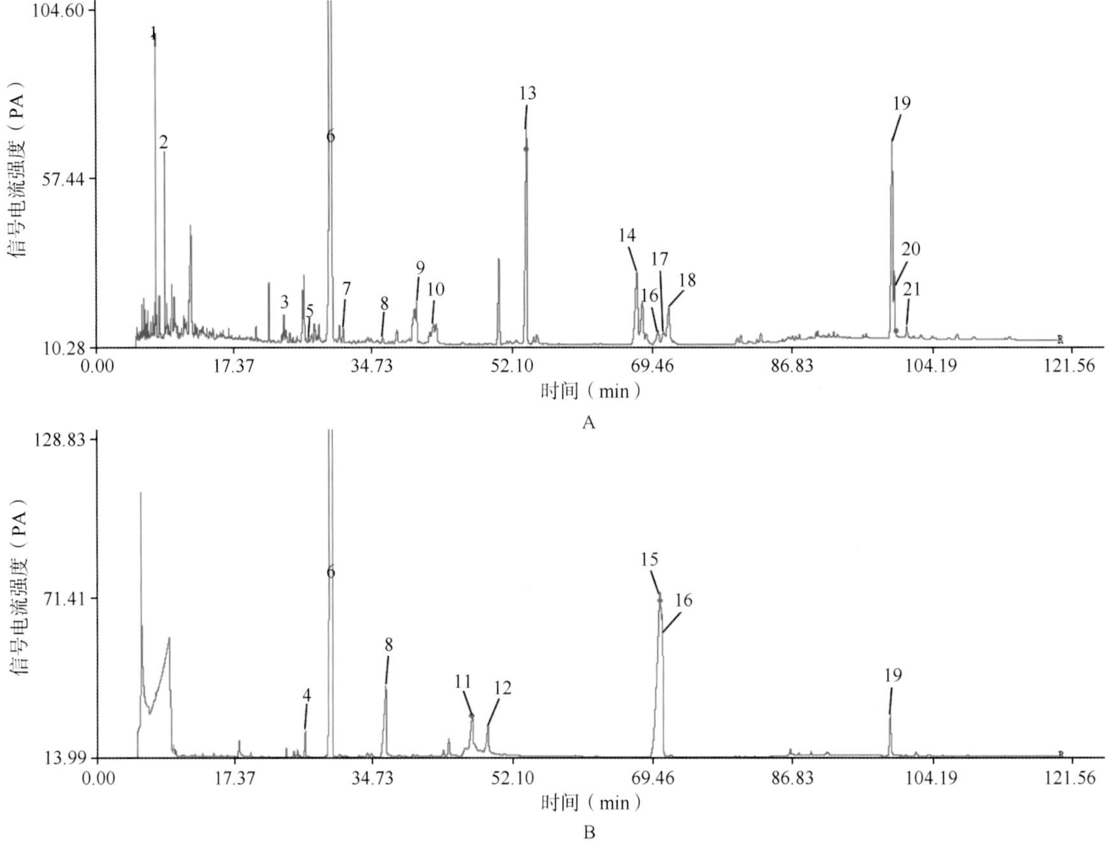

图 3-2-18　两种麝香色谱图及已知共有化合物编号

A. 麝香；B. 人工麝香

从上述图表的比较结果可以看出，20 批麝香共有成分最多，共有 17 个。人工麝香的成分较单一，也较一致，含量相对接近，并且与麝香的共有峰差异性较大。人工麝香中有 8 个已知的共有化合物，除麝香酮（编号 6）、*n*- 十六酸（编号 8）、雄酮 / 异雄酮（编号 16）与（3β）- 胆甾 -5- 烯 -3- 醇（编号 19）4 个麝香与人工麝香均含有的化合物以外，其他共有成分存在差异，其中以甾体类化合物差别最为明显，人工麝香中的雄甾酮类化合物仅有普拉雄酮（编号 15）与雄酮 / 异雄酮（编号 16），并且含量均较高，但在麝香中却含有多种雄甾酮类物质（保留时间为 67 ～ 72min），但普拉雄酮、雄酮 / 异雄酮含量却很低（以峰面积比较）；人工麝香中的胆甾醇类化合物含量较低（以峰面积比较），仅有（3β）- 胆甾 -5- 烯 -3- 醇（编号 19），并且不含麝香的胆甾烷醇（编号 20）和（3β, 5α）- 胆甾 -7- 烯 -3- 醇（编号 21）。可以看出，人工麝香以较单一的成分替代麝香中较复杂的多种同类化合物组成。

五、麝香特征多肽分析方法的建立[13]

现代研究表明麝香广泛的药理活性与其丰富的化学成分密切相关，其中大分子蛋白质及多肽类成分也具有较好的抗炎作用[14-15]。目前，对麝香小分子活性成分麝香酮常采用GC和GC-MS进行含量测定[16-18]，而对于大分子多肽类的成分定量方法研究较少，从而制约了麝香的全面质量分析。

本研究以林麝麝香多肽类成分为研究对象，采用胰蛋白酶水解麝香蛋白类成分获得总多肽，并利用纳升高效液相色谱-线性离子阱-静电场轨道阱-高分辨质谱技术（nano-LC-LTQ Orbitrap Velos Pro MS）采集多肽谱，结合蛋白质组学鉴定软件（Proteome Discoverer v.1.4）分析与蛋白质序列数据库（Swiss-Prot）检索，初步鉴定了来源于79种蛋白的500余个多肽类成分，进而利用反相液相色谱-选择反应监测（RPLC-SRM）系统建立了麝香中8个蛋白水解多肽类成分的分析方法，可作为麝香质量控制的有效手段。

（一）仪器与试药

1. 仪器

LC-20AD高效液相色谱仪（日本岛津公司）；AB Sciex Qtrap 5500 LC-MS系统（ESI离子源，美国AB Sciex公司）；nano-LC-LTQ Orbitrap Velos Pro MS（美国Thermo-Fisher公司）；Shimadzu HPLC-IT-TOF-MS液质联用仪（日本岛津公司）；METTLER XS105型电子分析天平（瑞士梅特勒-托利多公司）；Mettler ME204型电子分析天平（瑞士梅特勒-托利多公司）；Centrifuge 5424R离心机（德国Eppendorf公司）；冷冻干燥机（德国Christ公司）；EZ-2真空离心浓缩仪（德国Christ公司）；Milli-Q超纯水处理系统（美国Millipore公司）。

2. 试药

色谱级和质谱级乙腈及质谱级甲酸均购自美国Thermo-Fisher公司，其余试剂均为分析纯。

蛋白酶购自美国普洛麦格公司；10kDa超滤管购自赛多利斯公司；尿素、碳酸氢铵购自北京化工厂；碘代乙酰胺购自美国Sigma公司；BCA蛋白浓度测定试剂盒购自北京拜尔迪生物技术有限公司。

比伐卢定购自上海源叶生物科技有限公司，目标多肽DVDAAYMNK、TLLEGEESR、QSLEASLAETEGR、TLLDIDNTR、VLDELTLTK、EVATNSELVQSGK、SLDLDSIIAEVK、YLGYLEQLLR（以肽1～肽8表示）由上海源叶生物科技有限公司合成。

15批麝香样品（编号：SX01～SX15）由漳州片仔癀药业股份有限公司提供。

（二）麝香多肽成分定性分析及特征多肽成分的确定

1. 麝香蛋白样品溶液的制备

将麝香样品混合均匀后，称取约200mg，置于锥形瓶中，加入5ml二氯甲烷，超声提取30min，抽滤，去除溶液，重复上述步骤1次；所得残渣继续加入6ml乙醇，超声提取30min，抽滤，去除溶液，重复上述步骤1次；用5ml水对所剩残渣继续进行提取，超声30min，抽滤，取上清溶液，重复上述步骤1次。将所得的上清溶液混合，于旋转蒸发仪（水浴温度为30℃）上旋干，加入纯水复溶，12 000r/min离心10min，取上清液作为供试品溶液。

2. 总多肽样品溶液的制备

取一定体积的麝香蛋白样品溶液（蛋白量约为 400μg），加入一定体积 TCEP（终浓度为 10mmol/L），置于 67℃的恒温箱中 10min，恢复至室温后，加入一定体积的碘代乙酰胺（终浓度为 15mmol/L），避光孵育 30min，进行烷基化。将烷基化样品转移至 10kDa 超滤管中，加入 200μl 的 8mol/L 尿素，10 000r/min 离心 30min，重复两次，弃去超滤液；再加入 200μl 的 50mmol/L 碳酸氢铵，10 000r/min 离心 30min，重复两次，弃去超滤液；在超滤管中加入胰酶（胰酶：蛋白 =1 ：50），于 37℃、200r/min 的摇床中 16h，更换超滤管，12 000r/min 离心 30min，收集超滤液，即得总多肽样品溶液。

3. 定性分析方法

将总多肽样品溶液注入 nano-LC-LTQ Orbitrap Velos Pro MS 系统，采集样品的高分辨质谱数据。色谱条件：色谱柱为 HSS T3（2.1mm×100mm，1.8μm，Waters，Milford，MA，USA），柱温为 40℃，流速为 0.2ml/min，进样量为 5.0μl。以水（含 0.1% 甲酸）为流动相 A，乙腈（0.1% 甲酸）为流动相 B 进行梯度洗脱，洗脱程序：0 ～ 65min，5% → 30%B；65 ～ 75min，30% → 50%B；75 ～ 85min，50% → 100%B；85 ～ 90min，100%B；图谱采集时间为 90min。

质谱检测采用 ESI 正离子化模式，喷雾电压为 4.5kV，鞘气（Sheath Gas）流速为 30arb，标准化碰撞能量 47%，活化时间：10ms；MS1 谱图通过傅里叶变换质谱（FTMS）模式获取，扫描范围设定为 350 ～ 2000Da，分辨率（resolution）为 60 000FWHM；MS2 谱图通过离子阱质谱（ITMS）模式采集，分辨率为 7500FWHM。

4. 多肽鉴定

将采集到的多肽谱，结合 Proteome Discoverer v.1.4 软件分析与 Swiss-Prot 数据库进行全库搜索，评分（Score）限制在 10 以上，一共得到 79 个蛋白。实验发现这些蛋白的氨基酸数目为 63 ～ 2850 个氨基酸，分子量为 7.2 ～ 282.2kDa，得分值为 10.01 ～ 966.44，覆盖率为 1.85% ～ 74.60%，匹配肽段数为 1 ～ 23。

5. 特征多肽成分的确定

在定性分析的基础上，选取匹配度、响应值强度高的 8 个多肽片段 DVDAAYMNK、TLLEGEESR、QSLEASLAETEGR、TLLDIDNTR、VLDELTLTK、EVATNSELVQSGK、SLDLDSIIAEVK、YLGYLEQLLR（以肽 1 ～肽 8 表示）作为目标分析物——麝香特征多肽。各特征多肽的分子离子均为双电荷离子，分子量在 1026.45 ～ 1368.00Da，见表 3-2-20。

表 3-2-20　8 个特征多肽的信息表

多肽序列	肽段归属的蛋白编号	保留时间（min）	质荷比 MH^+（Da）	母离子误差值 ΔM（ppm）	肽段带点数 Charge
DVDAAYMNK	Q14CN4；Q5XQN5；O95678；P02538；P13647；O93532	25.10	1026.45	–6.08	2
TLLEGEESR	P04264；Q6EIY9	24.41	1033.51	–6.30	2
QSLEASLAETEGR	P13645；P06394	42.26	1390.67	–5.51	2
TLLDIDNTR	P35527	39.41	1060.56	–5.83	2
VLDELTLTK	P13645；P06394；O77727	42.66	1031.60	–5.36	2
EVATNSELVQSGK	P02533；Q04695；A1L595	22.87	1361.68	–5.95	2
SLDLDSIIAEVK	Q5XQN5；P04264	69.19	1302.71	–2.01	2
YLGYLEQLLR	P02662	69.71	1267.70	–4.35	2

（三）麝香特征多肽成分定量方法

1. 色谱条件与系统适用性试验

色谱条件：色谱柱为 HSS T3（2.1mm×100mm，1.8μm，Waters，Milford，MA，USA），柱温为 40℃，流速为 0.2ml/min，进样量为 5.0μl。以水（含 0.1% 甲酸）为流动相 A，乙腈（0.1% 甲酸）为流动相 B 进行梯度洗脱，洗脱程序：0～5min，12%→15% B；5～10min，15%→30% B；10～15min，30%→35% B；15～28min，12% B。图谱采集时间为 15min。

质谱条件：质谱检测采用 ESI 正离子化模式，源参数：GS1 为 55psi，GS2 为 55psi；气帘气（CUR）为 30psi；碰撞气（CAD）high；喷雾电压（IS）为 4500V；离子化温度（TEM）为 550℃；射入电压（EP）为 10V；碰撞室射出电压（CXP）为 13V；脱簇电压（DP）为 70V，采用选择反应监测 - 信息依赖采集 - 增强子离子（SRM-IDA-EPI）扫描模式。对于 EPI 扫描，IDA 阈值为 300cps，CE 为 40eV，CES 为 35eV。

利用高斯曲线拟合构建候选离子对的相对响应 - 碰撞能曲线（RRCEC），以曲线的最高点对应碰撞电压（CE 值）作为最优 CE 值。各化合物的定量离子对、保留时间及质谱参数 CE 见表 3-2-21。

表 3-2-21　8 个特征多肽的序列、保留时间、离子对、碰撞能

编号	特征多肽序列	保留时间（min）	离子对	碰撞电压 CE（eV）
肽 1	DVDAAYMNK	3.76	513.74 > 812.36	20.55
肽 2	TLLEGEESR	4.12	517.26 > 819.38	23.92
肽 3	QSLEASLAETEGR	9.17	695.85 > 662.31	34.35
肽 4	TLLDIDNTR	9.75	530.79 > 733.35	25.33
肽 5	VLDELTLTK	10.08	516.30 > 819.45	22.03
肽 6	EVATNSELVQSGK	10.73	681.36 > 201.11	28.53
肽 7	SLDLDSIIAEVK	13.31	651.86 > 316.15	32.00
肽 8	YLGYLEQLLR	13.65	634.36 > 991.56	28.55

2. 标准溶液的制备

内标溶液的制备：取内标物比伐卢定（IS）适量，用纯水配制成浓度为 4mg/ml 的内标贮备液，再用 30% 乙腈逐步稀释为 10μg/ml 的内标溶液，–20℃保存，备用。

标准溶液贮备液的制备：取 SLDLDSIIAEVK（肽 7）适量，用纯水配制浓度为 6.93mg/ml 的贮备液，–20℃保存，备用。分别取其他 7 个多肽 DVDAAYMNK、TLLEGEESR、QSLEASLAETEGR、TLLDIDNTR、VLDELTLTK、EVATNSELVQSGK 与 YLGYLEQLLR（肽 1～肽 6 与肽 8）适量，用纯水分别配制浓度为 10mg/ml 的贮备液，–20℃保存，备用。

标准曲线溶液的制备：精密吸取各标准品贮备液，配制 SLDLDSIIAEVK（肽 7）浓度为 866.25ng/ml；DVDAAYMNK、TLLEGEESR、QSLEASLAETEGR、TLLDIDNTR、VLDELTLTK、EVATNSELVQSGK 与 YLGYLEQLLR（肽 1～肽 6 与肽 8）配成浓度为 1250.00ng/ml 的混合标准溶液，用 30% 乙腈逐步对半稀释标准溶液，得到系列浓度的标准曲线溶液。

3. 供试品溶液的制备

麝香样品混合均匀后，称取约 200mg，精密称定，置于锥形瓶中，加入 5ml 二氯甲烷，按"（二）1. 麝香蛋白样品溶液的制备"中的步骤进行提取，将 2 次提取所得的水提物上清溶液混合，于旋转蒸发仪（水浴温度为 30℃）上，旋干，称取提取物重量，加纯水配成 10mg/ml 的麝香蛋白样品溶液，并用 BCA 蛋白试剂盒测得其蛋白浓度。取一定体积的麝香蛋白样品溶液（含蛋白 400μg）加入一定体积 TCEP（终浓度为 10mmol/L），按"（二）2. 总多肽样品溶液的制备"中的步骤进行酶解，收集超滤液，即得麝香酶解溶液，取 50μl 酶解溶液，加入 50μl 内标溶液，作为供试品溶液。

4. 测定法

利用上述标准溶液和麝香供试品溶液，按上述色谱条件与质谱条件进行液相 - 质谱检测，对麝香中的 8 个特征多肽成分进行定量分析。

（四）结果与讨论

1. 色谱图与分离情况

典型色谱图如图 3-2-19 所示，从色谱图可以看出，8 个多肽类成分具有较好的分离度及峰形。

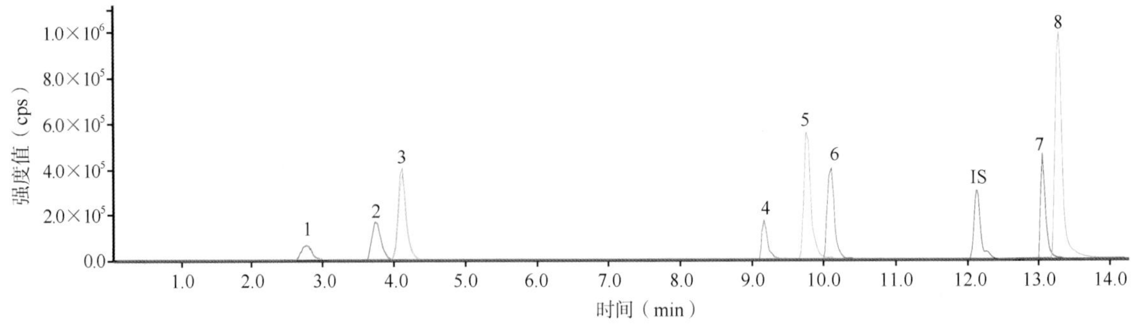

图 3-2-19　8 个多肽的 LC–MS 选择离子检测色谱图

2. 线性关系考察

将"（三）2. 标准溶液的制备"项下的标准曲线溶液按照"（三）1. 色谱条件与系统适用性试验"项下条件进行测定。以各化合物峰面积与内标峰面积的比值作为纵坐标（Y），标准曲线溶液的浓度作为横坐标（X），绘制工作曲线，进行线性回归得 8 个多肽的工作曲线及线性范围，线性结果表明，8 个多肽的相关系数均大于 0.9950，说明多肽类成分具有较好的线性关系，见表 3-2-22。

3. 检出限和定量限确定

对标准曲线溶液进行逐步稀释，分别取信噪比约为 3 和 10 时各分析物的浓度作为检测限（LOD）和最低定量限（LLOQ），见表 3-2-22。

表 3-2-22　8 个多肽的线性方程、相关系数、线性范围、最低定量限与检测限

编号	线性方程	相关系数	线性范围（ng/ml）	最低定量限（ng/ml）	检测限（ng/ml）
肽 1	Y=0.000 157X–0.000 175	0.9991	2.44 ～ 1250	0.61	0.20
肽 2	Y=0.001 400X–0.001 820	0.9964	2.44 ～ 1250	2.44	1.22

续表

编号	线性方程	相关系数	线性范围（ng/ml）	最低定量限（ng/ml）	检测限（ng/ml）
肽 3	Y=0.003 930X+0.001 250	0.9992	2.44 ～ 1250	0.61	0.15
肽 4	Y=0.000 915X+0.000 568	0.9990	0.61 ～ 1250	0.61	0.15
肽 5	Y=0.004 29X+0.018 60	0.9996	0.610 ～ 1250	0.61	0.15
肽 6	Y=0.008 29X+0.050 50	0.9988	2.440 ～ 1250	2.44	0.61
肽 7	Y=0.002 64X–0.003 64	0.9991	0.423 ～ 866	0.42	0.11
肽 8	Y=0.007 74X+0.013 20	0.9991	0.610 ～ 1250	0.31	0.10

4. 精密度实验

在 8 个多肽的线性范围内分别选取高、中、低三个浓度，分别对此三个浓度的日内精密度及日间精密度进行考察。每个浓度连续进样 6 次，记录浓度值，计算日内精密度；每个浓度重复进样 3 次，连续测定 3 天，记录浓度值，计算日间精密度，日内精密度实验 RSD ≤ 8.49%，日间精密度实验 RSD ≤ 10.63%，说明仪器的精密度良好。

5. 重复性实验

取同一批次麝香样品，按照“（三）麝香特征多肽成分定量方法”项下供试品溶液制备方法平行制备 5 份，并进行测定，记录每次的浓度值，计算 RSD，重复性实验 RSD ≤ 11.65%，结果表明该方法的重复性良好。

6. 稳定性实验

取同一份供试品溶液，分别于 4℃放置 0h、2h、4h、8h、12h、18h、24h，进行测定，稳定性实验 RSD ≤ 8.21%，表明各待测化合物在 4℃条件下 24h 内能够稳定存在。

7. 加样回收实验

将已知量的标准溶液（低、中、高浓度）加入一定量（50mg）的同一批次麝香样品中，按照“（三）麝香特征多肽成分定量方法”项下供试品溶液制备方法制备并进行测定，计算可得 8 个多肽的加样回收实验 RSD 为 87.3% ～ 112.5%，结果表明该方法的准确性良好。

8. 样品测定

将 15 批麝香样品按“（三）麝香特征多肽成分定量方法”项下供试品溶液制备方法制备并进行测定。将所得峰面积代入标准曲线，计算各批次麝香中 8 个多肽在样品中的含量，见表 3-2-23。

表 3-2-23　麝香中 8 个目标多肽的含量（μg/g）

麝香编号	肽 1	肽 2	肽 3	肽 4	肽 5	肽 6	肽 7	肽 8
SX01	N.D.	0.54	2.58	1.79	0.16	1.54	0.16	0.04
SX02	N.D.	0.51	3.25	3.85	0.06	3.43	0.08	0.04
SX03	0.20	0.33	2.29	1.48	0.19	0.97	0.41	0.04
SX04	0.39	2.20	17.60	24.77	0.11	16.63	1.08	0.03
SX05	0.24	N.D.	0.56	2.74	N.D.	4.37	0.01	0.02
SX06	N.D.	0.19	2.59	1.90	0.12	1.48	0.15	0.06
SX07	N.D.	0.13	1.22	0.54	0.04	0.41	0.06	0.03
SX08	N.D.	0.09	0.79	0.51	0.15	0.25	0.24	0.03

续表

麝香编号	肽1	肽2	肽3	肽4	肽5	肽6	肽7	肽8
SX09	N.D.	0.60	13.83	14.73	0.08	8.12	0.14	0.05
SX10	N.D.	0.39	3.10	4.82	0.14	3.46	0.22	0.03
SX11	N.D.	0.09	2.89	1.77	0.17	1.55	0.16	0.08
SX12	N.D.	0.39	4.82	3.59	0.07	2.78	0.13	0.09
SX13	0.05	0.43	9.73	6.40	0.16	5.11	0.25	0.03
SX14	0.43	0.95	6.61	8.08	0.18	7.72	0.24	0.04
SX15	0.11	2.55	20.89	24.47	0.24	14.18	0.38	0.03

注：N.D.，未检出。

六、片仔癀及牛黄、麝香、三七、蛇胆中重金属及有害元素限量检测方法的建立

2020版《中国药典》仅对少数中药材规定五种重金属及有害元素［铅（Pb）、镉（Cd）、砷（As）、汞（Hg）、铜（Cu）］的限量检测，尚未对麝香、牛黄、蛇胆药材及口服中成药制剂规定重金属及有害元素建立限量检测方法。为从源头有效控制片仔癀质量，保证片仔癀的用药安全，有必要对能够导致中药材及中成药安全风险的重金属及有害元素建立限量检测方法。电感耦合等离子体质谱技术具有干扰少、检出限低、分析速度快、线性宽及可同时检测多种元素的特点，优于原子吸收分光光度法和电感耦合等离子光谱法[19-20]。本研究分别建立了电感耦合等离子体质谱法测定片仔癀及牛黄、麝香、三七和蛇胆中铅、镉、砷、汞、铜5种重金属及有害元素限量检测方法。

（一）仪器与试药

1. 仪器

7700x型电感耦合等离子体质谱仪（美国安捷伦公司）；微波消解仪（奥地利安东帕公司）；Milli-Q超纯水处理系统（美国Millipore公司）；XP205型电子天平（瑞士梅特勒-托利多公司）。本实验所有的玻璃仪器、容器及聚四氟乙烯罐在使用前分别用10%硝酸浸泡过夜后，再用超纯水彻底冲洗干净后使用。

2. 试药

硝酸（优级纯）；铅、镉、砷、汞、铜、金标准溶液（100μg/ml）购于中国计量科学研究院；内标溶液为多元素标准溶液（Bi、Ge、In、Lu、Rh、Sc、Tb、Y）购于国家有色金属及电子材料分析测试中心；多批次片仔癀、牛黄、麝香、三七、蛇胆样品均取自漳州片仔癀药业股份有限公司。

（二）方法

1. 混合标准溶液及内标溶液的制备

标准贮备液的制备：分别精密量取铅、砷、镉、汞、金单元素标准溶液各适量，用10%硝酸溶液稀释制成每毫升分别含铅、砷、镉、汞、金10μg的单标标准贮备液；分别量取铅、

砷、镉、汞、金标准贮备液（10μg/ml）和铜单元素标准溶液（100μg/ml）各适量，用10%硝酸溶液稀释制成每毫升分别含铅、砷、镉、汞、铜、金1μg、1μg、0.5μg、1μg、10μg、1μg的溶液，即得。

混合标准溶液的制备：精密量取铅、砷、镉、汞、铜标准贮备液各适量，用10%硝酸溶液稀释制成每毫升含铅为0ng、1ng、5ng、10ng、20ng、50ng，含砷为0ng、1ng、5ng、10ng、20ng，含镉为0ng、0.5ng、2.5ng、5ng、10ng，含铜为0ng、10ng、50ng、100ng、200ng、500ng的混合溶液，以及含汞为0ng、0.2ng、0.5ng、1ng、2ng、5ng的系列浓度标准溶液。本液应临用时配制。

内标溶液的制备：精密量取Bi、Ge、In、Lu、Rh、Sc、Tb、Y多元素标准溶液适量，用水稀释成每毫升含各元素1μg的标准溶液，即得。

2. 供试品溶液的制备

取供试品粗粉约0.2g，精密称定，加浓硝酸溶液2ml，浸泡过夜，置微波消解仪中，密闭并按微波消解仪的相应要求进行消解，消解完全后，取出消解罐，放冷，将消解液转移至100ml量瓶中，用去离子水洗涤容器，洗液合并于量瓶中，加入金单元素标准溶液（1μg/ml）200μl，用水稀释至刻度，摇匀，作为供试品溶液。同法同时制备试剂空白溶液（不加金单元素标准溶液）。

3. 测定法

测定时选取^{72}Ge、^{115}In、^{209}Bi等元素为内标，并根据电感耦合等离子体质谱仪要求选用适宜校正方程（仪器内置）对测定的元素进行校正。依次测定各个浓度的标准品溶液，以测量值（3次读数的平均值）为纵坐标（Y），浓度为横坐标（X），绘制标准曲线。将仪器的样品管插入供试品溶液中，测定，取3次读数的平均值，从标准曲线上计算得相应的浓度，扣除相应空白溶液的浓度，计算各元素的含量，即得。

（三）结果

以混合标准溶液和片仔癀供试品溶液，分别对线性及方法检出限、重复性、精密度、准确度、回收率进行方法学考察，并进行样品测定。

1. 线性关系及方法检出限考察

采用以上优化后的仪器工作条件，以制备的空白溶液进行10次平行测定，仪器显示仪器检出限，得各元素检出限。从表3-2-24可以看出铜（Cu）、砷（As）、镉（Cd）、汞（Hg）、铅（Pb）标准溶液在测定过程中均表现出了良好的线性关系，相关系数均大于0.9990。

表3-2-24　标准曲线拟合方程与各元素检出限

元素	标准曲线拟合方程	相关系数	方法检出限（ppb）
Cu	$Y=0.0758X+0.0029$	$R=1.0000$	0.019 450
As	$Y=0.0062X+6.8546\times10^{-4}$	$R=0.9999$	0.033 770
Cd	$Y=0.0047X+1.7238\times10^{-5}$	$R=0.9991$	0.010 190
Hg	$Y=0.0013X+1.6485\times10^{-5}$	$R=0.9991$	0.008 385
Pb	$Y=0.0065X+7.6072\times10^{-5}$	$R=0.9998$	0.002 302

2. 重复性实验

按照上述样品测定方法平行测定片仔癀供试品5份，结果Cu、As、Cd、Hg、Pb含量平均值分别为34.4ppb、1.4ppb、0.2ppb、0.02ppb、5.7ppb，RSD分别为1.8%、2.7%、1.8%、8.9%、1.4%，表明该方法重复性好。

3. 精密度实验

按照上述样品测定方法平行测定20ppb Cu As Cd Pb + 10ppb Hg混标溶液5次，结果Cu、As、Cd、Hg、Pb含量平均值分别为21.266ppb、20.315ppb、20.231ppb、10.189ppb、20.277ppb，RSD分别为3.84%、1.42%、1.45%、1.35%、1.51%，表明该方法精密度好。

4. 加标回收率实验

取片仔癀供试品，分别加入三种浓度的混合标准溶液，每个浓度测定3个平行样，进行加标回收率实验。实验结果显示，加样回收率为80%～120%，RSD＜10%，说明该方法的精密度和准确度较好，建立的测试方法快速简便，具有较高的灵敏度和较宽的动态线性范围，测定结果准确可靠，能够满足对片仔癀中5种重金属及有害元素Cu、As、Cd、Hg、Pb的限量检测。

5. 样品测定

按建立的方法，实现了对片仔癀中5种重金属及有害元素Cu、As、Cd、Hg、Pb的有效监控。另外，参照以上方法分别建立了牛黄、麝香、三七及蛇胆中5种重金属及有害元素Cu、As、Cd、Hg、Pb的限量检测方法。

七、片仔癀及三七中黄曲霉毒素限量检测方法的建立

黄曲霉毒素（AFT）是一类化学结构类似的化合物，均为二氢呋喃香豆素的衍生物，主要是由黄曲霉（aspergillus flavus）、寄生曲霉（a.parasiticus）产生的次生代谢产物。1993年黄曲霉毒素被世界卫生组织（WHO）的癌症研究机构划定为一类致癌物，是一种剧毒物质，其毒性远远高于氰化物、砷化物和有机农药，其中以黄曲霉毒素B_1毒性最大。当人体大量摄入时，可发生急性中毒，出现急性肝炎、出血性坏死、肝细胞脂肪变性和胆管增生。当微量持续摄入，可造成慢性中毒、生长障碍，引起纤维性病变，致使纤维组织增生[21]。

中药材及其制剂在加工、制备、运输、贮存过程中，如处理不当极易受潮霉变而污染黄曲霉毒素[22]。片仔癀制剂的生产周期较长，为了防止药材存放或生产过程中可能受到外源性有毒物质的污染，有必要对药材及制剂中的黄曲霉毒素进行限量检测，从而避免可能因此导致的产品安全使用风险。本研究分别建立了采用高效液相色谱（HPLC）- 柱后光化学衍生 - 荧光检测法测定三七、片仔癀中间品及片仔癀成品中黄曲霉毒素G_2（AFG_2）、黄曲霉毒素G_1（AFG_1）、黄曲霉毒素B_2（AFB_2）、黄曲霉毒素B_1（AFB_1）的残留量检测方法。

（一）仪器与试药

1. 仪器

1200/1260型高效液相色谱仪（荧光检测器FLD，美国安捷伦公司），光化学衍生器（美国AURA公司），AflaTest-P黄曲霉毒素免疫亲和柱（美国VICAM公司），XP205型电子天平（瑞士梅特勒 - 托利多公司），L-530型离心机（湖南湘仪有限公司），Milli-Q超纯水处理系统（美国Millipore公司）。

2. 试药

片仔癀中间品11批及相应成品、三七原料由漳州片仔癀药业股份有限公司提供；甲醇为

色谱纯；黄曲霉毒素混合标准溶液（AFB_1、AFB_2、AFG_1 和 AFG_2，标示浓度分别为 1.04μg/ml、0.35μg/ml、1.18μg/ml、0.59μg/ml，来源为中国食品药品检定研究院）。

（二）方法

1. 色谱条件与系统适用性试验

色谱柱为 Welch Materials C_{18} 柱（250mm×4.6mm×5μm）；以甲醇 - 水（50 ∶ 50）为流动相，流速为 0.8ml/min；采用柱后光化学衍生法检测；以荧光检测器检测，激发波长 λ_{ex}=360nm，发射波长 λ_{em}=440nm。两个相邻色谱峰的分离度应大于 1.5，色谱图见图 3-2-20。

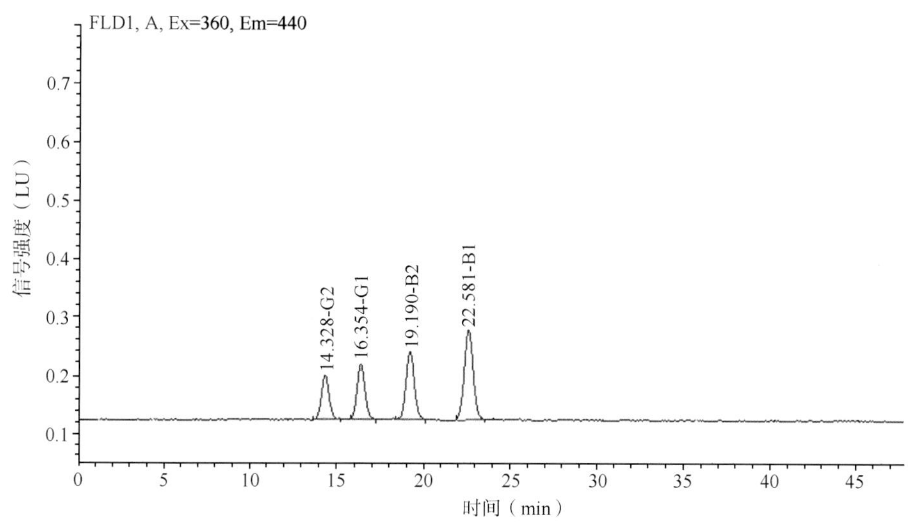

图 3-2-20 黄曲霉毒素混合对照品溶液的 HPLC 图

2. 混合对照品溶液的制备

精密量取黄曲霉毒素混合标准品，用 50% 甲醇稀释，配制成 AFB_1、AFB_2、AFG_1 和 AFG_2 浓度分别为 0.0520μg/ml、0.0175μg/ml、0.0590μg/ml、0.0295μg/ml 的贮备液。精密量取贮备液 1ml，置 10ml 量瓶中，用 50% 甲醇稀释至刻度，即得混合对照品溶液。

3. 供试品溶液的制备

取片仔癀样品粉末约 15g（过二号筛），精密称定，加入氯化钠 3g，置于均质瓶中，精密加入 70% 甲醇溶液 75ml，高速搅拌 2min（搅拌速度大于 11 000r/min），离心 5min（离心速度 2500r/min），精密量取上清液 15ml，加水 30ml 稀释，摇匀，通过玻璃微纤维过滤器，并收集于干净容器中。取上述滤液 15ml，以 1 ～ 2 滴 / 秒的流速通过免疫亲和柱（AflaTest-P），用水 10ml，以 2 滴 / 秒的流速通过免疫亲和柱（AflaTest-P）进行洗脱，直至空气进入柱子，弃去洗脱液，再用 1ml 甲醇洗脱，收集洗脱液，置 2ml 量瓶中，并用水稀释至刻度，摇匀，即得。

（三）结果

1. 线性关系考察

分别精密吸取上述混合对照品溶液 5μl、10μl、15μl、20μl、25μl，贮备液 10μl、20μl 注入液相色谱仪，测定峰面积，以峰面积为纵坐标（Y），进样的量为横坐标（X），绘制标准曲线。结果表明本方法在一定浓度范围内线性关系良好，见表 3-2-25。

表 3-2-25　黄曲霉毒素线性范围

黄曲霉毒素	线性方程	r	线性范围（ng）
AFG_2	Y=49.449X+0.0692	0.9999	0.014 75 ～ 0.59
AFG_1	Y=32.201X+0.1015	1.0000	0.029 50 ～ 1.18
AFB_2	Y=149.730X+0.0003	1.0000	0.008 75 ～ 0.35
AFB_1	Y=70.371X+0.1199	1.0000	0.026 00 ～ 1.04

2. 检出限确定

将混合对照品溶液适当稀释后制得一系列不同浓度的溶液，进样分析，以信噪比 =3 时作为仪器对 AFG_2、AFG_1、AFB_2、AFB_1 的检出限。经测定，AFG_2、AFG_1、AFB_2、AFB_1 的检出限分别为 0.001 970ng、0.003 930ng、0.000 875ng、0.002 600ng。

3. 精密度实验

取浓度分别为 2.95ng/ml、5.90ng/ml、1.75ng/ml、5.20ng/ml 的 AFG_2、AFG_1、AFB_2、AFB_1 的混合对照品溶液，连续进样 6 次，进样量为 20μl，记录峰面积，结果见表 3-2-26。AFG_2、AFG_1、AFB_2、AFB_1 峰面积的 RSD 分别为 1.6%、1.2%、0.9%、0.9%，表明仪器精密度良好。

表 3-2-26　黄曲霉毒素精密度实验结果

序号	AFG_2 峰面积	AFG_1 峰面积	AFB_2 峰面积	AFB_1 峰面积
1	3.007 24	3.918 40	5.272 69	7.291 97
2	2.994 31	3.806 30	5.217 78	7.423 02
3	2.893 60	3.808 72	5.189 74	7.350 05
4	2.923 72	3.865 23	5.197 22	7.407 68
5	2.913 52	3.832 54	5.286 52	7.466 76
6	2.940 68	3.826 36	5.180 30	7.328 74
均值	2.945 51	3.842 93	5.224 04	7.378 04
RSD	1.6%	1.2%	0.9%	0.9%

4. 重复性实验

精密称取同一批号片仔癀样品粉末 15g，共 6 份，分别精密加入“（二）2. 混合对照品溶液的制备”项下混合对照品贮备液 2.25ml，按“（二）3. 供试品溶液的制备”项下的制备方法制备样品溶液，并按上述色谱条件测定各样品的峰面积。各样品中 AFG_2、AFG_1、AFB_2、AFB_1 峰面积的 RSD 分别为 2.5%、1.7%、0.9%、0.8%，表明重复性实验结果良好。

5. 稳定性实验

取“重复性实验”项下一份样品，分别于制备后 5h、10h、16h、21.5h、27.5h、31.5h 在上述色谱条件下进样分析，测定各指标成分峰面积，结果见表 3-2-27。实验结果 AFG_2、AFG_1、AFB_2、AFB_1 峰面积的 RSD 分别为 1.7%、0.9%、1.7%、0.8%，表明供试品溶液在 31.5h 内基本稳定。

表 3-2-27　黄曲霉毒素稳定性实验结果

放置时间（h）	AFG_2 峰面积	AFG_1 峰面积	AFB_2 峰面积	AFB_1 峰面积
5	2.117 04	2.767 95	3.807 54	5.315 05
10	2.203 81	2.806 98	3.795 99	5.236 43
16	2.103 29	2.753 24	3.752 11	5.245 07
21.5	2.130 72	2.787 41	3.640 62	5.294 02
27.5	2.121 56	2.749 37	3.770 18	5.299 68
31.5	2.135 36	2.793 95	3.711 37	5.230 17
均值	2.135 30	2.776 48	3.746 30	5.270 07
RSD	1.7%	0.9%	1.7%	0.8%

6. 加样回收实验

精密称取同一批号的片仔癀样品粉末 15g，共 9 份，平均分为三组，每组分别精密加入混合对照品贮备液 1.50ml、2.25ml、3.00ml，按“（二）3. 供试品溶液的制备”项下方法制备低、中、高浓度的供试品溶液，分别测定含量，计算回收率，AFG_2 平均回收率为 92.2%，RSD 为 2.5%；AFG_1 平均回收率为 93.1%，RSD 为 2.3%；AFB_2 平均回收率为 94.8%，RSD 为 2.2%；AFB_1 平均回收率为 92.8%，RSD 为 2.4%；参照相关技术要求，回收率范围应为 50% ～ 120%，RSD ＜ 15%，综合上述，说明该法的加样回收实验结果符合要求。

7. 样品测定

参照建立的方法检测了 40 批片仔癀中间品及相应成品中 AFG_2、AFG_1、AFB_2、AFB_1 的含量，结果均未检出。同时参照以上方法，建立了三七中 AFG_2、AFG_1、AFB_2、AFB_1 的检测方法，并检测了 20 批三七中 AFG_2、AFG_1、AFB_2、AFB_1 的含量，结果均未检出。检测结果表明片仔癀所用三七药材在种植、加工、流通和贮存过程中均进行有效质量管控，保障了片仔癀制剂的用药安全。

第三节　片仔癀“匠心 + 创新”产品质量全过程管控经验[23]

（一）“匠心 + 创新”产品质量全过程管理方法实施的背景

1. 传承创新中医药的历史使命及保障药品质量的重要性

党的十八大以来，党和政府高度重视中医药工作，将中医中药作为“健康中国”的重要组成部分上升为国家战略。《中药材保护和发展规划（2015—2020 年）》提出中药材是中医药事业传承和发展的物质基础，要实施强化中药材基础研究、发展中药材现代化生产技术、突破濒危稀缺中药材繁育技术等重要任务。2017 年我国首部《中华人民共和国中医药法》出台、2019 年习近平总书记在全国中医药大会上提出传承创新发展中医药，推动中医药事业和产业高质量发展，要求采取有效措施解决“中药材质量良莠不齐，中医药传承不足、创新不够、作用发挥不充分”等问题，切实把中医药这一祖先留给我们的宝贵财富继承好、发展好、利用好。2022 年党的二十大报告明确指出“促进中医药传承创新发展”，习近平总书记还多次寄语广大中医药工作者要推进中医药现代化，推动中医药走向世界。漳州片仔癀药业股份有限公司作为知名的中成药制造企业，肩负着传承和创新中医药的使命，有责任确保药品质量安全、有效、稳定，保障人民群众用药安全。

2. 质量管理方法变革是提升企业核心竞争力的有力措施

针对中药质量控制存在“中药材品质下降，影响质量和临床疗效”“中药复方药味复杂，有效成分难以控制”等难点痛点，公司深刻认识到“品质是品牌的支撑，管理是品质的保证”，实施质量管理方法变革是保证中药质量，提升企业核心竞争力的有力措施。公司在中医药朴素质量观的基础上，形成“良药济世，臻于至善”的价值观，实施“匠心＋创新”产品质量全过程管控方法，将传统中医药文化融入现代制药企业质量管理，将传统制作技艺与现代科学技术有机结合，推动质量管控方法升级及产业技术进步。

（二）“匠心＋创新”产品质量全过程管控方法内涵

公司在中医药仁德情怀引领下，通过强有力的组织保障和“两系统两平台”构成的重要基础保障，形成 “匠心＋创新”产品质量全过程管控方法，构建“匠心制造”模式，以“选材精良”保障药材源头管理，以“匠心精制”强化生产过程管理，以“精益求精”提升产品质量追溯与反馈，精业笃行，臻于至善，铸造一流品质；构建“A-PDCA 质量提升”模式，“三因制宜”加强质量研判分析及质量提升规划，“辩证施策”实施质量提升及评价质量价值，“自出机杼”形成标准化管理，师古不泥古，创新不逾法，实现标准化管理的螺旋上升，“质”无止境，见图 3-3-1。

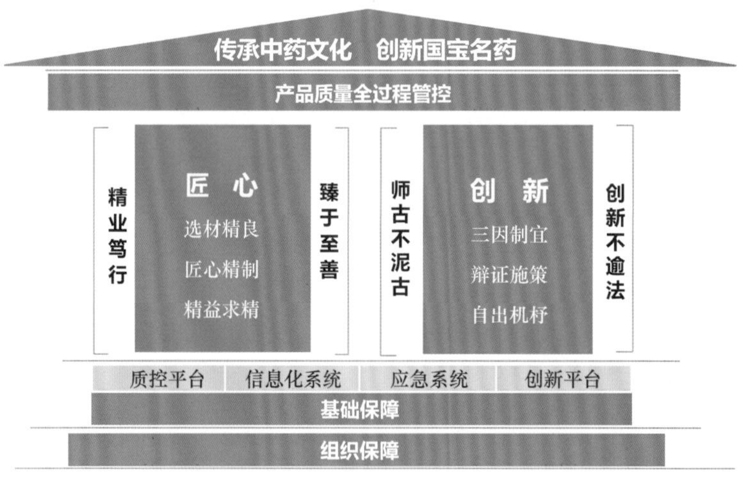

图 3-3-1 “匠心＋创新”产品质量全过程管控方法模型

（三）“匠心＋创新”产品质量全过程管控方法的实施过程

1. 匠心制造：精业笃行，臻于至善，以“匠心”铸就一流品质

“匠心”是实施“匠心＋创新”产品质量全过程管控的核心，通过“动态＋分级”供应管理及“公司＋基地＋农户＋科研”四合一产业管理模式实现“选材精良”，从源头保障产品质量；通过古法炮制与现代科技有机结合及生产全过程质控系统实现“匠心精制”，在生产过程中管控产品质量；通过质量追溯反馈保障系统，以服务提升产品质量，铸就一流品质，见图 3-3-2。

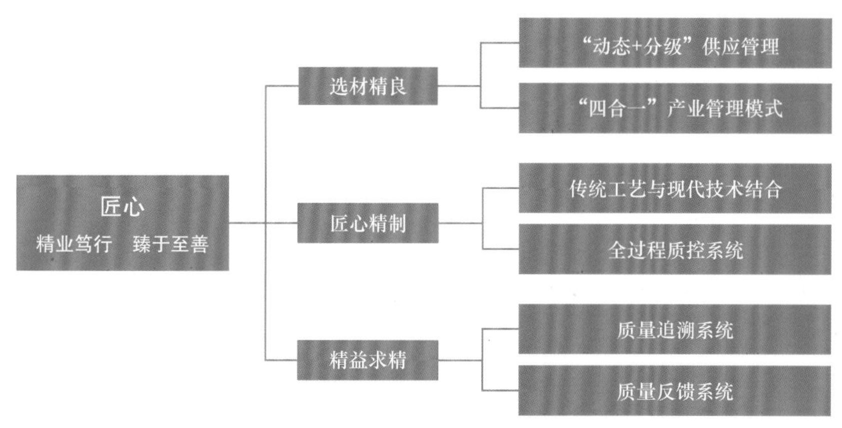

图 3-3-2 "匠心"的实施模型

（1）以"选材精良"从源头保障产品质量

多年来，中药材非道地、种质退化、滥用化肥农药、掺假、供应商收货混乱等现象严重，造成中药材质量下降、难以把控和溯源等问题。公司从源头管理提升药材品质，对供应商实施"动态＋分级"管理；投入建设中药材种植养殖基地，整合各方资源建立"公司＋基地＋农户＋科研"四合一的药材产业管理模式，从源头实现药材品质可控、可追溯且供应稳定。

实施"动态＋分级"供应管理，从源头管理提升药材品质。供应管理是实现选材精良的一个重要环节。公司建立了"动态＋分级"的供应管理模式（图 3-3-3）。根据物料的性质、用量、对产品质量的影响和风险等级进行分级管理，设置不同的采购方案，有效提高对物料的质量风险把控及采购管理能力。

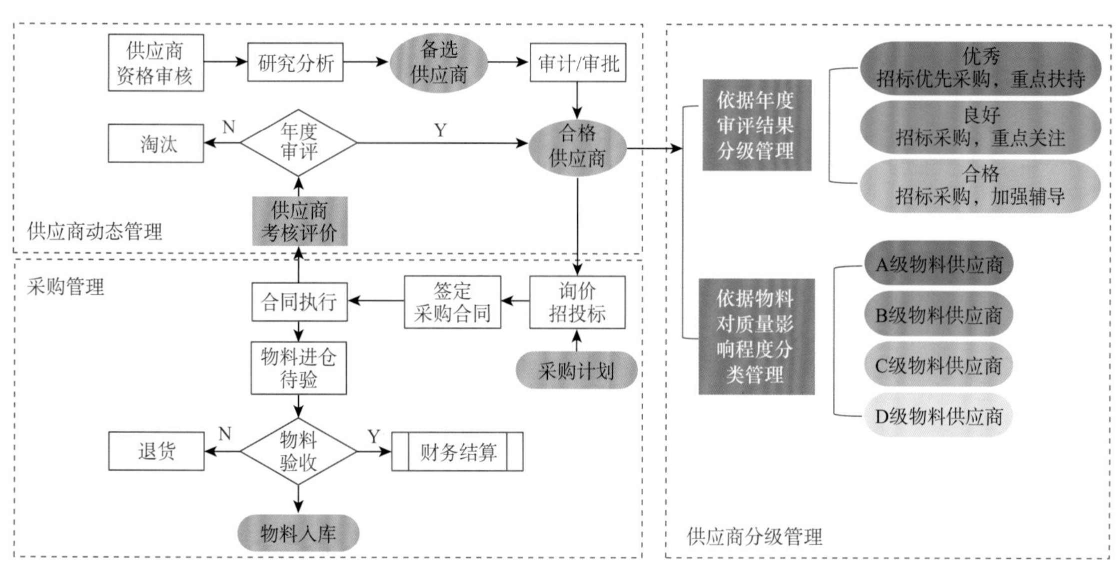

图 3-3-3 "动态＋分级"的供应管理模式

在"动态＋分级"供应管理模式下，对分级管理的供应商实施动态考核评价，每年度根据供应物料的年度质量审评结果、供应及时率、一次性合格率等多方面综合考评，调整排名，优胜劣汰，优秀级别的供应商优先采购甚至以优质优价采购，供应商的服务质量及原料质量显著提升。

关键药材自建基地，从源头实现药材品质可控、可溯，供应稳定。片仔癀的主要原料之一麝香是雄性林麝的香囊分泌物，由于林麝物种濒临灭绝，天然麝香资源稀缺，为实现濒危林麝物种及麝香的保护性开发与可持续利用，公司在四川、陕西建立林麝驯养繁殖基地，是国内首家投入林麝养殖的药品生产企业。公司建立“公司 + 基地 + 农户 + 科研”四合一的药材产业管理模式（图 3-3-4），以麝业公司为主体，以科研为支撑，以基地提供技术支持和上门服务的可覆盖半径为范围，大力发展林麝养殖户和寄养户，协调解决技术薄弱、种源交流、麝香收购等难题。公司还在云南、福建等地推行“四合一”药材产业管理模式，建立无公害三七、重楼、厚朴、铁皮石斛、金线莲等中药材种植基地，实现质量管理向产业链上游延伸。

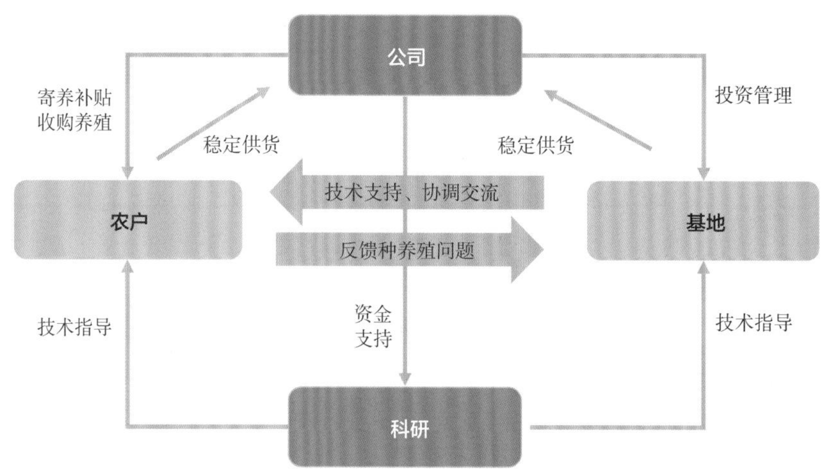

图 3-3-4　四合一的药材产业管理模式

（2）以“匠心精制”在生产过程中管控产品质量

公司在以《药品生产质量管理规范》（GMP）管理要求为基础的现代药品生产中，建立生产全过程风险点分级管理模式，识别、分析、评估、控制生产过程中可能影响产品质量的风险点，核心制作过程遵循古法制作技艺，同时积极引进大数据、物联网、自动化生产与控制、在线检测等技术，推动技术变革，提高产品质量及生产效率，形成古今技术相融合的现代制药质量管理模式。

古法炮制与现代科技有机结合。片仔癀制作技艺为国家非遗，现在仍遵循古法炮制。在遵循古法炮制的基础上，采用现代先进技术和设备，精准控制炮制过程的温湿度、物料细度等关键技术参数，提高生产效率，既遵循古法又不拘泥于古法。同时融合现代科技手段，以分子生物学技术、近红外光谱技术、电子鼻仿生技术等，在鉴定中药材基原物种、定性定量在线快速监测产品中的挥发性及有效成分、精准控制生产过程的关键技术参数等方面发挥重要作用。

中药提取是决定中药质量稳定的关键环节。公司建立生产自动化制造执行系统（MES），对生产过程进行信息化、智能化管理。MES 系统根据不同生产品种设定提取、沉降、浓缩、灭菌、就地清洗（CIP）等全过程控制参数，不仅实现中药提取全自动化连线生产，同时还可以实现计划调度、批次管理、生产过程优化、故障统计反馈及与企业资源计划（ERP）信息交互等功能，提高中药生产全过程的智能化控制水平。

产品全过程质控系统。在 GMP 管理要求的基础上，构建涵盖“人、机、料、法、环”的质量管理文件系统，导入卓越绩效模式，完善质量管理体系建设，提升管理水平和风险控制能力，使产品从源头到终端全过程实现标准化规范管理，有力保障产品质量，见图 3-3-5。

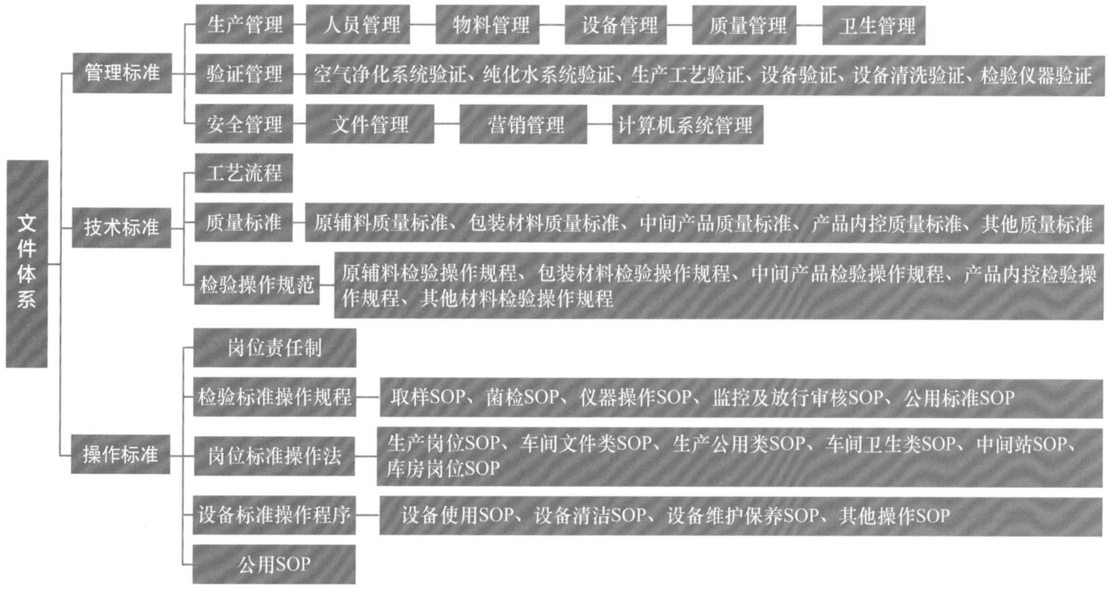

图 3-3-5　全面质量管理文件系统

在严格遵循原料及炮制标准、生产工艺规程、产品质量标准的基础上，还采用危害分析和关键控制点（HACCP）、故障模式及影响分析（FMEA）、预先风险性分析（PHA）等风险分析工具，建立包括质量风险分析、风险评估、风险控制、验证评价的生产全过程风险分级管理模式（图 3-3-6），根据每道工序的生产特点及产品的质量要求，对不同风险点进行识别（图 3-3-7）、分析与诊断，以制订差异化的风险管理策略。通过实施风险分级控制管理，有效控制风险，2017 ～ 2019 年质量管理年度报告的不足项逐年减少，由 2017 年的 32 项降至 2019 年的 17 项，有效提升了产品质量的稳定性。

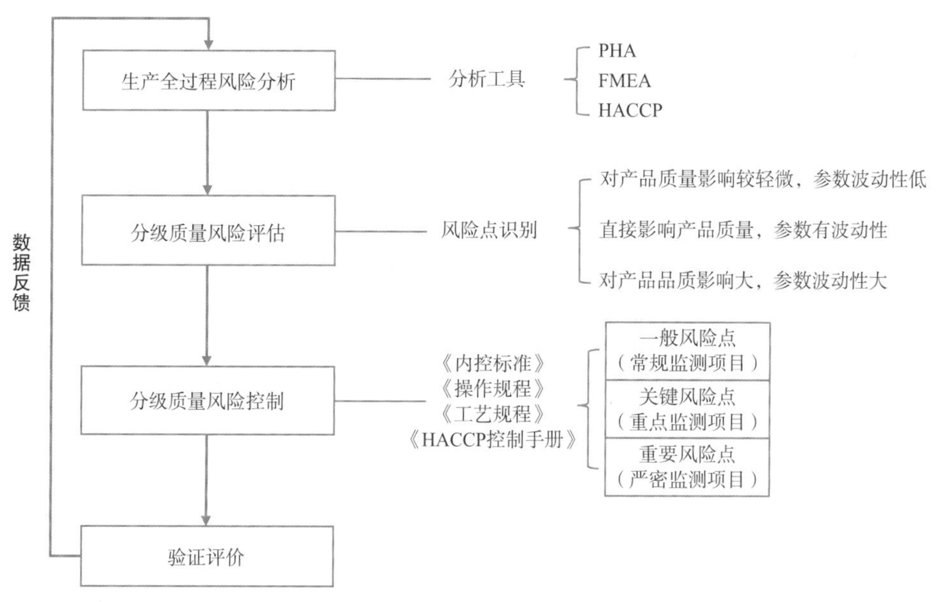

图 3-3-6　生产全过程风险分级管控

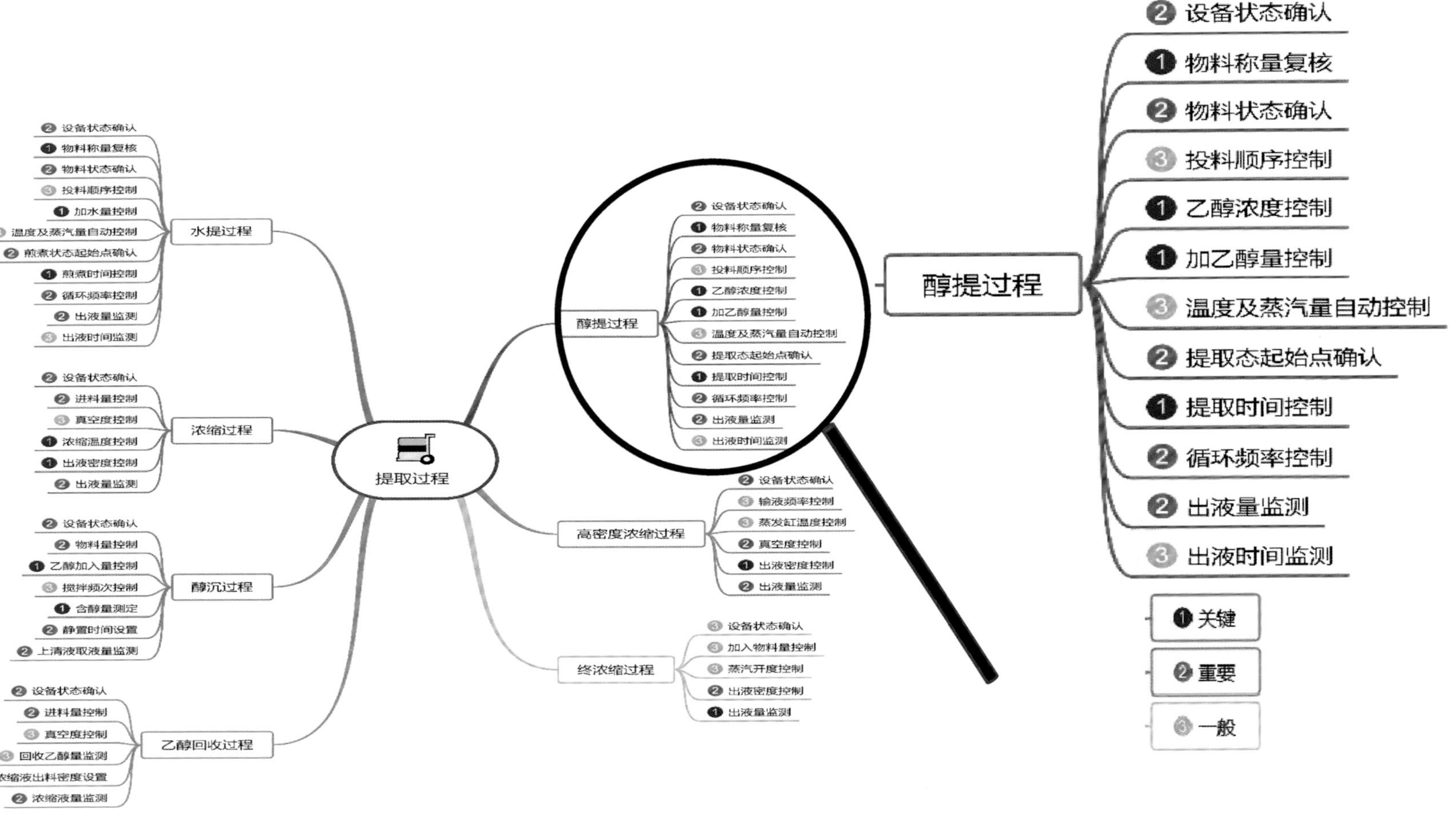

图 3-3-7　生产提取过程质量风险点识别

公司检测中心引入中国合格评定国家认可委员会（CNAS）实验室管理体系，采用先进质控技术（图 3-3-8），对所使用的原辅、包装材料及所有产品，均在严格执行国家药典标准和法定标准的基础上，根据风险评估及质控需要增加质量评价方法和提升手段，以实现产品生产全过程有效质控，提高全过程质量控制水平，及时发现可能存在的质量隐患，保证公司产品质量合格率始终处于行业领先水平，国家监督抽查合格率为 100%。

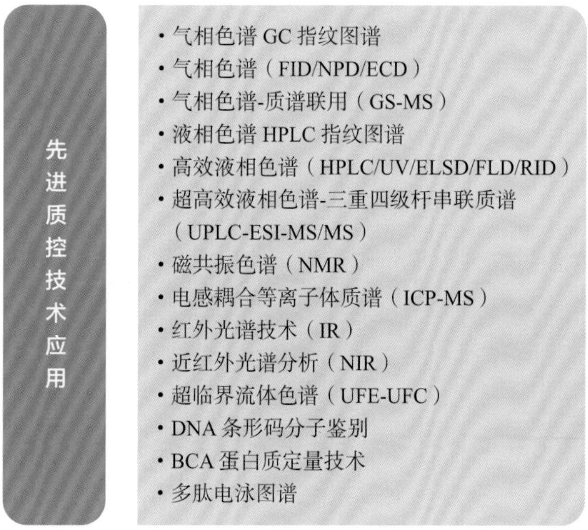

先进质控技术应用

- 气相色谱 GC 指纹图谱
- 气相色谱（FID/NPD/ECD）
- 气相色谱-质谱联用（GS-MS）
- 液相色谱 HPLC 指纹图谱
- 高效液相色谱（HPLC/UV/ELSD/FLD/RID）
- 超高效液相色谱-三重四级杆串联质谱（UPLC-ESI-MS/MS）
- 磁共振色谱（NMR）
- 电感耦合等离子体质谱（ICP-MS）
- 红外光谱技术（IR）
- 近红外光谱分析（NIR）
- 超临界流体色谱（UFE-UFC）
- DNA 条形码分子鉴别
- BCA 蛋白质定量技术
- 多肽电泳图谱

图 3-3-8　先进质控技术应用

（3）以“精益求精”提升产品服务质量

公司建立产品质量追溯与反馈系统，利用 ERP 数据电子管理系统建立生产全过程“一物一码”管理和终端的最小销售单位“一件一码”管理，实现药品生产、流通、使用全过程信息真实、准确、完整和可追溯，通过质量追溯系统，保障产品全生命周期质量可追溯；质量反馈系统通过片仔癀经销商、专营店、院线、药品超市、公众号、客服电话等渠道收集质量信息，对质量信息进行分类后，由质量管理部、学术小组及 VIP 中心三个部门，负责质量原因分析并提出处理方案、实施质量改进后反馈给信息源。通过对质量信息的不断收集、分析与处理，推动质量改进提升（图 3-3-9）。

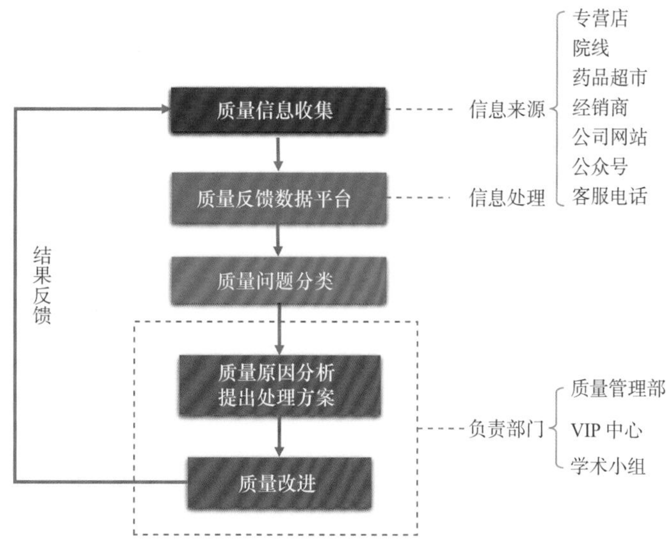

图 3-3-9　质量信息反馈系统

2. 创新提升：师古不泥古，创新不逾法，以“A-PDCA”模式提升产品质量

中药为多组分复杂体系，其中发挥疗效的物质基础具有多样性和复杂性，是质量评价与控制的重点、难点。公司以 PDCA 管理模式为启发，结合中成药产品特点和质量要求，建立多维研判模型（A）、质量提升规划（P）、质量提升实施（D）、质量价值评价模型（C）及标准化管理（A）形成的“A-PDCA 质量提升”模式（图 3-3-10），不断增加对中药物质基础及有效成分群的质量控制手段[24-25]，并实施标准化管理，推动产品质量改进提升。

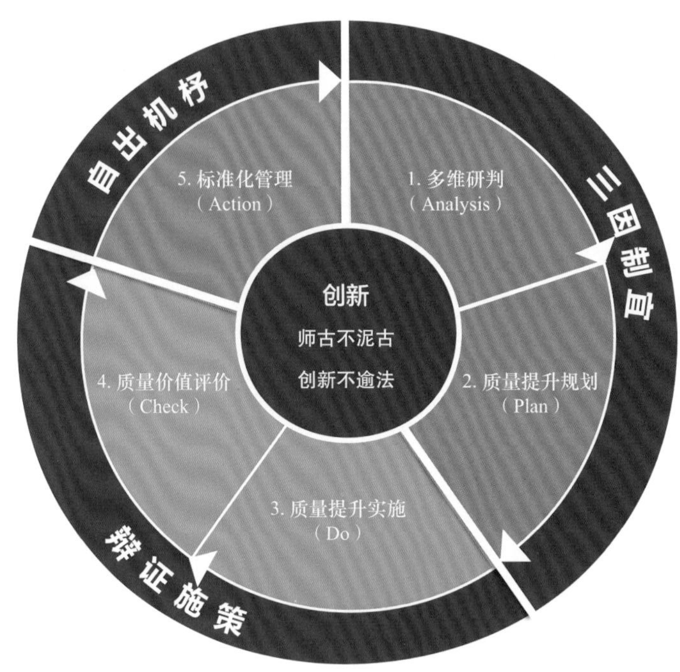

图 3-3-10　“A-PDCA 质量提升”模式

（1）“三因制宜”：顺应变化，发挥优势，见行施宜

多维研判，提高立项精准度（analysis）：建立多维研判模型，从专利评价、技术评价、政策评价、临床评价、市场评价、竞争评价六个维度，对质量提升的价值与风险进行研判（图 3-3-11），并结合大数据分析和专家团队综合评判（图 3-3-12），为质量提升研究方向提供依据（图 3-3-13）。

科学系统规划（plan）：根据质量提升研判结果，建立产品质量提升全过程规划图，明确研究内容、技术手段、阶段目标，并对实施过程进行系统管理，有效推进项目开展（图 3-3-14）。

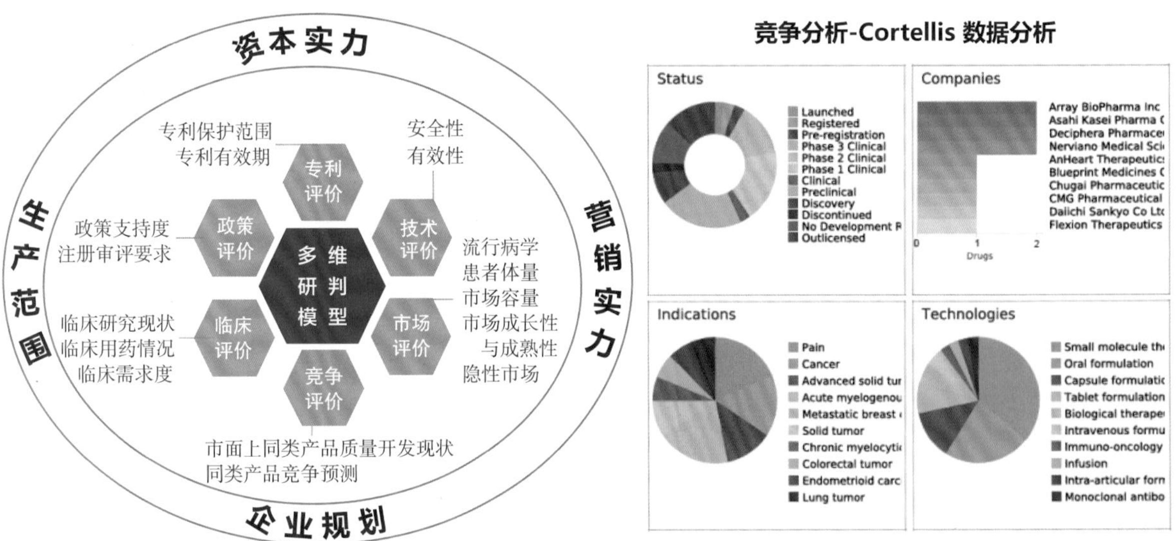

图 3-3-11　基于项目价值与风险的多维研判模型

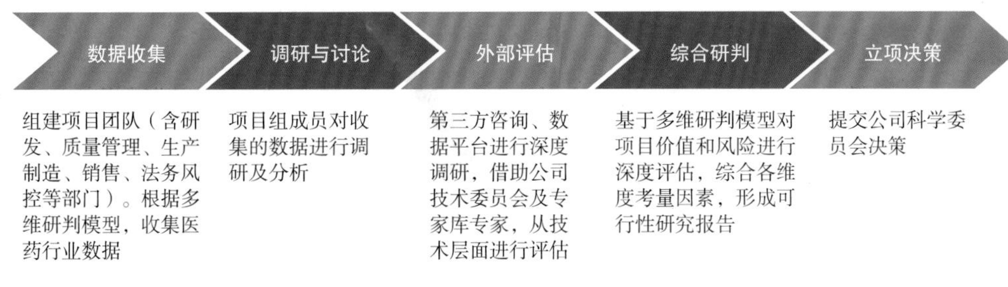

数据收集
调研与讨论
外部评估
综合研判
立项决策
组建项目团队（含研发、质量管理、生产制造、销售、法务风控等部门）。根据多维研判模型，收集医药行业数据
项目组成员对收集的数据进行调研及分析
第三方咨询、数据平台进行深度调研，借助公司技术委员会及专家库专家，从技术层面进行评估
基于多维研判模型对项目价值和风险进行深度评估，综合各维度考量因素，形成可行性研究报告
提交公司科学委员会决策

图 3-3-12　多维研判模型实施过程

（2）“辩证施策”：四诊合参，审正求因，确立治法

实施质量提升（do）：聚焦中药复杂体系作用模式，以“理 - 法 - 病 - 证 - 方 - 药”一体化整合设计策略，将中药方剂、物质实体、机体效应、作用机理及中医理论有机结合，按照验证疗效、揭示物质基础、建立物质基础质控方法的思路，不断增加对中药物质基础及有效成分群的质量控制手段[24-25]，提高产品质控水平（图 3-3-15）。

例如，按前期研究及文献报道，片仔癀抗炎作用与胆汁酸成分密切相关，且存在量效关系。通过采用超高效液相 - 三重四级杆串联质谱（UPLC-MS/MS）建立从原料、中间品到成品的胆汁酸成分定量分析方法，采用高效液相色谱法（HPLC-UV）建立片仔癀原料及成品的胆汁酸成分指纹图谱，考察 11 种胆汁酸成分的量值传递，确定抗炎药效相关成分的定量标准。

实施效果评价（check）：建立质量标准、科技产出、质量效益及核减指标四大评价指标组成的四维质量价值评价模型（图 3-3-16），确定指标权重，细化计分规则，统计得分，分数越高，质量价值越高。通过对质量价值成果评分，评价实施成果的应用价值，将具有应用价值的成果转化为标准化管理。

（3）“自出机杼”：标准化管理（action），巩固成果，提高效益

经过质量价值评价模型评估，具备提升产品质量价值的成果开展标准化管理。为提升中药复杂体系的工艺可控性及质量稳定性，公司采用“A-PDCA 质量提升”模式，开展质量提升项目，解决影响产品质量的关键问题（表 3-3-1）。在符合国家药品标准的基础上，建立多项严于国家标准的企业内控标准，全面提升原料、中间品到成品的质控水平。

以核心产品片仔癀为例，目前已建立包括片仔癀原料、中间品及成品的企业内控标准 33 项，并应用于产品生产全过程质量控制。此外，通过收集循证证据评价疗效，完成《片仔癀基础研究与临床应用》及《片仔癀临床应用中国专家建议》，指导临床精准用药，提高用药安全，实现产品质量价值提升。

（四）结论与展望

“匠心 + 创新”产品质量全过程管控方法传承中医药优秀文化，形成古今相融的现代中药制药企业质量管理方法；将古法炮制与现代科学技术有机结合，实现老字号品质的坚守；融合中医思维，构建“A-PDCA 质量提升”模式，为新时代老字号发展注入新动力。

公司通过实施“匠心 + 创新”产品质量全过程管控方法，产品质量不断提升，以“质”取胜，赢得市场，在全球经济下行、内外部环境竞争激烈的形势下，保持稳健发展。

“匠心 + 创新”产品质量全过程管控方法可为中药行业提升产品质量管控水平及新时代老字号企业高质量发展提供借鉴，该方法也可为濒危中药材资源的保护和可持续利用提供示范。

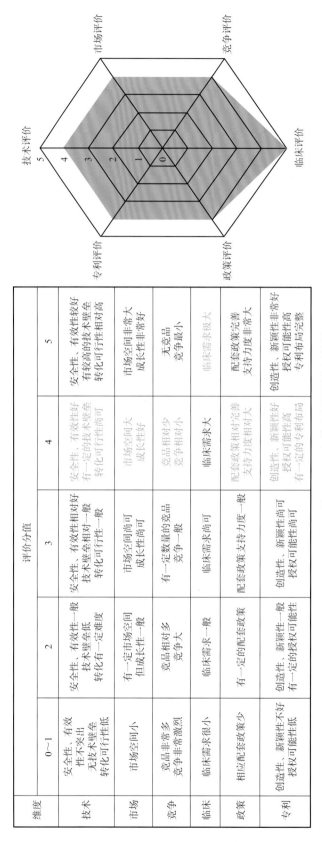

维度	评价分值				
	0～1	2	3	4	5
技术	安全性、有效性不突出 无技术壁垒 转化可行性低	安全性、有效性一般 技术壁垒低 转化有一定难度	安全性、有效性相对好 技术壁垒相对一般 转化可行性一般	安全性、有效性好 有一定的技术壁垒 转化可行性尚可	安全性、有效性较好 有较高的技术壁垒 转化可行性相对高
市场	市场空间小	有一定市场空间 但成长性一般	市场空间尚可 成长性尚可	市场空间大 成长性好	市场空间非常大 成长性非常好
竞争	竞品非常多 竞争非常激烈	竞品相对多 竞争大	有一定数量的竞品 竞争一般	竞品相对少 竞争相对小	无竞品 竞争最小
临床	临床需求很小	临床需求一般	临床需求尚可	临床需求大	临床需求极大
政策	相应配套政策少	有一定的配套政策	配套政策支持力度一般	配套政策相对完善 支持力度相对大	配套政策完善 支持力度非常大
专利	创造性、新颖性不好 授权可能性低	创造性、新颖性一般 有一定的授权可能性	创造性、新颖性尚可 授权可能性尚可	创造性、新颖性好 授权可能性高 有一定的专利布局	创造性、新颖性非常好 授权可能性高 专利布局完整

图 3-3-13　多维研判模型分析结果

	第一阶段		第二阶段		第三阶段	
资源保障	药材基原确证	完成药材基地建设	建立基地药材的内控标准	建设可视化质量溯源体系；实现定点采购	提升药材质量，实现无公害、标准化、规范化种植	实现优质药材保障
	构建完善的采收、加工质量管理体系		启动质量溯源体系建设，实现全程可视化		发展基地药材种养殖技术，扩大产业规模	
标准提升	制订药材、饮片、提取物、成品质量控制点	增加质量控制项目；提高产品质量标准	建立质量一致性评价方法，保障成品质量的批间均一性、稳定性	建立严于国家标准的企业标准	揭示化学成分与功效的关联性，分析组效关系，系统辨识有效成分	中成药质量控制的示范品种
	研究质量概貌、物质传递规律					
	增加含量检测成分种类，提升质量标准		增加指纹图谱、特征图谱、含量检测成分种类，全面提升质量标准		构建产品质量全过程管控体系，建立基于有效成分的质量标准	
先进制造	优化饮片炮制、生产关键工艺参数	生产工艺参数具体明确；产品质量稳定	实现生产全过程自动化、智能化控制、追溯，提升产品质量均一性、稳定性	优化生产过程管理；提升智能化制造水平	构建以数据融合与透明为特征，以智能生产管理为关键技术，以精益生产管理为核心系统，以信息化为基础平台的智能制造体系	将传统制作技艺与现代科技融合的现代制药质量管理
机理阐述	“药动-药效”复合模型研究	解析药效物质基础	多成分协同调控网络分析	揭示调控模式	物质基础与作用机制系统研究	基于系统机制研究成果，确定最佳适应证及相应精准应用指标
临床研究	辨证施治：以中医理论为基石，以四诊规范为前提，以辩证思维为核心开展临床诊疗	获得有效性、安全性数据	开展说明书范围内的规范化临床研究	形成高级别循证证据	真实世界研究	实现精准定位
	探索构建企业患者交互信息平台					

图 3-3-14　产品质量提升规划图

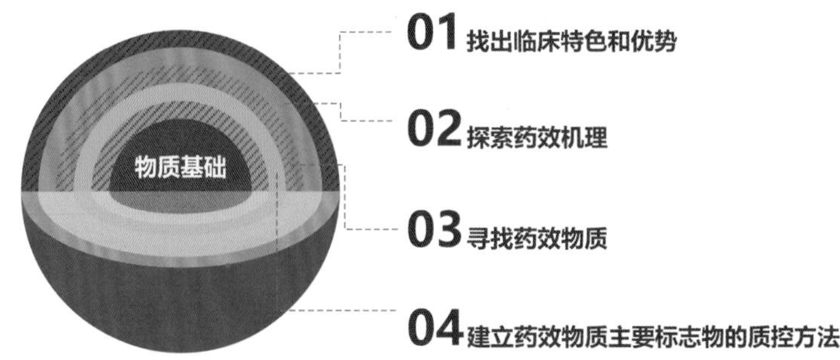

图 3-3-15 基于临床疗效及其物质基础的中药复杂体系质量提升模型

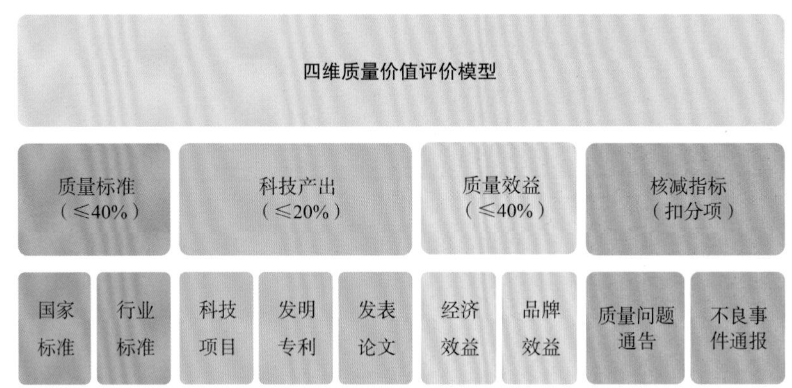

图 3-3-16 四维质量价值评价模型图

表 3-3-1 部分质量提升成果

项目名称	解决问题	取得成果
猪胆粉精制工艺优化研究	通过优化猪胆粉精制过程中的各道工艺参数及围绕工艺目标量身设计厂房及设施设备，使该产品实现自主生产	2017 年福建省百万职工五小创新大赛二等奖
口服含片制剂缓释技术研究	通过优化含片的辅料配方、制粒工艺技术等，有效延长含片在口腔内的崩解时间，提高产品疗效	2017 年福建省百万职工五小创新大赛三等奖
挥发油提取工艺优化提高挥发油收得率	通过调节收油管道与提取罐内压力平衡，有效提高多品种挥发油的收得率，提高产品质量	2017 年福建省百万职工五小创新大赛三等奖
一种新型的浸膏干燥工艺的开发	采用新型的带式真空干燥技术及脉动式真空干燥技术，大大提高浸膏的干燥效率及成品率	2017 年漳州市第五届职工五小创新竞赛二等奖
黄芩药材干蒸技术提高黄芩苷转移率	通过干蒸技术对黄芩药材杀酶保苷，有效提高黄芩苷转移率，提高清热止咳颗粒等四个产品的质量	2017 年公司科技创新成果奖
清热止咳颗粒制剂工艺优化	采用高剪切制粒技术取代传统的槽型混合技术进行制粒，提高产品工艺稳定性的同时也大幅减小了工人劳动强度	2018 年漳州市第六届职工五小创新竞赛三等奖
一种安全高效灭菌工艺的研究	采用湿热灭菌原理，优化蒸汽压力及灭菌时间，使中药材既能符合微生物要求，又可以使有效成分不被破坏	2018 年漳州市第六届职工五小创新竞赛三等奖
西洋参三七丹参颗粒产品开发	采用正交设计、单因素对比等实验方法，对该产品的提取工艺、原料混批调配工艺等进行研究，开发出具有提高免疫功能作用的保健食品	2019 年福建省百万职工五小创新大赛二等奖
一种轧扁机的设备改造	利用甘蔗榨汁原理，对传统辊压设备进行改造，使苦杏仁等中药材的破碎率提高，从而提高有效成分的浸出	2019 年福建省百万职工五小创新大赛三等奖

参考文献

[1] 李强，杜思邈，张忠亮，等.中药指纹图谱技术进展及未来发展方向展望.中草药，2013，44（22）：3095-3104.

[2] 陈敢兰.近红外光谱法测定片仔癀中皂苷类成分的含量.中国中药杂志，2019，44（8）：1596-1600.

[3] 严衍禄，赵龙莲，韩东海，等.近红外光谱分析基础与应用.北京：中国轻工业出版社，2005.

[4] 高娟，唐素芳，高立勤，等.浅谈近红外光谱技术在药物分析领域的应用.天津药学，2010，22（4）：72-74.

[5] 褚小立，袁洪福，陆婉珍.近红外分析中光谱预处理及波长选择方法进展与应用.化学进展，2004，16（4）：528-542.

[6] 张银，周孟然.近红外光谱分析技术的数据处理方法.红外技术，2007，29（6）：345-348.

[7] 张宇静，夏晶，仇佳思，等.牛黄中胆汁酸的药理作用及定量分析方法研究进展.国际药学研究杂志，2016，43（2）：268-274.

[8] 邹秦文，石岩，魏锋，等.牛黄系列药材化学成分比较及其药理作用研究概况.中国药事，2014，28（6）：646-650.

[9] 孙蓉，杨倩，尹建伟，等.麝香及替代品药理作用和含量测定方法研究进展.时珍国医国药，2011，22（3）：709-710，712.

[10] 于娟.不同麝香的气相色谱指纹图谱.中国实验方剂学杂志，2019，25（6）：175-182.

[11] 梁颖，汪小根.GC-MS 法初步分析天然麝香与人工麝香.中药新药与临床药理，2005，16（3）：204-205.

[12] 张皓冰，陶奕，洪筱坤，王智华.气相色谱/质谱（GC/MS）联用测定麝香中甾体成分的研究.中成药，2005，27（1）：79-83.

[13] Liu W J，Yu J，Li W，Jiang Z Z，Li T，Cao L B，Tu P F，Li J，Song Y L. Simultaneous determination of eight tryptic peptides in musk using high-performance liquid chromatography coupled with tandem mass spectrometry. Journal of Chromatography B，2021，1171：122624.

[14] Kimura M，Waki I，Ishida M. Fundamental research for the pharmacological activity of oriental drugs. XI. Combined effects of animal-origin drugs on the inhibition of leucocyte migration and their effective components（author's transl）. Yakugaku Zasshi：Journal of the Parmaceutical Society of JaPan，1978，98（4）：442-447.

[15] 于德泉，柳雪枚，高淑艳.天然麝香抗炎有效成分的研究.药学学报，1980，15（5）：306-307.

[16] 陈长功，安叡，王新宏，等.GC-MS 法测定麝香保心丸中龙脑、异龙脑、麝香酮、苯甲酸苄酯的含量.中成药，2007，29（2）：215-217.

[17] 彭敏，邓楠，刘文，等.GC-MS 法同时测定复方麝香注射液中麝香酮、β-细辛醚、百秋李醇、龙脑、薄荷脑.药物分析杂志，2014，34（5）：855-858.

[18] 吴启端，魏刚，方永奇.麝香酮的 GC-MS 联用定量分析方法研究.中药新药与临床药理，2001，12（5）：368-369.

[19] 梁晟，邱婧，李瑞莲.ICP-MS 法测定苍耳子中重金属及有害元素.中国药师，2019，22（7）：1346-1348.

[20] 岳媛，杨晓阳，肖佳佳，等.ICP-MS 法测定川明参中 6 种重金属元素.中草药，2016，47（9）：1595-1600.

[21] 赵祥升，应光耀，魏建和，孙华，等.中药中黄曲霉毒素 B_1 污染概况.中国药物警戒，2018，15（10）：608-616，622.

[22] 朱禹澎.中药黄曲霉毒素检测方法学的改良研究.世界最新医学信息文摘，2016，16（98）：119-120.

[23] 黄进明，于娟，王丽菊，等.片仔癀"匠心＋创新"产品质量全过程管控.中国质量，2022（2）：89-93.

[24] 李玮，蒋珍珍，李菡，屠鹏飞，等.利用在线加压溶剂提取-超高效液相色谱-离子阱-飞行时间-质谱法定性分析片仔癀化学成分组.色谱，2021，39（5）：478-487.

[25] 贾金茹，李菡，屠鹏飞，于娟，等.利用直接注射-多级质谱全扫描法快速分析片仔癀化学成分组.中国中药杂志，2022，47（13）：3501-3510.

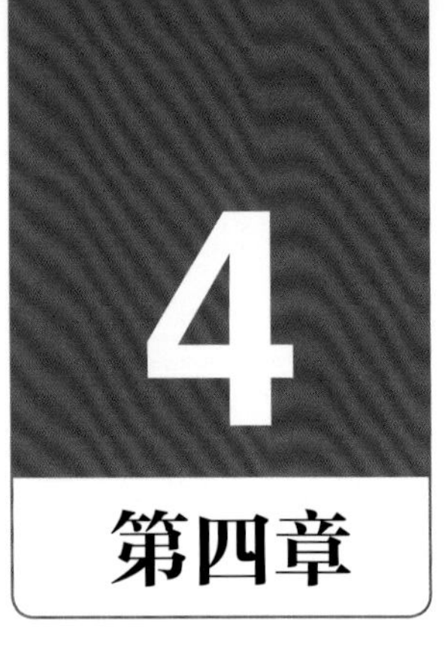

第四章　片仔癀非临床安全性评价研究

片仔癀在临床上应用广泛、疗效显著，且长期的临床研究中尚未发现明显不良反应。为进一步科学客观地阐述片仔癀的用药安全性，公司开展了 SD 大鼠、Beagle 犬单次给药和长期给药毒性试验等一系列片仔癀非临床安全性评价研究，研究结果均有力地支持了片仔癀的安全性，为临床安全用药提供数据支撑。现将部分非临床研究结果整理如下。

第一节　SD 大鼠经口灌胃片仔癀毒性试验

一、SD 大鼠经口灌胃片仔癀单次给药毒性试验

（一）方法

本试验设 3 个组，分别为对照组及片仔癀 6000mg/kg、12 000mg/kg 组，每组 10 只 SD 大鼠，雌雄各半。各组大鼠以 40ml/kg 的体积单次经口灌胃给予对照品（灭菌注射用水）或相应浓度的片仔癀混悬液。给药当日为试验第 1 天。

给药后连续 14 天观察各组 SD 大鼠一般状况；试验第 1（给药前）、5、9、14 天测定体重；试验第 2 ～ 3、6 ～ 7、9 ～ 10 天测定摄食量；观察期结束对各组大鼠麻醉后腹主动脉采血进行血液学、血液生化检测，施以安乐死后进行大体解剖观察。

（二）结果

1. 一般状况

试验期间，12 000mg/kg 组所有大鼠及 6000mg/kg 组大部分大鼠给药 1h 后陆续可见肛周污秽或不成形便，12 000mg/kg 组部分大鼠给药 1h 后还可见活动减退。其中活动减退仅给药当日可见，其余症状最晚于试验第 3 天恢复正常。除此之外，14 天观察期间，片仔癀各组大鼠一般状况良好，自主活动正常，皮肤被毛清洁，未见其他明显异常。

2. 体重及摄食量

试验第 9 天，12 000mg/kg 组雄鼠体重可见一过性降低；试验第 2 ～ 3 天，12 000mg/kg 组雌、雄鼠摄食量可见一过性降低。除此之外，14 天观察期间，片仔癀各组大鼠体重正常增长，摄食量未见明显异常。

3. 血液学

试验第 15 天，片仔癀各组大鼠白细胞（WBC）及各分类、红细胞（RBC）、血红蛋白（HGB）、血细胞比容（HCT）、平均血细胞比容（MCV）、平均红细胞血红蛋白（MCH）、

平均红细胞血红蛋白浓度（MCHC）、血小板（PLT）、网织红细胞（RET）、活化部分凝血活酶时间（APTT）、凝血酶原时间（PT）各血液学指标均未见明显异常。

4. 血液生化

试验第 15 天，片仔癀各组大鼠白蛋白（ALB）、总蛋白（TP）、AST、ALT、总胆红素（TBIL）、肌酸磷酸激酶（CK）、总胆固醇（CHOL）、TG、肌酐（CRE）、血糖（GLU）、血尿素氮（UREA）、谷氨酰转移酶（GGT）、碱性磷酸酶（ALP）、乳酸脱氢酶（LDH）、K^+、Na^+、Cl^-、白球比（A/G）各血液生化指标均未见明显异常。

5. 大体解剖观察

观察期结束，12 000mg/kg 组 1 只大鼠肝脏可见灰白色结节。除此之外，14 天观察期结束，片仔癀各组所解剖大鼠大体肉眼观察脑、心脏、脾脏、肺脏、肾脏、胃肠道等主要脏器，其大小、形态、颜色或质地未见异常改变。

（三）结论

在本试验条件下，SD 大鼠单次经口灌胃 6000mg/kg、12 000mg/kg 的片仔癀，12 000mg/kg 组大鼠可见肛周污秽或不成形便、活动减退、一过性体重及摄食量降低，6000mg/kg 组大鼠可见肛周污秽或不成形便。综上所述，SD 大鼠单次经口灌胃给予片仔癀，最大耐受剂量（MTD）为 12 000mg/kg。

二、SD 大鼠经口灌胃片仔癀 26 周重复给药毒性试验

（一）方法

本试验设 4 个组，分别为对照组及片仔癀 200mg/kg、600mg/kg、1800mg/kg 组，每组 30 只 SD 大鼠，雌雄各半。各组大鼠按 10ml/kg 的体积经口灌胃对照品（灭菌注射用水）或相应浓度的片仔癀混悬液，每天 1 次、连续 26 周，停药恢复 4 周。首次给药当天为给药期第 1 天，末次给药后 1 天为恢复期第 1 天。

给药期及恢复期每天观察各组大鼠一般状况；给药期前 4 周每周 2 次，给药期其余时间及恢复期每周 1 次测定体重；给药期及恢复期每周测定 1 次 24h 摄食量；给药第 13 周、给药结束及恢复期结束解剖前进行眼科及尿常规检查；末次给药后 1 天及恢复期结束，分别取 20 只、10 只大鼠（雌雄各半）麻醉后取血进行血液学及血液生化检查，并施以安乐死后进行骨髓涂片、大体解剖观察、脏器重量测定及组织病理学检查。

（二）结果

1. 一般状况

给药期及恢复期间，片仔癀各组大鼠一般状况良好、自主活动正常、皮肤被毛清洁，也未见其他与片仔癀相关的毒性反应。

2. 体重及摄食量

给药期及恢复期，片仔癀各组雌、雄鼠体重及摄食量均未见明显异常改变。

3. 眼科检查

给药第 13 周、给药结束及恢复期结束，对照组及 1800mg/kg 组所有大鼠双眼屈光介质、

视盘清晰，视网膜动脉管径粗细均匀，静脉无明显扩张，亦未见视网膜、视盘及角膜、虹膜、晶状体、前房、后房等其他异常改变。

4. 血液学

给药结束及恢复期结束，片仔癀各组雌雄鼠 WBC 及各分类计数和百分比、RBC、HGB、HCT、MCV、MCH、MCHC、RET、PLT、APTT、PT 等血液学指标均未见明显异常改变。

5. 血液生化

给药结束及恢复期结束，片仔癀各组雌、雄鼠 AST、ALT、TP、ALB、TG、TBIL、CK、CHOL、Ca、CRE、GLU、UREA、GGT、P、ALP、LDH、K^+、Na^+、Cl^-、A/G 等血液生化指标均未见明显异常改变。

6. 尿液检查

给药结束，1800mg/kg 组雄鼠尿液颜色、胆红素等级分布升高。除此之外，给药第 13 周、给药结束及恢复期结束，片仔癀各组雌、雄鼠尿液透明度、葡萄糖、比重、酮体、潜血、酸碱值、蛋白、尿胆原、亚硝酸盐、白细胞未见明显异常改变。

7. 脏器重量及系数

给药结束，600mg/kg、1800mg/kg 雄鼠肝脏脏体系数升高，1800mg/kg 组雌鼠肝脏重量及脏体 / 脏脑系数升高。恢复期结束，各组雌、雄鼠肝脏重量及系数未见明显异常改变。除此之外，给药结束及恢复期结束，片仔癀各组雌、雄鼠脑、心脏、肾脏、脾脏、肾上腺、胸腺、睾丸、附睾、卵巢、子宫、甲状腺及甲状旁腺重量、脏体 / 脏脑系数未见明显异常改变。

8. 大体解剖观察

给药结束和恢复期结束，片仔癀各组所解剖大鼠脑、心脏、肝脏、脾脏、肺脏、肾脏、胃肠道、生殖脏器等主要脏器，其大小、形态、颜色或质地未见与供试品相关的异常改变。

9. 组织病理学检查

给药结束，1800mg/kg 组大鼠可见肝脏轻微～中度肝细胞空泡变性、轻微小叶中央肝细胞肥大，肾脏轻微 - 中度透明管型、轻微透明小滴聚积。恢复期结束，上述肝脏病变已未见，肾脏仅可见轻微 - 轻度透明管型。除此之外，给药结束和恢复期结束，片仔癀各组大鼠所检查脏器或组织未见与供试品相关的异常改变或未见毒性改变。病变发生率及分级详见表 4-1-1 和表 4-1-2。

表 4-1-1　给药结束计划解剖可能与片仔癀相关病变例数及分级

显微镜观察		对照组		片仔癀 200mg/kg		片仔癀 600mg/kg		片仔癀 1800mg/kg	
		雄	雌	雄	雌	雄	雌	雄	雌
肝脏	受检总数:	10	10	10	10	10	10	10	10
-- 肝细胞空泡变性	级别：1	3	0	5	0	5	0	2	0
	2	0	0	2	0	3	0	3	0
	3	0	0	0	0	0	0	1	0
	总计发生例数:	3	0	7	0	8	0	6	0
-- 小叶中央肝细胞肥大	级别：1	0	0	0	0	0	0	0	5
	总计发生例数:	0	0	0	0	0	0	0	5
肾脏	受检总数:	10	10	10	10	10	10	10	10

续表

显微镜观察		对照组		片仔癀 200mg/kg		片仔癀 600mg/kg		片仔癀 1800mg/kg	
		雄	雌	雄	雌	雄	雌	雄	雌
-- 透明管型	级别：1	1	0	2	2	4	2	2	3
	2	0	0	0	0	0	1	0	3
	3	0	0	0	0	0	0	0	1
	总计发生例数：	1	0	2	2	4	3	2	7
-- 透明小滴聚积	级别：1	0	0	0	0	1	1	0	2
	总计发生例数：	0	0	0	0	1	1	0	2
肺脏	受检总数：	10	10	10	10	10	10	10	10
-- 异物肉芽肿	级别：1	0	0	1	3	0	3	2	1
	2	0	0	0	0	1	0	4	1
	3	0	0	0	0	0	0	1	0
	总计发生例数：	0	0	1	3	1	3	7	2
-- 泡沫样巨噬细胞聚集	级别：1	2	4	4	2	4	2	6	5
	2	0	0	0	0	1	0	0	0
	总计发生例数：	2	4	4	2	5	2	6	5

注：级别：- = 不适用，1= 轻微病变，2= 轻度病变，3= 中度病变，4= 重度病变，5= 严重病变。

表 4-1-2　恢复期结束可能与片仔癀相关病变例数及分级

显微镜观察		对照组		片仔癀 200mg/kg		片仔癀 600mg/kg		片仔癀 1800mg/kg	
		雄	雌	雄	雌	雄	雌	雄	雌
肾脏	受检总数：	5	5	5	5	5	5	5	5
-- 透明管型	级别：1	0	1	0	2	0	1	1	0
	2	0	0	0	0	0	0	0	1
	总计发生例数：	0	1	0	2	0	1	1	1
肺脏	受检总数：	5	5	5	5	5	5	5	5
-- 泡沫样巨噬细胞聚集	级别：1	1	1	1	0	0	0	3	3
	总计发生例数：	1	1	1	0	0	0	3	3
-- 异物肉芽肿	级别：1	0	0	0	1	0	1	2	2
	2	0	0	0	0	1	0	0	0
	总计发生例数：	0	0	0	1	1	1	2	2

注：级别：1= 轻微病变，2= 轻度病变，3= 中度病变，4= 重度病变，5= 严重病变。

（三）结论

在本试验条件下，SD 大鼠每天 1 次、连续 26 周经口灌胃 200mg/kg、600mg/kg、1800mg/kg 片仔癀，停药恢复 4 周。1800mg/kg 组大鼠可见肝脏肝细胞空泡变性、小叶中央肝细胞肥大，肾脏透明管型、透明小滴聚积，肝脏重量、脏体 / 脏脑系数升高。恢复期结束可明显恢复或未见。除此之外，各组大鼠一般状态、体重、摄食、眼科检查、血液学及血液生化检查、大体解剖观察均未见明显异常改变。综上所述，SD 大鼠每天 1 次、连续 26 周经口灌胃片仔癀，最大无毒性反应剂量（NOAEL）为 600mg/kg。

第二节 Beagle 犬经口灌胃片仔癀毒性试验

一、Beagle 犬经口灌胃片仔癀单次给药毒性试验

（一）方法

本试验设 3 个组，分别为对照组及片仔癀 1500mg/（kg·次）、3000mg/（kg·次）组，24h 内给药 2 次（间隔约 8h），即总剂量分别为 3000mg/kg、6000mg/kg，每组 4 只 Beagle 犬，雌雄各半。各组犬按 10ml/kg 的体积经口灌胃给予对照品（灭菌注射用水）或相应浓度的片仔癀混悬液。给药当日为试验第 1 天。

给药后连续 14 天观察 Beagle 犬一般状况；试验第 1（给药前）、5、9、13 天测定体重；试验第 3 ～ 4、9 ～ 10 天测定摄食量；第 1 次给药后 3 ～ 4h、24 ～ 25h 测定Ⅱ导联心电图及血压；试验第 3、14 天进行血液学、血液生化检查；试验第 15 天进行尿液检查，所有存活犬施以安乐死后进行大体解剖观察和脏器保存。

（二）结果

1. 一般状况

试验第 1 天每次给药半小时起，3000mg/kg、6000mg/kg 组部分犬可见呕吐、不成形便。上述症状次日均可恢复，之后未再出现。试验第 2 ～ 14 天，片仔癀各组犬一般状况良好，自主活动正常，皮肤被毛清洁，未见其他明显异常。

2. 体重及摄食量

14 天观察期内，片仔癀各组犬体重、摄食量均未见明显异常。

3. Ⅱ导联心电图及血压

第 1 次给药后 3 ～ 4h、24 ～ 25h，片仔癀各组犬Ⅱ导联心电图未见心律失常，P 波时间、PR 间期、RR 间期、QRS 波时间、QT 间期、校正 QT 间期等Ⅱ导联心电图指标及收缩压、舒张压、平均动脉压未见明显异常改变。

4. 血液学

试验第 3、14 天，片仔癀各组犬 WBC 及各分类、RBC、HGB、HCT、MCV、MCH、MCHC、PLT、RET、PT、APTT 各血液学指标未见明显异常改变。

5. 血液生化

试验第 3、14 天，片仔癀各组犬 ALB、TP、AST、ALT、TBIL、CK、CHOL、TG、CRE、GLU、UREA、GGT、ALP、LDH、Na^+、K^+、Cl^-、A/G 各血液生化指标均未见明显异常改变。

6. 尿液检查

试验第 15 天，片仔癀各组犬尿液透明度、颜色、酸碱值、胆红素、酮体、蛋白、葡萄糖、潜血、尿胆原、亚硝酸盐、白细胞、尿比重均未见明显异常改变。

7. 大体解剖观察

14 天观察期结束，片仔癀各组犬大体解剖肉眼观察脑、心脏、肝脏、脾脏、肺脏、肾脏、肾上腺、胃肠道、生殖系统等主要脏器，其大小、形态、颜色、质地等均未见明显异常改变。

（三）结论

在本试验条件下，Beagle 犬 24h 内间隔约 8h 2 次经口灌胃 3000mg/kg、6000mg/kg 剂量的片仔癀。3000mg/kg、6000mg/kg 组部分犬可见呕吐、不成形便。综上所述，Beagle 犬单次经口灌胃给予片仔癀，最大耐受剂量（MTD）为 6000mg/kg。

二、Beagle 犬经口灌胃片仔癀 39 周重复给药毒性试验

（一）方法

本试验设 4 个组，分别为对照组及片仔癀 150mg/kg、450mg/kg、1500mg/kg 组，每组 10 只 Beagle 犬，雌雄各半。各组犬按 5ml/kg 的体积经口灌胃对照品（灭菌注射用水）或相应浓度的片仔癀混悬液，每天 1 次，连续 39 周，停药恢复 4 周。首次给药当天为给药期第 1 天，末次给药后 1 天为恢复期第 1 天。

试验期间每天观察各组犬的一般状况；给药期及恢复期每周测定 1 次体重及摄食量；给药 13 周、26 周，给药结束及恢复期结束解剖前检测体温、Ⅱ导联心电图、血压、尿常规、血液学、血液生化检查；给药 13 周、给药结束及恢复期结束解剖前进行眼科检查；末次给药后 1 天及恢复期结束，每组分别取 6 只、4 只犬（雌雄各半）麻醉后进行骨髓涂片，施以安乐死后进行大体解剖观察、脏器称重及组织病理学检查。

（二）结果

1. 一般状况

给药期间，450mg/kg、1500mg/kg 组部分或全部犬间或可见给药后半小时起呕吐及不成形便 / 水样便。停药后，片仔癀各组犬一般状况良好，自主活动正常，亦未见其他毒性反应。

2. 体重及摄食量

给药期间，1500mg/kg 组雌犬摄食量偶见降低。除此之外，给药期及恢复期间，150mg/kg、450mg/kg 组雌、雄犬及 1500mg/kg 组雄犬摄食量未见明显异常改变。给药期及恢复期间，片仔癀各组犬体重未见明显异常。

3. Ⅱ导联心电图、血压及体温

给药 13 周、26 周，给药结束及恢复期结束，片仔癀各组雌、雄犬Ⅱ导联心电图波形未见明显异常，未见心律失常，其心率、RR 间期、P 波时间、PR 间期、QRS 波时间、QT 间期、校正 QT 间期及收缩压、舒张压、平均动脉压、体温均未见明显异常改变。

4. 眼科检查

给药 13 周、给药结束及恢复期结束，片仔癀各组犬均可见双眼屈光介质、视盘清晰，视网膜动脉管径粗细均匀，静脉无明显扩张，亦未见视网膜、视盘及角膜、虹膜、晶状体、前房、后房其他异常改变。

5. 血液学

给药 13 周、26 周，给药结束及恢复期结束，片仔癀各组雌、雄犬外周血 WBC 及分类、RBC、HGB、HCT、MCV、MCH、MCHC、RET、PLT、PT、APTT 均未见明显异常改变。

6. 血液生化

给药 13 周、26 周，给药结束及恢复期结束，片仔癀各组雌、雄犬 AST、ALT、CK、LDH、ALP、GGT、UREA、TP、ALB、A/G、GLU、TBIL、CRE、CHOL、TG、Na^+、K^+、Cl^-、Ca、P、GLB 均未见明显异常改变。

7. 尿液检查

给药 13 周、26 周，给药结束及恢复期结束，片仔癀各组雌、雄犬尿液颜色、透明度、葡萄糖、胆红素、酮体、比重、潜血、酸碱值、蛋白、尿胆原、亚硝酸盐、白细胞未见明显异常改变。

8. 骨髓涂片

给药结束及恢复期结束，片仔癀各组雌、雄犬骨髓细胞形态未见明显异常，骨髓粒细胞系、红细胞系、淋巴细胞、单核细胞、其他细胞百分比及巨核细胞数、粒红比等指标未见明显异常改变，亦未见增生活跃或骨髓抑制现象。

9. 脏器重量 / 系数

给药结束及恢复期结束解剖时，片仔癀各组雌、雄犬脑、心脏、肝脏、脾脏、肾脏、肾上腺、胸腺、卵巢、子宫、睾丸、附睾、甲状腺（含甲状旁腺）的脏器重量、脏体系数、脏脑系数均未见明显异常。

10. 大体解剖观察

给药结束及恢复期结束，片仔癀各组所解剖犬大体肉眼观察脑、心脏、肝脏、脾脏、肺脏、肾脏、肾上腺、胸腺、胃肠道、生殖脏器等主要脏器，其大小、形态、颜色或质地均未见与片仔癀相关的异常改变。

11. 组织病理学检查

给药结束，1500mg/kg 组 2 只（2/6 比例）犬可见空肠黏膜轻微～轻度淋巴管扩张，恢复期结束可部分恢复。该病变程度较轻，外周血营养相关指标（TP、ALB 等）、淋巴细胞、体重及摄食均未见明显异常，考虑为非毒性作用。除此以外，给药结束及恢复期结束，片仔癀各组所解剖犬脑、心脏、肝脏、脾脏、肺脏、肾脏、肾上腺、胸腺、胃肠道、生殖脏器等所检查脏器或组织均未见与片仔癀相关的组织病理学改变。

（三）结论

在本试验条件下，Beagle 犬每天 1 次、连续 39 周经口灌胃给予 150mg/kg、450mg/kg、1500mg/kg 片仔癀，停药恢复 4 周。450mg/kg、1500mg/kg 组犬或可见给药后呕吐及不成形便 / 水样便；1500mg/kg 组犬可见空肠淋巴管扩张，病变程度较轻且可部分恢复，以上指标改变考虑为非毒性作用。除此以外，各组雌、雄犬体重、摄食量、眼科检查、Ⅱ导联心电图及血压、体温、血液学及血液生化、尿液、骨髓涂片、脏器重量及系数、大体解剖观察及组织病理学检查均未见明显异常改变。综上所述，Beagle 犬每天 1 次、连续 39 周经口灌胃片仔癀，最大无毒性反应剂量（NOAEL）为 1500mg/kg。

第五章 片仔癀的药效作用机制研究

为深入阐明片仔癀的功效与临床优势，公司与国内外专家学者合作开展了片仔癀保肝抗炎、抗肿瘤、调节免疫、抗病毒、保护神经等药效机制研究，研究成果为片仔癀的临床应用提供了高级别的科学证据。保肝作用方面，片仔癀对病毒、酒精、药物及高脂饮食等多种因素引起的急慢性肝损伤及肝纤维化均有显著疗效，可通过抑制炎症和氧化应激、促进肠道屏障修复、调节肠道菌群、调控胆汁酸合成与代谢、调控机体脂质代谢等发挥保护肝脏作用。抗肿瘤方面，片仔癀对肝癌、结直肠癌、舌鳞癌、卵巢癌、肺癌、多发性骨髓瘤、骨肉瘤均有明显的抑制作用。抗炎方面，片仔癀在脂多糖诱导的脓毒血症、葡聚硫酸钠诱导的结肠炎、脂多糖诱导的小胶质细胞炎症、实验性自身免疫性脑脊髓炎、石胆酸诱导的胆囊炎和胶原诱导的关节炎中体现出良好的治疗效果。调节免疫方面，片仔癀通过改善肠道菌群紊乱调节免疫功能，对自身免疫性肝炎产生保护作用，同时对于亢进和低下的免疫反应显示出不同程度的促进恢复作用。抗病毒方面，片仔癀能有效抑制登革病毒、肠道病毒（EV71）、新冠病毒、单纯疱疹病毒（HSV）及乙型肝炎病毒（HBV）等。此外，片仔癀在多个疾病领域的研究结果也显示出不同程度的疗效，片仔癀在糖尿病小鼠模型中显示有促进伤口愈合的作用，片仔癀通过抗氧化应激、抗炎等多种机制对缺血性脑卒中具有预防作用。

第一节 片仔癀保肝作用研究

肝病通常分为病毒性肝炎、酒精性肝病、药物性肝损伤、脂肪性肝病和肝纤维化等。片仔癀用于预防和治疗各种肝脏疾病，疗效显著。系列药理药效研究表明，片仔癀对于不同原因导致的急慢性肝损伤，均有一定的预防和治疗效果，可减轻炎症反应，改善肝功能和降低血脂，可降低血清丙氨酸氨基转移酶（ALT）、天冬氨酸氨基转移酶（AST）和三酰甘油（TG）含量，修复肝组织病理损伤，抑制肝纤维化，并有明显利胆作用，在增加胆汁分泌量的同时，也提高了胆汁中胆固醇和胆汁酸的排出总量。其机制涉及调控自噬相关信号通路、抑制炎症和氧化应激、调节肠道微生物群及代谢物、促进肠道屏障修复、调控胆汁酸合成与代谢、调控脂质代谢等多个方面。

（一）片仔癀抗病毒性肝炎药效学和作用机制研究

病毒性肝炎是一种由肝炎病毒引起的传染病，主要症状包括乏力、食欲不振、肝功能异常等。该疾病可分为甲、乙、丙、丁、戊五种类型，其中乙型肝炎在中国是乙类传染病中的一种。复旦大学史训龙课题组开展了片仔癀抗 HBV 的体内外研究，阐明了片仔癀的药效机制。

1. 方法

（1）片仔癀体外直接抗 HBV 活性研究

采用 HBV 整合 HepG2.2.15 细胞系、HBV1.2 质粒转染 HepG2 细胞系、HBV-AAVDJ 感染 HepG2 细胞系和 HepG2-A64 细胞系四种细胞模型，分别给予片仔癀单独培养、片仔癀联用核苷类似物恩替卡韦共培养，检测病毒分泌情况和病毒生成情况。

（2）片仔癀体内抗 HBV 活性研究

构建急性 HBV 感染小鼠模型后，每天灌胃给药 1 次。感染后第 3 天，眼眶取血一次，检测病毒抗原和核酸改变及血清肝损伤指标变化，感染后第 8 天（连续给药 7 天），眼球摘除取血，并脱颈处死小鼠，取出完整肝组织。对血清进行 HBsAg 和 HBV-DNA 检测，肝组织进行切片、苏木精 - 伊红染色（HE 染色）及病毒核酸检测实验。

构建慢性 HBV 感染小鼠模型后，每天灌胃给药一次，每周眼眶取血一次，测定血清中 HBsAg 和 HBeAg 水平和病毒核酸。感染后第 56 天，眼球摘除取血，并脱颈处死小鼠，取出完整肝组织。对血清进行 HBsAg 和 HBV-DNA 检测，肝组织进行切片、HE 染色及病毒核酸检测实验。

2. 结果

（1）片仔癀体外直接抗 HBV 活性研究

在模拟病毒急性感染状态的 HBV1.2 质粒转染 HepG2 细胞模型中，片仔癀水溶性成分抑制了病毒抗原分泌水平、胞内病毒 RNA 转录水平和胞外病毒 DNA 分泌水平，且联用恩替卡韦对控制 HBV 抗原和核酸水平有一定增强作用。

在模拟病毒先天感染状态的 HBV 整合 HepG2.2.15 细胞模型中，片仔癀水溶性成分抑制了病毒抗原分泌水平，并具有时间依赖性；对胞内病毒 RNA 转录水平和胞外病毒 DNA 分泌水平也有一定的抑制作用，但与恩替卡韦联用未体现协同增强作用。

在模拟病毒慢性感染状态的 HBV-AAVDJ 腺病毒感染 HepG2 细胞模型中，片仔癀水溶性成分抑制了病毒抗原分泌水平，并具有时间依赖性；对胞内病毒 RNA 转录水平和胞外病毒 DNA 分泌水平也有一定的抑制作用，但与恩替卡韦联用未体现协同增强作用。

在恩替卡韦（ETV）临床耐药病毒 HepG2-A64 细胞模型中，片仔癀水溶性成分［PZH（water）］能有效降低 HBsAg 抗原的分泌量，与恩替卡韦联用其抗原抑制能力没有改变，但对 HBeAg 没有抑制作用。对 HBV 病毒颗粒 DNA 胞外分泌水平和胞内病毒 RNA 转录水平的检测证明了片仔癀水溶性成分的抗 HBV 作用，联用恩替卡韦则大幅增强了对 HBV 的抑制效果，见图 5-1-1。

（2）片仔癀体内抗 HBV 活性研究

在急性 HBV 感染小鼠模型中，用药 8 天后，片仔癀混悬液和片仔癀水溶性成分都体现了显著抑制血清 HBsAg 的作用，对病毒颗粒 HBV-DNA 也有抑制效果。片仔癀水溶性成分 3 个剂量都有显著抑制肝组织 HBV-DNA 和抑制肝细胞内 HBV 总病毒 RNAs 和前基因组 pgRNA 的作用，但上述成分与恩替卡韦的协同作用并不明显，见图 5-1-2 和图 5-1-3。

在慢性 HBV 感染小鼠模型中，片仔癀混悬液和片仔癀水溶性成分在 0 ～ 14 天对血清 HBV 抗原水平无明显影响，但在 21 ～ 56 天给药过程中，逐渐体现对病毒抗原的抑制作用，同时也体现了片仔癀对病毒 DNA 的抑制作用，与恩替卡韦无明显协同作用。

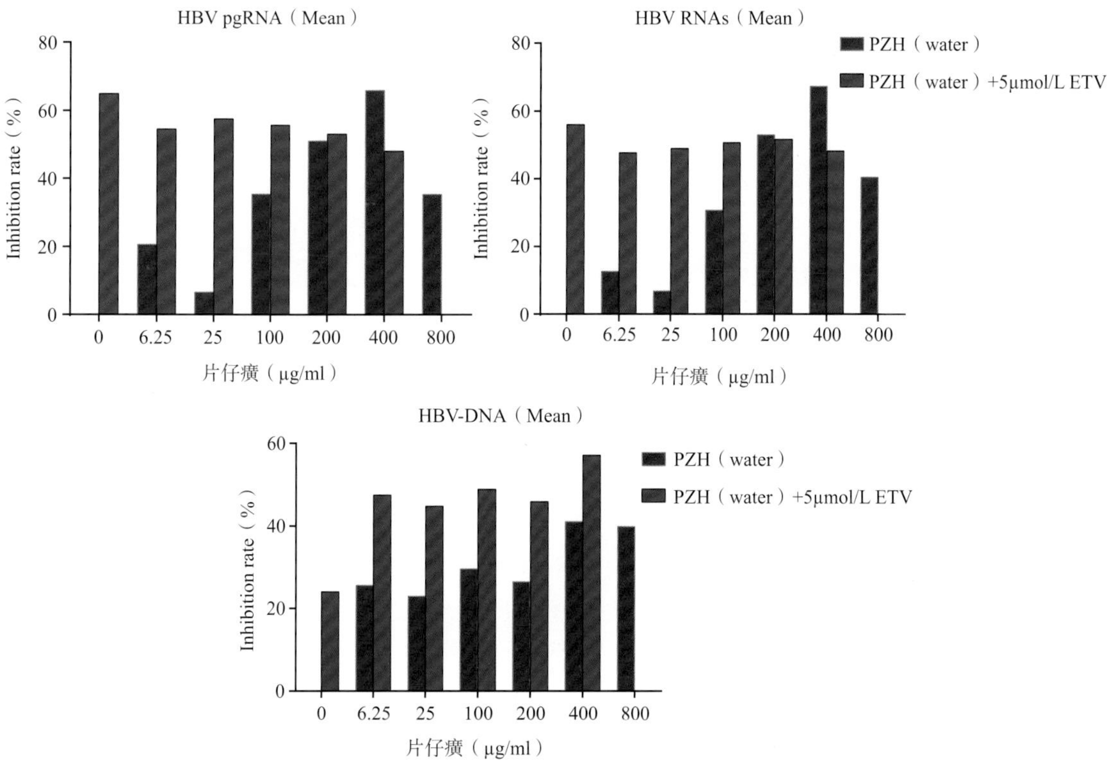

图 5-1-1　片仔癀水溶性成分和恩替卡韦联用的 HBV 病毒核酸抑制作用评估

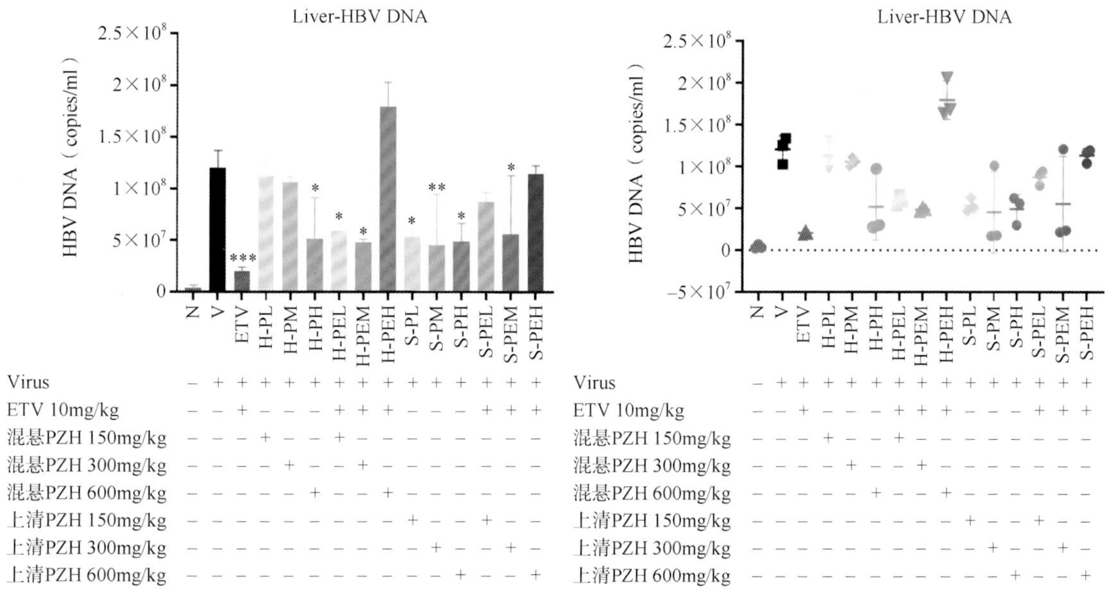

图 5-1-2　肝组织 HBV-DNA 水平比较

N：正常组；V：病毒感染组；ETV：恩替卡韦组；H-PL：片仔癀混悬液低剂量组；H-PM：片仔癀混悬液中剂量组；H-PH：片仔癀混悬液高剂量组；H-PEL：片仔癀混悬液低剂量联用恩替卡韦组；H-PEM：片仔癀混悬液中剂量联用恩替卡韦组；H-PEH：片仔癀混悬液高剂量联用恩替卡韦组；S-PL：片仔癀水溶液低剂量组；S-PM：片仔癀水溶液中剂量组；S-PH：片仔癀水溶液高剂量组；S-PEL：片仔癀水溶液低剂量联用恩替卡韦组；S-PEM：片仔癀水溶液中剂量联用恩替卡韦组；S-PEH：片仔癀水溶液高剂量联用恩替卡韦组；$^{*}P<0.05$，$^{**}P<0.01$，$^{***}P<0.001$

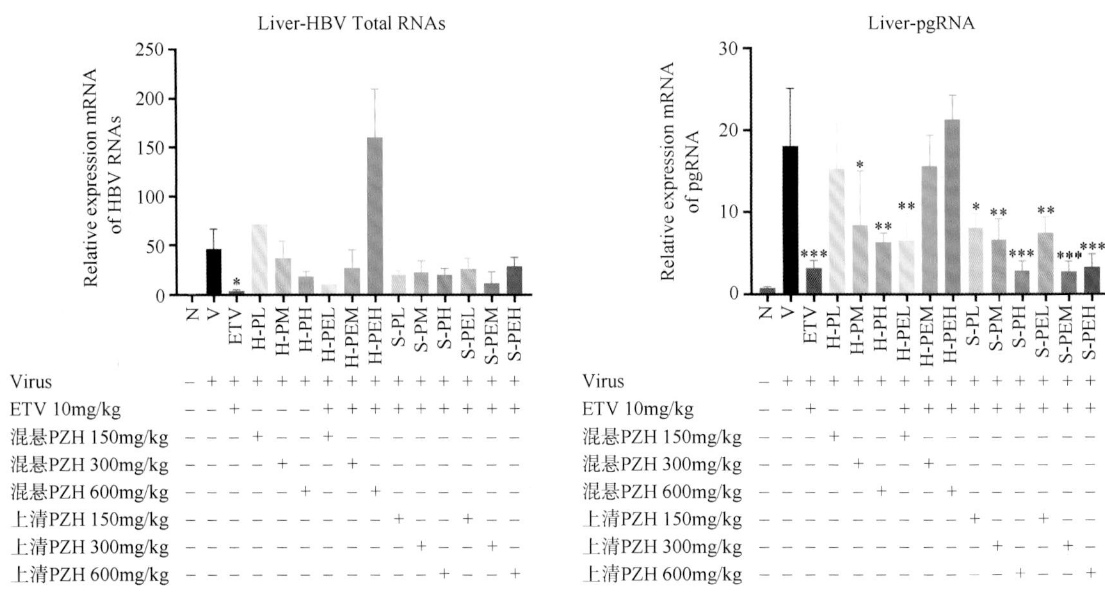

图 5-1-3　肝组织 HBV-RNA 水平比较

N：正常组；V：病毒感染组；ETV：恩替卡韦组；H-PL：片仔癀混悬液低剂量组；H-PM：片仔癀混悬液中剂量组；H-PH：片仔癀混悬液高剂量组；H-PEL：片仔癀混悬液低剂量联用恩替卡韦组；H-PEM：片仔癀混悬液中剂量联用恩替卡韦组；H-PEH：片仔癀混悬液高剂量联用恩替卡韦组；S-PL：片仔癀水溶液低剂量组；S-PM：片仔癀水溶液中剂量组；S-PH：片仔癀水溶液高剂量组；S-PEL：片仔癀水溶液低剂量联用恩替卡韦组；S-PEM：片仔癀水溶液中剂量联用恩替卡韦组；S-PEH：片仔癀水溶液高剂量联用恩替卡韦组；$^{*}P < 0.05$，$^{**}P < 0.01$，$^{***}P < 0.001$

3. 讨论与结论

片仔癀在 HBV 病毒感染体外和体内研究中，均体现了一定的抗病毒作用，尤其对病毒颗粒 HBV-DNA 分泌和 HBV-RNA 转录水平的抑制作用更明显。由于片仔癀对 HBV 核酸水平抑制较为显著，且与恩替卡韦互不干扰，说明其作用机制不同于核苷类似物。

（二）片仔癀对酒精性急、慢性肝损伤保护作用研究

肝损伤是指导致肝脏功能异常的各类损伤，根据损伤的严重程度和持续时间，肝损伤可以分为急性和慢性两种。通常情况下，病毒感染、酒精、药物或自身免疫性肝炎均可引发不同程度的肝损伤。上海中医药大学李风华等开展了片仔癀对急、慢性肝损伤药效作用机制研究，以期为临床用药提供依据。

1. 方法

（1）片仔癀对酒精诱导急性肝损伤保护作用研究 [1]

将 C57BL/6 小鼠随机分为空白组，酒精组，片仔癀低（75mg/kg）、中（150mg/kg）、高（300mg/kg）剂量组，连续灌胃给药 3 天（2 次 / 天）。除空白组外，其余各组小鼠于末次给药 2h 后灌胃酒精（0.12ml/10g）进行造模；24h 后进行检测。

（2）片仔癀对酒精和高脂饮食大鼠慢性肝损伤保护作用研究 [2]

将雄性 Wistar 大鼠分为 6 组，除正常组（Normal）外，其余组大鼠均胃内灌注酒精（酒精浓度逐渐增加至 10%、20%、30%、40%、45%；每个浓度分别灌胃 3 天，至实验结束），与吡唑［25mg/（kg · d）］混合，每天 2 次，同时饲喂高脂饲料 6 周（从第 1 周开始至第 6 周）。从第 3 周开始肝损伤模型大鼠每天给予片仔癀（0.5g/kg、1g/kg 和 2g/kg）（即配制为 0.5mg/ml、

1mg/ml、2mg/ml 溶液）或阳性对照药物复方蛋氨酸酒石酸氢钠片（CMCB，0.63g/kg）治疗，持续 3 周。

（3）片仔癀对慢性酒精性肝损伤保护作用研究 [3-4]

模型构建及给药部分同“（2）片仔癀对酒精和高脂饮食大鼠慢性肝损伤保护作用研究”。

2. 结果

（1）片仔癀对酒精诱导急性肝损伤保护作用研究 [1]

片仔癀可缓解酒精导致的小鼠急性肝损伤。如图 5-1-4 所示，与空白组相比，酒精组血清中 ALT、AST 和 TG 水平均明显升高，表明酒精刺激后，小鼠出现了急性肝损伤，肝脏功能受损；与酒精组相比，给药组中 ALT、AST 和 TG 表达水平明显下降。

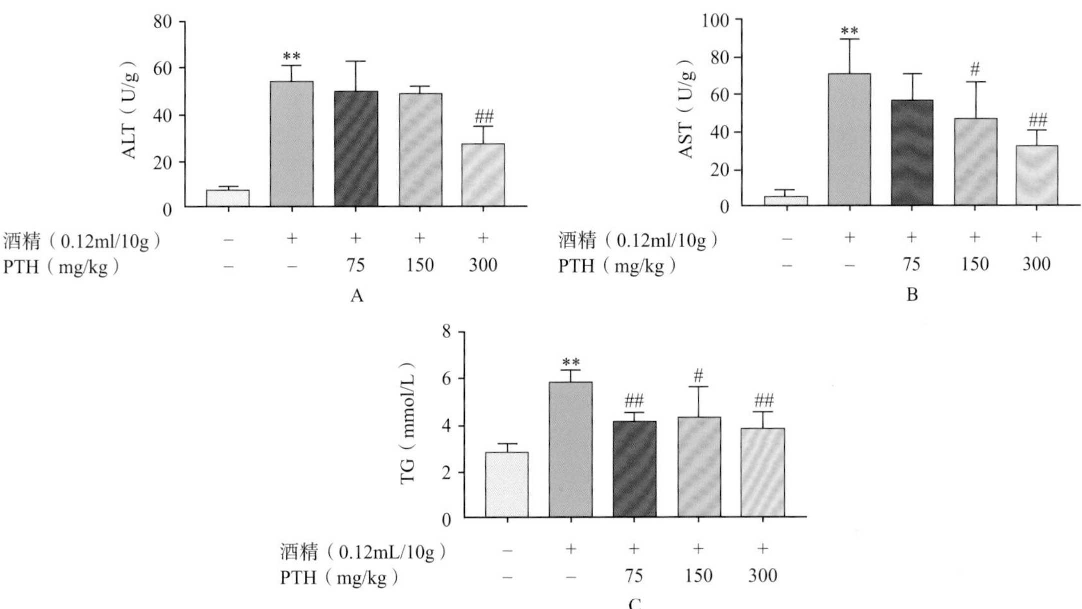

图 5-1-4　片仔癀对酒精诱导肝损伤小鼠血液生化影响研究

空白组、酒精组和不同剂量片仔癀组（A）ALT、（B）AST 和（C）TG 含量的比较

与空白组比较，$**P < 0.01$；与酒精组比较，$\#P < 0.05$，$\#\#P < 0.01$

片仔癀可修复酒精诱导的肝脏组织病理损伤。肝组织 HE 染色结果显示，酒精组小鼠肝细胞排列紊乱，未见明显的肝小叶结构，肝窦有充血现象，中央静脉可见明显淤血扩张且有炎性细胞浸润，表明肝脏组织受到严重损伤。与酒精组相比，片仔癀组小鼠肝小叶结构较为完整，炎性细胞浸润明显减少，中央静脉淤血扩张明显缓解，肝细胞结构比较完整，见图 5-1-5。

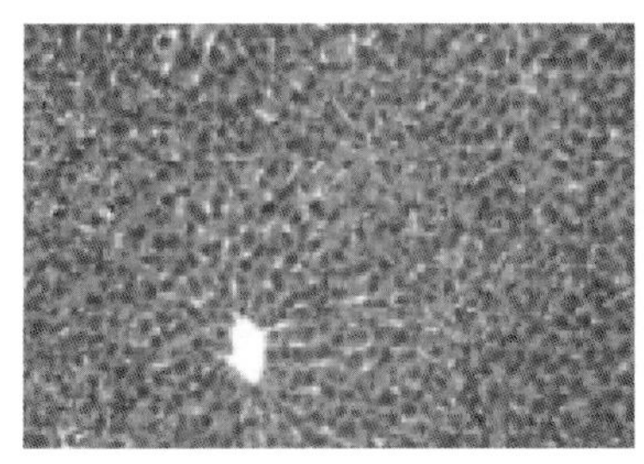

空白组

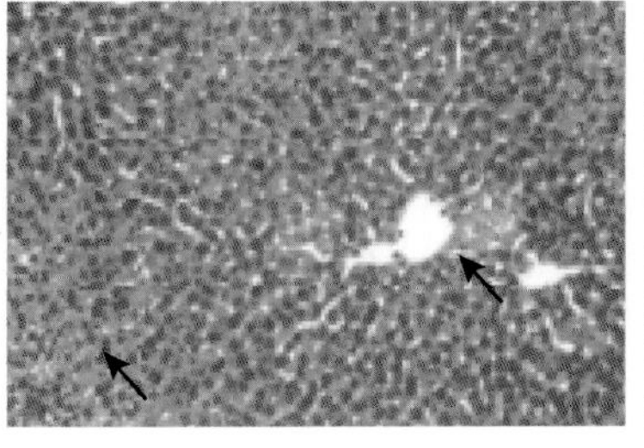

酒精组（0.12ml/10g）

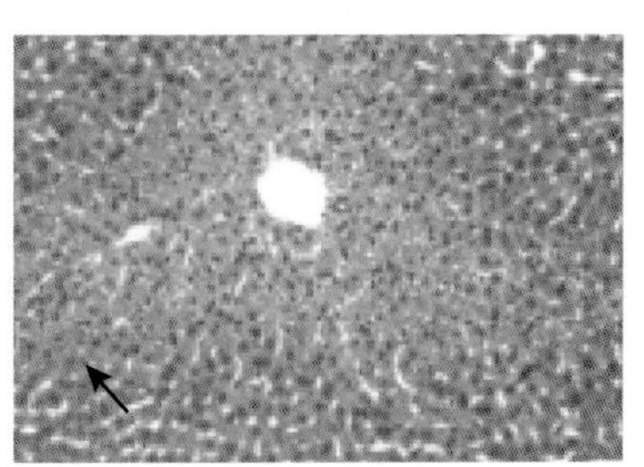

PTH 低剂量组（75mg/kg）

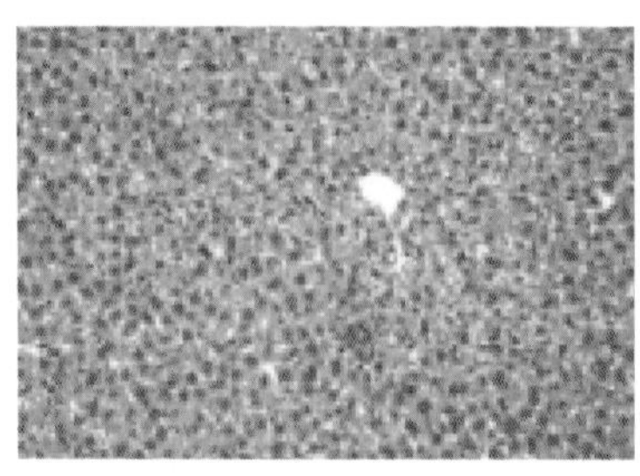
PTH 中剂量组（150mg/kg）

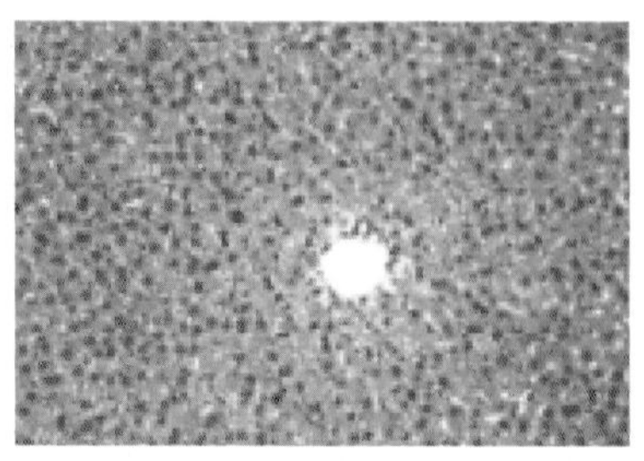
PTH 高剂量组（300mg/kg）

图 5-1-5　片仔癀对酒精诱导肝损伤小鼠肝组织病理变化的影响

片仔癀可抑制 NLRP3 炎症小体活化，降低炎症反应。如图 5-1-6 和图 5-1-7 所示，片仔癀可浓度依赖性地抑制酒精组小鼠肝组织中 IL-6、TNF-α 和 IL-1β 转录水平的升高；此外，片仔癀还可抑制酒精组小鼠肝组织中 NLRP3、Caspase-1 p20 和 IL-18 蛋白水平的升高。

片仔癀可促进细胞自噬。NLRP3 炎症小体是一种蛋白复合体，可介导炎症级联反应，与细胞自噬密切相关。Beclin1 和 LC3 是自噬相关蛋白，在自噬溶酶体形成中发挥重要作用，是反映自噬水平的关键指标。蛋白质印迹法（Western blot）检测结果表明，与空白组相比，酒精组肝组织中 LC3-Ⅱ /LC3-Ⅰ及 Beclin1 蛋白水平均下降，表明酒精干预后细胞自噬水平下降；与酒精组相比，片仔癀给药组 LC3-Ⅱ /LC3-Ⅰ及 Beclin1 蛋白水平均升高，见图 5-1-8。

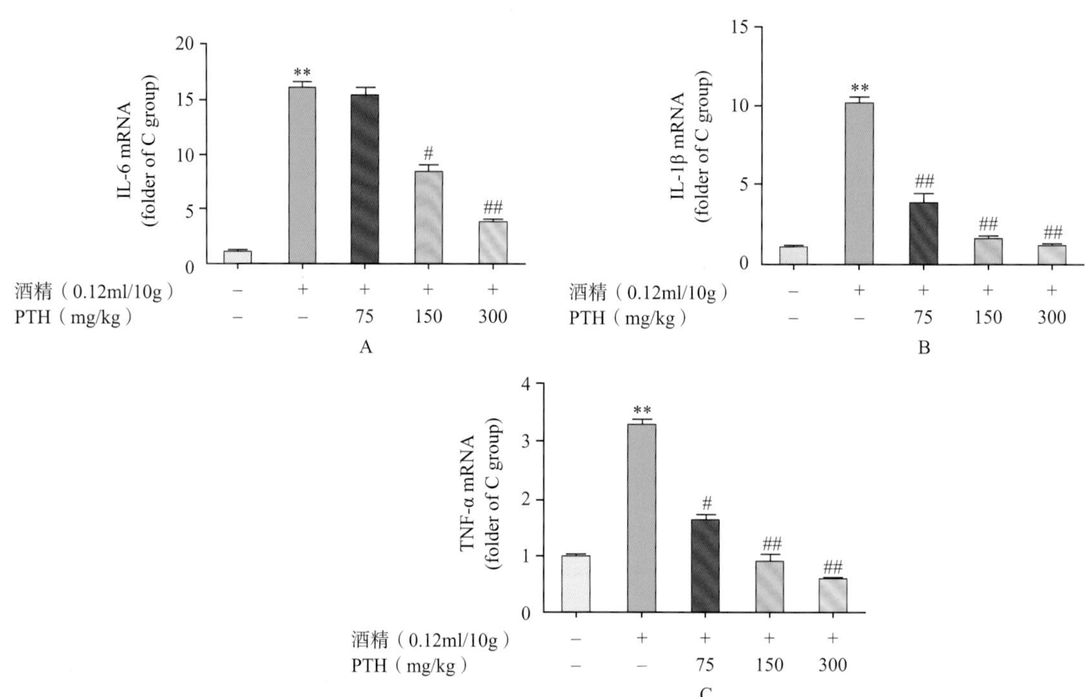

图 5-1-6　片仔癀对酒精诱导肝损伤小鼠肝组织炎症因子 mRNA 含量的影响

空白组、酒精组和不同剂量片仔癀组（A）IL-6、（B）IL-1β 和（C）TNF-α mRNA 含量的比较

与空白组比较，$^{**}P < 0.01$；与酒精组比较，$^{\#}P < 0.05$，$^{\#\#}P < 0.01$

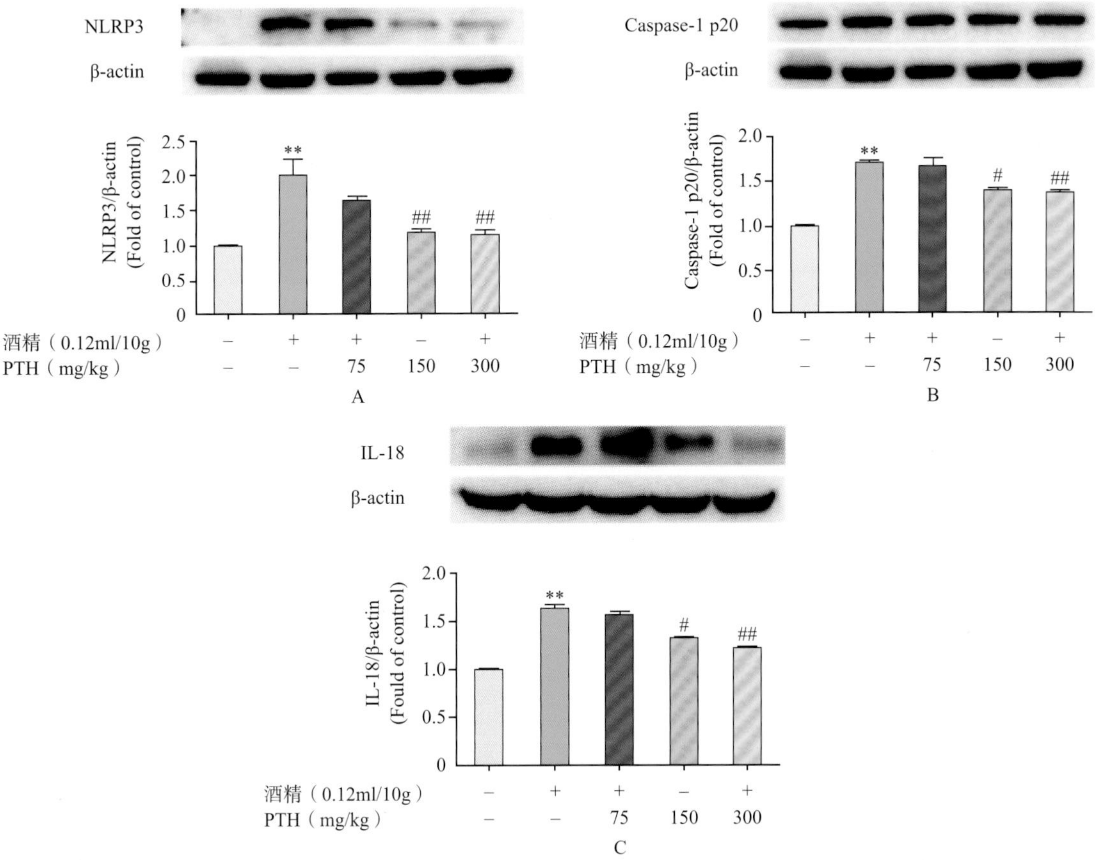

图 5-1-7　片仔癀对酒精诱导肝损伤小鼠肝组织炎症小体相关蛋白水平的影响

空白组、酒精组和不同剂量片仔癀组（A）NLRP3、（B）Caspase-1 p20 和（C）IL-18 含量的比较

与空白组比较，$^{**}P < 0.01$；与酒精组比较，$^{\#}P < 0.05$，$^{\#\#}P < 0.01$

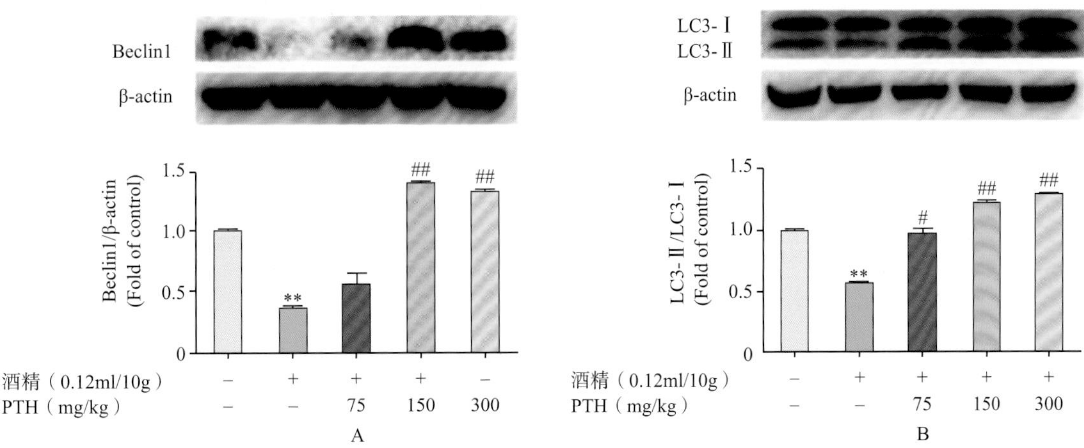

图 5-1-8　片仔癀对酒精诱导肝损伤小鼠肝组织中自噬相关蛋白水平的影响

空白组、酒精组和不同剂量片仔癀组（A）Beclin1 和（B）LC3 蛋白含量的比较

与空白组比较，$^{**}P < 0.01$；与酒精组比较，$^{\#}P < 0.05$，$^{\#\#}P < 0.01$

（2）片仔癀对酒精和高脂饮食大鼠慢性肝损伤保护作用研究[2]

片仔癀可缓解酒精和高脂饮食大鼠各种症状。从饲喂酒精开始，模型组大鼠出现流涎、

活动减少、嗜睡、无精打采、食欲不振等症状，并伴有毛发光泽减少、体重增加缓慢，与正常组大鼠在实验结束时有明显差异。经片仔癀治疗后，各种症状均有不同程度的缓解。

此外，片仔癀还可抑制模型组大鼠AST、ALT、γ-GT和TBIL的水平升高，以及ALB水平的降低，表明片仔癀可维持肝脏蛋白质合成，减轻肝损伤。

片仔癀可减轻酒精和高脂饮食大鼠肝组织损伤。肝组织病理观察结果显示模型组大鼠肝组织小叶结构紊乱，少量点状肝坏死，肝细胞增宽肿胀，肝细胞板紊乱，中央静脉周围小叶和浸泡液中的炎症细胞下沉，表现为弥漫性肝细胞球囊化、变性，脂肪变性，窦状扩张，肝细胞质疏松伴脂肪液泡，但未见明显纤维化，而片仔癀治疗后肝细胞排列更规则，肝细胞轮廓更清晰，特征正常，坏死和炎症细胞浸润明显减少，空脂肪泡减少，窦状收缩明显，肝细胞质更丰富，细胞核更圆，损伤减少，见图5-1-9。

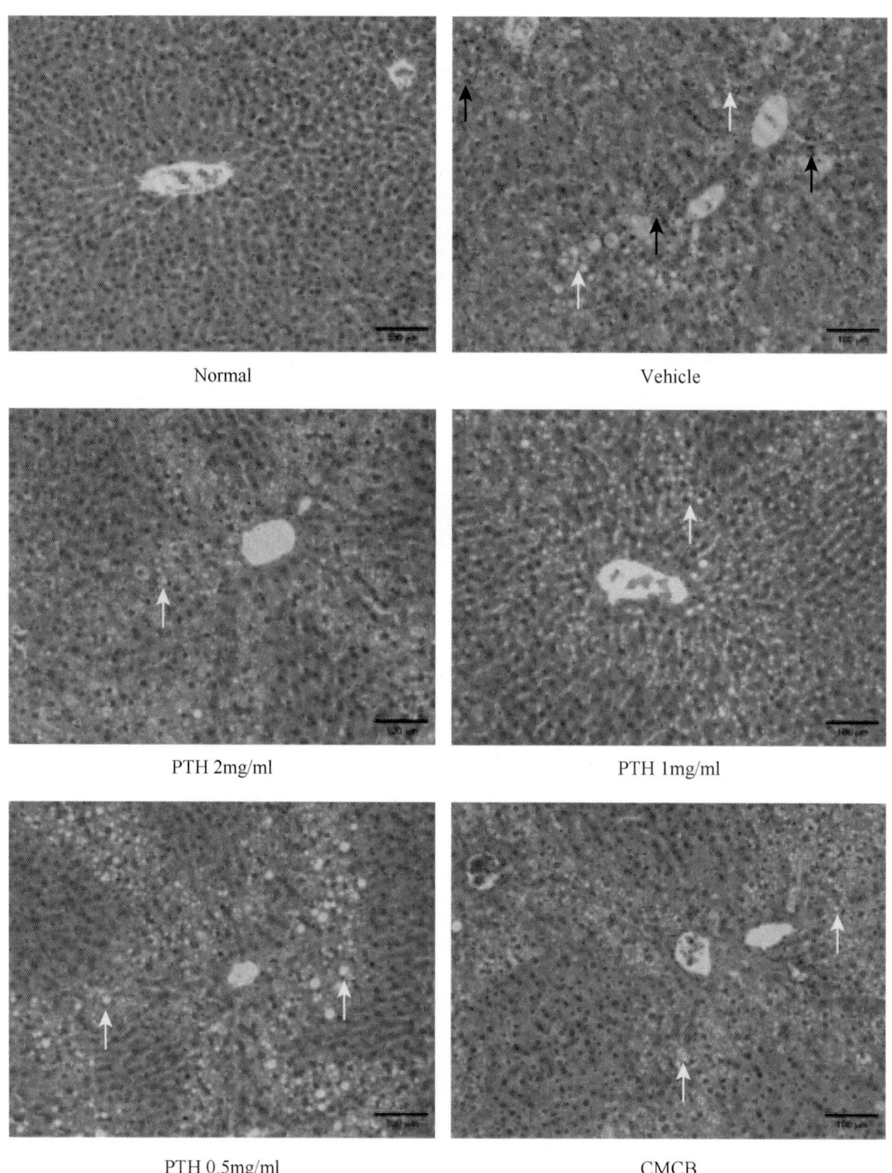

图 5-1-9 片仔癀对肝损伤大鼠肝脏病理的影响

片仔癀可通过调节血脂水平保护肝功能。肝脏为负责脂质代谢的主要器官。对大鼠进行高脂肪饮食，可导致肝功能受损，脂质代谢紊乱和血脂水平升高，血清 TG 和 TCH 水平显著升高，而片仔癀组血清 TG 和 TCH 水平降低，并且 HDL 和 LDL 水平升高，表明片仔癀可通过调节血脂水平保护肝功能，见图 5-1-10。

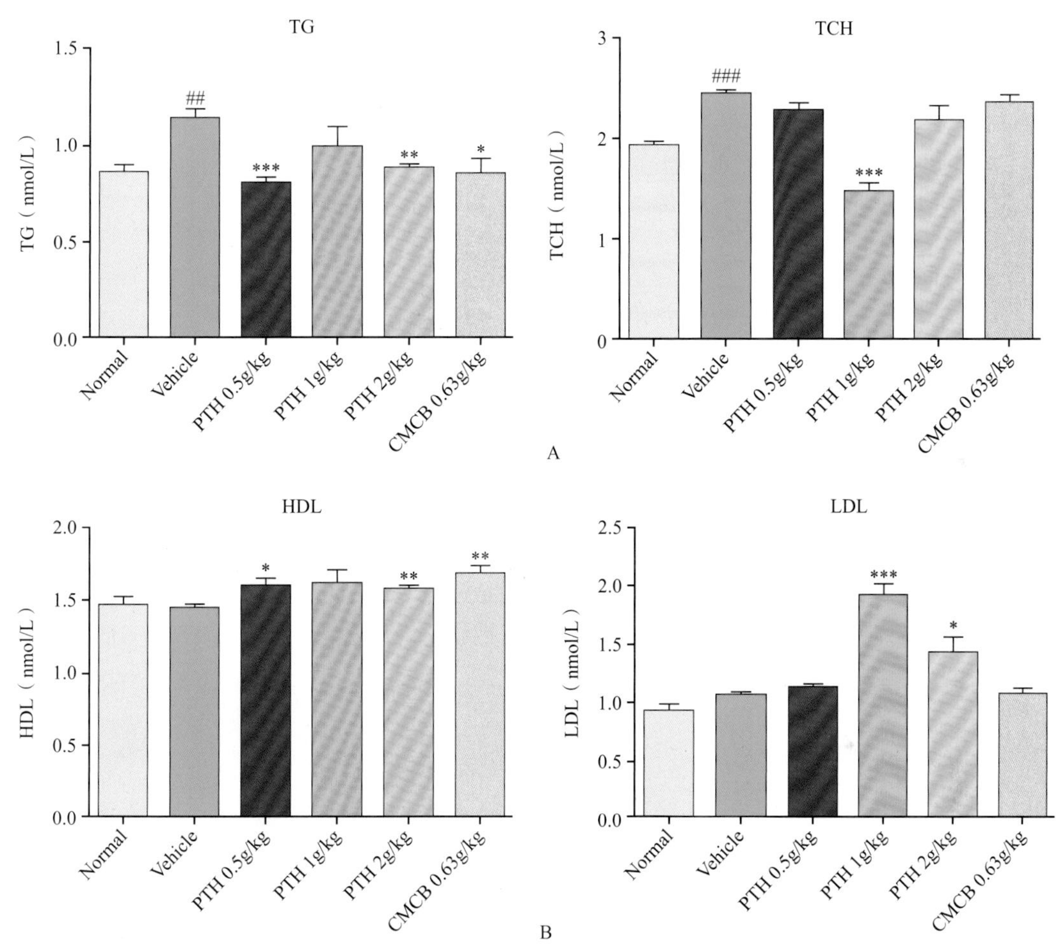

图 5-1-10　片仔癀对肝损伤大鼠血脂水平的影响

正常组、模型组、不同剂量片仔癀组和阳性药物对照组（A）TG、TCH 和（B）HDL、LDL 含量的比较

与正常组比较，##$P < 0.01$，###$P < 0.001$；与模型组比较，*$P < 0.05$，**$P < 0.01$，***$P < 0.001$

片仔癀可能通过抑制 Hcy 的产生减轻肝损伤，从而减少肝脏内质网应激反应。内质网应激是一种保护性应激反应，特别是在肝脏中，通过激活 UPR 通路，在存在有害因素的情况下维持细胞的活力。然而，如果刺激过于强烈或持续时间过长，内质网应激反应无法恢复和维持内质网的稳态，将导致细胞凋亡和肝脏炎症。Hcy 是蛋氨酸分解代谢的中间产物，主要在肝脏产生，可诱导内质网应激反应。在模型组中，酒精引起的肝损伤导致蛋氨酸代谢功能障碍和血清 Hcy 水平升高，但在片仔癀治疗后以剂量依赖的方式显著降低，这表明片仔癀可能通过抑制 Hcy 的产生减轻肝损伤，从而减少肝脏内质网应激反应。

片仔癀药理作用可通过 PERK 途径抑制内质网应激反应来实现。GRP78 和 GRP94 作为重要的伴侣蛋白定位于内质网，并作为内质网应激反应的信号。qPCR 检测和 Western blot 检测结果显示，片仔癀干预可降低 GRP78 和 GRP94 的 mRNA 水平和蛋白表达，抑制内质网应激。GRP78 是参与启动内质网应激反应的关键蛋白，它也反映内质网应激的整体激活水平。eIF2α 是内质网应激调节通路中的关键信号分子，eIF2α 磷酸化水平是 PERK 通路激活的重要指标。当 GRP78 表达增加时，模型组大鼠下游 PERK 通路 eIF2α 磷酸化中间体的水平显著升高，片仔癀干预可降低其水平升高，见图 5-1-11。

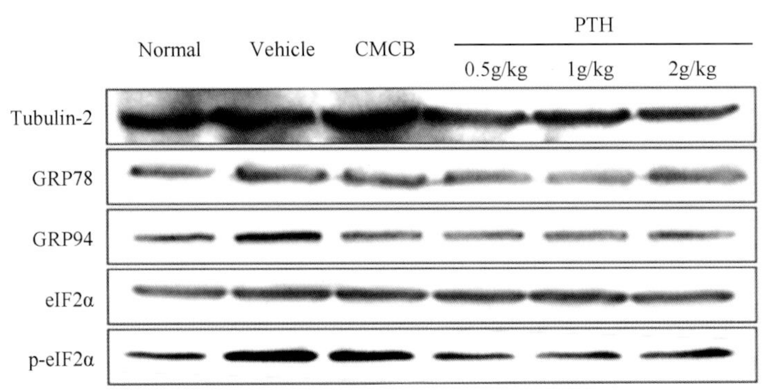

图 5-1-11　片仔癀对肝损伤大鼠 PERK/eIF2α 通路的影响

（3）片仔癀对慢性酒精性肝损伤保护作用研究[3-4]

片仔癀可抑制酒精引起的肝脏损伤。片仔癀可调节酒精性肝损伤小鼠血清 TG、TC 含量，抑制 AST、ALT 的升高，改善肝脏组织状态和脂肪变性（图 5-1-12）。此外，在酒精引致肝损伤大鼠模型研究中，片仔癀可改善大鼠行为和精神状态，恢复体重，抑制 AST、ALT 的升高。

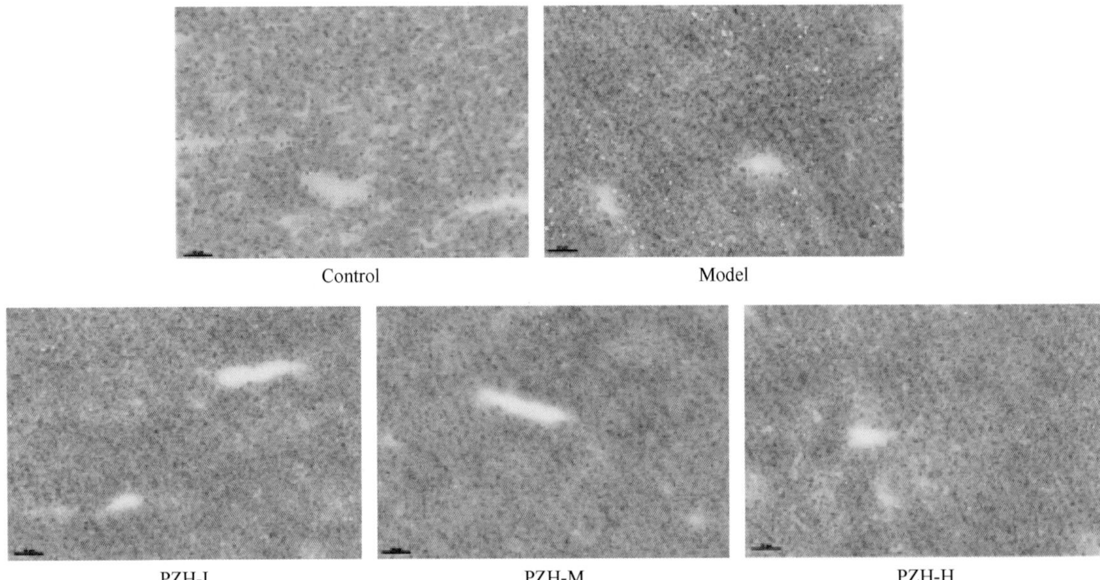

图 5-1-12　油红 O 染色检测片仔癀对酒精性肝损伤小鼠肝脏脂肪变性的影响

片仔癀可改善酒精引起的氧化应激，修复肝损伤。氧化应激是酒精性肝损伤的主要发病机制之一，丙二醛（MDA）、GSH、超氧化物歧化酶（SOD）等是氧化应激的主要生物标志物。经检测，在酒精性肝损伤小鼠中，MDA 水平显著升高，GSH-PX、T-SOD 活性显著降低，而片仔癀治疗可降低 MDA 水平同时提升 GSH-PX 和 T-SOD 活性（图 5-1-13）。在酒精性肝损伤大鼠中，片仔癀可降低 MDA、TC、TG 水平同时提升 GSH、SOD 活性。MDA 水平降低，表明肝损伤模型动物中肝脏脂质氧化和降解水平降低，SOD 和 GSH 可起到抗氧化剂和自由基清除剂的作用，保护肝脏免受细胞产生的超氧化物和过氧化氢损害。总而言之，片仔癀可改善酒精引起的氧化应激，修复肝损伤。

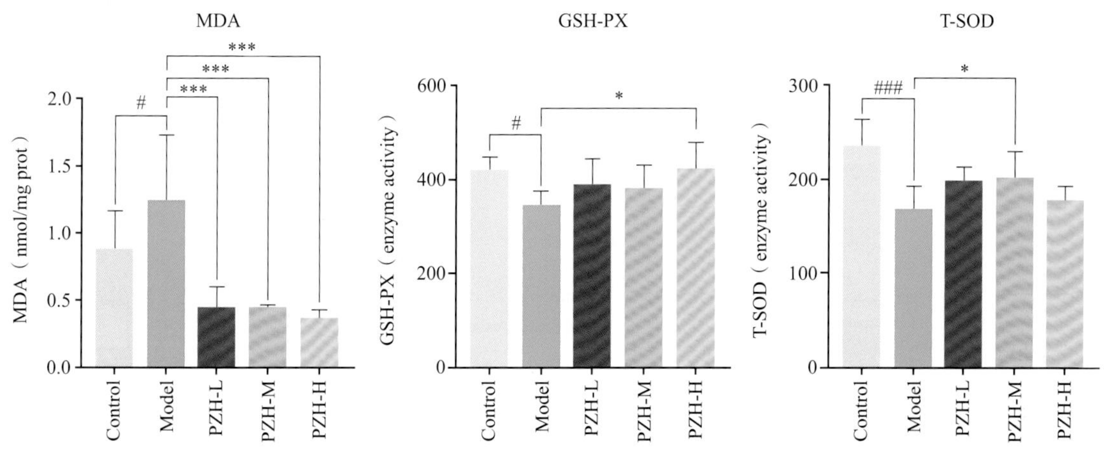

图 5-1-13　片仔癀对氧化应激生物标志物的影响

*$P < 0.05$，***$P < 0.001$；#$P < 0.05$，###$P < 0.001$

氧脂素谱分析证明片仔癀能激活 AMPK 通路。氧化脂素在氧化应激中起重要作用。因此，对酒精性肝损伤小鼠肝组织进行了氧化脂类分析，检测到了 58 种氧脂素代谢产物，其中，模型组（Model）与对照组、PZH-H 组与模型组相比，分别发现了 22 种和 16 种不同的氧脂素代谢产物（图 5-1-14）。由于氧脂素代谢产物可调节 AMPK 信号通路，经检测，片仔癀干预显著促进了 AMPK、ACC 和过氧化物酶体增殖物激活受体 α（PPARα）的磷酸化，同时促进 CPT1A 的表达。通过对氧脂素谱进行分析，我们发现片仔癀提高了 17-HETE、15-HEPE、5, 6-dihydroxy-8Z, 11Z, 14Z, 17Z-eicosatetraenoic acid、9-HOTrE 和 13-HOTrE 的水平，并降低了 PGE2 的水平，激活了 AMPK 通路。

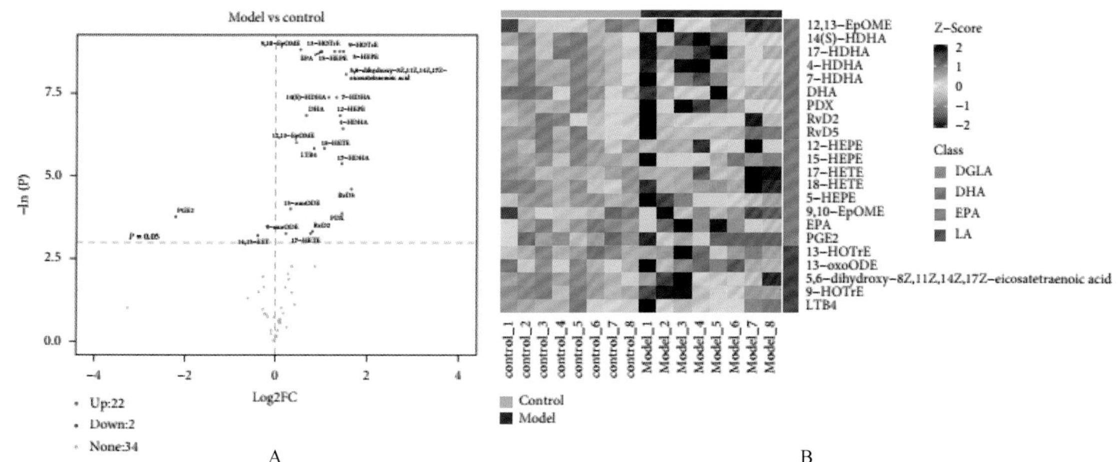

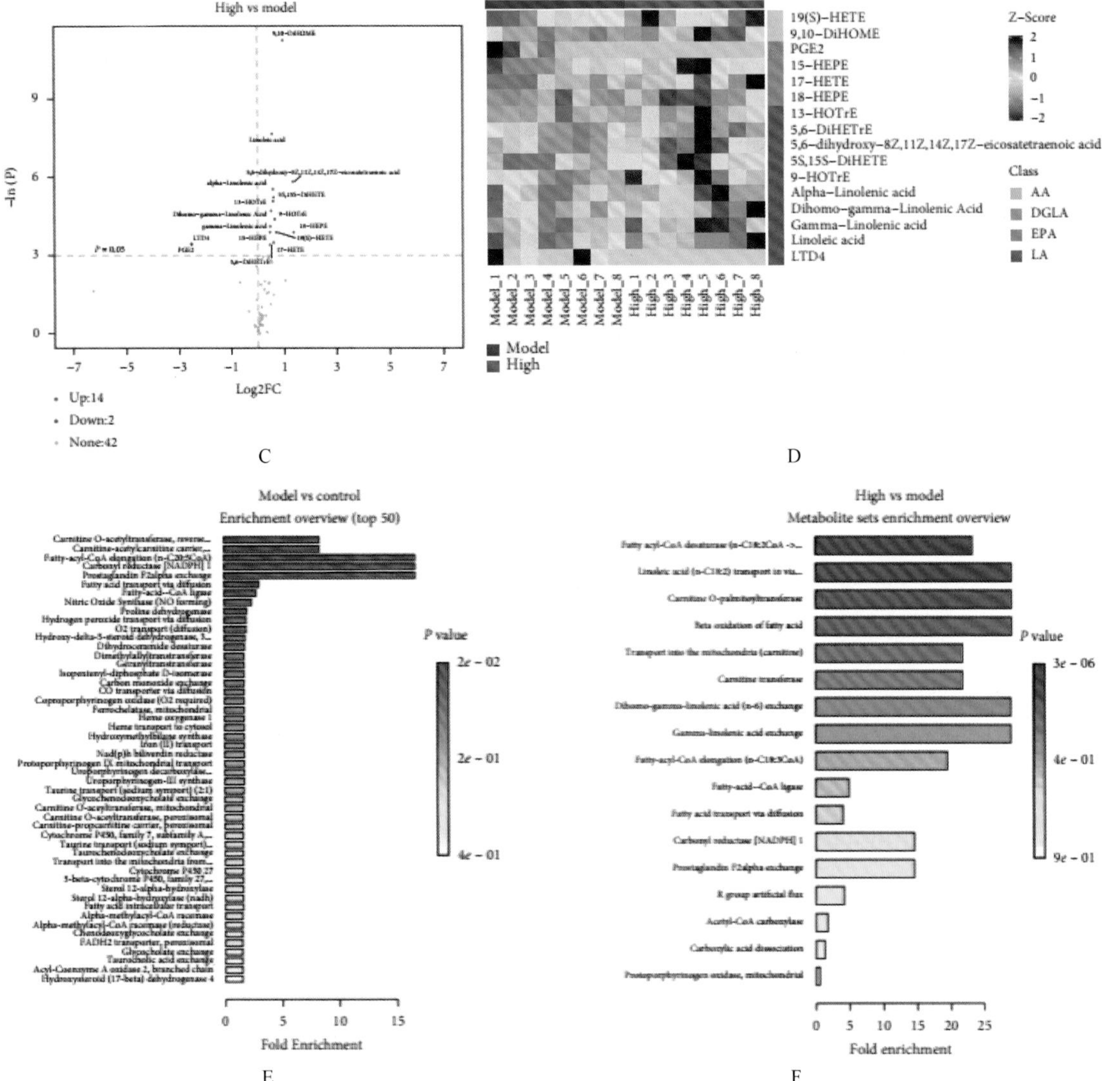

图 5-1-14　片仔癀对不同氧脂素代谢产物的影响

A. 与对照组相比，模型组有 24 种不同的氧脂素代谢产物（$P < 0.05$）；B. 结合 VIP > 1 的值，模型组与对照组比较得到 22 种不同的氧脂素代谢产物；C. 与模型组比较，片仔癀组有 16 种不同的氧脂素代谢产物（$P < 0.05$）；D. 结合 VIP > 1，片仔癀组与模型组比较得到 16 种不同的氧脂素代谢产物；E. 模型组与对照组比较；F. 片仔癀组与模型组比较

片仔癀能调节酒精性肝损伤大鼠血清代谢物。采用正离子和负离子模式对酒精性肝损伤大鼠血清样品进行代谢组分析，在 ESI（+）和 ESI（–）中分别发现了 386 个和 272 个代谢物。通过主成分分析（PCA）对对照组、模型组和片仔癀组大鼠组间代谢组学差异进行分析，发现三组样品所对应的散点在组内相互聚集，且每组样品的代谢物之间的区别很好，说明大鼠血清中内源性代谢物在组间发生了变化，见图 5-1-15。

通过差异表达代谢物及聚类分析分析肝损伤大鼠正常组、模型组和片仔癀组之间的差异表达代谢物，如图 5-1-16 所示，显示了三个不同组中正离子模式（A）和负离子（B）模式下 38 种和 42 种差异表达代谢物的水平。通过将差异表达代谢物映射到 KEGG 通路数据库，进行径富集分析结合途径拓扑分析，筛选最相关的代谢途径。分析结果表明，初级胆汁酸的生物合成、维生素 B_6 的代谢途径、胆固醇代谢和酪氨酸代谢是与片仔癀肝保护作用相关的重要代谢途径。

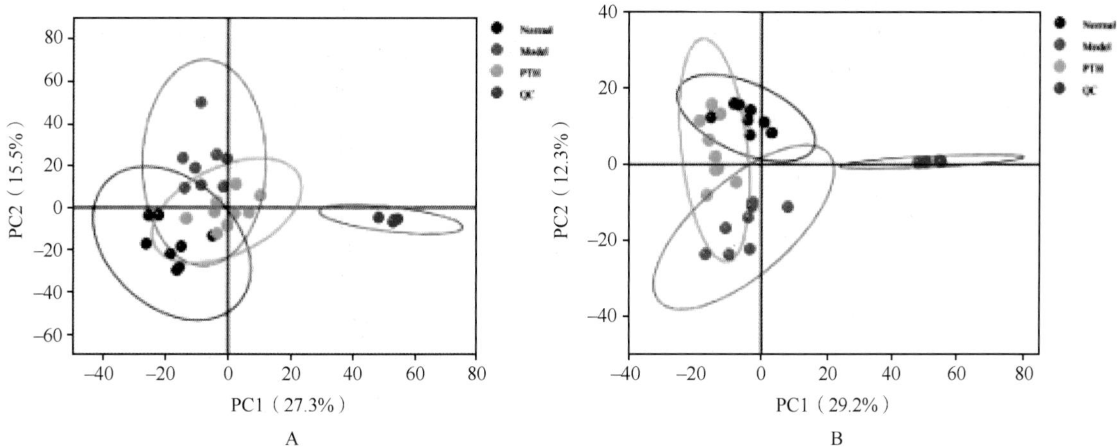

图 5-1-15　血清样品代谢组分析在正离子（A）和负离子（B）模式下的 PCA 评分图

黑色、红色、绿色和蓝色点分别代表对照组、模型组、片仔癀组和 QC 组的样本

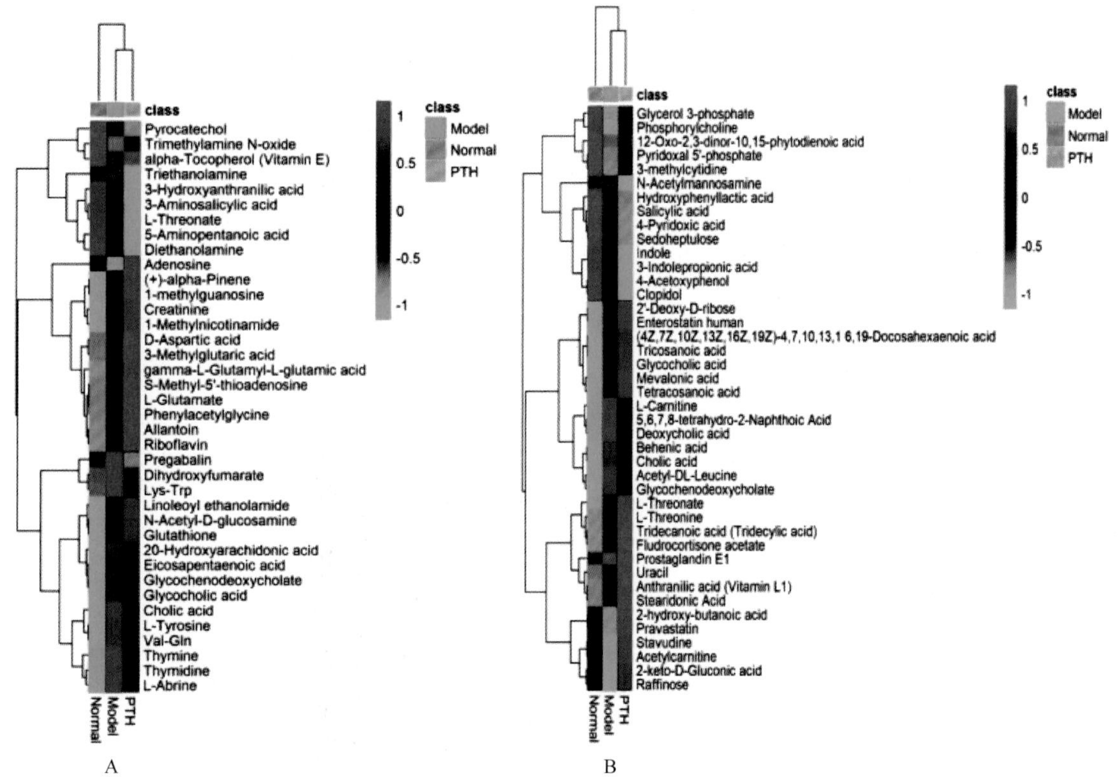

图 5-1-16　三个不同组中所有差异表达代谢物水平的层次簇

其中 38 个处于正离子模式（A），42 个处于负离子模式（B）。不同颜色反映了代谢物的强度水平，红色表示该物质的高表达水平，绿色表示该物质的低表达水平，范围为 –1 ～ 1

3. 讨论与结论

（1）片仔癀对酒精诱导急性肝损伤小鼠保护作用研究[1]

片仔癀可缓解酒精诱导的急性肝损伤，降低血清中 ALT、AST 和 TG 水平，修复肝组织病理损伤。肝组织蛋白水平检测结果表明，片仔癀可能通过调控自噬通路来抑制 NLRP3 炎症小体活化及炎症因子等释放，从而抑制酒精诱导的炎症级联反应，最终发挥改善急性肝损伤的作用。

（2）片仔癀对酒精和高脂饮食大鼠慢性肝损伤保护作用研究[2]

片仔癀治疗可降低酒精和高脂饮食大鼠血清中 ALT、AST、γ-GT 和 TBIL 水平，提升 ALB 水平，调节脂质代谢，维持肝脏结构，保护肝细胞，体现了其对肝脏保护的作用。机制研究表明片仔癀通过抑制 Hcy 蛋白相关的 eIF2α 的磷酸化水平，调节 PERK/eIF2α 信号通路，进而抑制内质网应激造成的肝损伤。

（3）片仔癀对慢性酒精性肝损伤保护作用研究[3-4]

片仔癀在长期喂食酒精导致肝损伤小鼠和大鼠模型中，可改善肝组织损伤，降低血清中 AST 和 ALT 水平，改善氧化应激。其机制与氧脂代谢产物 /AMPK/ACC/CPT1A 通路、初级胆汁酸的生物合成、维生素 B_6 的代谢途径、胆固醇代谢和酪氨酸代谢相关。

（三）片仔癀防治 MCD 饮食诱导非酒精性脂肪性肝病的药效及作用机理研究

非酒精性脂肪性肝病（NAFLD）是一种以弥漫性肝细胞大泡性脂肪变性为主要特征的临床病理综合征，包括单纯性脂肪肝及由其演变的非酒精脂肪性肝炎（NASH）和肝硬化。香港中文大学于君课题组和厦门大学张晓坤课题组分别从肠道菌群调节和炎症因子调节等方面开展了片仔癀抗非酒精性脂肪性肝病的研究。

1. 方法

（1）片仔癀通过调节肠道菌群及代谢物影响非酒精性脂肪性肝病[5]

分别通过喂食高脂高胆固醇（HFHC）饲料、胆碱缺乏高脂（CD-HFD）饲料或蛋氨酸和胆碱缺乏（MCD）饲料，构建三种非酒精性脂肪性肝炎（NASH）模型小鼠，并给予片仔癀（540mg/kg）治疗，在实验结束时，小鼠禁食并采集其血清 / 组织。记录体重和内脏脂肪重量，迅速切除肝组织并称重，收集粪便样本和门静脉血液，分别进行宏基因组测序和代谢组学分析。

为了验证微生物群在片仔癀抑制 NASH 中的作用，对 HFHC 饮食或 MCD 饮食诱导 NASH 模型小鼠进行抗生素鸡尾酒疗法（氨苄西林 0.2g/L、新霉素 0.2g/L、甲硝唑 0.2g/L 和万古霉素 0.1g/L）治疗以消耗肠道菌群。

（2）片仔癀治疗非酒精性脂肪肝的抗炎作用[6]

构建蛋氨酸和胆碱缺乏饮食和高脂饮食（HFD）诱导 NASH 小鼠模型，分别给予非诺贝特（Fenofibrate，阳性对照，100mg/kg），片仔癀低、中、高剂量（100mg/kg、300mg/kg、600mg/kg），生理盐水治疗。

2. 结果

（1）片仔癀通过调节肠道菌群及代谢物影响非酒精性脂肪性肝病[5]

片仔癀可预防脂肪性肝炎的发生。肝脏切片组织学检测结果显示，片仔癀治疗可改善 NASH 小鼠肝脏组织状态、肝脏脂肪变性和炎症细胞浸润，油红 O 染色显示片仔癀能减少小鼠脂肪堆积（图 5-1-17）。片仔癀还可降低 NASH 小鼠血清 TG、TC、ALT、AST 水平及促炎因子 TNF-α 和 IL-6 的水平。

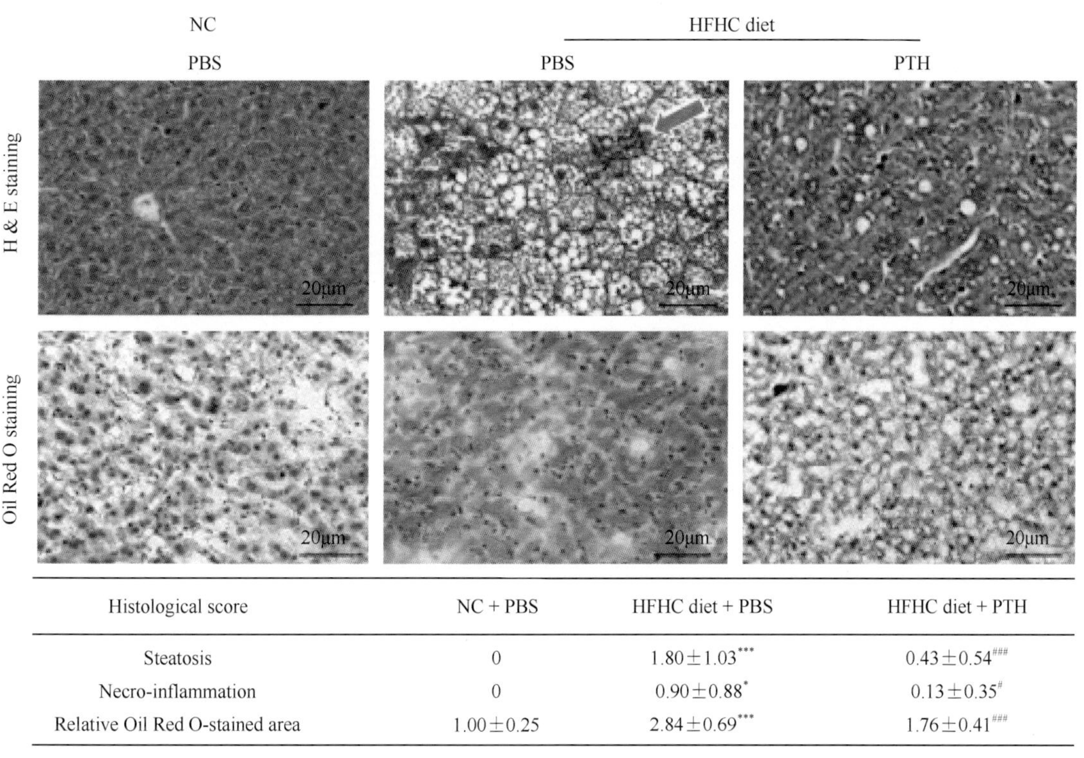

Histological score	NC + PBS	HFHC diet + PBS	HFHC diet + PTH
Steatosis	0	1.80±1.03***	0.43±0.54###
Necro-inflammation	0	0.90±0.88*	0.13±0.35#
Relative Oil Red O-stained area	1.00±0.25	2.84±0.69***	1.76±0.41###

*P<0.05，***P<0.001 vs NC + PBS；#P<0.05，###P<0.001 vs HFHC diet + PBS.

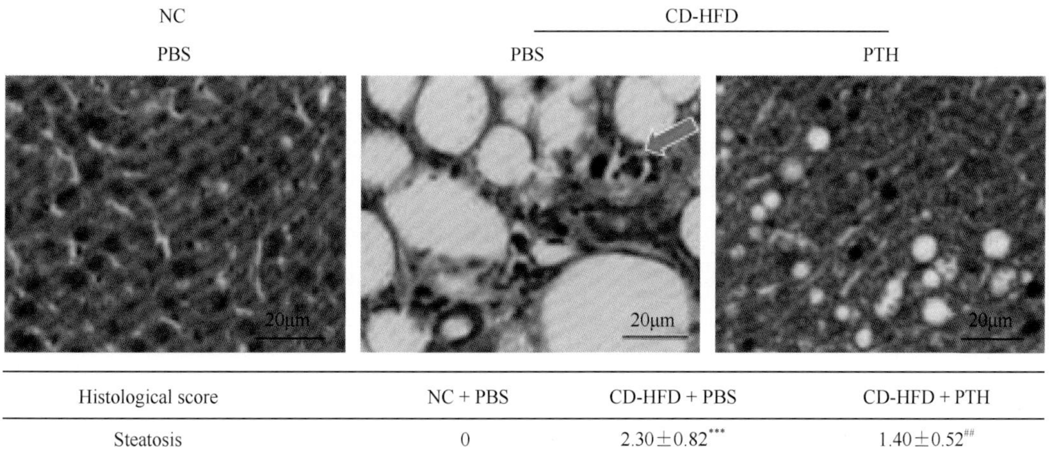

Histological score	NC + PBS	CD-HFD + PBS	CD-HFD + PTH
Steatosis	0	2.30±0.82***	1.40±0.52##
Necro-inflammation	0	1.70±0.67***	0.60±0.70###

***P<0.001 vs NC + PBS；##P<0.01，###P<0.001 vs CD-HFD + PBS.

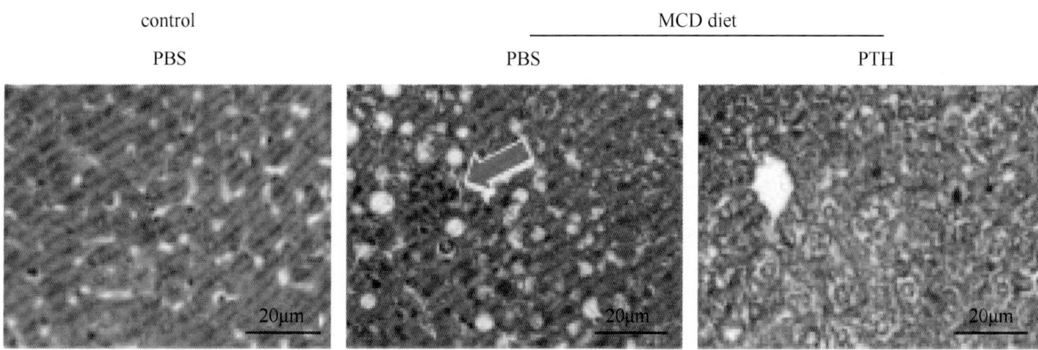

4 weeks

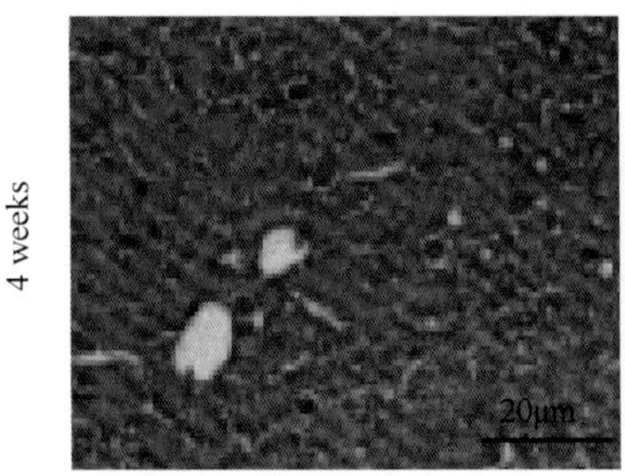

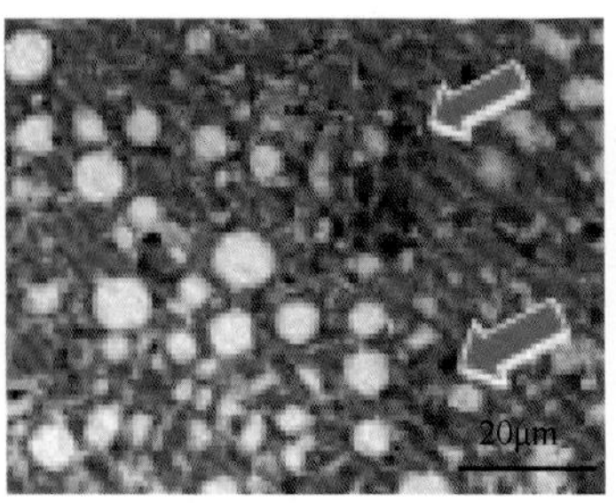

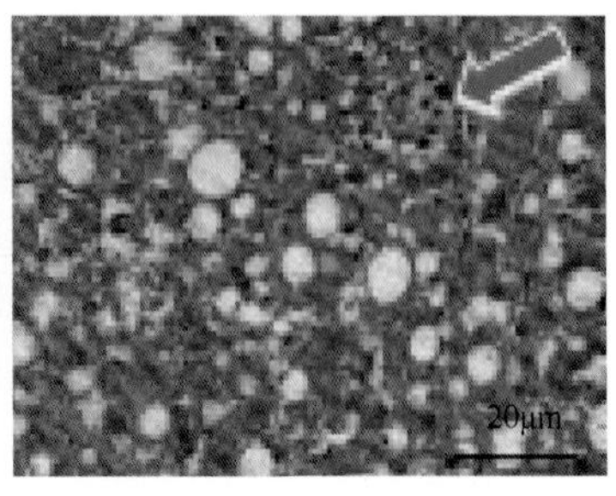

Histological score	10 days			4 weeks		
	Control + PBS	MCD diet + PBS	MCD diet + PTH	Control + PBS	MCD diet + PBS	MCD diet + PTH
Steatosis	0	1.60±1.14**	0.20±0.45#	0	2.50±0.53***	1.88±0.35##
Necro-inflammation	0	1.20±0.84*	0.20±0.45#	0	2.34±0.52***	1.56±0.53##

*$P<0.05$，**$P<0.01$，***$P<0.001$ vs Control + PBS；#$P<0.05$，##$P<0.01$ vs MCD diet + PBS.

图 5-1-17　片仔癀对 NASH 小鼠（HFHC 饮食、CD-HFD 饮食和 MCD 饮食）肝脏组织病理学的影响

片仔癀可恢复 NASH 小鼠肠道中的微生物多样性。用霰弹枪宏基因组测序法检测了对照组小鼠、NASH 小鼠和片仔癀治疗 NASH 小鼠粪便样本中的肠道微生物群。主成分分析（PCoA）结果显示，三组小鼠之间的微生物群落存在差异，与对照组相比，NASH 小鼠的细菌多样性（Chao1 指数）显著降低，而片仔癀可恢复 NASH 小鼠的细菌多样性。使用三元图方法在属水平上鉴定与片仔癀治疗相关的细菌，发现乳酸菌属——包括许多改善 NASH 进展的益生菌种类在 NASH 小鼠中被耗尽，而片仔癀将乳酸菌的丰度恢复到与对照组小鼠相似的水平，见图 5-1-18。

宏基因组分析显示，片仔癀通过诱导益生菌的富集来恢复 NASH 小鼠的肠道微生物群。在物种水平上对微生物群进行检查，发现被片仔癀显著富集的一组细菌，其中大部分为益生菌，包括乳杆菌（如嗜酸乳杆菌和植物乳杆菌）、乳球菌（如乳酸乳球菌）和芽孢杆菌（如枯草芽孢杆菌）；同时，柠檬酸杆菌和假单胞菌中几种致病菌的丰度被片仔癀降低（图 5-1-19）。在喂食片仔癀的正常小鼠粪便中，也发现了嗜酸乳杆菌和乳酸乳球菌的丰度增加。

片仔癀可恢复 NASH 小鼠的肠道屏障功能。由微生物生态失调引起的肠道屏障功能障碍是脂肪性肝炎发展的先决条件。通过测定血清脂多糖（LPS）水平来检测小鼠结肠通透性，如图 5-1-20 所示，与对照组小鼠相比，三种不同饮食方式诱导的 NASH 小鼠血清 LPS 浓度均升高，而片仔癀显著降低了所有 NASH 小鼠的血清 LPS 水平。FITC- 葡聚糖检测结果显示，喂食片仔癀显著降低了 MCD 饮食引致 NASH 小鼠的肠道通透性。同样，在片仔癀处理的三种不同饮食方式诱导的 NASH 小鼠中，肠道屏障完整性标志物 E-cadherin 蛋白的表达显著增加。

片仔癀主要通过上调结合胆汁酸并减少 FGF15 的分泌，从而抑制 NASH 发展。通过对片仔癀组、对照组和模型组小鼠的门静脉血进行非靶向代谢组学研究，PCoA 显示三组小鼠门静脉代谢物存在显著差异，与模型组小鼠相比，片仔癀组小鼠门静脉中发现 19 种代谢物显著富集，21 种代谢物被耗尽，其中胆汁酸生物合成是其中变化最大的途径之一。结合胆汁酸通过与肠道法尼醇 X 受体（FXR）结合来调节 FGF15 的产生，FGF15 被分泌到肝脏中以减少胆汁酸的合成，进而在 NASH 中发挥作用。对 HFHC 饮食诱导 NASH 小鼠肠道中 FXR 和

FGF15 的表达进行检测，结果显示片仔癀可以使肠道 FXR 和 FGF15 mRNA 水平降低，同时增加肝脏包括细胞色素 P450（CYP7A1、CYP7B1 和 CYP27A1）在内的胆汁酸生物合成相关 mRNA 的表达，见图 5-1-21。

（2）片仔癀治疗非酒精性脂肪肝的抗炎作用[6]

片仔癀可减轻 MCD 饮食喂养小鼠的肝脏损伤。MCD 饮食喂养会导致小鼠体重和肝脏重量的减轻，片仔癀可剂量依赖性地减弱 MCD 诱导的肝萎缩，恢复肝体比，其影响程度与阳性对照药非诺贝特相似（图 5-1-22）。小鼠肝脏切片 HE 染色显示，MCD 饮食喂养小鼠出现严重的大泡脂肪变性、肝细胞膨胀和炎症细胞浸润，片仔癀和阳性对照药均可抑制脂肪变性、肝细胞膨胀和炎症细胞浸润。油红 O 染色结果显示，片仔癀或阳性对照药治疗可使 MCD 喂养小鼠脂质沉积减少。

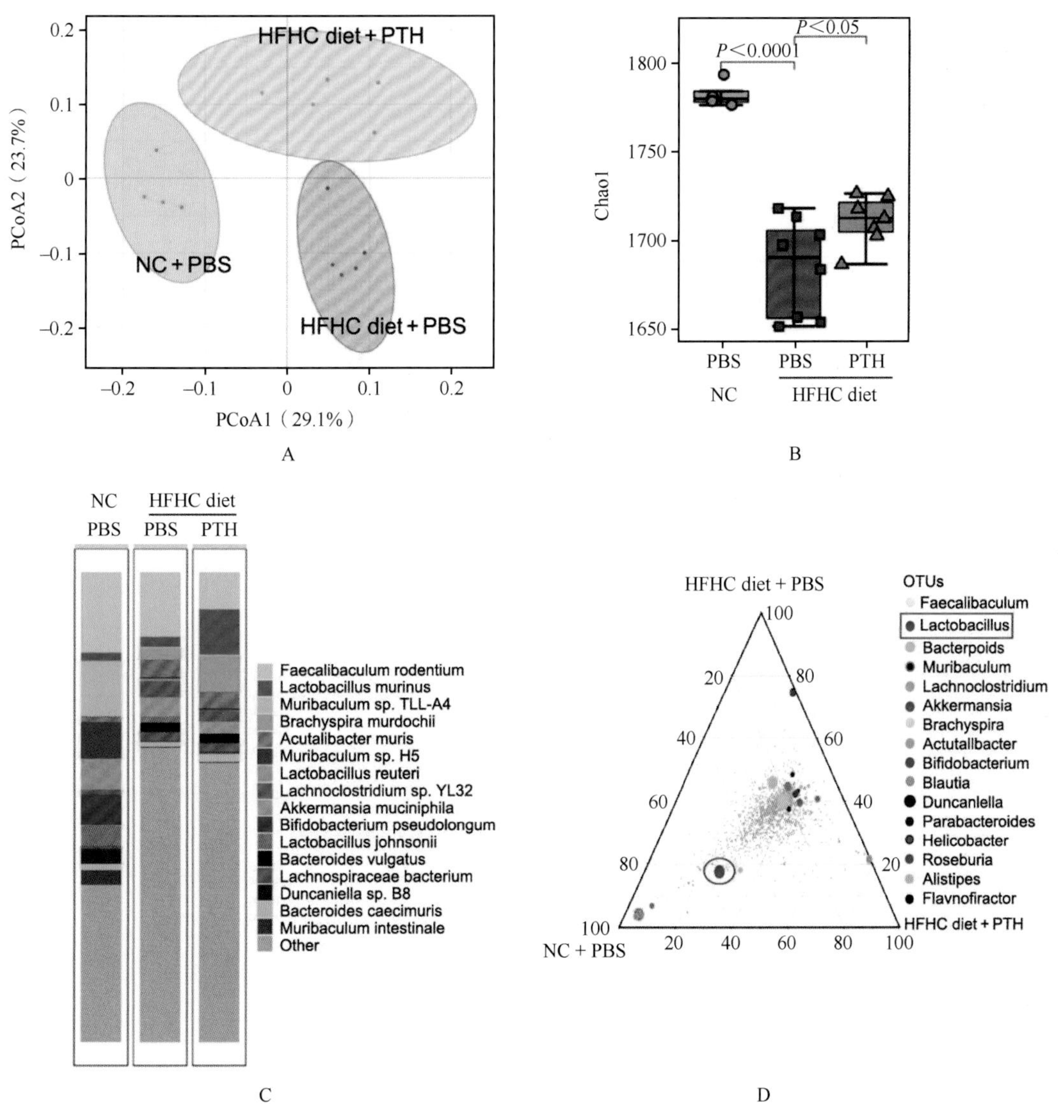

图 5-1-18　片仔癀改善 NASH 小鼠肠道菌群失调

A. 对照组小鼠、NASH 小鼠和片仔癀治疗 NASH 小鼠肠道微生物群 PCoA；B. 三组小鼠的 Chao1 多样性；C. 三组小鼠的差异细菌丰度；D. 三组小鼠的肠道微生物群三元图

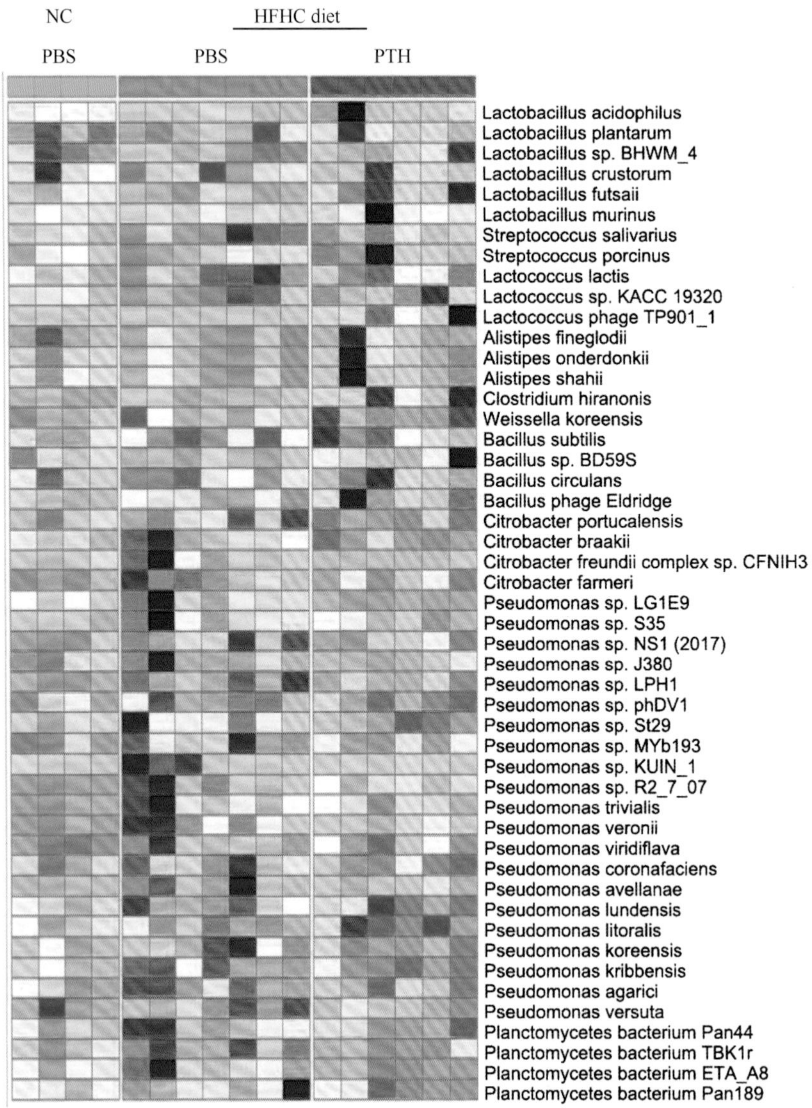

NC
HFHC diet
PBS
PBS
PTH
Lactobacillus acidophilus
Lactobacillus plantarum
Lactobacillus sp. BHWM_4
Lactobacillus crustorum
Lactobacillus futsaii
Lactobacillus murinus
Streptococcus salivarius
Streptococcus porcinus
Lactococcus lactis
Lactococcus sp. KACC 19320
Lactococcus phage TP901_1
Alistipes fineglodii
Alistipes onderdonkii
Alistipes shahii
Clostridium hiranonis
Weissella koreensis
Bacillus subtilis
Bacillus sp. BD59S
Bacillus circulans
Bacillus phage Eldridge
Citrobacter portucalensis
Citrobacter braakii
Citrobacter freundii complex sp. CFNIH3
Citrobacter farmeri
Pseudomonas sp. LG1E9
Pseudomonas sp. S35
Pseudomonas sp. NS1 (2017)
Pseudomonas sp. J380
Pseudomonas sp. LPH1
Pseudomonas sp. phDV1
Pseudomonas sp. St29
Pseudomonas sp. MYb193
Pseudomonas sp. KUIN_1
Pseudomonas sp. R2_7_07
Pseudomonas trivialis
Pseudomonas veronii
Pseudomonas viridiflava
Pseudomonas coronafaciens
Pseudomonas avellanae
Pseudomonas lundensis
Pseudomonas litoralis
Pseudomonas koreensis
Pseudomonas kribbensis
Pseudomonas agarici
Pseudomonas versuta
Planctomycetes bacterium Pan44
Planctomycetes bacterium TBK1r
Planctomycetes bacterium ETA_A8
Planctomycetes bacterium Pan189

图 5-1-19　添加片仔癀或 PBS（磷酸盐缓冲液）对照的小鼠肠道微生物群热图

Serum LPS（EU/ml）
20
15
10
5
0
***
***
PBS
PBS
PTH
NC
HFHC diet
HFHC diet
PBS
PTH
E-cadherin
β-actin
E-cadherin protein
2.5
2.0
1.5
1.0
0.5
0
**
PBS
PTH
HFHC diet

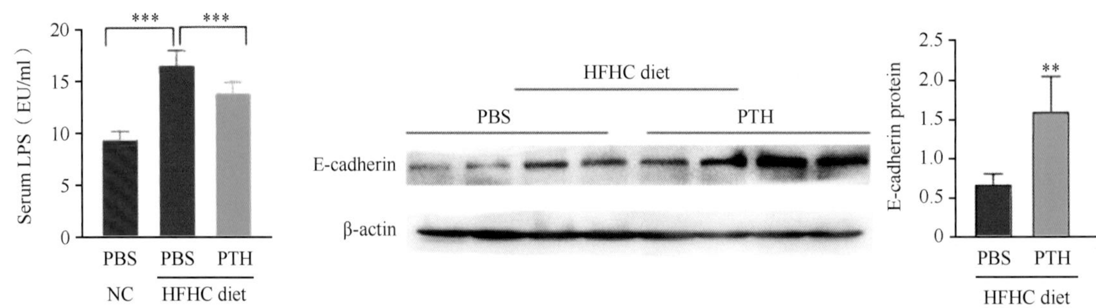

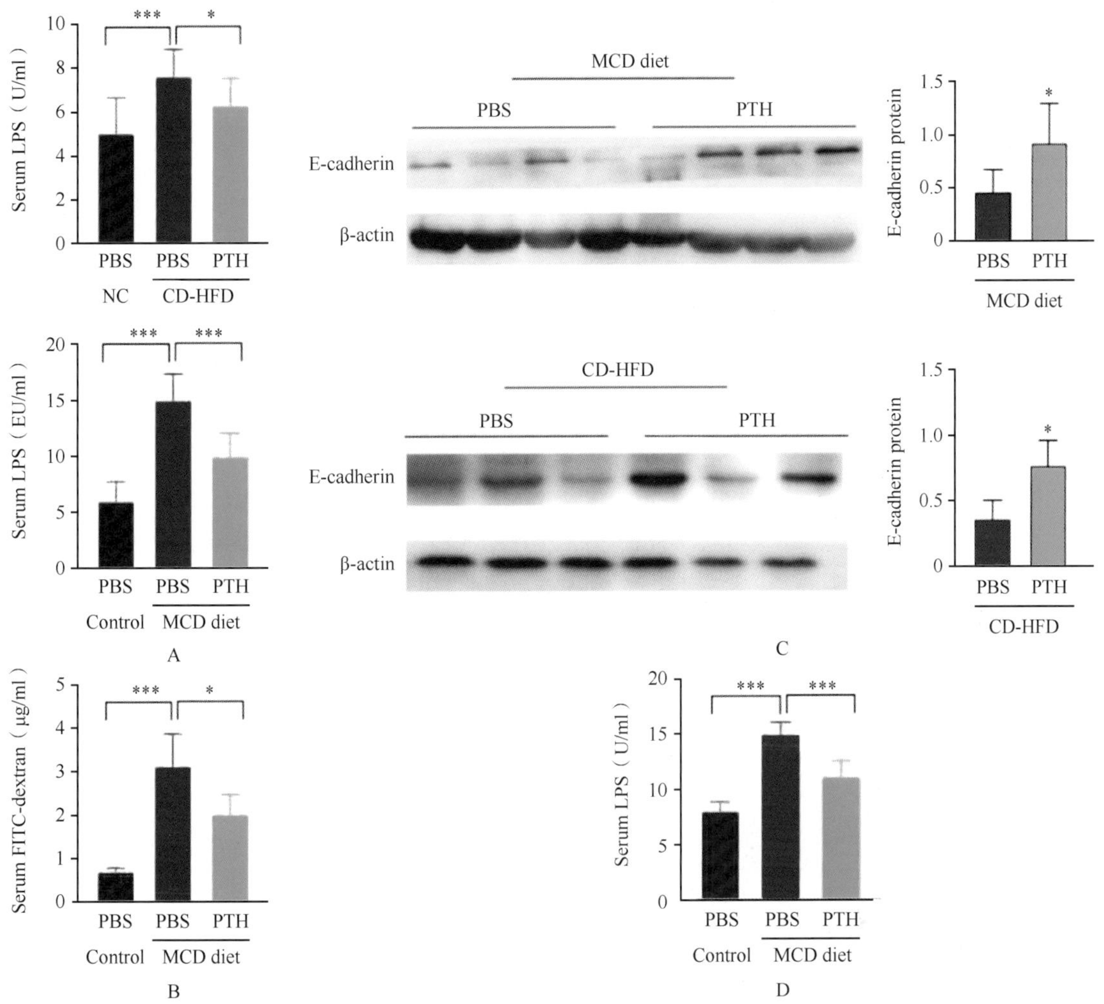

图 5-1-20　片仔癀恢复肠道屏障功能

A. 三种 NASH 小鼠给予片仔癀或 PBS 对照的血清 LPS 水平；B. MCD 饮食诱导 NASH 小鼠给予片仔癀或 PBS 对照的血清 FITC-葡聚糖检测结果；C. Western blot 检测 HFHC 饮食或 MCD 饮食诱导 NASH 小鼠给予片仔癀或 PBS 对照结肠 E-cadherin 蛋白含量；D. MCD 饮食诱导 NASH 小鼠给予片仔癀或 PBS 对照血清 LPS 水平

$^{*}P<0.05$，$^{**}P<0.01$，$^{***}P<0.001$

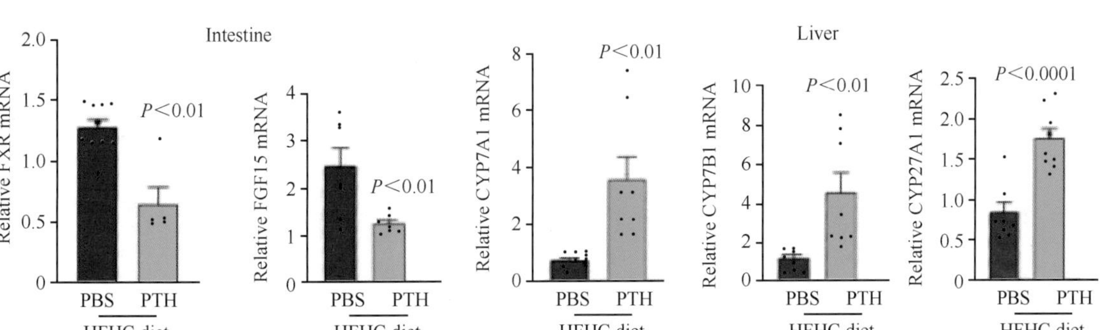

图 5-1-21　添加片仔癀或 PBS 对照的 HFHC 饮食诱导 NASH 小鼠的肠道 FXR 和 FGF15mRNA 水平，肝脏 CYP7A1、CYP7B1 和 CYP27A1 mRNA 水平

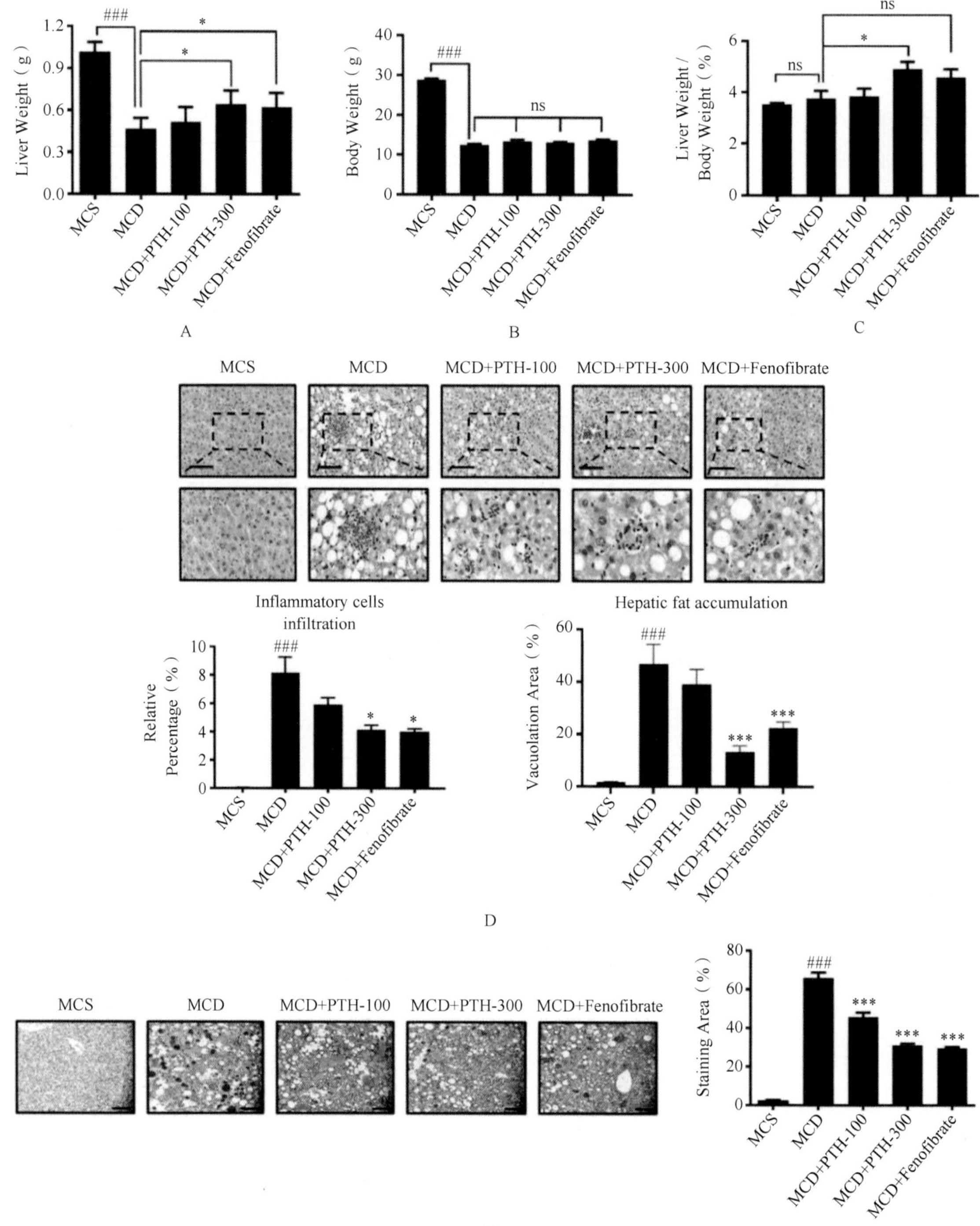

图 5-1-22　片仔癀可抑制 MCD 引起的肝脏重量减轻和脂肪变性

MCD 小鼠的（A）肝脏重量、（B）体重和（C）肝脏系数；MCD 小鼠肝脏切片（D）HE 染色和（E）油红 O 染色

与 MCD 组比较，*$P < 0.05$，***$P < 0.001$；与 MCS 组比较，###$P < 0.001$；ns，无统计学差异

片仔癀可减轻 HFD 饮食喂养小鼠的肝脏损伤。HFD 喂养会导致小鼠体重和肝脏重量显著增加，片仔癀可剂量依赖性地降低 HFD 喂养小鼠肝脏重量，但对体重没有明显影响。此外，片仔癀还可抑制 HFD 饮食引起的肝脏脂肪空泡、肝细胞膨胀和炎症细胞浸润，抑制肝脏脂质沉积。

片仔癀在 NAFLD 小鼠中体现了肝脏保护和调节脂质代谢作用。MCD 饮食和 HFD 饮食诱导的 NAFLD 可导致小鼠肝损伤，进而导致血清 ALT、AST 水平升高，同时还可导致血清总胆固醇（T-CHO）和 TG 水平升高，而片仔癀可剂量依赖性地抑制血清 ALT、AST、T-CHO 和 TG 水平的升高，表明了片仔癀在 NAFLD 小鼠中肝脏保护和调节脂质代谢的作用。

片仔癀对 MCD 小鼠体现了抗炎作用。肝脏炎症是驱动 NAFLD 进展的关键事件。MCD 小鼠肝脏切片免疫染色结果显示，MCD 小鼠肝脏巨噬细胞浸润标志物 CD68 的表达显著升高，而片仔癀可剂量依赖性地减弱 CD68 阳性巨噬细胞浸润。同时，片仔癀还可剂量依赖性地抑制促炎因子 IL-6、IL-1β 和 TNF-α 在 MCD 小鼠肝脏中的表达，见图 5-1-23。

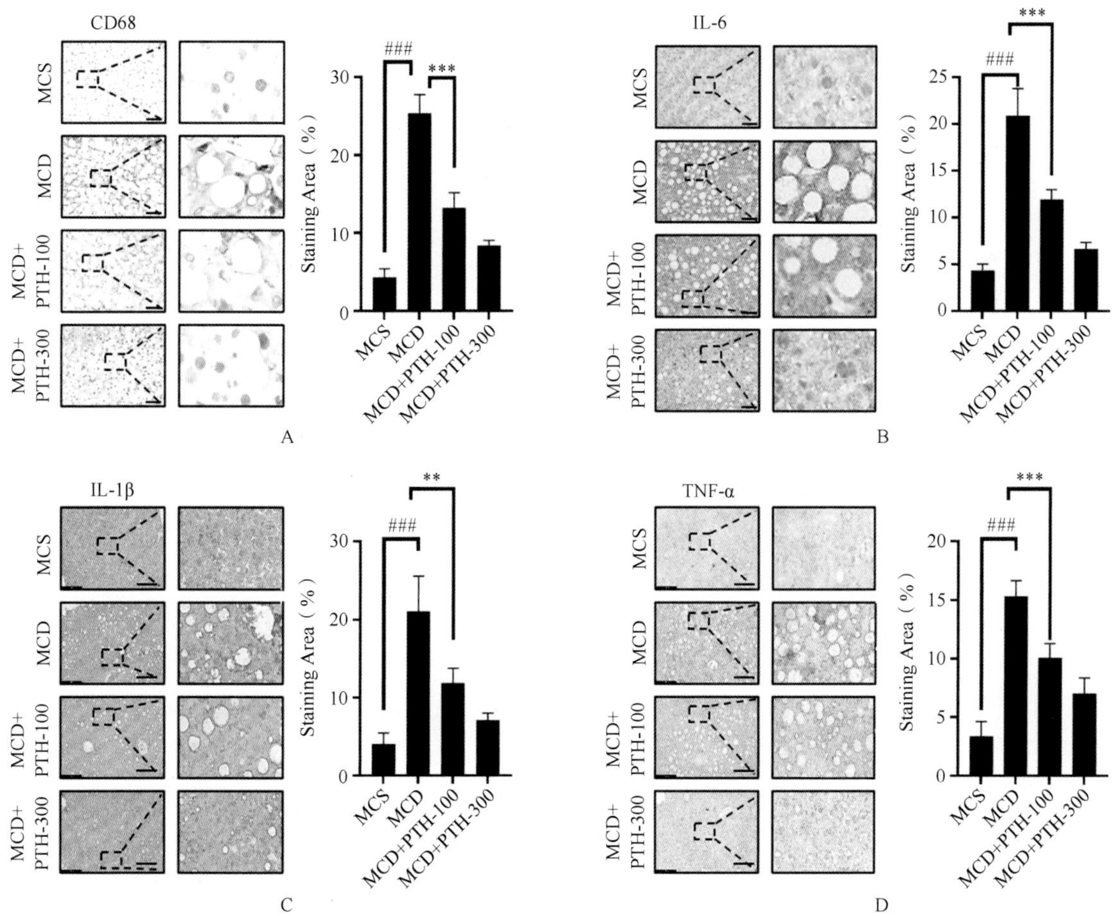

图 5-1-23　在 MCD 小鼠中，免疫组化检测片仔癀对（A）CD68、（B）IL-6、（C）IL-1β 和（D）TNF-α 表达的影响

与 MCD 组比较，***P* ＜ 0.01，****P* ＜ 0.001；与 MCS 组比较，###*P* ＜ 0.001

片仔癀在 MCD 诱导非酒精性脂肪性肝病小鼠中的抗炎作用可能是通过抑制 NF-κB 炎症通路介导的。NF-κB 作为炎症和细胞死亡的主要调节因子，在肝细胞损伤、脂肪变性和肝纤维化发展过程中发挥重要作用。通过检测片仔癀对 NF-κB 相关蛋白 IκBα 表达水平的影响，结果表明片仔癀可剂量依赖性地抑制 MCD 对 IκBα 表达的下调，进而拮抗 MCD 激活 NF-κB 炎症通路。qRT-PCR 检测结果显示，片仔癀抑制了 MCD 诱导的 NF-κB 下游靶标 Il1b、Tnfa 和 Il6 的 mRNA 表达，见图 5-1-24。

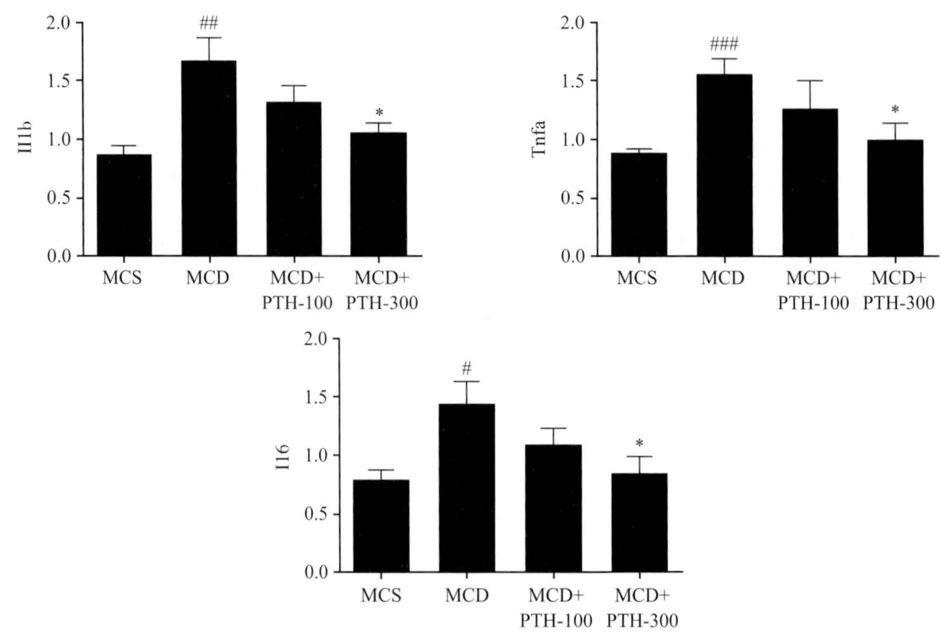

图 5-1-24 qRT-PCR 检测片仔癀对 MCD 小鼠肝组织中 Il1b、Tnfa 和 Il6 表达的影响

与 MCD 组比较，*$P<0.05$；与 MCS 组比较，#$P<0.05$，##$P<0.01$，###$P<0.001$

通过免疫组化检测等方式，对片仔癀对 HFD 小鼠的抗炎作用进行评估。HFD 诱导的肝细胞脂质堆积可导致肝脏炎症。如图 5-1-25 所示，片仔癀可抑制 HFD 诱导的 CD68 阳性巨噬细胞浸润，以及促炎因子 IL-6、IL-1β 和 TNF-α 的表达，同时也可抑制 NF-κB 信号通路下游靶标 Il1b、Tnfa 和 Il6 的 mRNA 表达，机制与在 MCD 小鼠中类似。此外，HFD 小鼠中一种抗炎脂肪因子 Adipoq 受到了抑制，该因子的表达与炎症反应呈负相关。片仔癀可剂量依赖性地抑制 HFD 对 Adipoq 的抑制作用，进一步体现了抗炎作用。

片仔癀可抑制 MCD 小鼠和 HFD 小鼠的肝纤维化。对两种方式诱导的非酒精性脂肪性肝病小鼠肝脏切片进行天狼星红染色，检测结果显示片仔癀可减少两种小鼠肝脏胶原蛋白含量，抑制肝纤维化（图 5-1-26）。

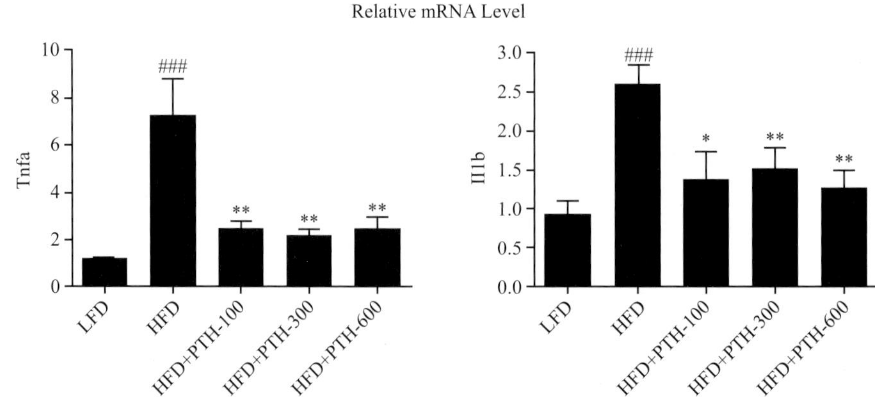

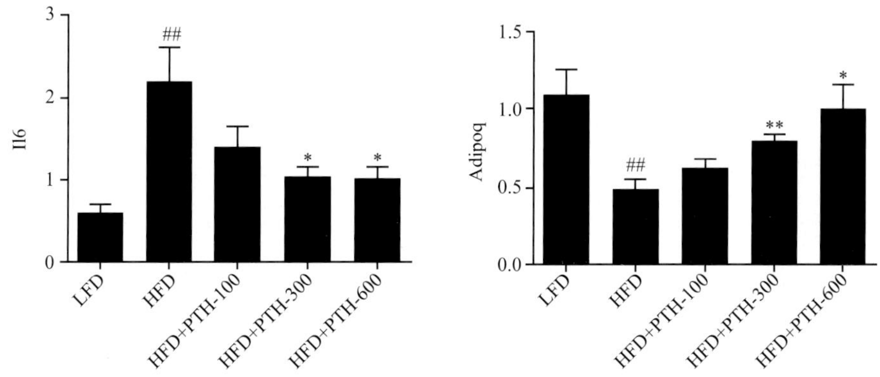

图 5-1-25　qRT-PCR 检测片仔癀对 HFD 小鼠肝组织中 Il1b、Tnfa、Il6 和 Adipoq 表达的影响

与 HFD 组比较，*P ＜ 0.05，**P ＜ 0.01；与 LFD 组比较，##P ＜ 0.01，###P ＜ 0.001

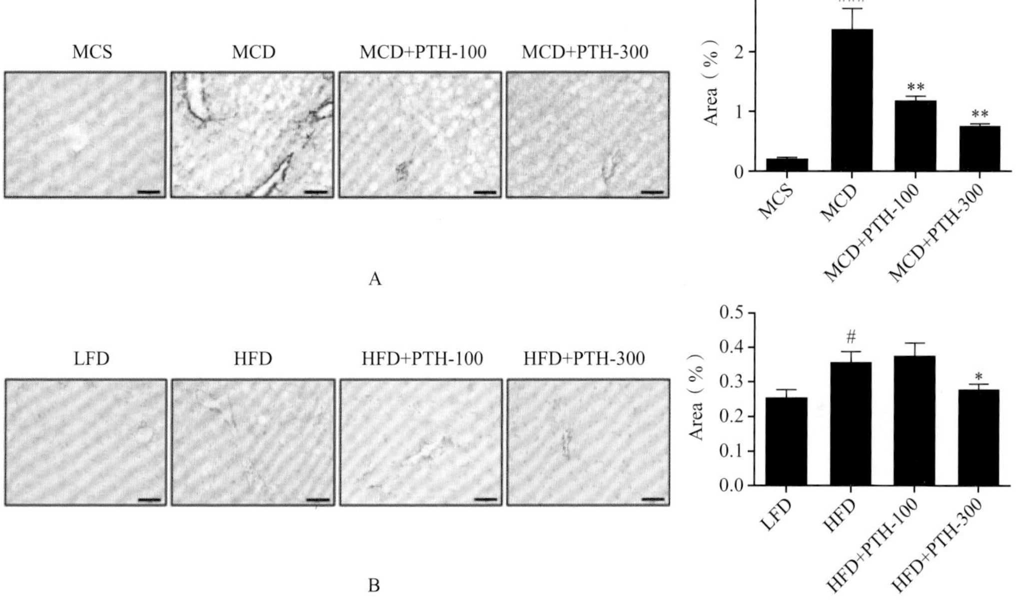

图 5-1-26　天狼星红染色检测片仔癀对（A）MCD 小鼠和（B）HFD 小鼠肝纤维化程度的影响

与 HFD 组比较，*P ＜ 0.05；与 MCD 组比较，**P ＜ 0.01；与 LFD 组比较，#P ＜ 0.05；与 MCS 组比较，###P ＜ 0.001

3. 讨论与结论

（1）片仔癀通过调节肠道菌群及代谢物影响非酒精性脂肪性肝病[5]

片仔癀在多种饮食诱导的非酒精性脂肪性肝炎小鼠中，可改善肝脏组织学形态，降低肝脏三酰甘油、胆固醇和脂质过氧化物，以及血清 ALT 和 AST 水平，从而有助于预防和治疗小鼠脂肪性肝炎。机制研究结果显示，片仔癀可富集包含嗜酸乳杆菌和植物乳杆菌在内的益生菌，恢复 NASH 小鼠受损的肠道屏障，调节肠道微生物产生的代谢物，通过 FXR-FGF15 信号通路促进肝脏胆汁酸合成，进而抑制 NASH 的发生发展。

（2）片仔癀治疗非酒精性脂肪肝的抗炎作用[6]

片仔癀可以抑制 MCD 饮食和 HFD 饮食诱导的非酒精性脂肪性肝病小鼠肝脏脂肪变性、肝细胞膨胀及炎性细胞浸润，改善小鼠肝脏系数，降低血清 ALT、AST、T-CHO 和 TG 含量，抑制肝损伤。机制研究结果显示，片仔癀可通过抑制 IκBα 蛋白的降解抑制 NF-κB 信号通路的激活，抑制促炎因子 IL-6、IL-β 和 TNF-α 的表达，减少巨噬细胞浸润，抑制抗炎脂肪因子 Adipoq 减少，体现了抗炎的作用。此外，片仔癀还可抑制肝纤维化。

（四）药物性肝损伤

药物性肝损伤是由各种生物制品、中药、天然药物、保健品、膳食补充剂及其代谢产物或辅料引起的肝损伤。药物性肝损伤的原因包括过量服药、遗传性药物代谢异常、药物干扰细胞代谢等。片仔癀对酒精、高脂饮食等因素诱导的肝损伤具有显著的疗效，据此进一步开展片仔癀对 CCl_4、对乙酰氨基酚等药物引致的肝损伤的作用和机制研究，有利于进一步明确片仔癀的临床定位。

1. 方法

（1）片仔癀对 CCl_4 引致肝损伤的保护作用研究[7-9]

对小鼠进行片仔癀（0.5g/kg）预防给药，后通过腹腔注射 50% CCl_4/ 玉米油溶液构建急性肝损伤小鼠模型，24h 后测定血清 ALT 和 AST，观察肝脏 HE 染色病理切片。

（2）片仔癀对对乙酰氨基酚引致肝损伤的保护作用研究[10]

对小鼠分别给予甘草酸二铵（阳性对照，DG，30mg/kg）和片仔癀低、中、高剂量（75mg/kg、150mg/kg 和 300mg/kg）预防给药，后通过腹腔注射对乙酰氨基酚（APAP，400mg/kg）构建急性肝损伤小鼠模型。

构建 NLRP3 敲除小鼠（$NLRP3^{-/-}$）和 NLRP3 过表达（oe-NLRP3）小鼠模型，给予片仔癀（300mg/kg）预防给药，后构建急性肝损伤小鼠模型，造模方式同上。

为开展片仔癀对 APAP 诱导的肝损伤自噬的调节作用研究，对小鼠进行片仔癀（300mg/kg）预防给药后，腹腔注射 3-MA（自噬 /PI3K 抑制剂，30mg/kg）。

2. 结果

（1）片仔癀对 CCl_4 引致肝损伤的保护作用研究[7-9]

片仔癀减轻了 CCl_4 引起的小鼠肝损伤。对 CCl_4 引致肝损伤小鼠血清进行检测，发现片仔癀可抑制 CCl_4 导致的 ALT 和 AST 升高。此外，肝脏组织病理切片显示，CCl_4 模型组，肝中央静脉淤血，周围有小叶中央性坏死，部分为小叶周围性坏死，呈点状和碎片状坏死，有灶性淋巴细胞等浸润；坏死周围有肝细胞重度浑浊肿胀、脂肪变性和气球样变性，汇管区有少量淋巴细胞等浸润，肝细胞的放射状排列被破坏。而片仔癀治疗组，被破坏的肝组织得到部分恢复，中央静脉周围细胞胞质红染，点状和碎片状坏死极少，大部分只表现为不同程度的肝细胞气球样变性，汇管区周围肝细胞有轻度浑浊肿胀，见图 5-1-27。

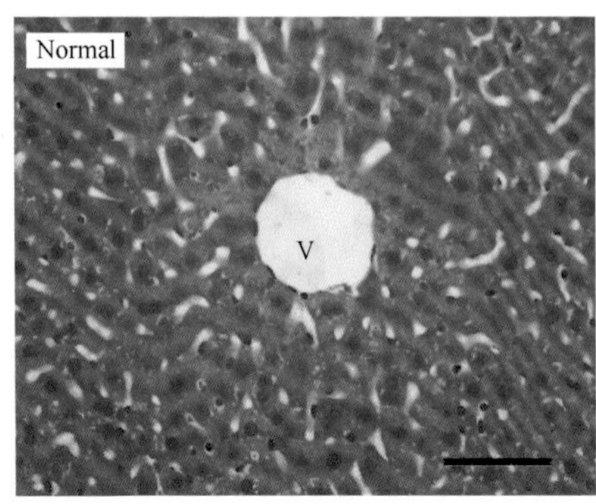

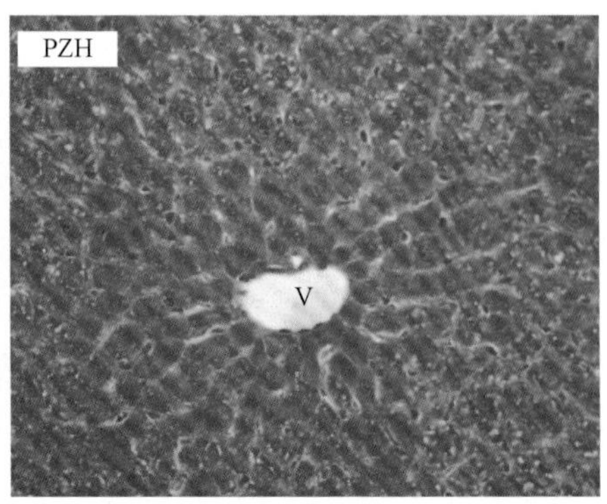

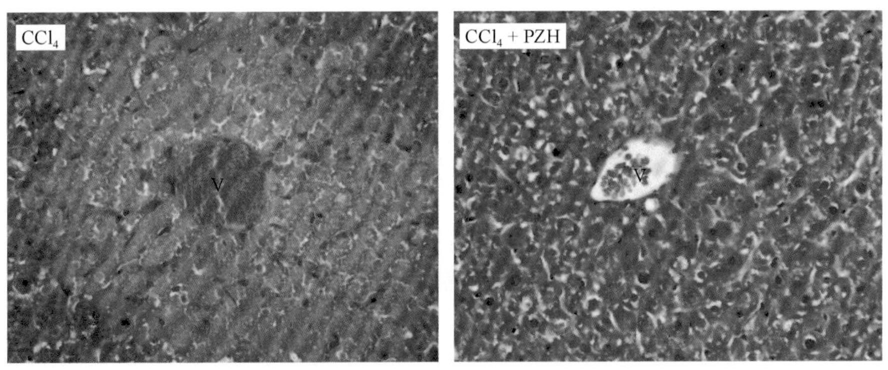

图 5-1-27　片仔癀对 CCl_4 引致肝损伤小鼠肝组织病理学的影响

对片仔癀的肝保护作用开展体外研究，通过分泌碱性磷酸酶研究检测片仔癀对肝细胞重要信号传导通道各种反应因子的影响，结果表明片仔癀可提升活化蛋白 1（AP-1）、CAMP 反应元件结合蛋白（CREB）及 NF-κB 反应因子水平，表明片仔癀可能是通过调节以上相关因子实现对肝损伤的保护作用。

（2）片仔癀对对乙酰氨基酚引致肝损伤的保护作用研究[10]

对 APAP 注射小鼠血清进行检测，结果显示模型组小鼠血清 ALT、AST 和 TG 的表达高于对照组，阳性对照药与片仔癀均可降低 APAP 注射小鼠的血清 ALT、AST 和 TG 含量，片仔癀的作用具有剂量依赖性。

片仔癀可抑制 APAP 小鼠肝组织损伤。组织学检测结果显示，对照组（Con）细胞形态正常，肝小叶结构完整，无肝坏死，模型组（Mod）肝脏出现大面积局灶性坏死（黑色虚线圈出部分），肝细胞结构紊乱。片仔癀和阳性对照药均能减轻肝损害，减少肝坏死面积，见图 5-1-28。

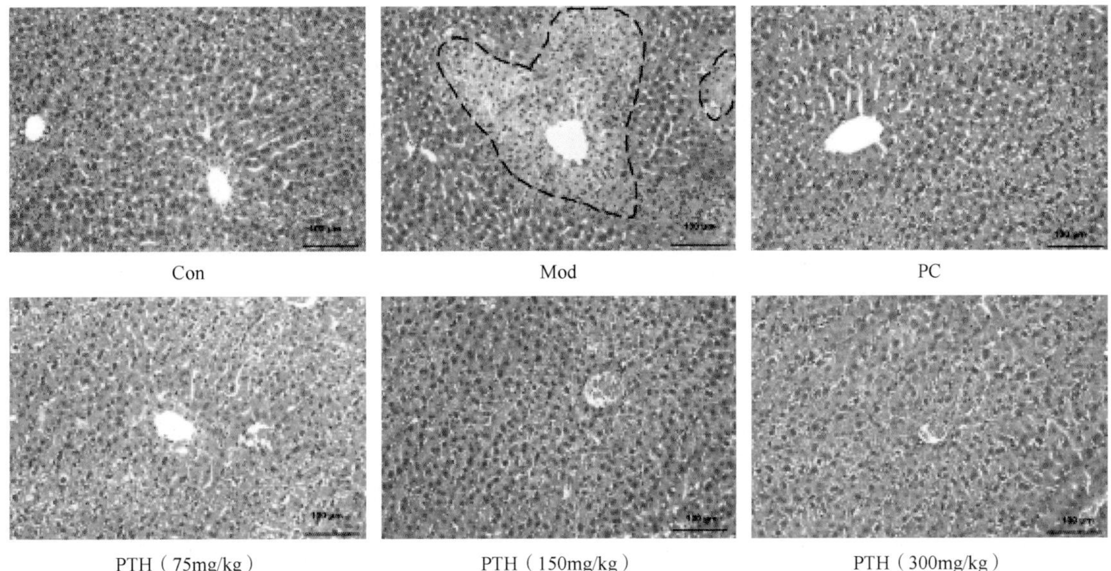

图 5-1-28　片仔癀对 APAP 引致肝损伤小鼠肝脏组织的影响

模型组中炎症因子 IL-6、TNF-α 和 IL-1β mRNA 含量显著升高，诱导型一氧化氮合酶（iNOS）、COX-2、NLRP3、Caspase-1 p20 和 IL-18 的蛋白含量增加，表明 APAP 诱导的急性肝损伤出现炎症反应，NLRP3 炎症小体水平上调。相较于模型组，片仔癀可剂量依赖性地降低炎症因子 IL-6、TNF-α 和 IL-1β 水平，同时也可降低 iNOS、COX-2、NLRP3、Caspase-1 p20 和 IL-18 蛋白表达，体现了抗炎作用。

NLRP3 的激活可能只是 APAP 诱导的肝损伤的部分原因，而片仔癀对肝组织的保护作用主要是通过调节 NLRP3 炎症小体实现的，敲除 NLRP3 后片仔癀的保护作用不显著。在 C57BL/6 背景的 NLRP3 敲除（$NLRP3^{-/-}$）小鼠中，探究片仔癀调节 NLRP3 炎症小体的机制。研究结果表明，与对照组小鼠相比，模型组小鼠体内 NLRP3、IL-18 和 IL-1β 表达均显著升高，而 $NLRP3^{-/-}$ 模型组小鼠的 NLRP3、IL-18 和 IL-1β 表达显著低于模型组，片仔癀对 $NLRP3^{-/-}$ 模型组小鼠无明显影响；$NLRP3^{-/-}$ 模型组小鼠血清 ALT 和 AST 水平保持在较高水平，但显著低于模型组，而片仔癀对此的调节作用不显著（图 5-1-29）。肝组织病理染色结果显示，对照组和 $NLRP3^{-/-}$ 对照组的细胞形态和肝小叶结构均正常，未见明显坏死和炎症细胞，经片仔癀治疗的模型组和 $NLRP3^{-/-}$ 模型组形态与之相似，仅模型组小鼠出现大面积肝坏死。

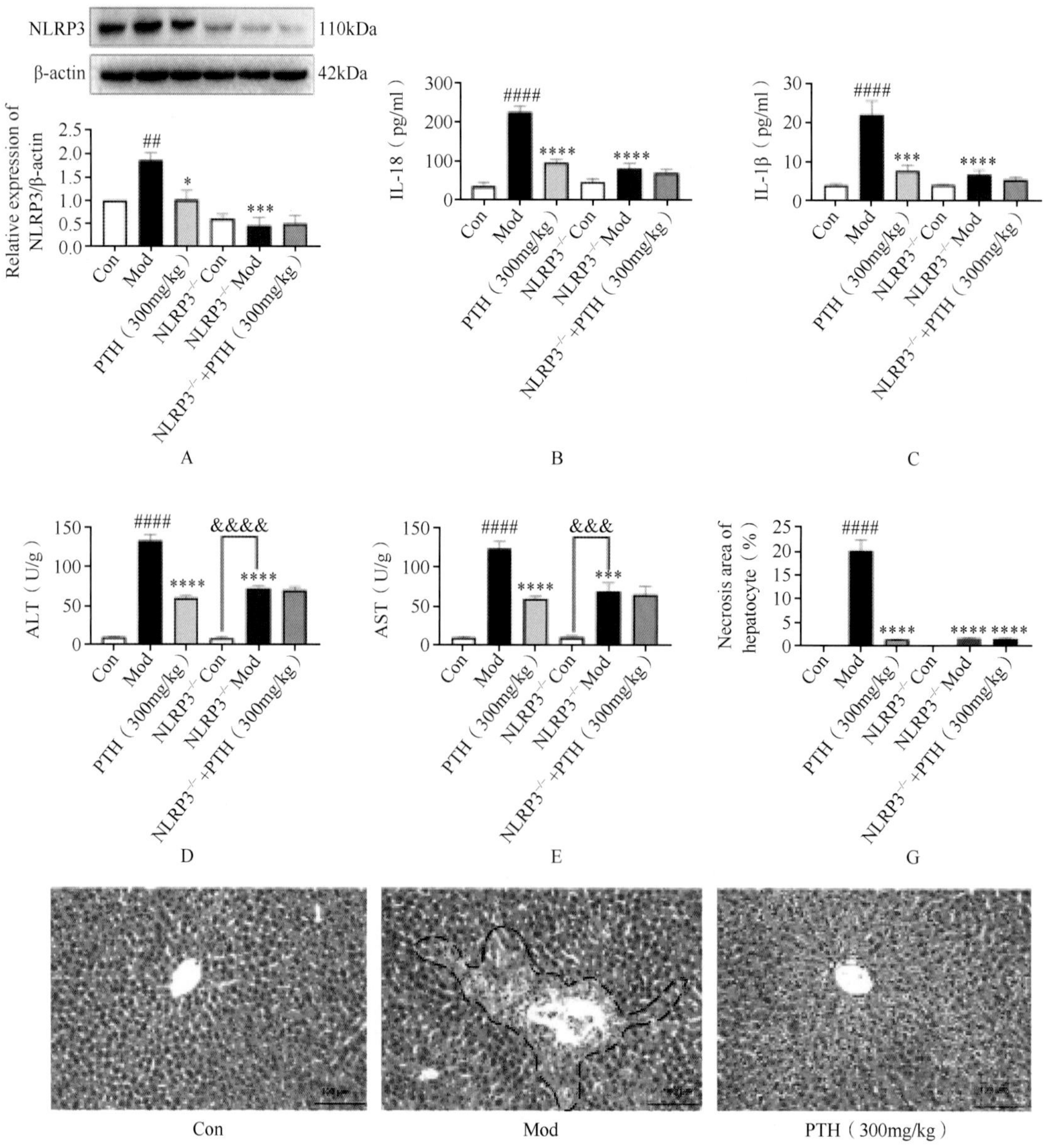

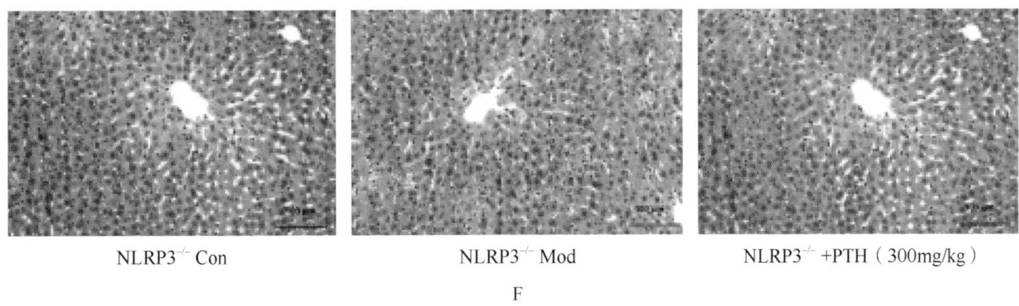

图 5-1-29　片仔癀对 NLRP3 敲除小鼠（NLRP3−/−）肝损伤的影响

A. 片仔癀降低血清中 NLRP3 蛋白水平；B. 片仔癀降低血清中 IL-18 蛋白水平；C. 片仔癀降低血清中 IL-1β 蛋白水平；D. 片仔癀降低 APAP 处理导致肝损伤小鼠血清中 ALT 水平；E. 片仔癀降低 APAP 处理导致肝损伤小鼠血清中 AST 水平；F. 雄性野生型小鼠和 NLRP3 敲除小鼠在不同处理下的肝组织组织学染色；G. 肝组织中肝坏死面积的统计分析。与模型组比较，$*P < 0.05$，$***P < 0.001$，$****P < 0.0001$；与对照组比较，$\#\#P < 0.01$，$\#\#\#\#P < 0.0001$；与 NLRP3−/− 对照组比较，$\&\&\&P < 0.001$，$\&\&\&\&P < 0.0001$

在过表达 NLRP3（oe-NLRP3）的 C57BL/6 小鼠中进一步研究片仔癀调节 NLRP3 的机制。如图 5-1-30 所示，与对照组相比，模型组 NLRP3 和 Caspase-1 p20 蛋白表达显著升高。与模型组和 oe-NLRP3 对照组相比，oe-NLRP3 模型组 NLRP3 和 Caspase-1 p20 表达进一步升高。片仔癀对模型组和 oe-NLRP3 模型组小鼠 NLRP3 和 Caspase-1 p20 表达有抑制作用。肝组织病理染色结果显示，oe-NLRP3 模型组小鼠肝坏死面积大于模型组小鼠，片仔癀对其也有显著的治疗效果。

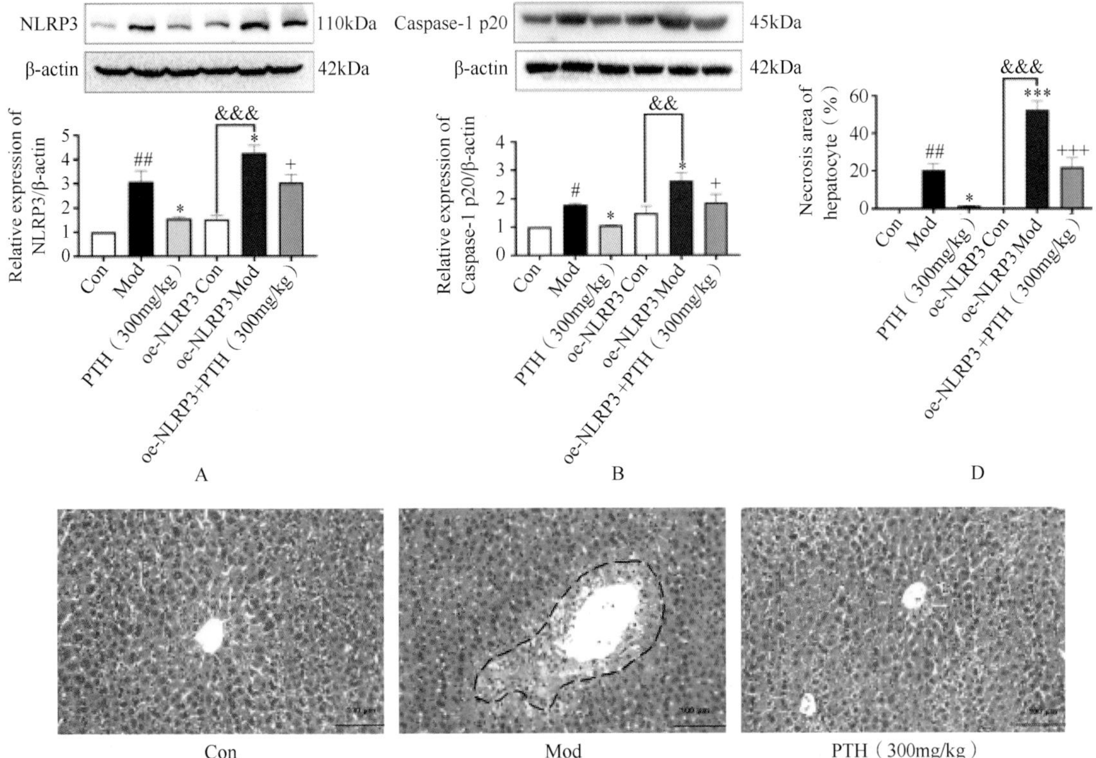

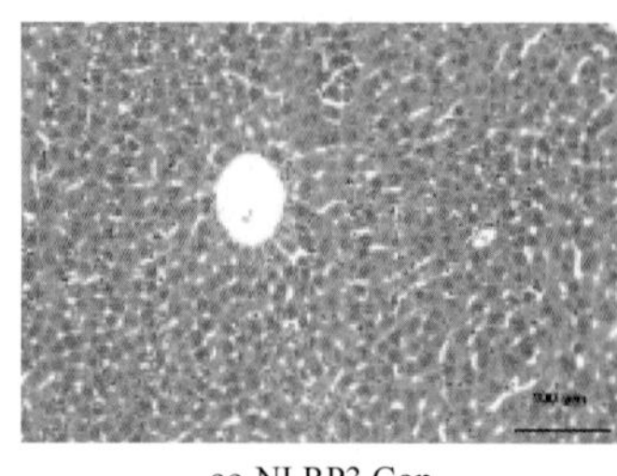
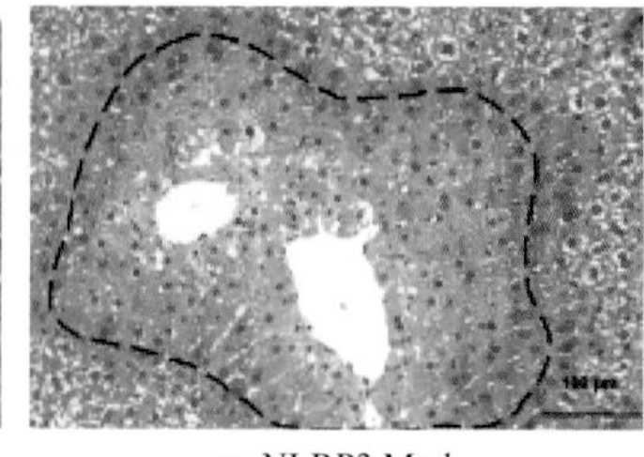
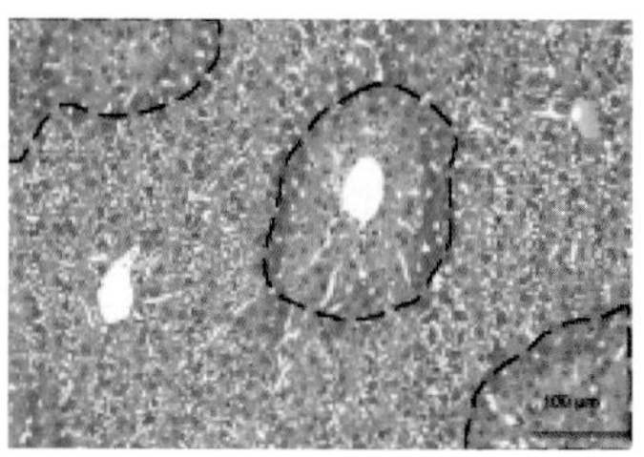

oe-NLRP3 Con　　oe-NLRP3 Mod　　oe-NLRP3 + PTH（300mg/kg）

C

图 5-1-30　片仔癀对 NLRP3 过表达小鼠（oe-NLRP3）肝损伤的影响

A. 片仔癀对 APAP 诱导的肝损伤小鼠肝组中 NLRP3 蛋白水平的抑制作用；B. 片仔癀对 APAP 诱导的肝损伤小鼠肝组织中 Caspase-1 P20 蛋白水平的抑制作用；C. 雄性野生型和 NLRP3 小鼠在不同处理下的肝组织组织学染色；D. 肝组织学染色中肝坏死面积的统计分析。与模型组比较，$^{*}P < 0.05$，$^{***}P < 0.001$；与对照组比较，$^{\#}P < 0.05$，$^{\#\#}P < 0.01$；与 oe-NLRP3 对照组比较，$^{\&\&}P < 0.01$，$^{\&\&\&}P < 0.001$；与 oe-NLPP3 模型组比较，$^{+}P < 0.05$，$^{+++}P < 0.001$

片仔癀进一步促进了细胞自噬。对小鼠体内细胞自噬相关蛋白进行检测，结果显示相较于对照组，模型组小鼠 LC-Ⅱ/LC-Ⅰ和 Beclin1 表达明显升高，p62 水平下降，表明 APAP 诱导会引起细胞自噬。相较于模型组，片仔癀显著提高了 LC-Ⅱ/LC-Ⅰ和 Beclin1 的水平，降低了 p62 的表达。

通过 mTOR-AMPK 通路研究片仔癀调节细胞自噬的相关分子机制，p-AMPK/AMPK 的相对表达量在对照组和模型组之间无显著差异，而片仔癀可剂量依赖性地增加 p-AMPK/AMPK 水平，提示片仔癀促进细胞自噬与提升 p-AMPK 表达有关。此外，模型组小鼠相较于对照组 p-mTOR/mTOR 显著降低，片仔癀则进一步降低了相对表达。这表明片仔癀通过 mTOR-AMPK 信号通路发挥了调节 APAP 诱导的急性肝损伤中细胞自噬的作用。

对模型组小鼠注射特异性自噬阻滞剂 3-MA，发现其明显抑制了 LC3-Ⅱ/LC-Ⅰ的表达，表明 3-MA 部分阻断了细胞自噬。相较于片仔癀单独使用，3-MA 和片仔癀同时使用时，LC3-Ⅱ / LC3-Ⅰ蛋白表达显著降低。此外，片仔癀可进一步提升 Beclin1 蛋白在模型组的表达，而注射 3-MA 可显著抑制 Beclin1 的表达，片仔癀和 3-MA 合用，Beclin1 的表达也受到了抑制。检测血清中的 ALT 和 AST 及肝脏组织病理，结果均显示 3-MA 抑制了片仔癀的肝脏保护作用，表明片仔癀的肝脏保护作用至少部分是通过上调自噬介导的。

检测片仔癀与 3-MA 联用条件下，模型组小鼠 NLRP3 及相关炎症细胞因子的变化。结果显示，3-MA 可使 NLRP3 蛋白表达较模型组进一步升高，而片仔癀显著降低了 NLRP3 的表达，两者联用可逆转 NLRP3 的表达，显著高于片仔癀单独给药。Caspase-1 p20 的变化也有类似趋势，3-MA 的共处理逆转了片仔癀对 Caspase-1 p20 的抑制，表明自噬活性被阻断后，片仔癀对 NLRP3 的抑制活性被消除。NLRP3 炎症小体的激活可促进 IL-1β 和 IL-18 的表达。模型组中，IL-1β 和 IL-18 的水平显著升高，而 3-MA 使其表达量进一步升高，片仔癀则显著降低了 IL-1β 和 IL-18 的表达，两者联用，IL-1β 和 IL-18 的表达水平升高（图 5-1-31）。这表明，片仔癀对 NLRP3 炎症小体的抑制作用至少部分是由自噬活性上调介导的。

3. 讨论与结论

（1）片仔癀对 CCl_4 引致肝损伤的保护作用研究[7-9]

片仔癀可显著减轻 CCl_4 诱导的小鼠肝损伤，可显著降低血清 ALT 和 AST 水平，减轻肝脏组织损伤，刺激肝细胞反应因子 AP-1、CREB、NF-κB 增加，表明片仔癀通过调整肝细胞的重要信号传导通路的活性发挥保肝作用。

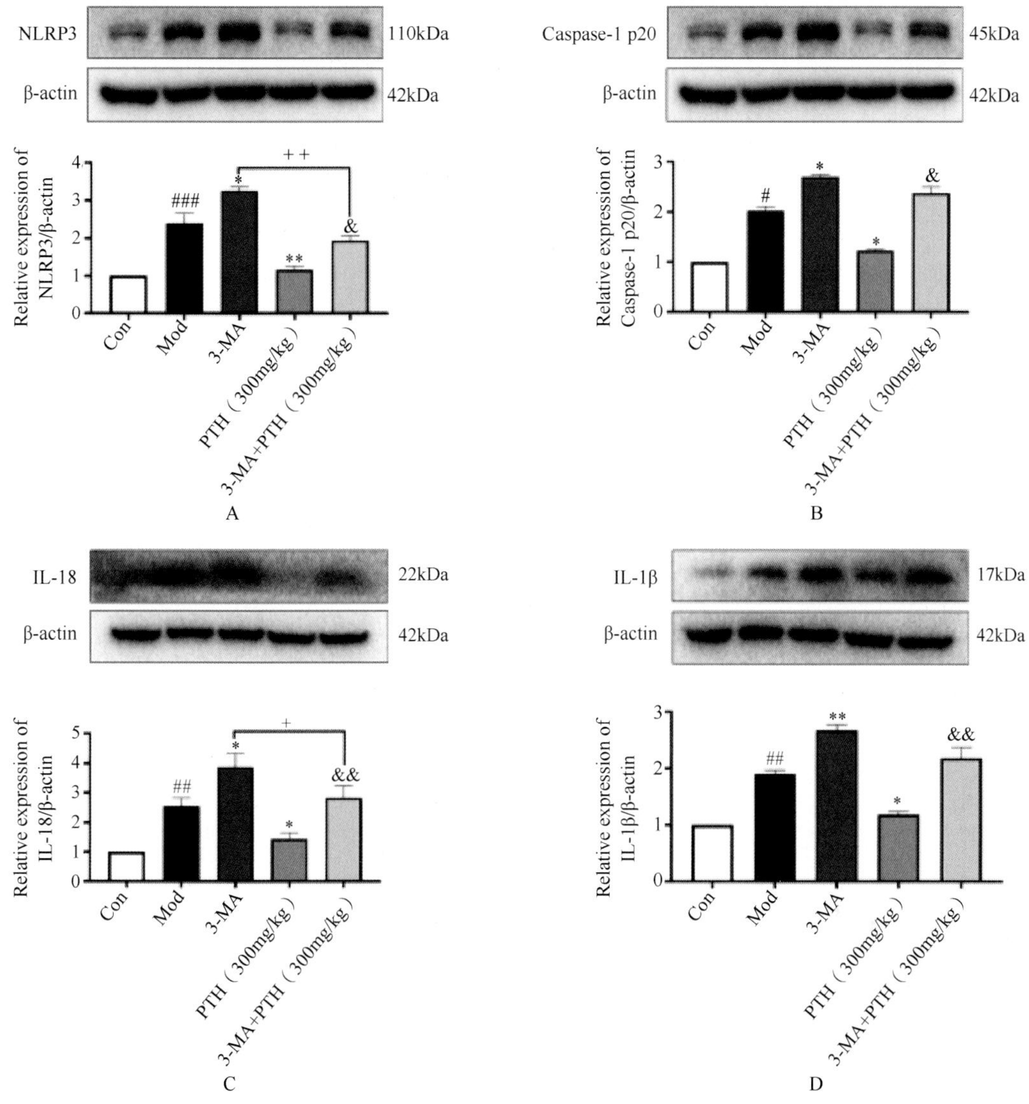

图 5-1-31　自噬抑制剂 3-MA 对片仔癀调节 NLRP3 炎症小体作用的影响

片仔癀对 3-MA 注射前后（A）NLRP3 和（B）Caspase-1 p20 相对蛋白表达的影响；片仔癀对血清中（C）IL-18 和（D）IL-1β 蛋白表达的影响

与模型组比较，*$P<0.05$，**$P<0.01$；与对照组比较，#$P<0.05$，##$P<0.01$，###$P<0.001$；与 PTH 组比较，&$P<0.05$，&&$P<0.01$；与 3-MA 组比较，+$P<0.05$，++$P<0.01$

（2）片仔癀对对乙酰氨基酚引致肝损伤的保护作用研究[10]

片仔癀对 APAP 诱导的肝损伤具有保护作用，可下调肝损伤小鼠血清 ALT 与 AST 含量，减少细胞坏死。其机制与抑制 NLRP3 炎症小体有关，片仔癀通过促进细胞自噬调节 NLRP3 炎症小体，进而减轻炎症反应，减轻肝损伤。

（五）片仔癀抗肝纤维化的作用与分子机制研究[11-16]

肝纤维化是指肝脏纤维结缔组织的过度沉积，是纤维增生和纤维分解不平衡的结果。肝纤维化是许多慢性肝病，特别是慢性病毒性肝炎的临床及病理演变过程，是肝硬化发展的早期阶段。为了进一步明确片仔癀抑制肝纤维化的作用，上海交通大学秦胜营课题组开展了相关研究。

1. 方法

对小鼠每周 2 次腹腔注射 CCl_4 与 10% 玉米油混合溶剂 10μl/g，同时每天 1 次灌胃片仔癀（0.25mg/g），持续 8 周，构建肝纤维化小鼠模型。

对大鼠进行每周 2 次 CCl_4 花生油（1 ∶ 1）1ml/kg 灌胃，同时给予高脂饲料，并每天 1 次灌胃片仔癀（1.5g/kg）或秋水仙碱（阳性对照，1mg/kg），持续 8 周，构建肝纤维化大鼠模型。

2. 结果

片仔癀可抑制肝组织胶原沉积。对 CCl_4 诱导肝纤维化小鼠肝组织进行天狼星红染色，如图 5-1-32 所示，相较于对照组，模型组天狼星红染色阳性面积显著增加，片仔癀治疗组阳性面积的比例相较于模型组显著降低。

片仔癀可恢复肝纤维化大鼠肝脏形态。对肝纤维化模型大鼠肝脏形态进行观察，结果显示对照组大鼠肝脏颜色红润，表面光滑，质地柔软；模型组大鼠肝脏明显肿大，呈黄褐色，表面粗糙呈颗粒状；片仔癀组和秋水仙碱组大鼠较模型组肝肿大均有一定程度的降低，表面光滑及颜色有一定好转，更接近正常对照组大鼠肝脏形态，见图 5-1-33。

片仔癀可减轻肝纤维化大鼠肝组织损伤。肝纤维化大鼠肝组织 HE 染色结果显示，模型组肝细胞大量脂肪变性，炎性细胞浸润，大量纤维结缔组织增生，正常肝小叶结构被破坏，片仔癀组和秋水仙碱组大鼠肝细胞脂肪变性明显减少，炎性细胞水平显著降低，纤维增生程度明显减轻；VG 染色结果显示模型组大鼠深粉色胶原纤维明显增多，肝小叶结构被破坏，各给药组大鼠肝纤维化呈现一定程度好转，见图 5-1-34。

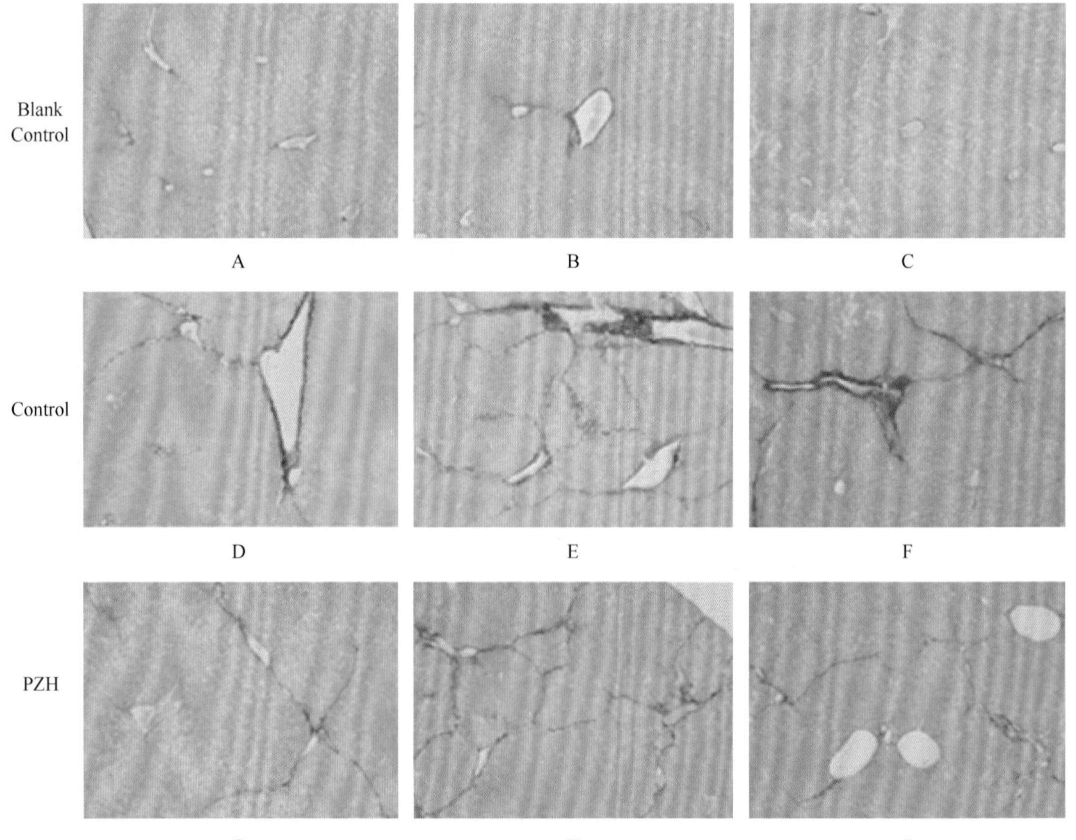

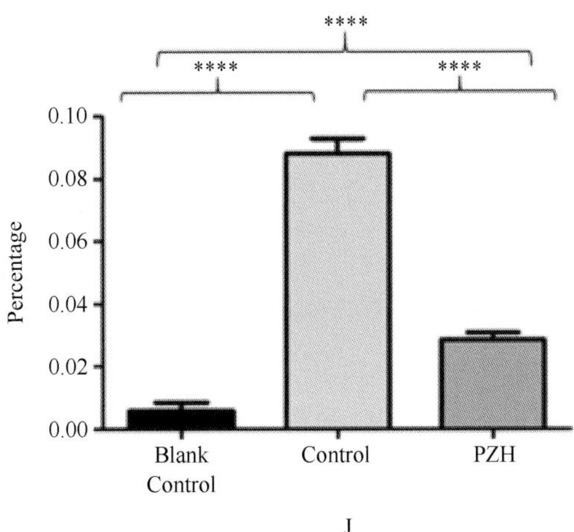

图 5-1-32　片仔癀组和对照组肝纤维化小鼠第 8 周时间点天狼星红染色结果

（A-C）对照组三次天狼星红染色结果；（D-F）模型组三次天狼星红染色结果；（G-I）片仔癀组三次天狼星红染色结果；（J）天狼星红染色阳性面积占对照组、模型组和片仔癀组总面积的比值；$^{****}P < 0.0001$

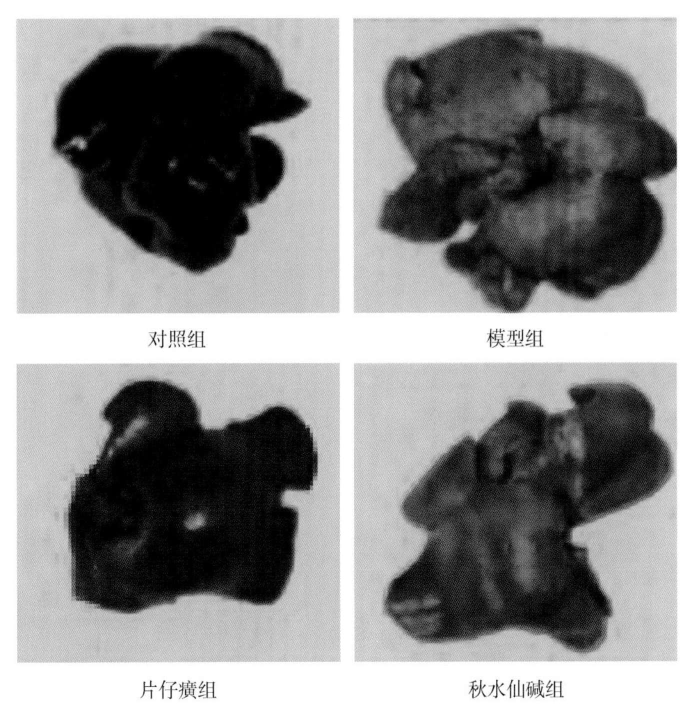

图 5-1-33　大鼠肝脏形态观察

此外，对模型动物 ALT、AST、Ⅲ型前胶原、Ⅳ型胶原、粘连蛋白、透明质酸等肝损伤与肝纤维化相关蛋白的含量检测结果也表明，片仔癀可抑制 CCl_4 诱导的肝损伤和肝纤维化。

片仔癀可能是通过参与免疫系统过程抑制肝纤维化。对肝纤维化模型小鼠肝脏进行 RNA-seq 分析，并将蛋白编码转录组和 lncRNA 转录组的总体表达水平通过箱型图和分层聚类分析可视化，结果如图 5-1-35 所示，同时利用火山图和热图显示片仔癀组和模型组之间转录组的差异表达，共鉴定出 558 个上调蛋白编码转录组和 347 个下调蛋白编码转录组，以及 6 个上调 lncRNA 转录组和 17 个下调 lncRNA 转录组，如图 5-1-36 所示。对肝纤维化模型小鼠肝脏进行质谱检测，鉴定出138个差异表达蛋白（DEPs），对以上DEPs进行功能富集分析，结果显示其主要参与免疫系统过程，与差异表达转录组结果一致。

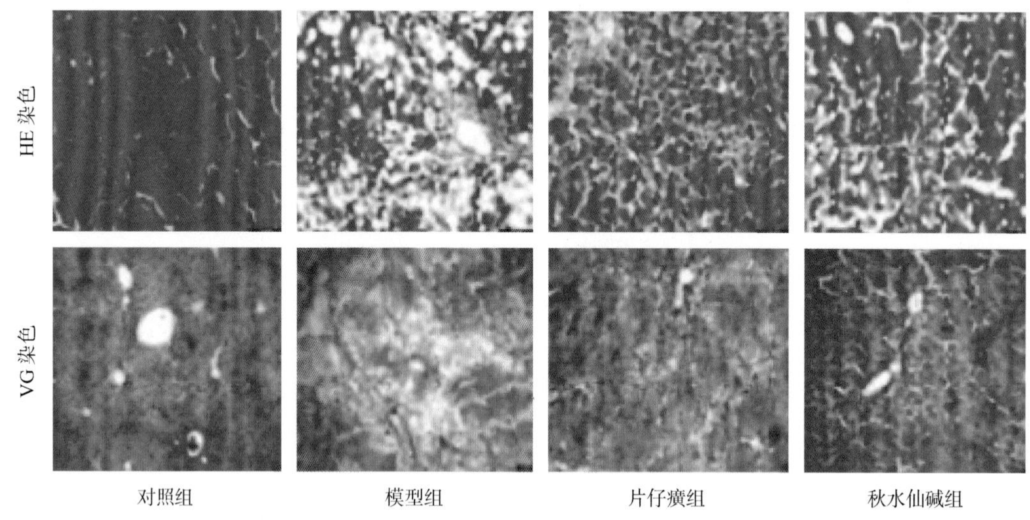

图 5-1-34 大鼠肝组织形态观察

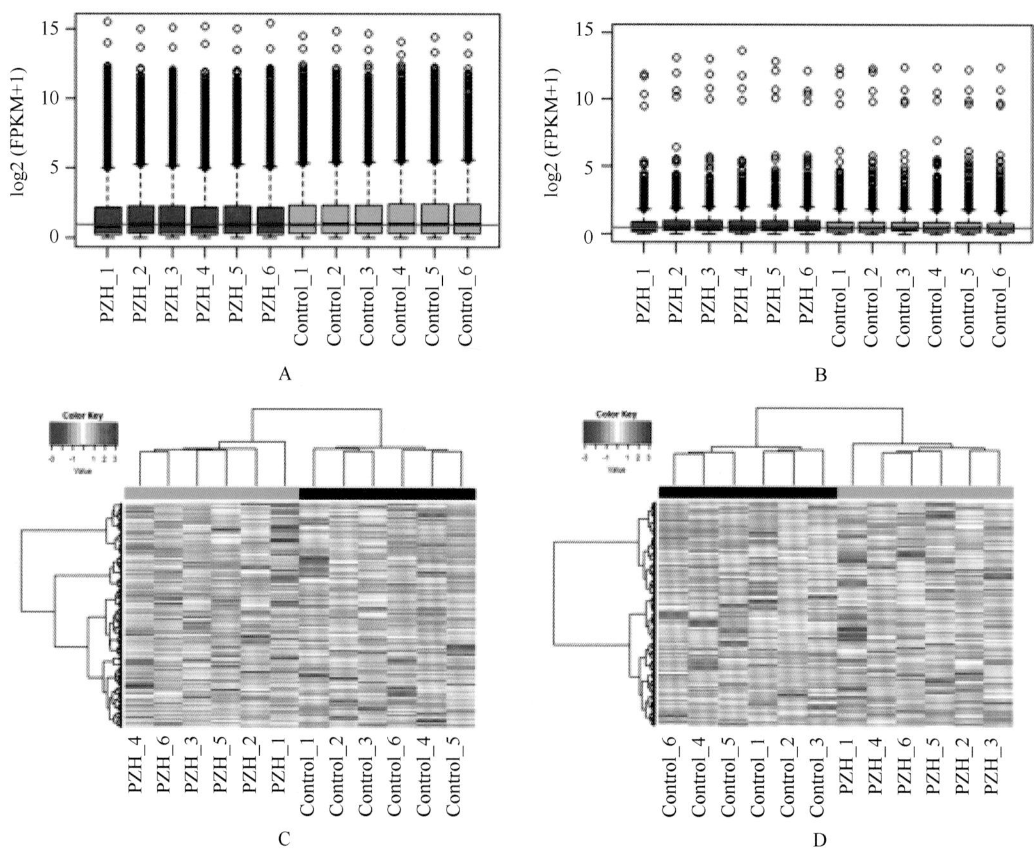

图 5-1-35 片仔癀组和模型组的整体表达水平可视化

A. 蛋白编码转录组的表达水平；B. lncRNA 转录组的表达水平；C. 蛋白编码转录组的分层聚类结果；D. lncRNA 转录组的分层聚类结果。红色表示高表达水平，蓝色表示低表达水平

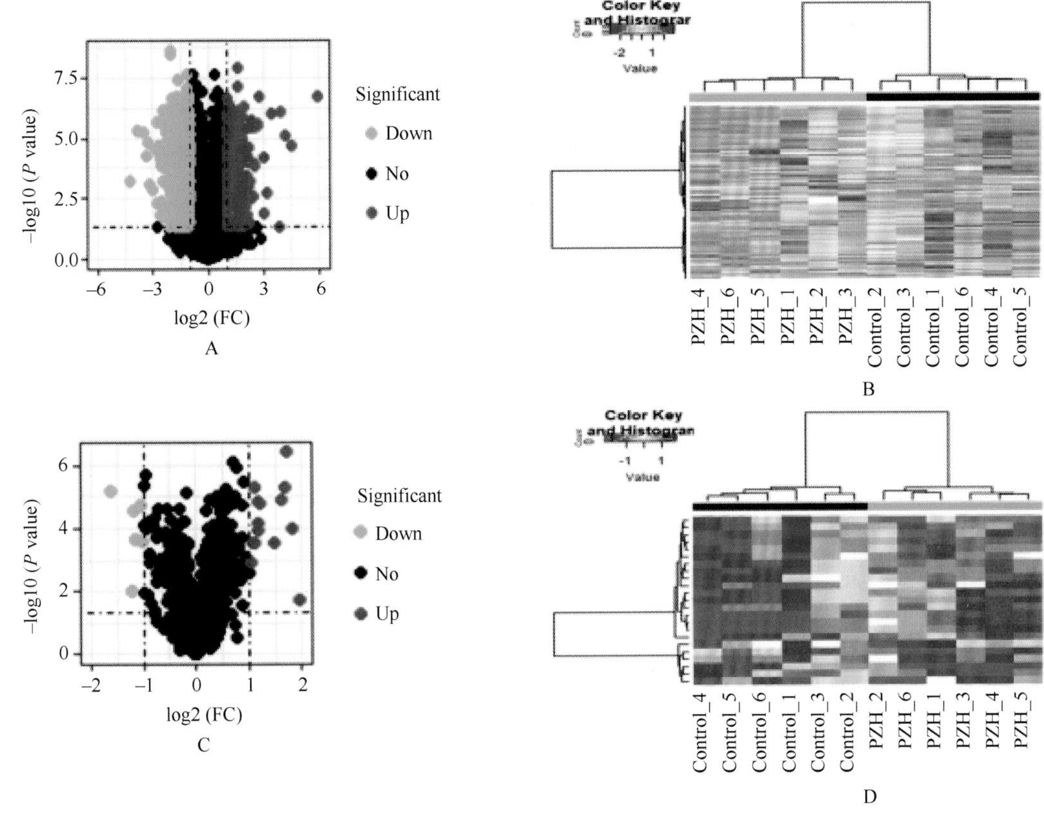

图 5-1-36　差异表达转录组的可视化

A. 蛋白编码转录组的差异表达火山图；B. 蛋白编码转录组的差异表达热图；C. lncRNA 转录组的差异表达火山图；D. lncRNA 转录组的差异表达热图。火山图中红点表示上调，绿点表示下调；热图中红色表示高表达水平，蓝色表示低表达水平

circRNA 的分子功能之一是通过调节 miRNA 进而调节 mRNA 的表达。对片仔癀组和模型组之间 circRNA、miRNA 和 mRNA 的差异表达进行检测，结果显示上调的 circRNA 与 139 个 miRNA 结合位点及 927 个靶基因相互作用，下调的 circRNA 与 103 个 miRNA 结合位点及 887 个靶基因相关。对以上相关靶基因进行分析，发现其主要参与“成纤维细胞增殖调节”“内源性刺激响应”“药物分解代谢”“抑制细胞增殖”等生物学过程。

通过 GeneCards 和 OMIM 数据库查询获得肝纤维化相关靶点 7043 个，将片仔癀的靶点与肝纤维化的靶点做韦恩图取交集，得到共同靶点 196 个，即片仔癀治疗肝纤维的潜在靶点。网络药理学分析表明，片仔癀抗肝纤维的关键靶点可能为 Akt1、IL-6、TNF、TP53、VEGF-A、JUN、IL1B、EGFR、CASP3、PTGS2、MYC、ESR1、STAT3 等。进而通过 GO、KEGG 通路富集分析显示，主要调控的有癌症、糖代谢、乙型肝炎、TNF、IL-17 等信号通路。其中，片仔癀与肝纤维化的核心靶点 EGFR、STAT3 富集在 EGFR/JAK1/STAT3 信号轴上。

3. 讨论与结论

通过构建 CCl_4 诱导小鼠或大鼠肝纤维化模型，揭示了片仔癀可降低模型动物血清 ALT 和 AST 含量，降低肝脏胶原纤维表达，减轻肝损伤和肝纤维化。通过 RNA-seq、circRNA-seq、质谱检测和网络药理学等多种方法，发现通过片仔癀调控癌症、糖代谢、乙型肝炎、TNF、IL-17 等多条信号通路，并影响“成纤维细胞增殖调节”“内源性刺激响应”“药物分解代谢”“抑制细胞增殖”等生物学过程，发挥抑制肝纤维化的作用。

（六）片仔癀改善肝内胆汁淤积

胆汁酸（BAs）是肠 - 肝轴中重要的代谢产物，所有的 BAs 共同构成了胆汁酸组。BAs 相关的代谢酶、转运体、核受体、肠道菌群等因素共同维持着胆汁酸代谢网络的动态平衡，被称为胆汁酸代谢网络的稳态。病理状态下，特别是肝、胆类疾病，胆汁酸代谢网络发生紊乱，胆汁酸组的结构和组成发生改变。北京中医药大学屠鹏飞教授课题组，基于靶向蛋白组策略，研究片仔癀给药后“核受体 - 代谢酶 - 转运体”的变化，阐明片仔癀改善胆汁淤积（IC）的作用机制。

1. 方法

将雄性 C57BL/6J 小鼠随机分为 6 组，同时分别给予熊去氧胆酸（UDCA，150mg/kg）混悬液或片仔癀高剂量（300mg/kg）、中剂量（150mg/kg）、低剂量（75mg/kg）混悬液，每日一次，连续给药七天，于第四天同时灌胃给予石胆酸（LCA，150mg/kg）混悬液，早晚各一次，连续给药四天，构建肝内胆汁淤积小鼠模型。

2. 结果

基于 PCA 与偏最小二乘判别分析（PLS-DA）模型研究片仔癀给药后 IC 小鼠肝脏代谢酶和转运体的变化，采用无监督 PCA 分析片仔癀给药后 IC 小鼠肝 S9 代谢酶和转运体的表达水平，无监督的主成分分析见图 5-1-37A。正常组与模型组能明显分开，但模型组较为分散，片仔癀给药组与模型组能明显分开，片仔癀高、中、低剂量组与正常组有交叉但也有分离趋势。为了进一步寻找各组间差异蛋白，对样本数据进行有监督的 PLS-DA 分析，结果如图 5-1-37B 所示，模型 R^2X=0.54，R^2Y=0.284，Q^2=0.242。从图中可以看出正常组和模型组能够完全分开，说明肝 S9 样本可以反映模型的病理状态。片仔癀高、中、低给药组仍聚集在一起，但与正常组和模型组能明显分开，UDCA 组和模型组交叉较为严重。总之，模型组造模成功，片仔癀给药后小鼠肝脏蛋白表达水平与模型组存在显著差异，并且偏向正常组肝脏蛋白表达方向，表明片仔癀给药后能回调模型组代谢酶及转运体的表达。

构建正交偏最小二乘判别分析（OPLS-DA）模型分析片仔癀高剂量组与模型组之间的差异蛋白。OPLS-DA 分析结果如图 5-1-38A 所示，片仔癀高剂量组与模型组的 R^2X=0.77，R^2Y=0.83，Q^2=0.662，构建模型解释率和预测效果较好。片仔癀高剂量组与模型组样品可以明显区分，并且与模型组相比，片仔癀高剂量组小鼠肝脏蛋白有显著变化。进一步对构建的模型进行验证，R^2 和 Q^2 累积图见图 5-1-38C，置换检验结果见图 5-1-38B，表明模型构建区分程度及预测率较好，模型未出现过拟合现象，表明该分组可靠。

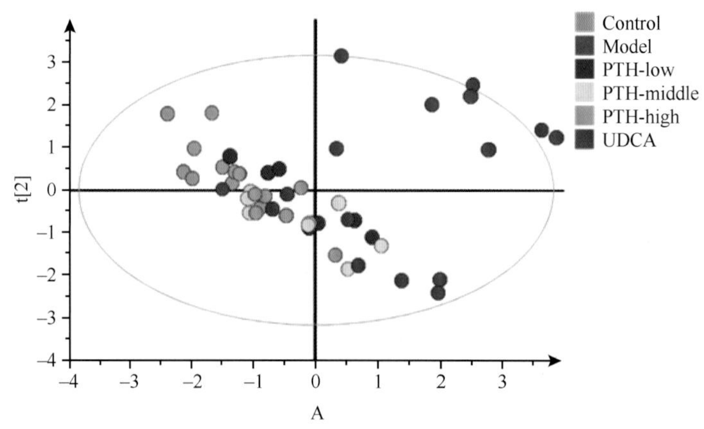

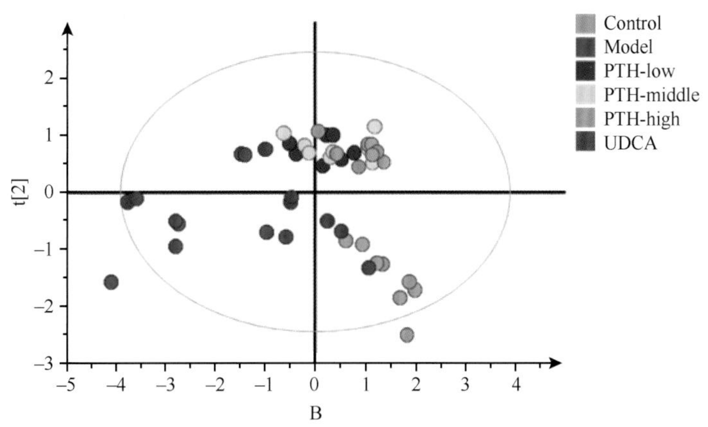

图 5-1-37　片仔癀给药后各组肝 S9 样本分析

（A）PCA 得分图；（B）PLS-DA 得分图

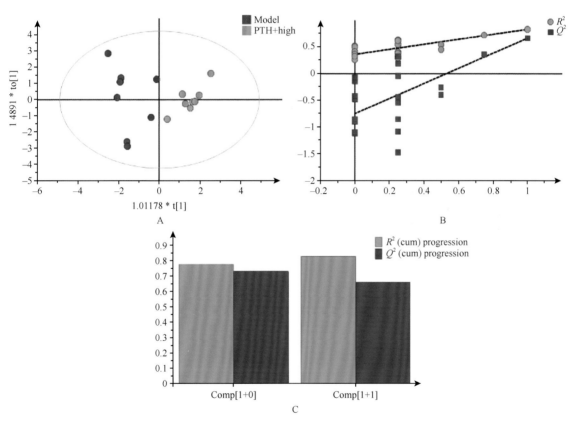

图 5-1-38　OPLS-DA 模型分析片仔癀高剂量组与模型组之间的差异蛋白

（A）OPLS-DA 得分图；（B）响应置换检验结果；（C）主成分 R^2 和 Q^2 累积

S-Plot 图可以反映模型中重要的相关性变量，每个点代表一个变量并且距离原点越远对组间差异贡献度越大。通过 S-Plot 图寻找相关性较大的差异变量，结合 VIP ＞ 1、P ＜ 0.05、FC ＞ 1 为标准筛选出差异蛋白。对各组之间的差异蛋白进行对比分析，详见图 5-1-39。正常组与模型组共筛选出 18 个显著性差异多肽，归属到 14 个蛋白，其中 FSPGYQIEK 为 UGT2B5、17、38 共有肽段，模型组与 UDCA 组共筛选出 7 个差异多肽，归属到 7 个蛋白，片仔癀低剂量组与模型组共筛选出 15 个差异多肽，归属到 12 个差异蛋白，片仔癀中剂量组与模型组共筛选出 12 个差异多肽，归属到 9 个差异蛋白，片仔癀高剂量组与模型组共筛选出 22 个差异多肽，归属到 17 个差异蛋白。

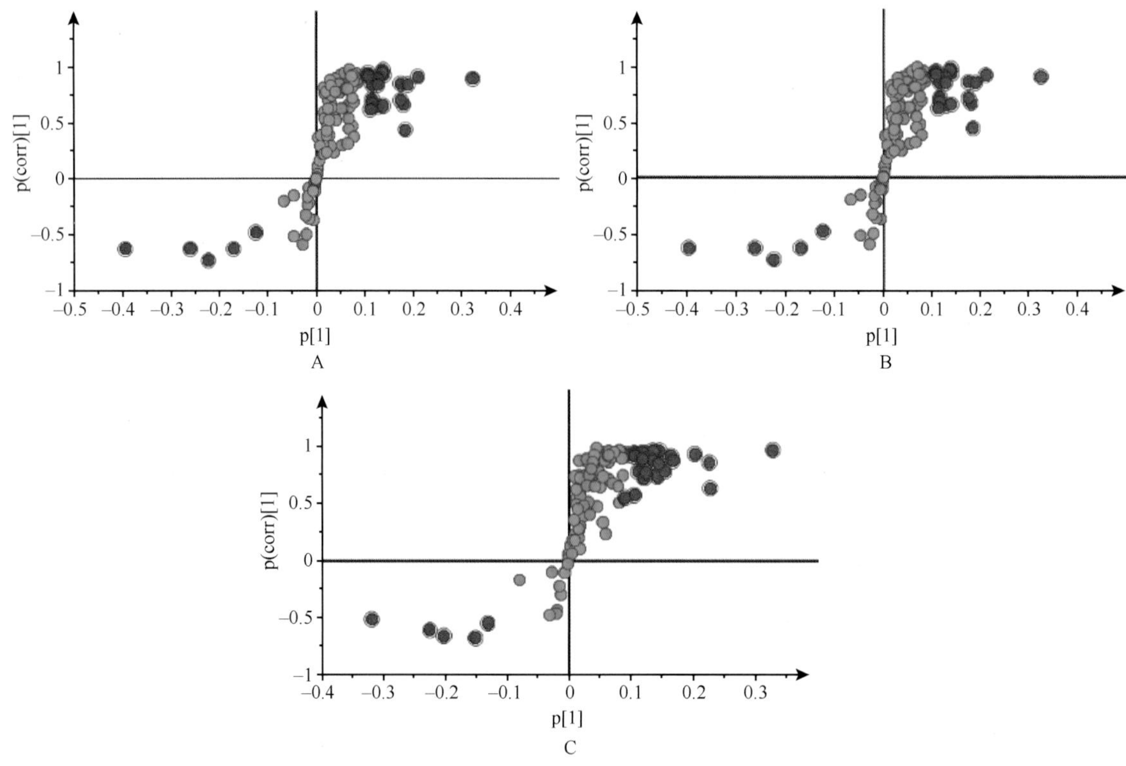

图 5-1-39　各组差异蛋白的 S-Plot 图

（A）片仔癀低剂量组与模型组比较；（B）片仔癀中剂量组与模型组比较；（C）片仔癀高剂量组与模型组比较

胆汁酸的合成过程涉及肝细胞的多个部位，包括核受体 - 代谢酶 - 转运体共同调控胆汁酸池的稳态。肝内胆固醇通过经典合成途径和旁路合成途径转化生成初级胆汁酸即胆酸（CA）和鹅去氧胆酸（CDCA），而在鼠体内初级胆汁酸还包括 α/β-MCA。经典途径是胆汁酸合成最主要的方式，依次由 CYP7A1、CYP8B1 和 CYP27A1 等代谢酶催化生成 CA。CYP7A1 调节胆汁酸的总体合成率，是胆汁酸合成最重要的限速酶，它的表达及代谢活性受到各种因素调控，主要由底物胆固醇决定。CYP8B1 调节胆汁酸池中 CA/CDCA。旁路途径所需代谢酶与经典途径不同，由 CYP27A1 和 CYP7B1 等代谢酶介导，产生 CA 和 CDCA，小鼠体内在 CYP2C70 的催化下经 CDCA 转化成 α/β-MCA。在本实验中，模型组给予 LCA 后，随着体内毒性胆汁酸的蓄积，LCA 及其代谢产物激活核受体 VDR，促进 LCA 等毒性胆汁酸代谢，抑制 BSEP、MRP2 转运体的表达，减少胆汁酸排入胆管，抑制 NTCP、OATP1A1~OATP1A6 表达，减少胆汁酸重吸收，抑制 MRP3、MRP4 表达，减少胆汁酸进入体循环，从而引起肝内胆汁淤积。机体自我保护机制解释为模型组下调胆汁酸合成酶，负反馈抑制胆汁酸的合成；为了降低体内毒性胆汁酸的蓄积，胆汁淤积后肝脏通过上调相关 UGTs 表达促进胆汁酸发生葡萄糖醛酸化反应生成胆汁酸葡萄糖醛酸苷，利于毒性胆汁酸排出体外。但实验结果表明部分 UGTs 表达量下降，可能与毒性胆汁酸同时会抑制 UGTs 酶活性有关，进而影响 UGTs 表达。片仔癀给药后激活 CAR 受体，促进胆汁酸相关配体的结合，利于毒性胆汁酸的转运，主要上调胆汁酸合成酶 CYP7A1、CYP8B1 表达，上调 UGT2B1、UGT1A5、UGT2B34、BACS 表达，促进毒性胆汁酸的葡萄糖醛酸化及甘氨酸化，降低体内胆汁酸毒性，上调 BSEP、MRP2 表达，促进胆汁酸外排至胆囊，上调 NTCP、OATP1A1 ～ OATP1A6 表达，利于胆汁酸的重吸收过程，上调 MRP3 表达，增加胆汁酸外排至体循环。片仔癀给药后通过调节核受体 - 代谢酶 - 转运体网络，整体调控胆汁酸合成与代谢，从而改善胆汁淤积小鼠的病理状态（表 5-1-1，表 5-1-2）。

表 5-1-1　UDCA 组和片仔癀低剂量组与模型组比较肝脏差异蛋白

模型组与 UDCA 组比较	FC	*P* 值	VIP
FXR–QRMPQEITNK	1.262	$1.22\times10^{-2*}$	2.897 ↑
CYP3A13–QPVLAITDPDIIK	1.305	$1.64\times10^{-2*}$	2.128 ↑
MYORG–YHDTSYKPPAGR	2.067	$1.69\times10^{-2*}$	1.750 ↑
CYP2C70–YIDFVPIPSPR	1.453	$3.84\times10^{-2*}$	1.438 ↑
UGT2A3–TILEELGAR	1.320	$4.15\times10^{-2*}$	1.197 ↑
PTPRC–DLVSMIQDLK	1.759	$4.78\times10^{-2*}$	5.750 ↑
片仔癀低剂量组与模型组比较	FC	*P* 值	VIP
BSEP–QPVMDCMSGDGYK	2.449	$2.18\times10^{-6***}$	1.202 ↑
CYP2E1–DIDLSPVTIGFGSIPR	3.154	$1.44\times10^{-5***}$	1.510 ↑
BSEP–VVSSIAMSATAVGR	1.804	$4.54\times10^{-5***}$	1.545 ↑
CAR–FTKDLPLFR	1.809	$1.08\times10^{-4***}$	2.330 ↑
CYP7A1–AGLGILPPLNDIEFK	2.623	$1.15\times10^{-4***}$	1.183 ↑
CYP1A2–NSIQDITSALFK	2.163	$1.17\times10^{-4***}$	1.539 ↑
CYP2F2–GNGIAFSDGER	1.706	$1.77\times10^{-4***}$	1.407 ↑
CYP1A2–FLTNNNSAIDK	1.619	$1.73\times10^{-3*}$	1.171 ↑
CYP2E1–GDIPVFQEYK	1.809	$2.46\times10^{-3*}$	3.576 ↑
CYP2F2–SQDLLTSLTK	1.492	$2.89\times10^{-3*}$	1.926 ↑

注：mean±*s*，*n*=10。与模型组相比，$*P<0.05$，$**P<0.01$，$***P<0.001$。↓表示与模型组相比下调，↑表示与模型组相比上调。

表 5-1-2　片仔癀低、中、高剂量组与模型组比较肝脏差异蛋白

片仔癀低剂量组与模型组比较	FC	*P* 值	VIP
CYP2E1–FINLVPSNLPHEATR	1.550	$8.83\times10^{-3*}$	1.280 ↑
CYP4A14–VLLYDPDYVK	2.193	$1.62\times10^{-2*}$	1.267 ↑
MYORG–YHDTSYKPPAGR	1.598	$2.71\times10^{-2*}$	1.938 ↑
VDR–MIQKLADLR	1.529	$2.82\times10^{-2*}$	1.539 ↓
UGT2B5&17&38–FSPGYQIEK	1.274	$3.15\times10^{-2*}$	1.411 ↑
片仔癀中剂量组与模型组比较	FC	*P* 值	VIP
UGT2B5&17&38–FSPGYQIEK	1.276	$3.69\times10^{-2*}$	1.348 ↑
CYP2E1–FINLVPSNLPHEATR	1.448	$3.36\times10^{-2*}$	1.174 ↑
CYP1A2–NSIQDITSALFK	3.243	$2.82\times10^{-2*}$	1.787 ↑
CYP2F2–SQDLLTSLTK	1.433	$1.70\times10^{-2*}$	1.805 ↑
CYP4A14–IPVPIAR	1.894	$6.63\times10^{-3***}$	1.538 ↑
CYP2E1–GDIPVFQEYK	1.751	$1.90\times10^{-3***}$	3.297 ↑

续表

片仔癀中剂量组与模型组比较	FC	P 值	VIP
CYP4A14–VLLYDPDYVK	2.286	$1.79\times10^{-3***}$	1.338 ↑
CYP2F2–GNGIAFSDGER	1.661	$1.46\times10^{-3***}$	1.305 ↑
BSEP–QPVMDCMSGDGYK	2.197	$6.27\times10^{-4***}$	1.016 ↑
BSEP–VVSSIAMSATAVGR	1.813	$1.95\times10^{-4***}$	1.438 ↑
CYP2E1–DIDLSPVTIGFGSIPR	2.819	$1.15\times10^{-4***}$	1.330 ↑
CAR–FTKDLPLFR	1.879	$3.07\times10^{-5***}$	2.258 ↑
片仔癀高剂量组与模型组比较	FC	P 值	VIP
BSEP–QPVMDCMSGDGYK	3.076	$8.74\times10^{-7***}$	1.177 ↑
BSEP–VVSSIAMSATAVGR	2.274	$1.14\times10^{-6***}$	1.623 ↑
CYP1A2–NSIQDITSALFK	2.767	$3.01\times10^{-6***}$	1.523 ↑
CAR–FTKDLPLFR	2.148	$4.43\times10^{-6***}$	2.262 ↑
CYP2E1–DIDLSPVTIGFGSIPR	3.981	$5.67\times10^{-6***}$	1.501 ↑
CYP4A12A–LAHDHTDQVIK	1.818	$7.40\times10^{-6***}$	1.074 ↑
CYP1A2–FLTNNNSAIDK	1.965	$4.43\times10^{-5***}$	1.200 ↑
CYP2F2–GNGIAFSDGER	1.834	$5.04\times10^{-5***}$	1.320 ↑
CYP7A1–AGLGILPPLNDIEFK	3.452	$7.55\times10^{-5***}$	1.189 ↑
CYP2E1–GDIPVFQEYK	2.107	$7.99\times10^{-5***}$	3.641 ↑
CYP4A14–AVEDLNNLTFFR	2.001	$3.53\times10^{-4***}$	1.012 ↑
CYP2E1–FINLVPSNLPHEATR	1.765	$8.43\times10^{-4***}$	1.365 ↑
CYP2F2–SQDLLTSLTK	1.576	$1.23\times10^{-3***}$	1.832 ↑
CYP4A14–VLLYDPDYVK	3.058	$2.09\times10^{-3***}$	1.385 ↑
CYP2C70–YIDFVPIPSPR	1.588	$2.49\times10^{-3***}$	1.348 ↑
MRP2–GEIQFNNYQVR	1.433	$4.89\times10^{-3***}$	1.506 ↑
CYP4A14–IPVPIAR	2.415	$6.43\times10^{-3***}$	1.601 ↑
UGT1A1–SLSFNSDR	1.312	$1.01\times10^{-2*}$	1.616 ↑
CYP2D9–FGDIVPVNLPR	1.454	$1.05\times10^{-2*}$	2.506 ↑
MYORG–YHDTSYKPPAGR	1.578	$1.99\times10^{-2*}$	1.713 ↑
UGT2B5&17&38–FSPGYQIEK	1.303	$2.29\times10^{-2*}$	1.326 ↑
CYP27A1–DHMDQWKDHR	1.404	$3.60\times10^{-2*}$	2.525 ↑

注：mean±s，n=10。与模型组相比，$*P<0.05$，$**P<0.01$，$***P<0.001$。↓表示与模型组相比下调，↑表示与模型组相比上调。

3. 讨论与结论

利用 SRM 的靶向蛋白组技术对片仔癀改善肝内胆汁淤积的作用机制进行研究。通过对各组动物肝 S9 样本的蛋白表达水平进行定量测定，结合多元统计分析，按 VIP > 1，$P<0.05$，FC > 1 标准筛选差异蛋白。正常组与模型组共筛选出 18 个显著性差异多肽，归属到 14 个蛋白，模型组与 UDCA 组共筛选出 6 个差异多肽，归属到 6 个蛋白，片仔癀低剂量组与模型组共筛选出 15 个差异多肽，归属到 12 个差异蛋白，片仔癀中剂量组与模型组共筛选出 12 个差异多肽，归属到 9 个差异蛋白，片仔癀高剂量组与模型组共筛选出 22 个差异多肽，归属到 17 个差异蛋白。与模型组相比，给药组的差异蛋白主要为 CYP450s，涉及胆汁酸合成与代谢、脂质过氧化、炎症损伤过程，且高剂量组相比中、低剂量组上调蛋白更显著。为了研究胆汁酸核受体、代谢酶、转运体在胆汁淤积后的变化水平，对各组胆汁酸相关代谢酶和转运体表达进行柱状图分析，片仔癀给药后激活 CAR 受体，促进胆汁酸相关配体的结合，利于毒性胆汁酸的转运，上调 CYP7A1、CYP8B1 表达，上调 UGT2B1、UGT1A5、UGT2B34、BACS 表达，促进毒性胆汁酸的葡萄糖醛酸化及甘氨酸化，降低体内胆汁酸毒性，上调 BSEP、MRP2 表达，促进胆汁酸外排至胆囊，上调 NTCP、OATP1A1 ～ OATP1A6 表达，利于胆汁酸的重吸收过程，上调 MRP3 表达，增加胆汁酸外排至体循环。总之，片仔癀给药后通过调节核受体 - 代谢酶 - 转运体网络，整体调控胆汁酸合成与代谢，从而发挥改善小鼠肝内胆汁淤积的作用。

参考文献

[1] 许赞术，谭耀龙，张庆，等 . 片仔癀对酒精诱导的急性肝损伤小鼠自噬和 NLRP3 炎症小体活化的影响 . 药学研究，2023，42（8）：537-542.

[2] Yang Y，Chen Z L，Deng L Y，et al. Pien Tze Huang ameliorates liver injury by inhibiting the PERK/eIF2α signaling pathway in alcohol and high-fat diet rats. Acta Histochem，2018，120（6）：578-585.

[3] Zhu Z Y，Zhou W J，Yang Y，et al. Quantitative profiling of oxylipin reveals the mechanism of pien-tze-Huang on alcoholic liver disease. Evidence-Based Complementary and Alternative Medicine，2021，2021：9931542.

[4] Lin S E，Huang L Y，Wu Y J，et al. Uncovering the protective mechanism of Pien-Tze-Huang in rat with alcoholic liver injury based on cytokines analysis and untargeted metabonomics. J Chromatogr B Analyt Technol Biomed Life Sci，2023，1217：123626.

[5] Zeng X Y，Zhang X，Su H，Gou H Y，Lau H C-H，Hu X X，Huang Z H，Li Y，Yu J. Pien tze Huang protects against non-alcoholic steatohepatitis by modulating the gut microbiota and metabolites in mice. Engineering，2024，35：257-269.

[6] Lian B H，Cai L J，Zhang Z Q，Lin F，Li Z X，Zhang X K，Jiang F Q. The anti-inflammatory effect of Pien Tze Huang in non-alcoholic fatty liver disease. Biomedicine & Pharmacotherapy，2022，151：113076.

[7] Lee K K H，Kwong W H，Chau F T，et al. Pien Tze Huang protects the liver against carbon tetrachloride-induced damage. Pharmacology & Toxicology，2002，91（4）：185-192.

[8] 洪绯 . 片仔癀对 CCL_4 肝损害的保护作用研究 . 海峡药学，2004，16（2）：40-42.

[9] Lee K K H，Kwong W H，Yew D T，等 . 片仔癀保护肝脏作用 . 世界中医药，2007（S2）：63-65.

[10] Zhao R W，Zhang Q，Liu W J，et al. Pien Tze Huang attenuated acetaminophen-induced liver injury by autophagy mediated-NLRP3 inflammasome inhibition. J Ethnopharmacol，2023，311：116285.

[11] 郑海音，华丽萍，张玉琴，等 . 片仔癀对四氯化碳诱导肝纤维化大鼠肝功能及核因子 -κB 蛋白表达的影响 . 中国中医药信息杂志，2019，26（4）：57-60.

[12] Zheng H Y，Wang X Y，Zhang Y Q，Chen L，Hua L，Xu W. Pien-Tze-Huang ameliorates hepatic fibrosis *via* suppressing NF-κB pathway and promoting HSC apoptosis. J Ethnopharmacol，2019，244：111856.

[13] Zhu J H，Zhang D，Wang T，et al. Target identification of hepatic fibrosis using Pien Tze Huang based on mRNA and lncRNA. Scientific Reports，2021，11（1）：16980.

[14] Zhang D，Wei M，Chen L，et al. Drug response biomarkers of Pien Tze Huang（片仔癀）treatment for hepatic fibrosis induced by carbon tetrachloride. 中医杂志（英文版），2022，42（4）：530-538.

[15] Wang T，Zhu J H，Gao L H，et al. Identification of circular RNA biomarkers for Pien Tze Huang treatment of CCl_4-induced liver fibrosis using RNA-sequencing. Mol Med Rep，2022，26（4）：309.

[16] 林春凤，熊清，宁潇雨，等 . 基于网络药理学探讨 EGFR/JAK1/STAT3 通路在片仔癀抗肝纤维化中的作用 . 福建中医药，2023，54（6）：45-51.

第二节　片仔癀抗肿瘤作用研究

中医药治疗肿瘤有两千多年的历史，长期以来，片仔癀在我国民间及东南亚地区被广泛应用于抗肿瘤治疗，在国家药品监督管理局发布的《中药新药治疗恶性肿瘤临床研究技术指导原则》中，片仔癀被列为古代医家治疗肿瘤的经典方药。

近年来片仔癀抗肿瘤的体内外研究，为片仔癀治疗肿瘤的疗效提供了科学依据[1-20]，相关研究成果已在国际消化疾病顶级期刊 *Gastroenterology*（2022 年影响因子：29.4）等权威学术杂志发表多篇 SCI 论文。

一、片仔癀抗肝癌作用研究

中医认为肿瘤的发生多与毒、虚、瘀等相关，对于现阶段治疗恶性肿瘤，中医治疗基本原则主要包括扶正培本、活血化瘀、清热解毒、软坚散结、燥湿利水等。肝细胞癌被认为是一种炎症诱导的癌症，片仔癀用于各种与炎症相关的疾病的治疗。片仔癀能减轻放疗后肝癌患者的不良反应（如改善乏力、消化道反应、骨髓抑制及肝功能异常）、延长肝癌患者的生存期，被纳入国家卫生健康委员会发布的《原发性肝癌中医诊疗指南》（2024 年版）。

福建中医药大学彭军课题组的研究显示，片仔癀干预具有显著抑制肝癌细胞（HepG2 和 BEL-7402）生长、降低肝癌细胞活力的作用，能明显抑制肝癌细胞株的存活能力，对肝癌细胞株具有显著阻滞细胞周期从 G0/G1 到 S 期转变过程的作用，能够显著促进肝癌细胞凋亡；通过调控 Bcl-2/Bax 可能是片仔癀发挥诱导肝癌细胞株 HepG2、BEL-7402 细胞凋亡和抑制细胞增殖的重要机制之一。通过调控 Cyclin D1 和 CDK4 复合物的减少从而阻滞细胞周期过程可能是片仔癀抑制肝癌细胞株 HepG2 和 BEL-7402 增殖的重要机制之一。片仔癀干预后能显著下调 OCT4 和 SOX2 的表达，因此片仔癀可能对肝癌干细胞具有重要调控作用[1-2]。

香港浸会大学吕爱平课题组的研究显示，片仔癀能显著抑制肝细胞癌（HCC）小鼠的肿瘤生长和 H22 肝癌细胞的体外增殖，具有通过调控 IL-6、TNFR1 和 TNFR2 炎症相关通路及 G2/M DNA 损伤检查点调控通路，抑制肝癌炎症并诱导肝癌细胞 G2/M 阻滞的潜在抗肿瘤机制。基于蛋白质组学和 IPA 分析的结果显示，片仔癀和索拉非尼都可以调控肝癌相关通路，但片仔癀在炎症相关通路中发挥了更强的作用，而索拉非尼更侧重于癌症生长通路。在周期相关通路方面，片仔癀更多参与引起 G2/M 的细胞周期阻滞过程，而索拉非尼更多参与促进 G1/S 的细胞周期阻滞过程。以上结果提示，这两种药物联合使用可能具有协同作用[3]。

（一）片仔癀对肝细胞癌治疗作用的体外研究[1-2]

1. 方法

人肝癌细胞株 HepG2 和 BEL-7402 分别用含 10%FBS 的 DMEM 和 RPMI 1640 培养液（含 100U/ml Penicillin、100μg/ml Streptomycin）培养，给予不同浓度的片仔癀（0 ～ 0.75mg/ml）干预 24h 后，在倒置显微镜下观察细胞的密度、形态等情况，利用细胞增殖活力检测（MTT）实验、集落形成实验检测肝癌细胞活力，初步评价片仔癀干预对肝癌细胞（HepG2 和 BEL-7402）生长和存活能力的影响。另外，通过流式细胞仪检测片仔癀干预对肝癌细胞周期的影响，Hoechst 染色观察片仔癀干预对肝癌细胞凋亡的影响，同时利用 Western blot 检测肝癌细胞中凋亡增殖调控因子 Bax、Bcl-2、Cyclin D1、CDK4 的表达和肝癌干细胞特性相关因子 OCT4 和 SOX2 的表达，进一步明确片仔癀干预对肝癌细胞凋亡、增殖相关基因表达的影响。

2. 结果

（1）片仔癀干预对肝癌细胞生长的影响

为研究片仔癀对肝癌细胞（HepG2 和 BEL-7402）生长的干预作用，对 HepG2、BEL-7402 分别给予不同浓度的片仔癀干预24h后，利用显微镜观察细胞生长情况，结果如图5-2-1A所示，对照组（0mg/ml）的 HepG2、BEL-7402 细胞生长旺盛、状态良好，细胞覆盖率约 70%，但不同浓度的片仔癀干预后，细胞覆盖率明显降低，且片仔癀浓度越高，细胞覆盖率越低，提示片仔癀干预具有显著抑制 HepG2、BEL-7402 细胞生长的作用。

MTT 结果如图 5-2-1B 所示，与对照组相比（100%），不同浓度片仔癀干预（0.25 ～ 0.75mg/ml）具有不同程度降低 HepG2（87.65%±6.23%、59.52%±5.53%、62.56%±3.97%）和 BEL-7402（75.04%±3.39%、74.9%±1.21%、66.2%±2.90%）细胞活力的作用（$P < 0.05$）。由此可见，片仔癀干预具有显著抑制肝癌细胞生长、降低肝癌细胞活力的作用。

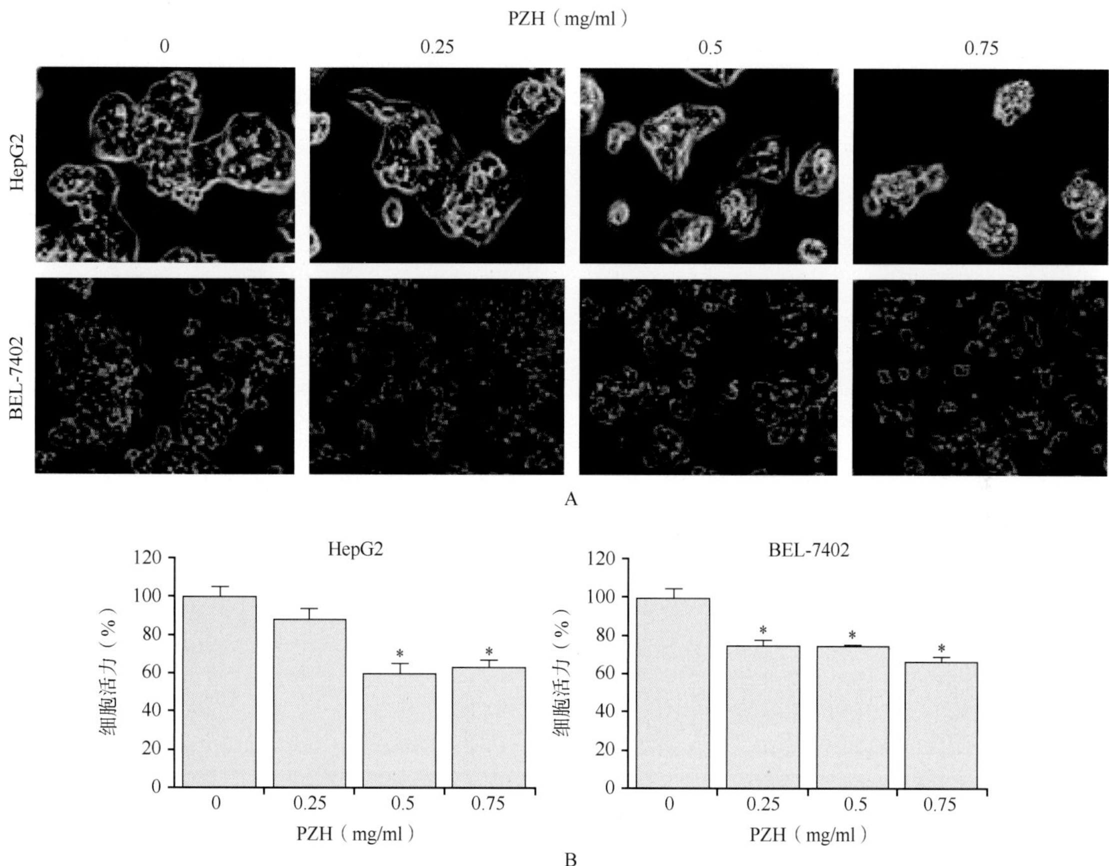

图 5-2-1　片仔癀对肝癌细胞株 HepG2 和 BEL-7402 细胞生长情况的影响

HepG2 和 BEL-7402 经片仔癀干预 24h 后，（A）采用倒置显微镜观察细胞生长（200×）；（B）采用 MTT 检测细胞活力。与对照组相比，$^*P < 0.05$ 具有显著性差异

（2）片仔癀对肝癌细胞株 HepG2 和 BEL-7402 存活能力的影响

为研究片仔癀对肝癌细胞株 HepG2 和 BEL-7402 存活能力的影响，采用集落形成实验检测片仔癀干预对 HepG2 和 BEL-7402 细胞存活能力的改变。如图 5-2-2A 所示，HepG2 和 BEL-7402 肝癌细胞株的对照组中，在板底均可见一定数量的集落形成，但片仔癀干预 24h

后，与对照组相比，片仔癀干预组中的细胞集落形成数量明显减少，且随着片仔癀浓度的升高，集落数量明显减少。集落形成计数统计分析结果如图 5-2-2B 所示，不同浓度的片仔癀（0.25 ～ 0.75mg/ml）干预肝癌细胞株后，HepG2 和 BEL-7402 细胞的存活能力分别为 80.82%±3.90%、44.14%±5.49%、35.00%±4.75% 和 70.92%±3.85%、53.57%±2.65%、29.08%±1.53%，三个梯度浓度片仔癀与对照组（100%）相比，均具有显著差异（$P < 0.05$）。由此可见，片仔癀具有明显抑制肝癌细胞株 HepG2 和 BEL-7402 存活能力的作用。

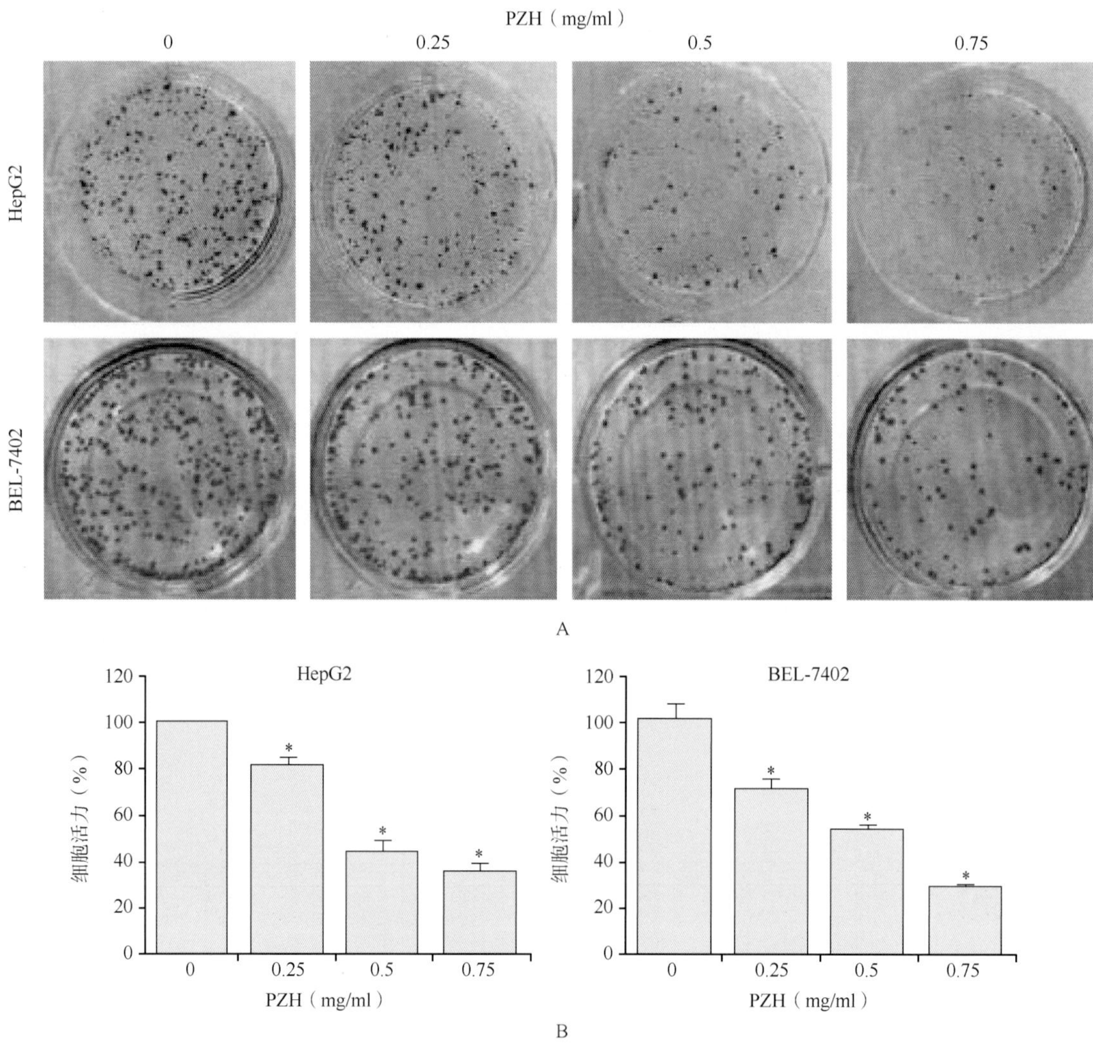

图 5-2-2　片仔癀对肝癌细胞株 HepG2 和 BEL-7402 细胞存活能力的影响

A. 片仔癀干预后肝癌细胞株 HepG2 和 BEL-7402 细胞的集落形成图；B. 集落计数后的分析统计图，对照组为 100%，计算不同浓度片仔癀干预后的细胞活力。与对照组相比，$*P < 0.05$ 具有显著性差异

（3）片仔癀对肝癌细胞株 HepG2 和 BEL-7402 细胞周期的影响

细胞周期主要包括 G0/G1 期、S 和 G2/M 期，其中 G0/G1 期到 S 期的转变与细胞增殖密切相关。通过 PI 染色液和流式细胞术分析技术研究片仔癀对肝癌细胞株 HepG2 和 BEL-7402 细胞周期的影响。结果如图 5-2-3 所示，在 HepG2 细胞中，0.5mg/ml 和 0.75mg/ml 的片仔癀干预 24h 后，S 期细胞比例分别为 28.77%±3.26% 和 15.23%±1.36%，各组片仔癀干

预组与对照组（37.78%±3.98%）相比，具有显著性差异（$P < 0.05$），G0/G1 期的细胞比例分别为 53.86%±2.68% 和 54.4%±2.17%，与对照组（49.86%±4.44%）相比，具有显著性差异（$P < 0.05$）。在 BEL-7402 细胞中，0.75mg/ml 的片仔癀干预 24h 后，S 期和 G0/G1 期细胞比例分别为 12.65%±1.36% 和 84.05%±2.17%，与对照组相比（39.40%±3.98% 和 55.71%±4.44%），具有显著性差异（$P < 0.05$）。由此可见，片仔癀对肝癌细胞株 HepG2 和 BEL-7402 具有显著阻滞细胞周期从 G0/G1 到 S 期转变过程的作用。

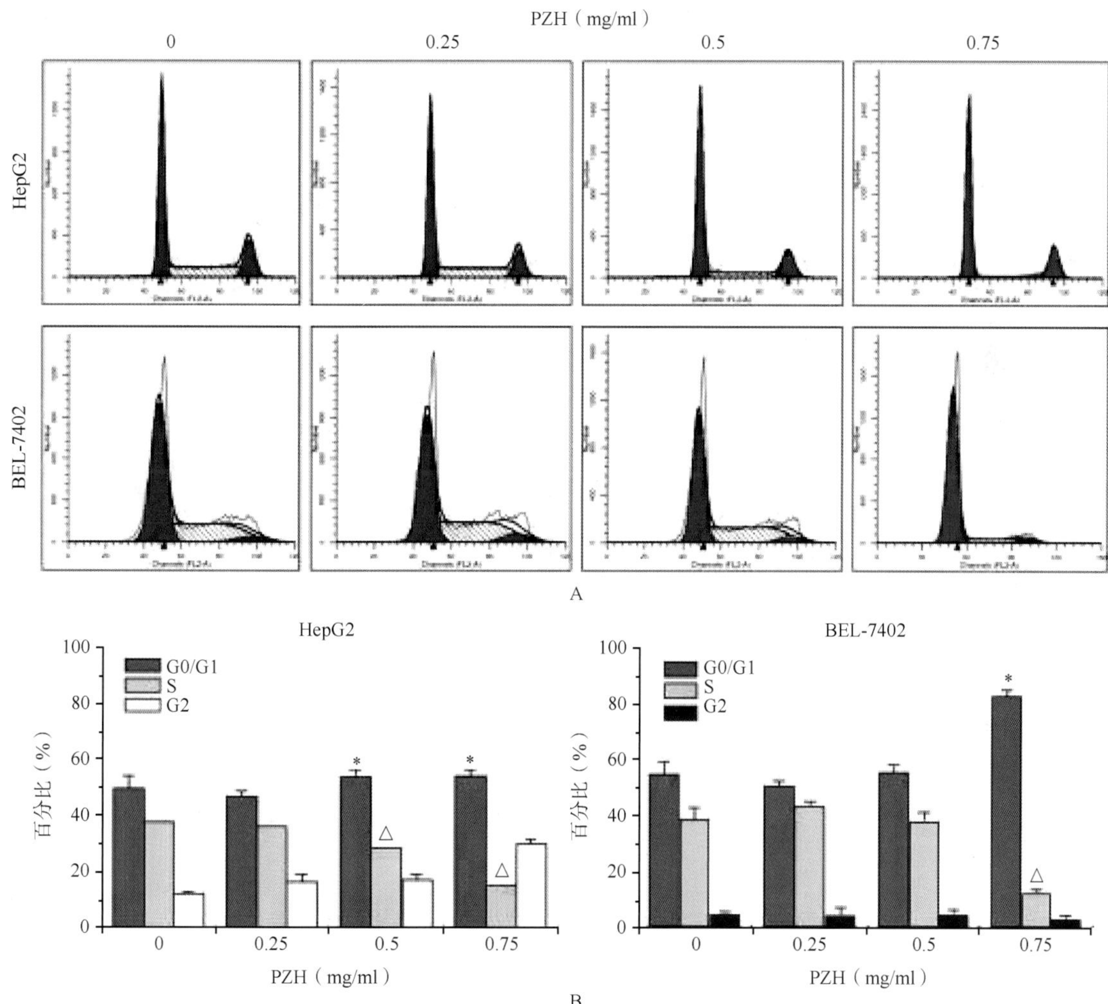

图 5-2-3　通过 PI 染色和流式细胞仪技术检测片仔癀对肝癌细胞株 HepG2 和 BEL-7402 细胞周期的影响

A. 片仔癀干预各组细胞不同细胞周期的分布图；B. 各组细胞不同周期比例分析统计图。与对照组相比，$*P < 0.05$ 具有显著性差异；与对照组相比，△ $P < 0.05$

（4）片仔癀对肝癌细胞株 HepG2 和 BEL-7402 细胞凋亡的影响

细胞凋亡抵抗是肿瘤发生发展的重要原因之一，为进一步研究片仔癀对肝癌细胞株 HepG2 和 BEL-7402 细胞凋亡的影响，采用 Hoechst 染色的方法检测，实验结果如图 5-2-4 所示，荧光显微镜下观察可知，对照组 HepG2 和 BEL-7402 细胞大多呈弱蓝色染色，而不同浓度片仔癀（0.25 ～ 0.75mg/ml）干预后镜下观察可见细胞蓝色荧光明显增强，部分出现高染。由此提示，片仔癀干预肝癌细胞株 HepG2 和 BEL-7402 能够显著促进细胞凋亡。

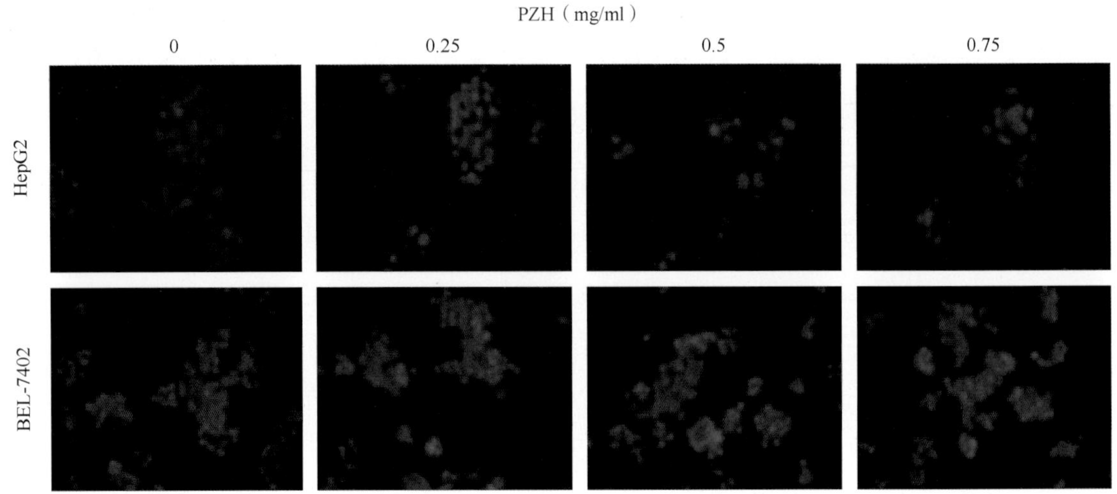

图 5-2-4 Hoechst 染色法检测片仔癀对肝癌细胞株 HepG2 和 BEL-7402 细胞凋亡的影响

HepG2 和 BEL-7402 细胞经片仔癀干预 24h 后，Hoechst 染色后采用倒置荧光显微镜观察细胞核（200×）

（5）片仔癀对肝癌细胞株 HepG2 和 BEL-7402 中 Bax、Bcl-2、Cyclin D1 和 CDK4 蛋白表达的影响

细胞周期调控蛋白 Cyclin D1 和 CDK4 复合物的异常表达对细胞周期中 G0/G1 期向 S 期转换过程具有重要调控作用。因此，采用 Western blot 法检测片仔癀对细胞周期调控蛋白 Cyclin D1 和 CDK4 蛋白表达的影响，实验结果如图 5-2-5 所示，与对照组相比，片仔癀干预后具有显著下调 Cyclin D1 和 CDK4 表达的作用，提示，通过调控 Cyclin D1 和 CDK4 复合物的减少从而阻滞细胞周期过程可能是片仔癀抑制肝癌细胞株 HepG2 和 BEL-7402 增殖的重要机制之一。抗凋亡蛋白 Bcl-2 和促凋亡蛋白 Bax 的比例异常与细胞凋亡和增殖密切相关。因此，采用 Western blot 法检测片仔癀对抗凋亡蛋白 Bcl-2 和促凋亡蛋白 Bax 表达的影响，实验结果如图 5-2-5 所示，片仔癀具有显著降低 Bcl-2/Bax 的作用。由此提示，通过调控 Bcl-2/Bax 可能是片仔癀发挥诱导肝癌细胞株 HepG2 和 BEL-7402 细胞凋亡和抑制细胞增殖的重要机制之一。

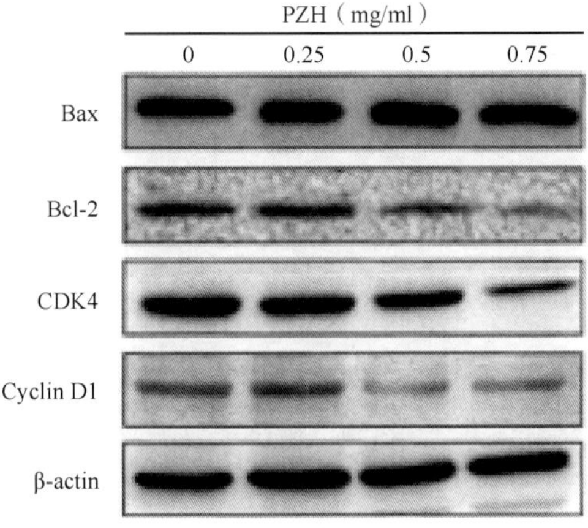

图 5-2-5 Western blot 法检测片仔癀对肝癌细胞株 HepG2 和 BEL-7402 细胞凋亡和细胞增殖相关基因表达的影响

HepG2 细胞经不同浓度片仔癀干预处理 24h 后，采用 Western blot 法检测片仔癀干预对上述基因表达的影响

（6）片仔癀对肝癌干细胞标志物 OCT4 和 SOX2 蛋白表达的影响

研究表明肿瘤的发生发展与肿瘤干细胞密切相关，为进一步从肿瘤干细胞方面研究片仔癀抑制肝癌生长的可能作用机制，采用 Western blot 法检测片仔癀干预后肝癌干细胞标志物 OCT4 和 SOX2 的蛋白表达情况。Western blot 法检测结果如图 5-2-6 所示，与对照组相比，片仔癀干预后能显著下调 OCT4 和 SOX2 的表达。由此可见，片仔癀干预处理可能对肝癌干细胞具有重要调控作用。

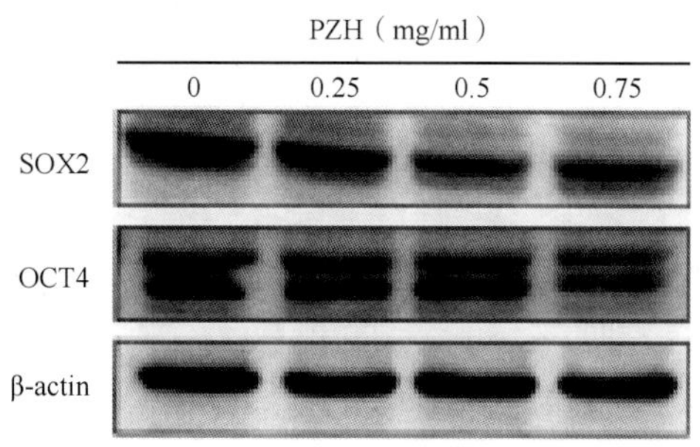

图 5-2-6　Western blot 法检测片仔癀对肝癌干细胞标志物 OCT4 和 SOX2 表达的影响

HepG2 细胞经不同浓度片仔癀干预 24h 后，采用 Western blot 法检测片仔癀干预对 OCT4 和 SOX2 表达的影响

（二）片仔癀对小鼠肝癌 H22 皮下移植瘤的治疗作用

1. 方法

实验分为溶剂对照（Vehicle）组、环磷酰胺（CTX）100mg/kg 组、多吉美 60mg/kg 组、片仔癀 26mg/kg 组、片仔癀 78mg/kg 组、片仔癀 234mg/kg 组、片仔癀 702mg/kg 组。具体组别和给药方案见表 5-2-1。在无菌条件下抽取小鼠 H22 腹水，用生理盐水 1 ∶ 5 稀释后，每只 1ml 接种到 ICR 小鼠腹腔。10 天后，在无菌条件下抽取生长良好的 H22 腹水，用生理盐水稀释后计数制成浓度为 1.0×10^7 个 /ml 的肿瘤细胞悬液，于 ICR 小鼠右侧腋下接种，每只 0.2ml，记为第 0 天。接种后次日动物随机分组，每组 8 只，称重后给药，溶剂对照组每天灌胃给予 0.5% CMC，片仔癀和多吉美每天给药 1 次，连续给药 11 次。环磷酰胺腹腔给药，给药 1 次。第 12 天称量体重，处死动物并编号，剥取肿瘤组织、脾脏和胸腺，称重并进行拍照。最后计算肿瘤抑制率，以肿瘤抑制率评价抗肿瘤作用强度。评价指标：动物体重、肿瘤重量、分离动物胸腺和脾脏重量、血细胞。

表 5-2-1　动物分组和给药方案（一）

组别	动物只数	给药剂量	给药体积（ml/10g）	给药途径	给药频率
Vehicle 组	8	0.5%CMC	0.2	ig	qd
CTX 100mg/kg 组	8	100mg/kg	0.2	ip	1
多吉美 60mg/kg 组	8	60mg/kg	0.2	ig	qd
片仔癀 26mg/kg 组	8	26mg/kg	0.2	ig	qd
片仔癀 78mg/kg 组	8	78mg/kg	0.2	ig	qd
片仔癀 234mg/kg 组	8	234mg/kg	0.2	ig	qd
片仔癀 702mg/kg 组	8	702mg/kg	0.2	ig	qd

注：ig，灌胃给药；ip，腹腔注射；qd，每天 1 次。

2. 结果

（1）抑瘤作用

给药 11 天后处死动物，称取肿瘤重量，评价片仔癀对 H22 肿瘤的生长抑制作用（图 5-2-7、图 5-2-8、表 5-2-2）。

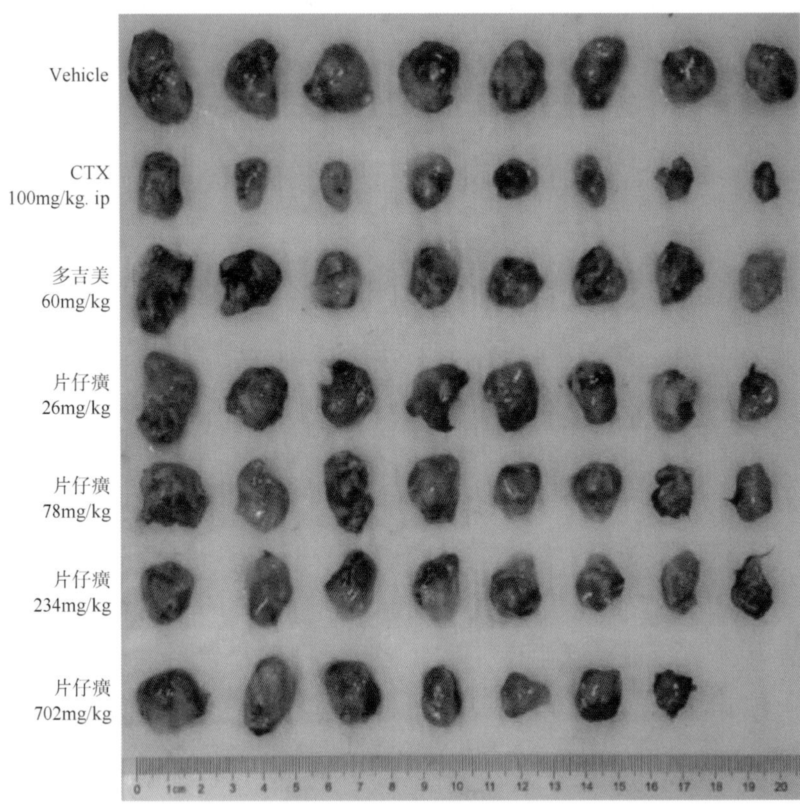

图 5-2-7　肿瘤组织（一）

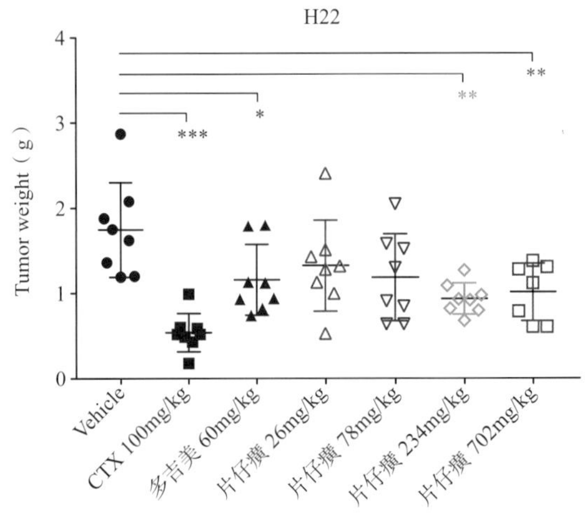

图 5-2-8　肿瘤重量（一）

Mean±SD，与溶剂对照组相比，$^{*}P<0.05$，$^{**}P<0.01$，$^{***}P<0.001$

表 5-2-2　片仔癀对小鼠肝癌 H22 的体内抗肿瘤药效

组别	处理	动物只数（第 1/12 天）	体重（g，Mean±SD）		肿瘤重量（g）	
			第 1 天	第 12 天	Mean±SD	TGI（%）
Vehicle 组	0.5% CMC，ig	8/8	20.2±0.8	29.4±2.3	1.74±0.56	NA
CTX 100mg/kg 组	100mg/kg 组 ×1，ip	8/8	20.4±1.1	27.7±1.2	0.54±0.22***	69.0
多吉美 60mg/kg 组	60mg/kg 组 ×11，ig	8/8	20.0±0.5	29.6±1.3	1.16±0.41*	33.7
片仔癀 26mg/kg 组	26mg/kg 组 ×11，ig	8/8	20.2±0.8	27.2±1.5*	1.33±0.53	23.9
片仔癀 78mg/kg 组	78mg/kg 组 ×11，ig	8/8	20.1±0.7	27.2±1.5*	1.19±0.51	32.0
片仔癀 234mg/kg 组	234mg/kg 组 ×11，ig	8/8	20.1±0.8	27.2±2.5*	0.94±0.18**	46.0
片仔癀 702mg/kg 组	702mg/kg 组 ×11，ig	8/7#	20.2±0.5	27.8±1.4	1.01±0.34**	41.8

注：与溶剂对照组比较，$*P < 0.05$，$**P < 0.01$，$***P < 0.001$，One-way ANOVA；NA：不适用；ip：腹腔注射；ig：灌胃给药；#：灌胃操作不当，死亡；TGI：抑瘤率。

（2）体重

处理当天，称取小鼠体重。将各组小鼠体重减去对应的瘤重后，片仔癀各剂量组净体重与溶剂对照组比较无统计学差异，见图 5-2-9。

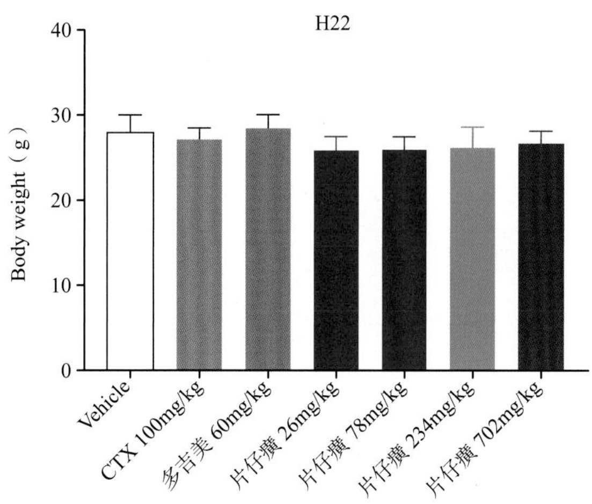

图 5-2-9　小鼠体重（第 12 天）（Mean±SD）

（3）脏器系数

处理动物后，称取脾脏和胸腺重量。片仔癀各剂量组对脾脏和胸腺系数无统计学意义的改变，见图 5-2-10。

（4）血细胞

小鼠眼内眦取血，测定血细胞数量。片仔癀对各类血细胞［包括 RBC、PLT、WBC、淋巴细胞（LYM）、单核细胞（MON）、中性粒细胞（NEUT）］无具有统计学意义的改变，见图 5-2-11。

3. 结论

在小鼠肝癌 H22 皮下移植瘤模型中，片仔癀每天灌胃给药 234mg/kg 和 702mg/kg，抑瘤率分别为 46.0% 和 41.8%，且具有统计学差异。体重、脏器系数和血细胞分析结果提示，片仔癀具有良好的安全性。

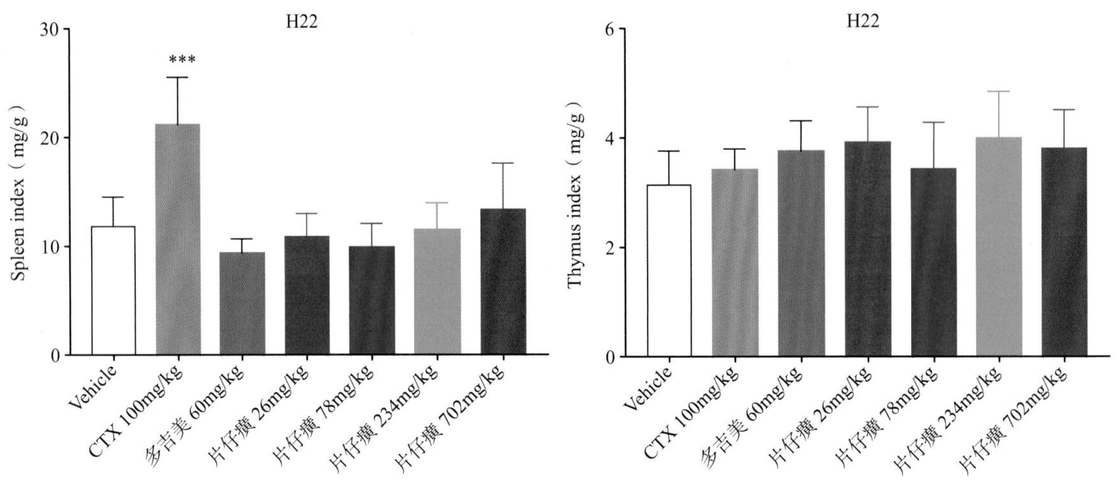

图 5-2-10　脾脏和胸腺系数（Mean±SD）

与溶剂对照组比较，$^{***}P < 0.001$

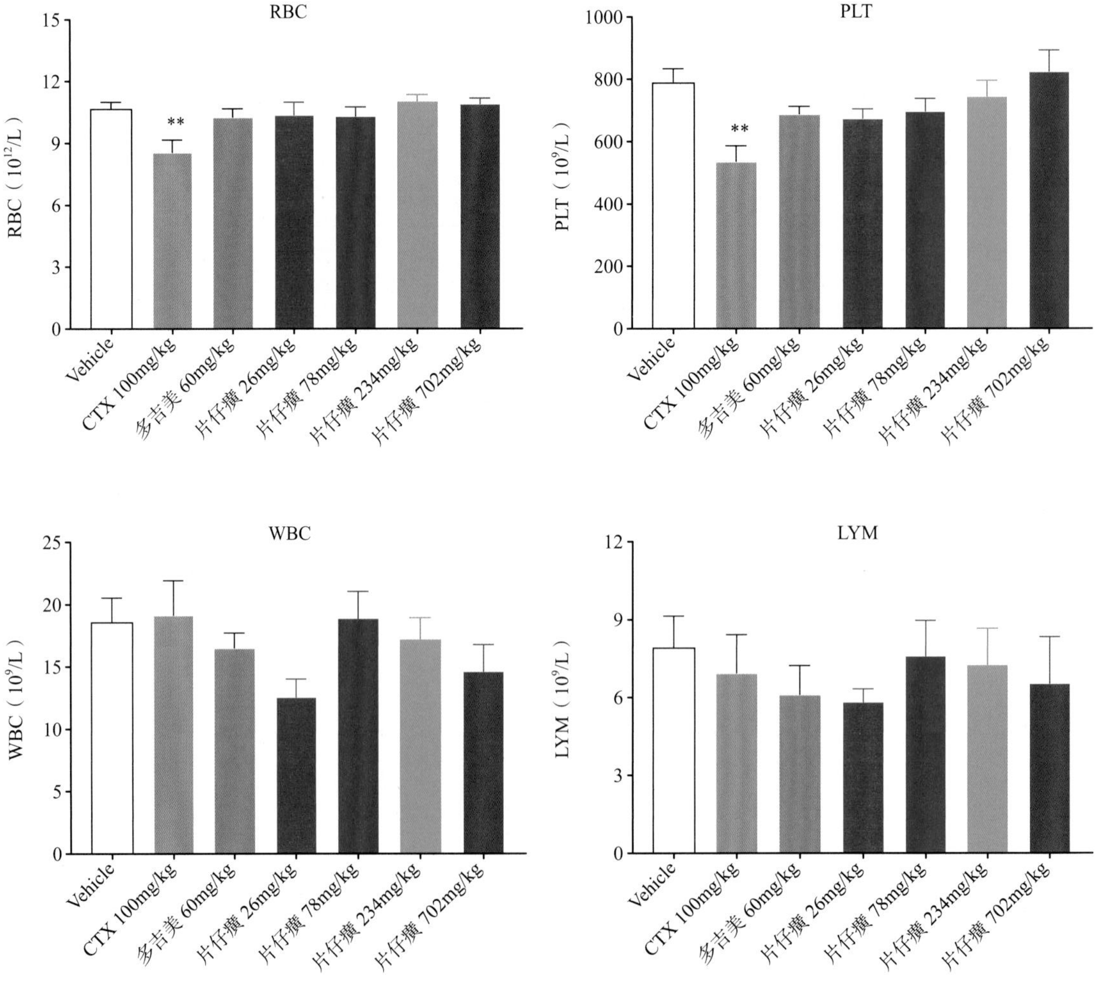

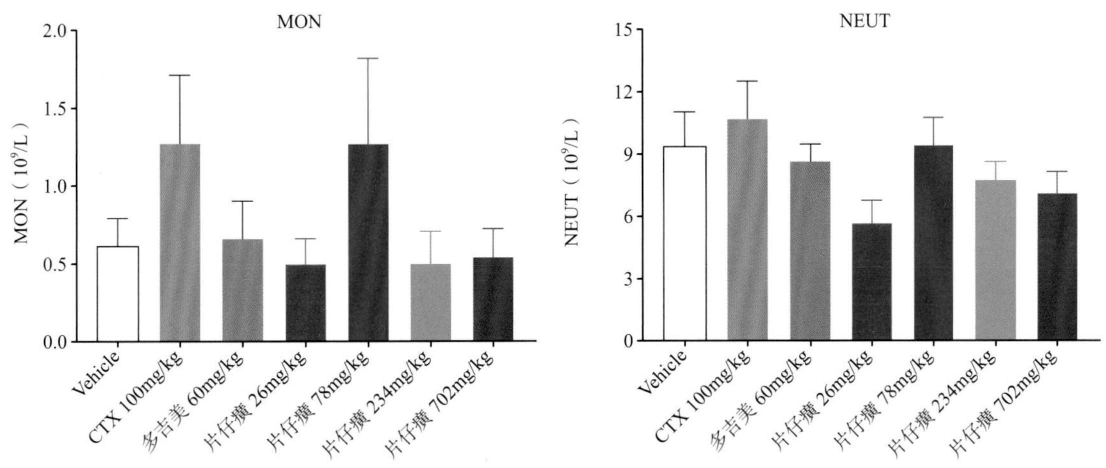

图 5-2-11　血液指标

Mean±SD，与溶剂对照组比较，$^{**}P < 0.01$，ANOVA 分析

（三）片仔癀对小鼠肝癌 Hepa1-6 皮下移植瘤模型的治疗作用探索

1. 方法

实验分为溶剂对照（Vehicle）组、环磷酰胺（CTX）100mg/kg 组、多吉美 60mg/kg 组、片仔癀 26mg/kg 组、片仔癀 78mg/kg 组、片仔癀 234mg/kg 组、片仔癀 702mg/kg 组。具体组别和给药方案见表 5-2-3。无菌条件下收取小鼠肝癌细胞 Hepa1-6，用生理盐水稀释后计数制成浓度为 1.0×10^7 个 /ml 的肿瘤细胞悬液，于 C57BL/6 小鼠右侧腋下接种，每只 0.2ml（5.0×10^6 个细胞），记为第 0 天。接种后次日动物随机分组，每组 8 只，称重后给药，溶剂对照组每天口服给予 0.5%CMC，片仔癀和多吉美每天 1 次，连续口服给药 22 次；环磷酰胺腹腔给药，每周 1 次。第 23 天称量体重，处死动物并编号，剥取肿瘤组织、脾脏和胸腺，称重并进行拍照。最后计算肿瘤抑制率，以肿瘤抑制率评价抗肿瘤作用强度。

表 5-2-3　动物分组和给药方案（二）

组别	动物只数	给药剂量	给药体积（ml/10g）	给药途径	给药频率
Vehicle 组	8	0.5% CMC	0.2	ig	qd
CTX 100mg/kg 组	8	100mg/kg	0.2	ip	qw
多吉美 60mg/kg 组	8	60mg/kg	0.2	ig	qd
片仔癀 26mg/kg 组	8	26mg/kg	0.2	ig	qd
片仔癀 78mg/kg 组	8	78mg/kg	0.2	ig	qd
片仔癀 234mg/kg 组	8	234mg/kg	0.2	ig	qd
片仔癀 702mg/kg 组	8	702mg/kg	0.2	ig	qd

ig：灌胃给药；ip：腹腔注射；qd：每天 1 次；qw：每周 1 次。

2. 结果

（1）抑瘤作用

第 23 天处死动物称取肿瘤重量，片仔癀对 Hepa1-6 肿瘤的生长抑制作用见图 5-2-12、

图 5-2-13 和表 5-2-4。片仔癀在 26mg/kg、78mg/kg、234mg/kg 和 702mg/kg 剂量下的抑瘤率分别为 58.4%、62.1%、67.8% 和 68.6%，且具有统计学意义。

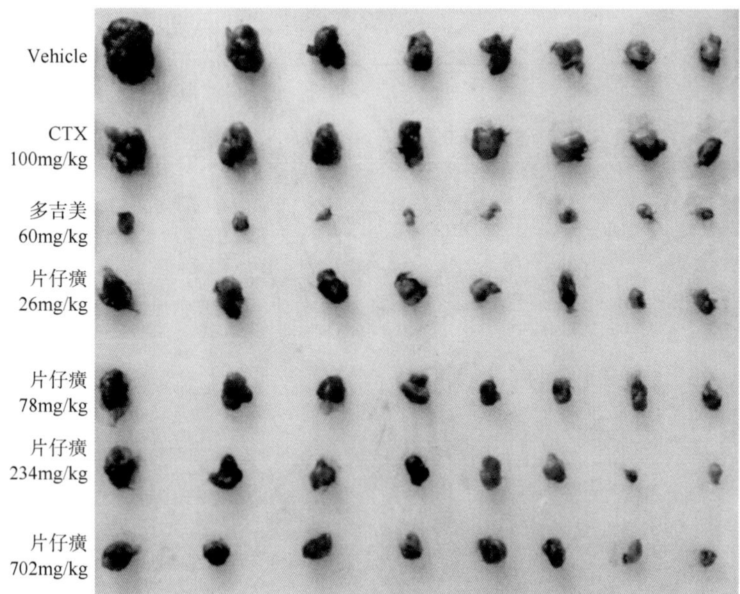

图 5-2-12 肿瘤组织（二）

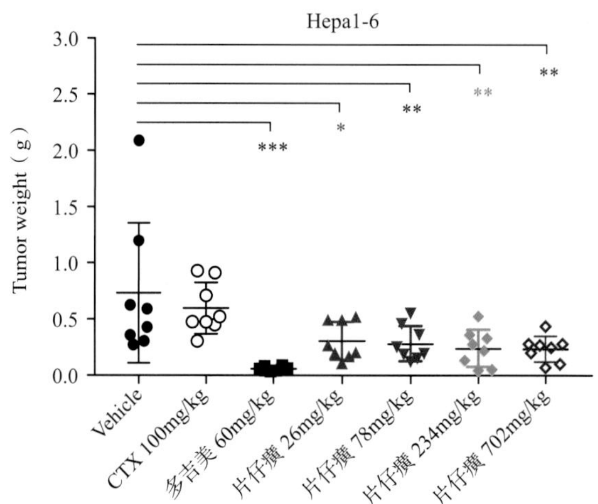

图 5-2-13 肿瘤重量（二）

Mean±SD；与溶剂对照组相比，$^*P<0.05$，$^{**}P<0.01$，$^{***}P<0.001$，One-way ANOVA

表 5-2-4 片仔癀对小鼠肝癌 Hepa1-6 的体内抗肿瘤药效

组别	处理	动物只数（第 1/23 天）	体重（Mean±SD，g）		肿瘤重量（g）	
			第 1 天	第 23 天	Mean±SD	TGI（%）
Vehicle 组	0.5%CMC×22，ig	8/8	19.6±0.6	20.9±0.7	0.73±0.62	NA
CTX 100mg/kg 组	100mg/kg×3，ip	8/8	19.5±0.4	19.3±0.8	0.60±0.23	18.6
多吉美 60mg/kg 组	60mg/kg×22，ig	8/8	19.7±0.3	19.9±0.8	$0.06\pm0.02^{***}$	92.1
片仔癀 26mg/kg 组	26mg/kg×22，ig	8/8	19.8±0.4	19.5±1.7	$0.30\pm0.17^{*}$	58.4

续表

组别	处理	动物只数（第 1/23 天）	体重（Mean±SD，g）		肿瘤重量（g）	
			第 1 天	第 23 天	Mean±SD	TGI（%）
片仔癀 78mg/kg 组	78mg/kg×22，ig	8/8	19.9±0.8	19.7±1.0	0.28±0.16**	62.1
片仔癀 234mg/kg 组	234mg/kg×22，ig	8/8	19.4±0.7	19.4±1.2	0.24±0.16**	67.8
片仔癀 702mg/kg 组	702mg/kg×22，ig	8/8	18.7±0.4	19.3±1.3	0.23±0.11**	68.6

One-way ANOVA，与溶剂对照组相比，$*P < 0.05$，$**P < 0.01$，$***P < 0.001$。NA：不适用。ig：灌胃给药；ip：腹腔注射。

（2）体重

处理当天，称取小鼠体重。将各组小鼠体重减去对应的肿瘤重量后，片仔癀各剂量组净体重与溶剂对照组比较无统计学差异，见图 5-2-14。

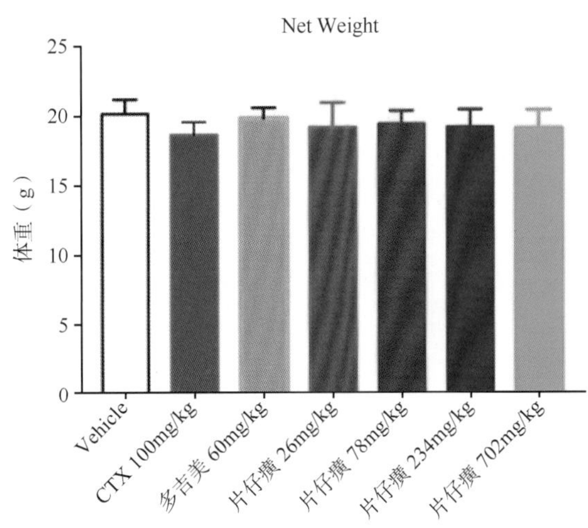

图 5-2-14　小鼠净体重（第 23 天）（Mean±SD）

3. 结论

在小鼠肝癌 Hepa1-6 模型重复实验中，片仔癀在 26mg/kg、78mg/kg、234mg/kg 和 702mg/kg 剂量下的抑瘤率分别为 58.4%、62.1%、67.8% 和 68.6%，且具有统计学意义。

（四）基于蛋白质组学的片仔癀在肝癌小鼠中的抗肿瘤作用机制解析[3]

1. 方法

4 周龄雄性 BALB/c 小鼠适应性饲养 1 周，将 H22 细胞（3×10^6）注射到每只小鼠的右侧区域皮下，当小鼠肿瘤体积生长到 80 ～ 100mm^3 时，将小鼠随机分为 3 组，每组 6 只。模型组灌胃生理盐水，阳性对照组灌胃 0.121g/kg 的索拉非尼（Sora），片仔癀组灌胃 0.234g/kg 的片仔癀，每天灌胃一次，连续 2 周。最后一次给药当天处死小鼠。所有的动物实验经过伦理委员会批准并根据《实验动物护理和使用指南》进行。

2. 结果

（1）片仔癀抑制肝癌移植瘤的生长

注射 H22 细胞 1 周后，BALB/c 小鼠产生了明显的移植瘤。索拉非尼组和片仔癀组的肿瘤重量抑制率分别为 79.87% 和 50.76%。使用 Sora 和片仔癀治疗可使肝癌移植瘤的重量和体积下降，见图 5-2-15。

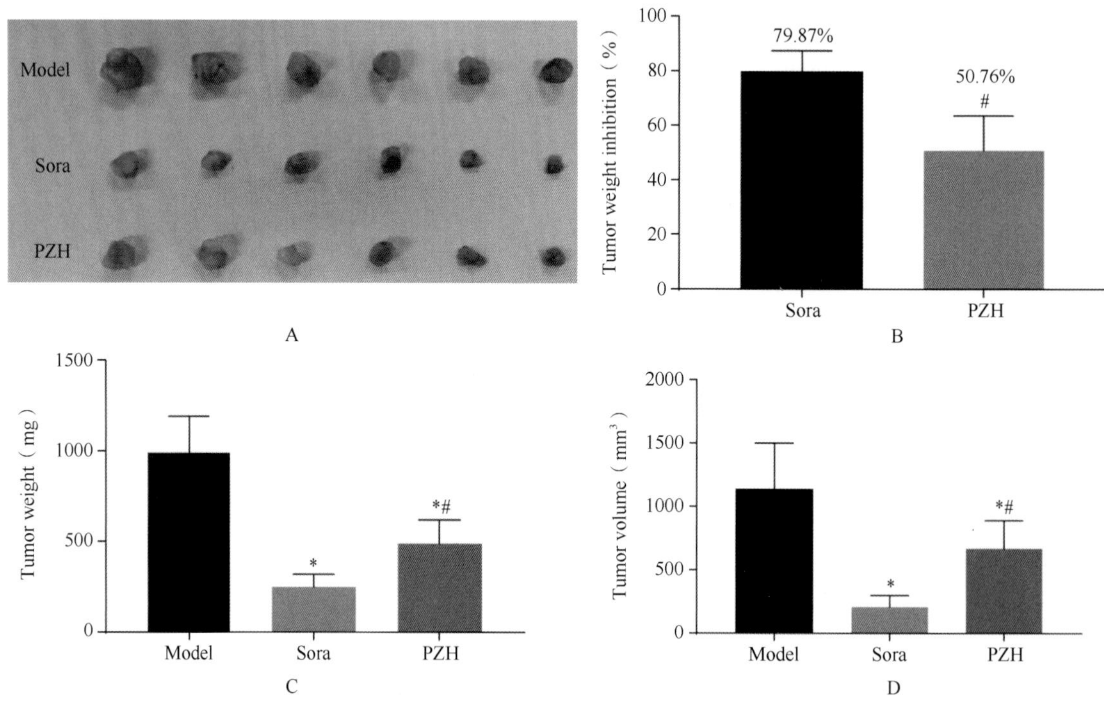

图 5-2-15 片仔癀抑制肝癌移植瘤生长

A. 各组给药后移植瘤图；B. 肿瘤重量抑制率分析；C. 肿瘤重量分析；D. 肿瘤体积分析。与模型组比较，$*P < 0.05$；与索拉非尼组比较，$\#P < 0.05$（$n=6$）

（2）肿瘤组织中磷酸化蛋白水平的变化

使用 PEX100（信号通路磷酸化水平检测芯片）检测了肝癌模型组、索拉非尼组和片仔癀组小鼠肿瘤组织中磷酸化蛋白的水平。扫描图像显示微阵列中所有位点的响应均良好，数据质量可信（图 5-2-16A）。

在检测到的 584 个磷酸化蛋白位点中，在索拉非尼组中，肿瘤组织中 60 个表达上调，19 个表达下调；片仔癀治疗后，肿瘤组织中 84 个表达上调，11 个表达下调（图 5-2-16B）。基于磷酸化蛋白变化的蛋白相互作用网络显示，不同蛋白之间存在复杂的关联，并鉴定出了之前在该网络中研究过的一些关键蛋白，如 $p53^{Ser378}$、$NF\kappa B\text{-}p65^{Ser468}$ 和 $Bcl\text{-}2^{Ser70}$，见图 5-2-16C。

（3）参与片仔癀治疗的通路和分子网络

通过 IPA 确定了与癌症相关的通路。在 IPA 系统中，阈值为 –log（P 值）> 3.0，表明 P 值 < 0.001 的显著差异。片仔癀组和索拉非尼组显著变化的 20 条通路如图 5-2-17A 所示，其中，炎症相关通路 11 条，肿瘤生长相关通路 4 条，细胞周期相关通路 5 条。这 20 个通路所

涉及的复杂分子网络如图 5-2-17B 所示。

为了进一步分析片仔癀抗肿瘤活性的潜在机制，利用 IPA 系统建立了相关通路的相关分子网络。图 5-2-18A 显示了与炎症 / 细胞因子相关的通路的复杂分子网络、图 5-2-18B 显示了与细胞周期相关的通路的复杂分子网络、图 5-2-18C 显示了与肿瘤生长相关的通路的复杂分子网络。

与炎症通路相关的分子网络，有 68 种不同的磷酸化蛋白参与其中，片仔癀单独调控 33 个磷酸化蛋白，Sora 单独调控 17 个磷酸化蛋白（图 5-2-18A）。此外，片仔癀上调了关键节点蛋白如 NF-κB1、IKKβ、FOXO3、XIAP 的磷酸化，并下调了 STAT3、MAPK8、SRF 和 CASP2。这些蛋白主要富集在 IL-6 信号通路、TNFR1 信号通路和 TNFR2 信号通路中，见图 5-2-18D。

与细胞周期相关的分子网络包含 42 种不同的磷酸化蛋白，片仔癀单独调控 13 个蛋白，Sora 单独调控 14 个蛋白（图 5-2-18B）。Sora 通过调控 CDKN1B、RB1、HDAC1 和 HDAC6 的蛋白磷酸化，增加细胞周期在 G1/S 的阻滞。片仔癀通过调节 MDM2、CHEK1、AURKA 和 CCNB1 的磷酸化，将细胞周期阻滞在 G2/M 期，见图 5-2-18E。

在与肿瘤生长途径相关的分子网络中，46 个磷酸化蛋白参与其中。有 14 个蛋白受 Sora 调控，14 个蛋白受片仔癀调控。两个治疗组都有共同的关键蛋白，如 TP53、ABL1 和 PAK2（图 5-2-18C）。而 Sora 上调了更多与激酶如 PAK1、SRC 和激酶底物 IRS1 等与激酶活性相关的蛋白，这些蛋白主要富集在 p53 通路和 FAK 通路中，见图 5-2-18F。

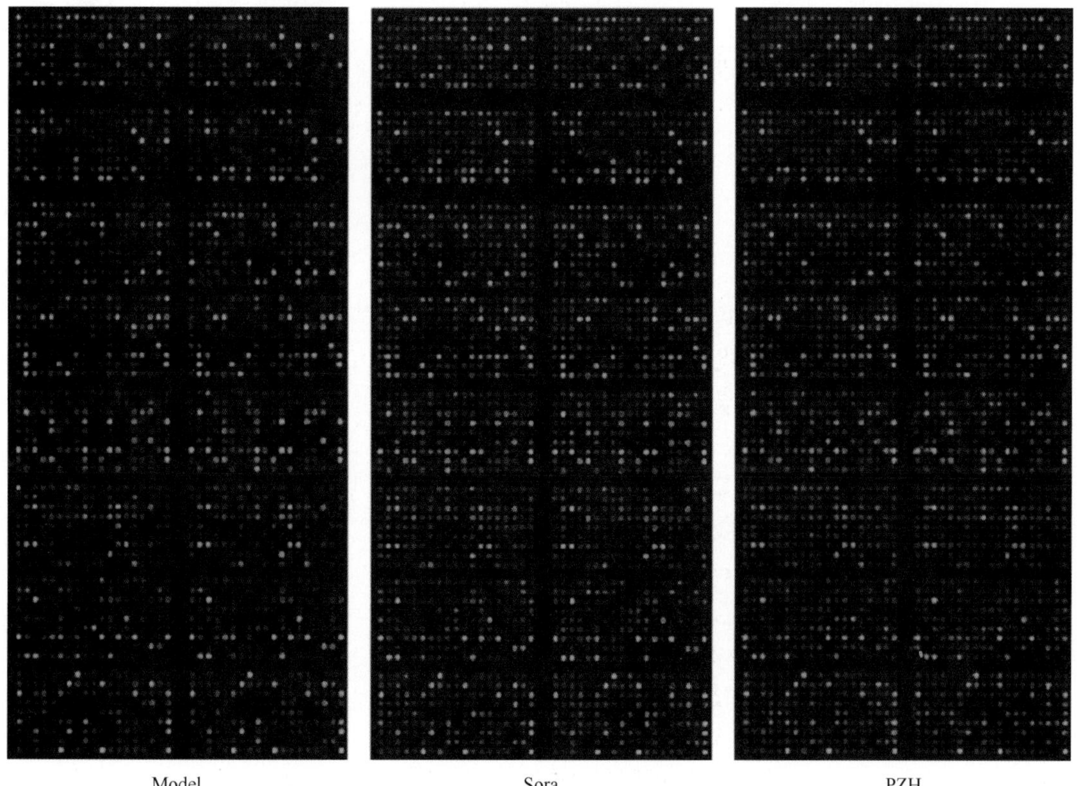

A

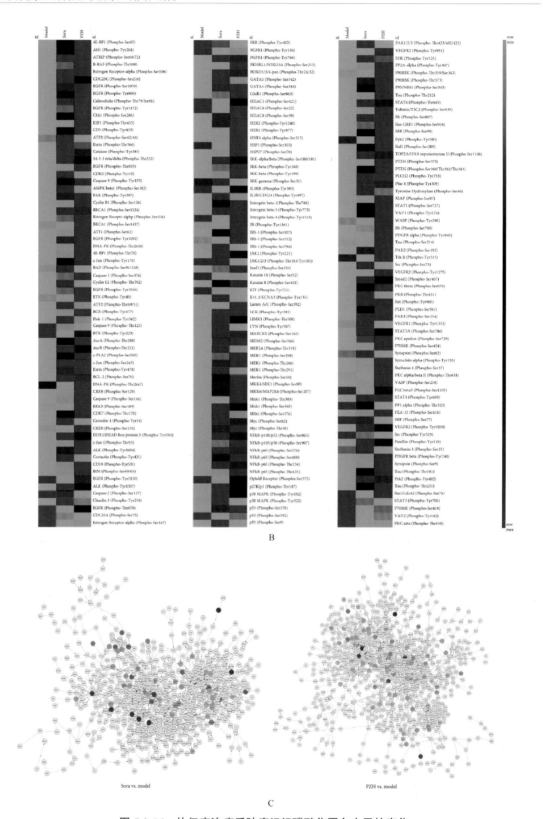

图 5-2-16　片仔癀治疗后肿瘤组织磷酸化蛋白水平的变化

A. PEX100 的扫描图片，所有位点的数据质量良好；B. 热图表示磷酸化状态的折叠变化，显示了磷酸化蛋白与未磷酸化蛋白的比例，红色表示信号蛋白磷酸化上调，绿色表示信号蛋白磷酸化下调，颜色的强弱取决于磷酸化的程度；C. 蛋白调控网络，展示磷酸化蛋白的相互作用，并在网络中直观地显示中心节点，红色表示上调，绿色表示下调，浅蓝色表示没有变化

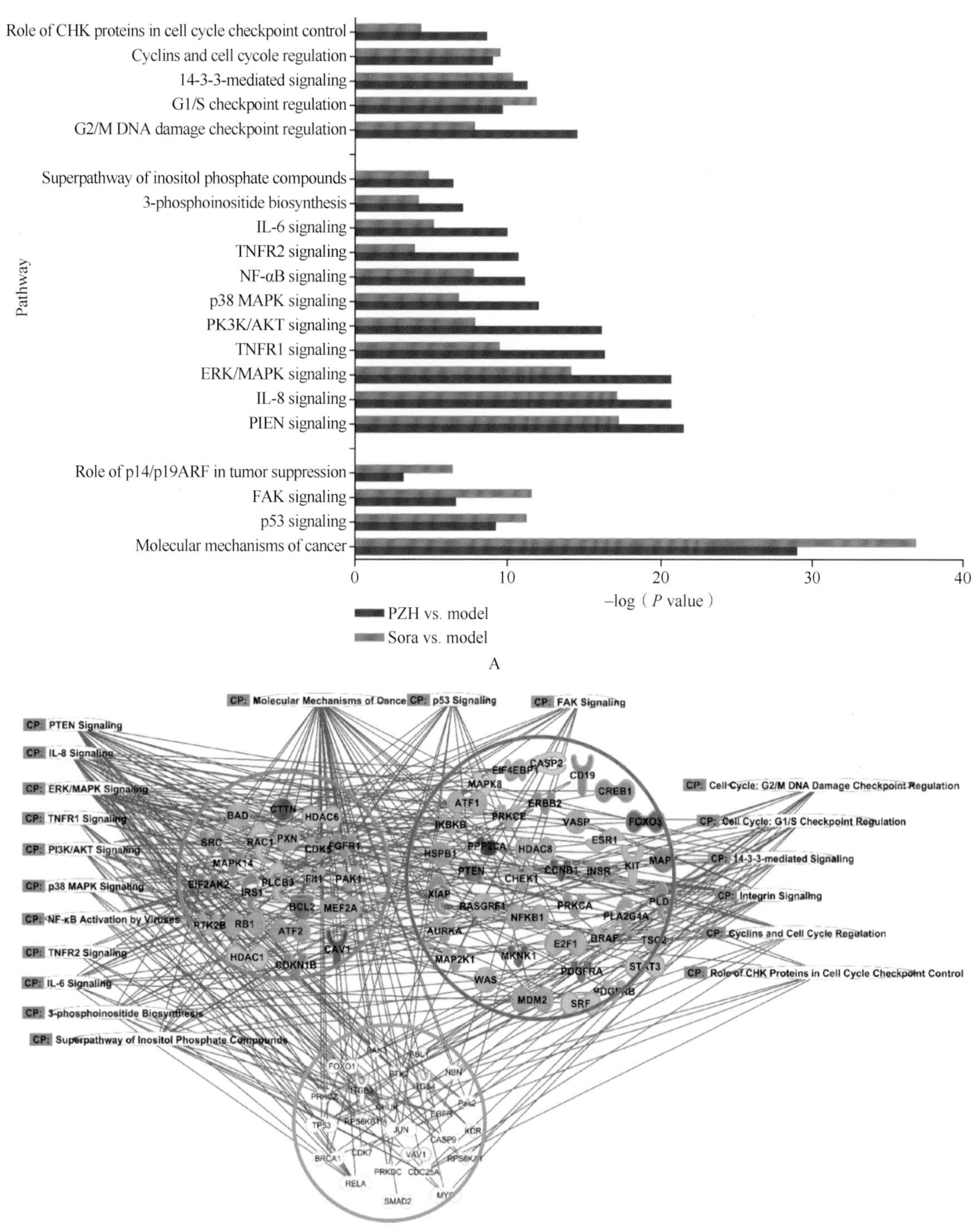

图 5-2-17　片仔癀与索拉非尼治疗后改善通路的比较

A. 片仔癀组和索拉非尼组相关通路的 -log（*P* 值）值；B. 片仔癀和索拉非尼处理后这些通路所涉及的分子网络

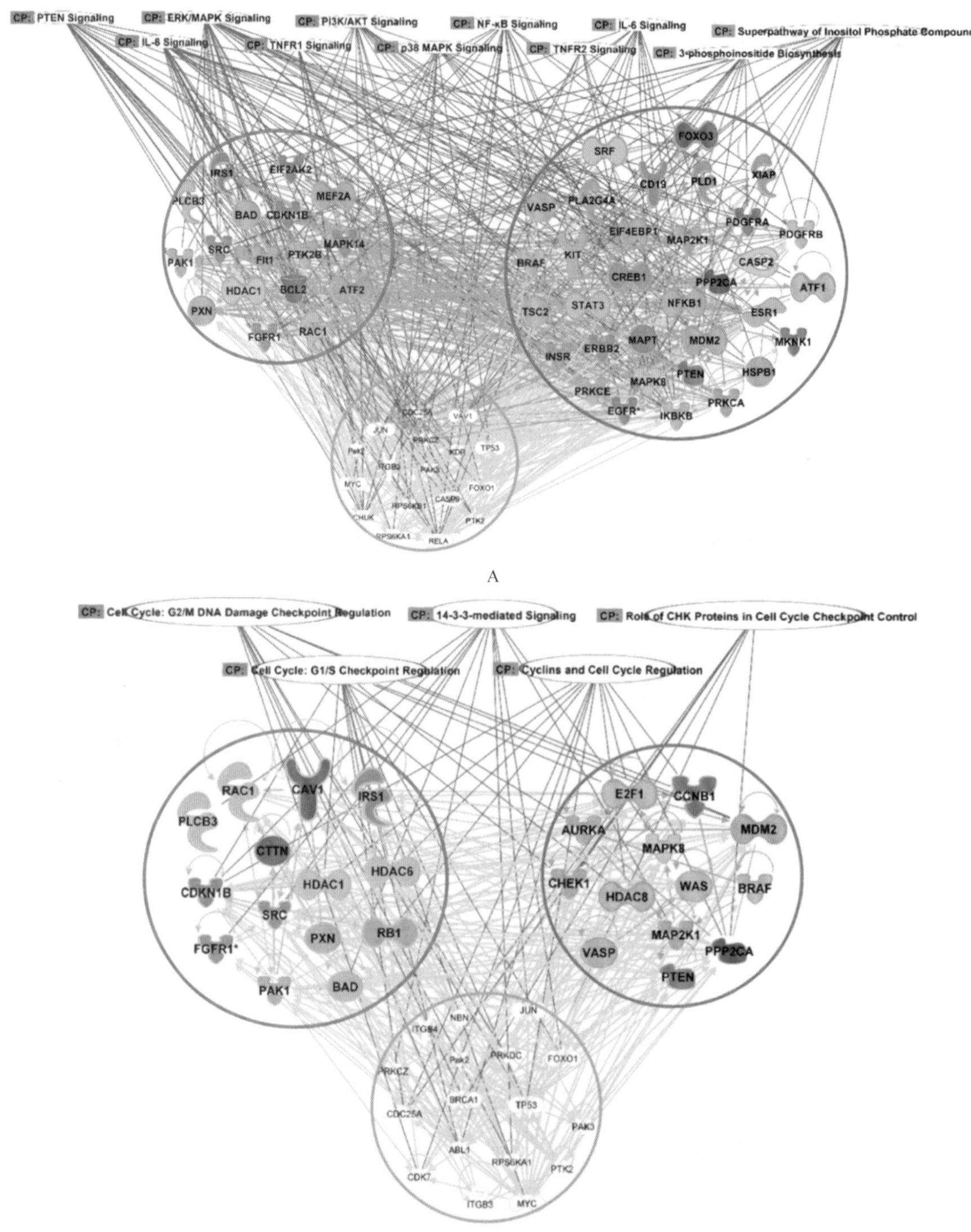
CP: PTEN Signaling
CP: ERK/MAPK Signaling
CP: PI3K/AKT Signaling
CP: NF-κB Signaling
CP: IL-6 Signaling
CP: Superpathway of Inositol Phosphate Compounds
CP: IL-8 Signaling
CP: TNFR1 Signaling
CP: p38 MAPK Signaling
CP: TNFR2 Signaling
CP: 3-phosphoinositide Biosynthesis
IRS1
EIF2AK2
MEF2A
PLCB3
BAD
CDKN1B
SRC
PAK1
Flt1
PTK2B
MAPK14
HDAC1
BCL2
ATF2
PXN
FGFR1
RAC1
SRF
FOXO3
CD19
PLD1
XIAP
VASP
PLA2G4A
PDGFRA
PDGFRB
EIF4EBP1
MAP2K1
BRAF
KIT
CASP2
CREB1
PPP2CA
ATF1
TSC2
STAT3
NFKB1
ESR1
INSR
ERBB2
MAPT
MDM2
MKNK1
PTEN
HSPB1
MAPK8
PRKCE
PRKCA
EGFR*
IKBKB
CDC25A
VAV1
JUN
PRKCZ
KDR
TP53
Pak2
ITGB3
PAK3
MYC
FOXO1
RPS6KB1
CASP9
CHUK
PTK2
RPS6KA1
RELA
A
CP: Cell Cycle: G2/M DNA Damage Checkpoint Regulation
CP: 14-3-3-mediated Signaling
CP: Role of CHK Proteins in Cell Cycle Checkpoint Control
CP: Cell Cycle: G1/S Checkpoint Regulation
CP: Cyclins and Cell Cycle Regulation
RAC1
CAV1
IRS1
PLCB3
CTTN
HDAC6
HDAC1
CDKN1B
SRC
PXN
RB1
FGFR1*
PAK1
BAD
E2F1
CCNB1
AURKA
MDM2
MAPK8
CHEK1
WAS
BRAF
HDAC8
MAP2K1
VASP
PPP2CA
PTEN
NBN
JUN
ITGB4
Pak2
PRKDC
FOXO1
PRKCZ
BRCA1
TP53
CDC25A
PAK3
ABL1
RPS6KA1
PTK2
CDK7
ITGB3
MYC
B

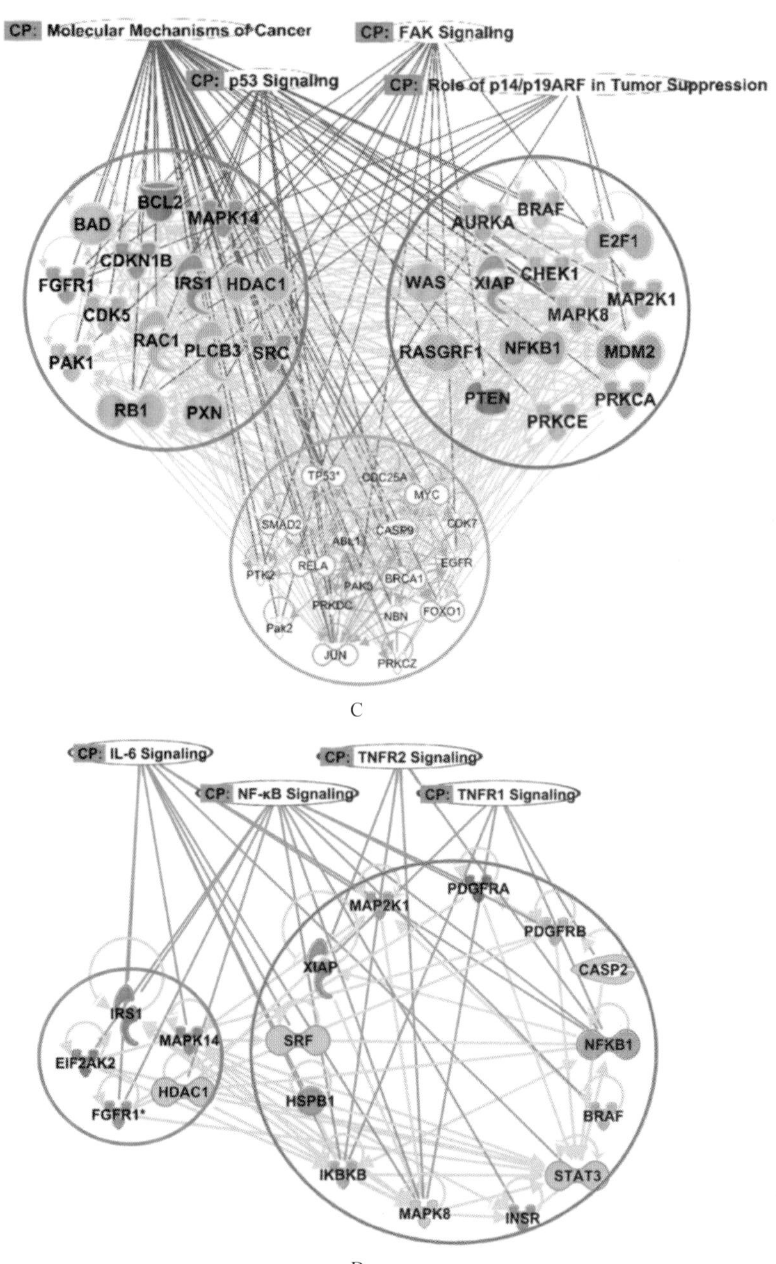
CP: Molecular Mechanisms of Cancer
CP: FAK Signaling
CP: p53 Signaling
CP: Role of p14/p19ARF in Tumor Suppression
BCL2
BAD
MAPK14
CDKN1B
FGFR1
IRS1
HDAC1
CDK5
RAC1
PLCB3
SRC
PAK1
RB1
PXN
AURKA
BRAF
E2F1
WAS
XIAP
CHEK1
MAP2K1
MAPK8
RASGRF1
NFKB1
MDM2
PTEN
PRKCE
PRKCA
TP53*
CDC25A
MYC
SMAD2
CASP9
CDK7
ABL1
PTK2
RELA
EGFR
PAK3
BRCA1
PRKDC
NBN
FOXO1
Pak2
JUN
PRKCZ

C

CP: IL-6 Signaling
CP: TNFR2 Signaling
CP: NF-κB Signaling
CP: TNFR1 Signaling
PDGFRA
MAP2K1
PDGFRB
XIAP
CASP2
IRS1
MAPK14
SRF
NFKB1
EIF2AK2
HDAC1
HSPB1
FGFR1*
BRAF
IKBKB
STAT3
MAPK8
INSR

D

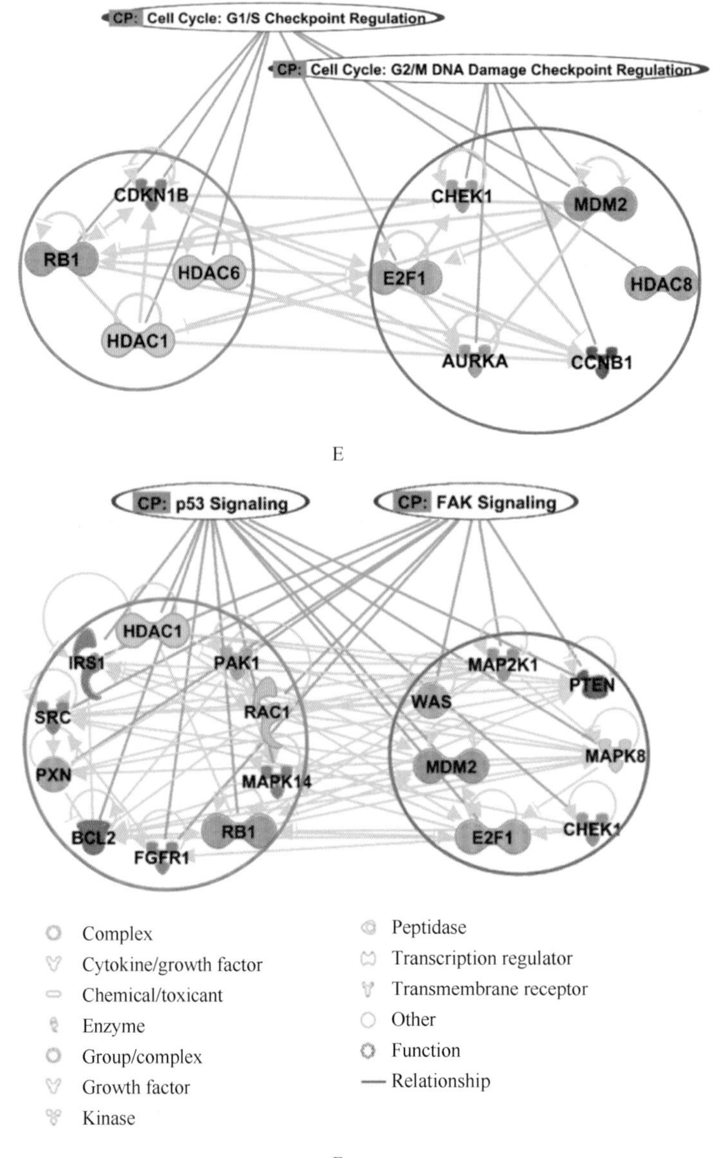

图 5-2-18 参与 PZH 和 Sora 治疗的关键蛋白与分子网络通路

A. 基于炎症相关通路的分子网络；B. 基于细胞周期相关通路的分子网络；C. 基于肿瘤生长相关途径的分子网络；D. PZH 比 Sora 调节更多 IL-6、TNFR1/2 和 NF-κB 通路中的蛋白；E. PZH 在 G2/M 期调控较多蛋白，Sora 在 G1/S 期调控较多蛋白；F. Sora 调节更多与 p53 和 FAK 通路中富集的激酶活性相关的蛋白质。粉色圆圈代表片仔癀组，绿色圆圈代表索拉非尼组，灰色圆圈代表片仔癀组和索拉非尼组

综上，与炎症相关的 NF-κB、TNFR1、TNFR2 和 IL-6 通路，与肿瘤生长相关的 p53 和 FAK 通路，与细胞周期相关的 G2/M 检查点通路对阐明片仔癀的机制更为重要，将在后续实验中进一步进行验证。

（4）验证实验

IPA 分析结果显示，片仔癀可以调控与 IL-6 和 TNF-α 相关的通路。酶联免疫吸附试验（ELISA）结果显示，片仔癀确实降低了肝癌小鼠肿瘤组织匀浆中 IL-6 和 TNF-α 的水平，见图 5-2-19。

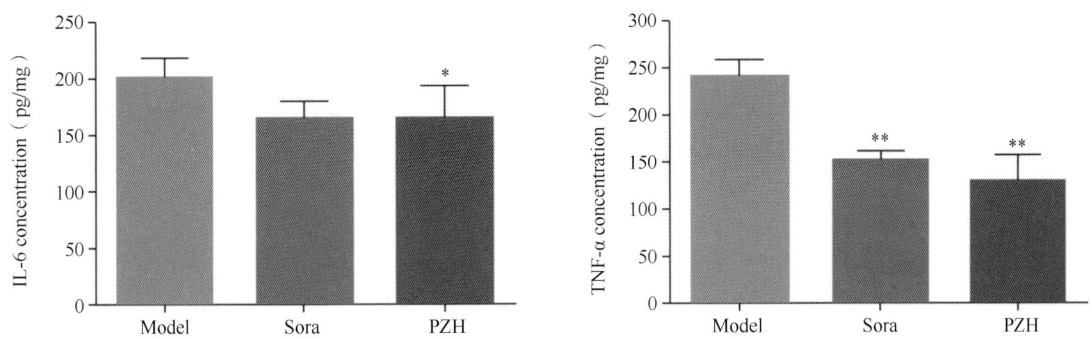

图 5-2-19　ELISA 试剂盒检测结果显示片仔癀降低了肝癌小鼠肿瘤组织中 IL-6 和 TNF-α 水平

与模型组比较，$*P<0.05$，$**P<0.01$；$n=6$

细胞活力试验检测 0.10mg/ml、0.25mg/ml、0.50mg/ml、0.75mg/ml、1.00mg/ml 浓度的片仔癀对 H22 细胞干预 24h、48h 和 72h 的抑制作用，结果显示高浓度片仔癀（1.00mg/ml）对 H22 细胞活力的抑制率在 50.00% 以上。以上结果表明，片仔癀处理可抑制 H22 细胞活力，且呈剂量依赖性，见图 5-2-20A。

在 IPA 结果中，片仔癀调控与细胞周期相关的通路，特别是 G2/M 检查点通路。细胞周期分析显示，经 5 种浓度的片仔癀处理后，S 期 H22 细胞数量减少，G2/M 期细胞百分比增加，且反应呈剂量依赖性，见图 5-2-20B。

由于与炎症和 G2/M 细胞周期通路的高倍变化和密切关系，我们在蛋白质组学数据库中选择了 3 个与炎症和 G2/M 细胞周期通路密切相关的蛋白（p-CCNB1、p-FOXO3 和 p-STAT3）进行进一步验证。Western blot 结果显示，片仔癀可以上调 p-CCNB1 和 p-FOXO3 的表达，下调 p-STAT3 的表达，这与蛋白质组学分析的结果一致，见图 5-2-21。

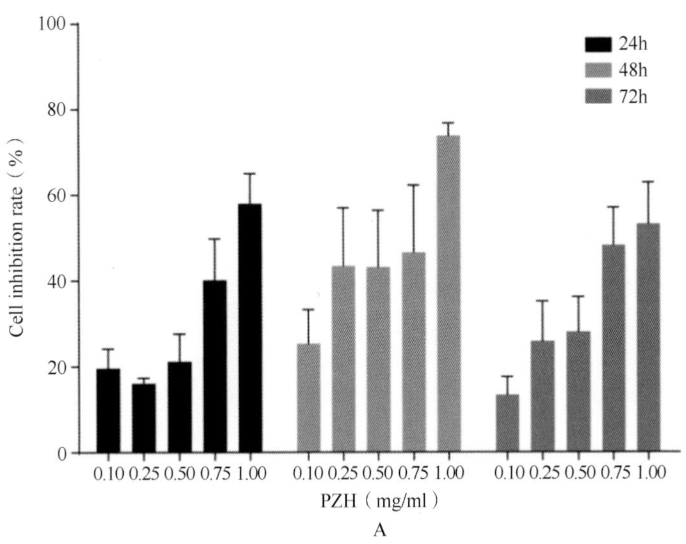

A

B

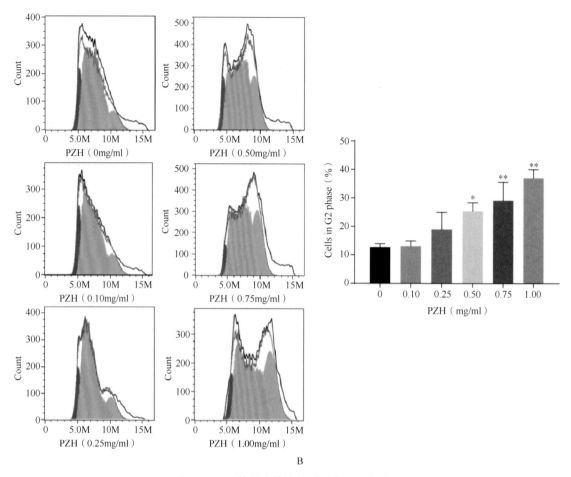

图 5-2-20 片仔癀体外抑制肝癌 H22 细胞

A. 细胞生长抑制分析。不同浓度的片仔癀（0mg/ml、0.10mg/ml、0.25mg/ml、0.50mg/ml、0.75mg/ml、1.00mg/ml）分别作用于 H22 细胞 24h、48h、72h。B. 细胞周期分析的代表性结果。蓝色、黄色和绿色分别代表 G1、S 和 G2 期，G2/M 期细胞百分率分析。与 0mg/ml 组比较，$*P < 0.05$，$**P < 0.01$

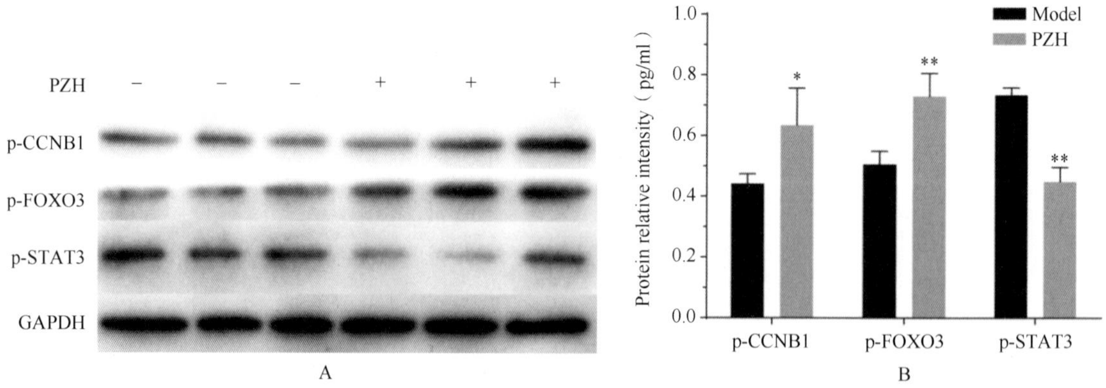

图 5-2-21 片仔癀上调肝癌小鼠肿瘤组织中 p-CCNB1 和 p-FOXO3 的表达，下调 p-STAT3 的表达

A. p-CCNB1、p-FOXO3 和 p-STAT3 的 Western blot 条带；B. 相关蛋白水平分析；与模型组比较，$*P < 0.05$，$**P < 0.01$

3. 讨论与结论

肝细胞癌被认为是一种炎症诱导的癌症。研究表明，肝损伤介导的炎症和癌变与 NF-κB、JNK、STAT3 信号通路密切相关，可以调节多种炎症因子的产生，包括 TNF-α 和 IL-6。

此外，MAPK/p38 信号通路不仅调控促炎细胞因子的表达，而且在肝癌患者的细胞黏附、迁移和侵袭的激活中发挥重要作用。

本研究发现，虽然片仔癀和索拉非尼都调控了这些炎症相关通路，但它们的靶点有所不同，特别是在 TNFR1、TNFR2 和 IL-6 通路中。片仔癀主要调控 STAT3、FOXO3、IKKβ、XIAP 和 MAPK8。STAT3 信号通路是一种促炎途径，可能由肿瘤细胞触发。FOXO 作为一种肿瘤抑制因子，可以通过负调控免疫抑制剂的表达来促进抗肿瘤活性。过表达的 FOXO3a 可抑制癌细胞的增殖和侵袭性。本研究发现，经片仔癀处理后，p-FOXO3 表达上调，而 p-STAT3 表达下调。这与我们前期的研究结果相似，即片仔癀可以抑制自身免疫性脑脊髓炎大鼠的 p-STAT3 水平。

不同阶段的细胞周期中，有一些关键的蛋白质控制着下一阶段的触发。磷酸化可以改变蛋白质的活性，在细胞周期检查点的一组特定蛋白质的磷酸化可以影响细胞周期，肿瘤细胞的细胞周期可影响肝癌的进展和治疗。诱导细胞周期阻滞可抑制肿瘤细胞增殖，增加肿瘤细胞凋亡。研究结果显示，索拉非尼在 G1/S 检查点通路和与 G1/S 期相关的蛋白中发挥了更重要的作用。一些研究已经证明，诱导细胞凋亡和 G2/M 阻滞也可以抑制肿瘤细胞的增殖和生长。我们的研究结果表明，在细胞周期相关通路方面，片仔癀除了 G1/S 阻滞外，更多参与通过诱导 G2/M 细胞周期阻滞来抑制肿瘤生长。而索拉非尼减缓细胞周期进程，阻止细胞到达 G2/M 期，并导致可逆的 G1 期延迟，更多参与促进 G1/S 的细胞周期阻滞。以上结果提示这两种药物的联合使用可能具有协同作用。

索拉非尼的主要靶点是丝氨酸 - 苏氨酸激酶 Raf-1、血管内皮生长因子受体和血小板源性生长因子受体。前期研究结果显示，胰岛素和 CDKs 是索拉非尼抑制肿瘤生长的靶点。本研究还发现片仔癀和索拉非尼均通过调控 p53 和 FAK 信号通路来抑制肿瘤生长。尽管索拉非尼能有效延长肝癌患者的中位生存期，但它的应答率较低，可导致一些患者的耐药性。PI3K/Akt 和 PTEN/Akt 通路在对索拉非尼产生耐药性中发挥作用。我们的研究结果表明，片仔癀对 PI3K 和 PTEN 信号通路的影响更大。基于蛋白质组学和 IPA 分析结果显示，片仔癀和索拉非尼都可以调控肝癌相关通路，片仔癀在炎症相关通路中发挥了更强的作用，而索拉非尼更侧重于癌症生长通路。片仔癀在抗炎方面具有更大的优势，可以弥补索拉非尼的不足，以上结果提示片仔癀联合索拉非尼不仅可以提高疗效，还会降低索拉非尼的耐药性。

综上，研究证实了片仔癀调控 IL-6、TNFR1 和 TNFR2 通路及 G2/M DNA 损伤检查点调控通路，抑制肝癌炎症并诱导 G2/M 阻滞的潜在抗肿瘤机制。这些发现为片仔癀作为肝癌的治疗药物或作为化疗药物的补充提供了潜在的分子基础。

二、片仔癀抗结直肠癌作用研究

结直肠癌（CRC）是全球范围内第三大常见的恶性肿瘤。除遗传因素外，研究已经证实肠道微生物群失调会导致结直肠癌的发生和进展。饮食、生活方式和药物等因素均能影响人类肠道微生物群的组成。研究表明中药可以调节肠道微生物群和其代谢物，是其发挥治疗作用的基础。同时，肠道微生物群可以代谢中药的有效成分，这可能会影响药物的疗效。因此，了解中药和肠道微生物群之间的相互作用，对于为中药在疾病预防和治疗中的药理特性提供新的见解至关重要。

片仔癀因其对肿瘤在内的各种炎症性疾病的作用而受到人们的广泛关注。

香港中文大学于君课题组采用自发性结直肠癌小鼠模型和无菌小鼠模型，系统研究了片仔癀和肠道微生物群的相互作用，研究证实了片仔癀在结直肠癌中的预防作用，证明片仔癀通过调节肠道微生物组成，增加有益的代谢产物，改善肠道屏障功能，抑制致癌和促炎通路从而抑制结直肠肿瘤的发生发展。除了对肠道微生物群的影响外，片仔癀中人参皂苷的体内外研究结果也证实其能抑制结直肠肿瘤的发生。

厦门大学俞春东课题组的研究证实了片仔癀在体内外均能抑制结直肠癌的增殖，片仔癀通过抑制 PD-L1 的表达来减轻结直肠癌细胞对 $CD8^{+}T$ 细胞监测的免疫抑制，从而发挥抗肿瘤作用；片仔癀协同提高了抗 PD-1/PD-L1 免疫治疗的抗肿瘤疗效，显示了片仔癀对免疫治疗的协同增强作用，为片仔癀的免疫治疗辅助作用提供了科学证据。

广西中医药大学第一附属医院孙平良课题组采用不同浓度片仔癀直接干预人体结肠癌 SW480 细胞株在培养基中的增殖及外敷人体结肠癌小鼠体表瘤组织，经治疗后表现出明显的抑瘤作用，且对片仔癀产生浓度依赖性。

福建中医药大学彭军课题组采用 MTT 法检测不同浓度片仔癀对氟尿嘧啶（5-FU）耐药细胞 HCT-8/5-FU 活力的影响，探讨其逆转耐药作用。发现片仔癀能够剂量依赖性地抑制耐 5-FU 结肠癌细胞的增殖，起到杀伤肿瘤细胞的作用。表明片仔癀能够有效逆转 HCT-8/5-FU 细胞的耐药性。抑制耐药肿瘤细胞的增殖是逆转肿瘤多药耐药的一个重要途径，提示片仔癀可能通过抑制 5-FU 结肠癌耐药细胞的增殖进而发挥逆转耐药作用。

（一）片仔癀对人结肠癌 SW480 细胞株的抑制作用研究[4]

1. 方法

（1）细胞实验

1）细胞培养

人结肠癌细胞 SW480 培养于含 100g/L 小牛血清、1kU/L 青霉素、1mg/L 链霉素的 RPMI 1640 培养基。

2）MTT 法

取对数生长期人结肠癌 SW480 细胞，调节细胞浓度为 5×10^{4} 个 /ml，接种于 96 孔培养板，每孔加 0.1ml。按随机数字表法分为片仔癀组（药物浓度分为 1mg/ml、2mg/ml、3mg/ml、4mg/ml）、5-FU 组（浓度为 10μg/ml）和空白组，每组复种 6 孔。片仔癀组和 5-FU 阳性对照组每孔分别加入上述浓度含药培养液 0.2ml，空白对照组加入无药新鲜培养液 0.2ml。抑制率 =1– 实验组 OD 值 / 对照组 OD 值 ×100%。

3）细胞形态学观察

人结肠癌 SW480 细胞取用 2mg/ml 的片仔癀干预 24h、48h、72h 后，在荧光显微镜下观察细胞的形态变化并拍照记录。

（2）人结肠癌 SW480 细胞株体内实验

1）实验动物

SPF 级昆明种小鼠 150 只，雌雄各半，体重（20±2）g。

2）建模方法

按每只小鼠皮下接种 SW480 结肠癌细胞数 2.5×10^{9}/L，再加入无血清 RPMI 1640 培养基，供小鼠背部皮下接种用。准备好的人结肠癌 SW480 细胞悬液经锥虫蓝染色活细胞数占 95% 以上，按每只 0.2ml 人结肠癌 SW480 细胞悬液注射于消毒后的小鼠背部皮下，观察肿瘤移植成功率。

3）实验分组给药

建模成功待瘤体生长约 100mm^3 后，将 150 只昆明小鼠随机分为模型组，片仔癀低、中、高剂量组，5-FU 组，每组 30 只。片仔癀低、中、高剂量组药液浓度分别为 2mg/ml、4mg/ml、6mg/ml，5-FU 组药液浓度为 0.8mg/ml。均取 5ml 溶液，以纱条浸润，完全吸收溶液后，外敷瘤处，每次外敷 30min；模型组以相同剂量的生理盐水外敷。每日 2 次，连用 3 天，每日观察小鼠一般情况。

4）抑瘤率

在治疗 3 天后，以颈椎脱臼法处死各组小鼠，剥离肿瘤组织，称重，测量肿瘤长、宽及质量后，计算抑瘤率。

5）原位凋亡检测（TUNEL 法）

切取每组小鼠瘤体组织块，大小约为 1.5cm×1.5cm×（0.2 ～ 0.3）cm，制作石蜡切片，以细胞核出现棕黄色颗粒为阳性细胞，计数 1000 个癌细胞中的表达阳性数作为凋亡指数（AI）。

2. 结果

（1）人结肠癌 SW480 细胞株体外实验结果

各组对人结肠癌 SW480 细胞株体外抑制结果，经皮尔森（Pearson）卡方检验得出 1mg/ml、2mg/ml、3mg/ml 组抑制率与 5-FU 组比较，差异具有统计学意义（χ^2=4.49、4.97、4.52，均 $P < 0.05$）；4mg/ml 组抑制率与 5-FU 组比较，差异无统计学意义（χ^2=3.57，$P > 0.05$），见表 5-2-5。荧光显微镜显示空白组与片仔癀 2mg/ml 组不同时间段人结肠癌 SW480 细胞株数量比较，后者均显示不同程度的显著减少、体积变小、折光性差、细胞数量悬浮、脱落死亡，见图 5-2-22。

表 5-2-5　各组对人结肠癌 SW480 细胞株体外抑制率

组别	吸光值			总抑制率（%）	χ^2 值
	24h	48h	72h		
空白组	0.4110	0.7414	0.9561		
5-FU 组	0.3836	0.5003	0.3197	42.91	
片仔癀 1mg/ml 组	0.2169	0.2266	0.1879	70.05#	4.49
片仔癀 2mg/ml 组	0.1960	0.2104	0.1968	71.39#	4.97
片仔癀 3mg/ml 组	0.1939	0.2289	0.2072	70.12#	4.52
片仔癀 4mg/ml 组	0.2158	0.2452	0.2311	67.17	3.57

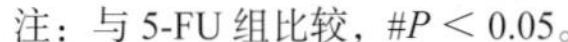

注：与 5-FU 组比较，#$P < 0.05$。

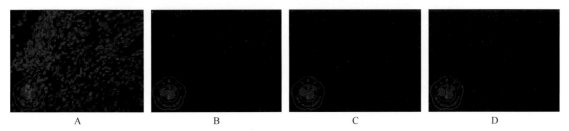

A　B　C　D

图 5-2-22　空白组与片仔癀 2mg/ml 组细胞凋亡荧光检测图

空白组的细胞质均匀，核仁清晰，细胞壁完整，伸展性良好，生长速度较快，2mg/ml 片仔癀干预后可发现细胞形态显著改变，人结肠癌 SW480 细胞数量逐渐减少，细胞质浑浊，体积变小，折光性差，细胞数量悬浮、脱落死亡；A. 空白组；B. 2mg/ml 片仔癀干预 24h 后对人结肠癌 SW480 细胞体外抑制；C. 2mg/ml 片仔癀干预 48h 后对人结肠癌 SW480 细胞体外抑制；D. 2mg/ml 片仔癀干预 72h 后对人结肠癌 SW480 细胞体外抑制

（2）人结肠癌 SW480 细胞株体内实验结果

各组对人结肠癌 SW480 细胞株体内抑制结果经皮尔森（Pearson）卡方检验显示，片仔癀高、中、低剂量组对人结肠癌 SW480 细胞的体内抑瘤率分别为 51%、39%、23%，其中片仔癀高、中剂量组与 5-FU 组比较差异无统计学意义（χ^2=0.05、0.49，均 $P>0.05$），片仔癀低剂量组与 5-FU 组比较差异有统计学意义（χ^2=4.09，$P<0.05$），具体见表 5-2-6。荧光显微镜显示片仔癀各剂量组和 5-FU 组对人结肠癌 SW480 细胞均有不同程度的凋亡反应（图 5-2-23）。

表 5-2-6 各组对人结肠癌 SW480 细胞株体内抑制率

组别	例数	肿瘤体积（$\bar{x}\pm s$，cm^3）	肿瘤质量（$\bar{x}\pm s$，g）	抑瘤率（%）	χ^2 值
模型组	30	1.15±0.17	1.05±0.18		
5-FU 组	30	0.60±0.70	0.54±0.60	48	
片仔癀低剂量组	30	0.89±0.03	0.80±0.03	23#	4.09
片仔癀中剂量组	30	0.70±0.95	0.63±0.85	39	0.49
片仔癀高剂量组	30	0.56±0.78	0.51±0.72	51	0.05

注：与 5-FU 组比较，#$P<0.05$。

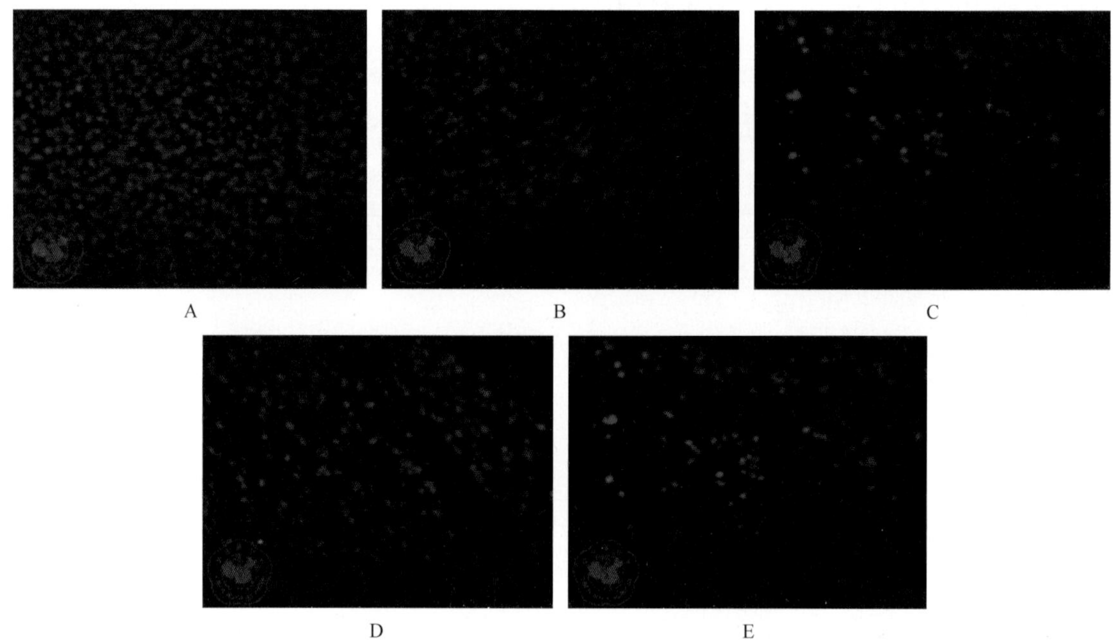

图 5-2-23 各组体外细胞凋亡荧光检测图

较模型组，各治疗组干预后可发现细胞形态显著改变，人结肠癌 SW480 细胞数量逐渐减少，折光性较差，细胞数量悬浮、凋亡脱落。A. 模型组；B. 5-FU 组对人结肠癌 SW480 细胞体内抑制；C. 片仔癀 2mg/ml 对人结肠癌 SW480 细胞体内抑制；D. 片仔癀 4mg/ml 对人结肠癌 SW480 细胞体内抑制；E. 片仔癀 6mg/ml 对人结肠癌 SW480 细胞体内抑制

3. 讨论与结论

中医认为结直肠癌发病的主要病机病因是“湿热瘀毒”，以清热解毒，活血化瘀为治疗原则。现代医学对结直肠癌的治疗以手术治疗、化疗、放疗为主，但大部分患者发现时结直肠癌多属晚期，常合并肠穿孔、肠梗阻、癌性疼痛等并发症，致手术难度大，预后差，患者

5 年生存率大幅下降。中药内服在防治肿瘤方面有着独特优势，中药外用亦取得显著疗效，特别是对于低位结直肠癌患者。片仔癀具有清热解毒、活血化瘀、消肿止痛的功效。5-FU 抑瘤的机制主要是其在细胞内转变为 5- 氟尿嘧啶脱氧核苷（5F-dUMP），而抑制脱氧胸苷酸合成酶，阻止脱氧尿苷酸（dUMP）甲基化转变为脱氧胸苷酸（dTMP），从而影响 DNA 的合成，5-FU 对结直肠癌细胞具有抑制作用，但因其副作用大，临床上需与其他药物合用以降低副作用。

本研究采用不同剂量的片仔癀和 5-FU 对人结肠癌 SW480 细胞进行体内外干预，观察其抑瘤率及凋亡情况。从人结肠癌 SW480 细胞株体外实验得出：片仔癀各组对 SW480 细胞有着显著的抑制效果，其中，1mg/ml、2mg/ml、3mg/ml 组的体外抑制作用甚至优于 5-FU，但不同剂量间的差别却并不明显，这可能与实验设计剂量阶梯差异不够明显有关，抑或是 SW480 细胞对片仔癀的剂量变化本身并不敏感。在 SW480 细胞体内实验中，发现各组对结肠癌均有不同程度的抑制作用，其中，片仔癀中、高剂量组（4mg/ml、6mg/ml）对人结肠癌 SW480 细胞株体内抑制作用与 5-FU 相近，两者差异无统计学意义；而低剂量组的抑制率则不如中、高剂量组。这提示临床应用中采用高剂量可能取得更好的效果，但这一结果与体外实验并不相同，可能与动物模型或体内环境有关，具体原因仍然需要后续进行更多动物模型及不同剂量的调试验证。根据实验结果分析，当细胞凋亡发生时，会激活一些 DNA 内切酶，这些内切酶会切断核小体间的基因组 DNA；细胞凋亡时抽提 DNA 进行电泳检测，可以发现 180 ～ 200bp 的 DNA ladder；基因组 DNA 断裂时，暴露 3′-OH 可以在末端脱氧核苷酸转移酶的催化下加上绿色荧光探针荧光素标记的 dUTP，从而可以通过荧光显微镜检测。基于该原理得出：①在体外实验中，空白组的细胞质均匀，核仁清晰，细胞壁完整，伸展性良好，生长速度较快；2mg/ml 片仔癀干预后可发现细胞形态的显著改变，人结肠癌 SW480 细胞数量逐渐减少，细胞胞质浑浊，体积缩小，折光性较差，细胞数量悬浮、凋亡脱落；②在体内实验中，各治疗组荧光显示均弱于模型组，说明各组对人结肠癌 SW480 细胞均有一定程度的抑制作用。

本研究结果不同浓度片仔癀直接干预人体结肠癌 SW480 细胞株在培养基中的增殖及外敷人体结肠癌小鼠体表瘤组织后表现出明显的抑瘤作用，且具有浓度依赖性。

（二）片仔癀逆转人结肠癌细胞 HCT-8/5-FU 耐药性的实验研究 [5]

1. 方法

（1）细胞培养

HCT-8、HCT-8/5-FU 均培养于含 10% 胎牛血清的 RPMI 1640 培养基中（HCT-8/5-FU 细胞培养液加 115μmol/L 5-FU 以稳定其耐药表型），37℃、5%CO_2 饱和湿度的培养箱内培养。

（2）MTT 法检测细胞活性

取对数生长期的 HCT-8、HCT-8/5-FU 细胞，经 0.25% 胰酶消化并收集，用完全培养液制成细胞悬液，进行细胞计数，调整细胞密度为 1×10^5 个 /ml 接种于 96 孔培养板中，每孔 100μl，每组设 5 个复孔。常规培养 24h 后加入不同剂量药物（5-FU 浓度为 0μmol/L、50μmol/L、100μmol/L、200μmol/L、400μmol/L、800μmol/L、1600μmol/L，片仔癀浓度为 0μg/ml、250μg/ml、500μg/ml、750μg/ml）。再于 37℃、5%CO_2 的培养箱中孵育 48h，去除培养液。每孔加入含 0.5mg/ml MTT 溶液 100μl，37℃温育 4h。弃去上清液，每孔加入 100μl DMSO，振荡 10min 后用酶标仪在 570nm 处测光密度（OD）值，并计算抑制率。

（3）形态学观察

HCT-8/5-FU 细胞用 0μg/ml、250μg/ml、500μg/ml、750μg/ml 的片仔癀干预 48h 后在倒置显微镜下观察细胞的形态变化并拍照。

2. 结果

（1）5-FU 对 HCT-8 及 HCT-8/5-FU 细胞活力的影响

随着 5-FU 浓度的增加，HCT-8 细胞活力逐渐减弱，存在较好的剂量依赖关系。而较低浓度的 5-FU 对 HCT-8/5-FU 细胞并无抑制作用，当达到 1600μmol/L 时才具有一定的抑制作用，抑制率为 25.8%，表明 HCT-8/5-FU 具有很强的耐药性，可继续后续实验，见图 5-2-24。

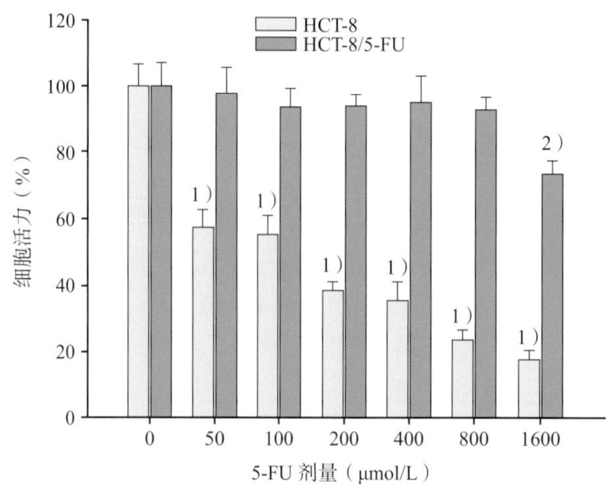

图 5-2-24　5-FU 对 HCT-8、HCT-8/5-FU 细胞活力的影响

与 HCT-8 对照组比较，1）$P < 0.01$；与 HCT-8/5-FU 对照组比较，2）$P < 0.01$

（2）片仔癀对 HCT-8/5-FU 细胞形态及活力的影响

如图 5-2-25 所示，HCT-8/5-FU 细胞形态规则，边界清楚，立体感强，胞质丰富。不同浓度的片仔癀作用后，细胞密度明显降低，细胞生长受到抑制，呈剂量依赖性；细胞变形且伸出突起，胞质内出现空泡，细胞核变形，核质浓缩边聚，颗粒样物质增多。进一步分析细胞活力结果发现，在 250 ～ 750μg/ml 的片仔癀作用下，HCT-8/5-FU 细胞活力逐渐下降，当浓度为 250μg/ml 时 HCT-8/5-FU 细胞活力为 73%，而浓度为 750μg/ml 时细胞活力仅为 11%。结果表明，片仔癀能显著抑制 HCT-8/5-FU 细胞的增殖，并具有逆转耐药的作用。片仔癀对 HCT-8/5-FU 细胞形态及活力的影响，见图 5-2-25 和图 5-2-26。

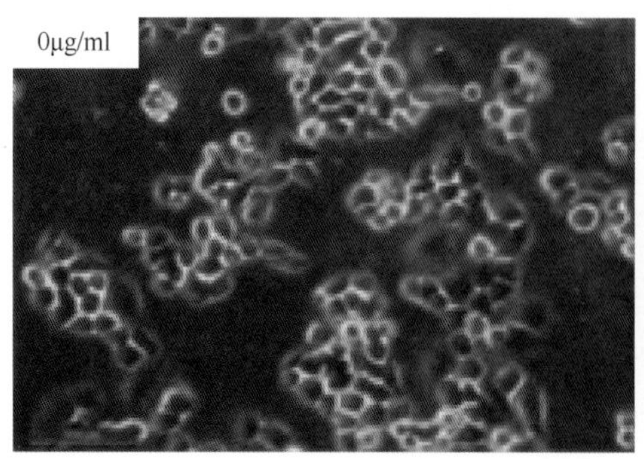

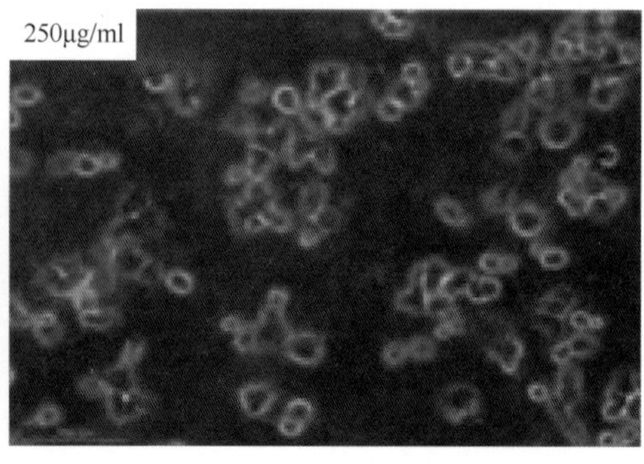

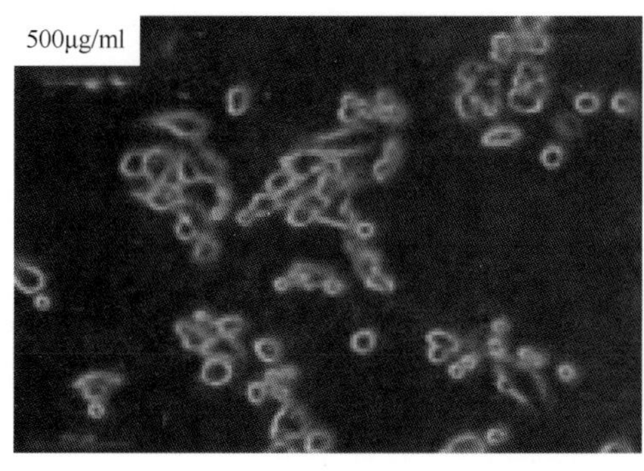

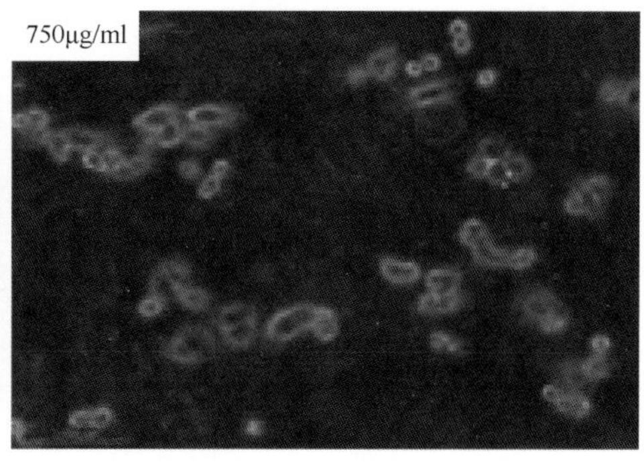

图 5-2-25　片仔癀对 HCT-8/5-FU 耐药细胞形态的影响

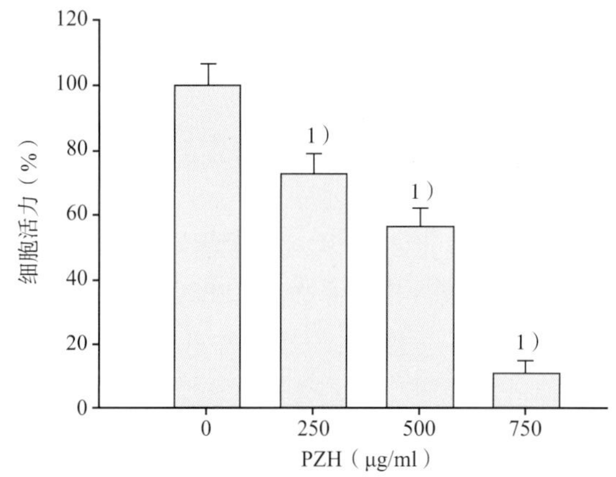

图 5-2-26　片仔癀对 HCT-8/5-FU 耐药细胞活力的影响

与对照组比较，1）$P < 0.01$

3. 讨论与结论

肿瘤多药耐药是指肿瘤细胞对一种抗肿瘤药物产生耐药后，同时对另一些未接触过的结构与作用机理不同的抗肿瘤药物产生交叉耐药的现象。这种现象是临床化疗的一大难题。已有数百种药物被证实具有体外逆转耐药的作用，但绝大多数却因毒性强、成本高、技术难度大而达不到有效的逆转浓度，极大限制了抗肿瘤药物的临床应用。中药具有毒性小、多作用靶点等特点，可以针对肿瘤耐药的多种机制进行有效的逆转。因此，从中药中筛选高效、低毒、多靶点的逆转剂具有良好的应用前景。

已有研究显示，片仔癀可以下调 Bcl-2/Bax 的表达；激活线粒体依赖性途径诱导大肠癌细胞凋亡；通过抑制 Cyclin D1、CDK4 的表达，引起细胞周期 G1/S 阻滞，抑制大肠癌细胞的增殖；能下调 VEGF-A、VEGFR-2 的表达进而发挥抗肿瘤血管新生作用。这些实验表明片仔癀可通过多条途径起到很好的抑瘤效果，然而对于片仔癀逆转肿瘤细胞耐药性的研究未见报道。

本实验通过 MTT 法检测不同浓度片仔癀对耐 5-FU 人结肠癌细胞活力的影响，发现片仔癀能够剂量依赖性地抑制耐 5-FU 结肠癌细胞的增殖，起到杀伤肿瘤细胞的作用。抑制耐药肿瘤细胞的增殖是逆转肿瘤多药耐药的一个重要途径。表明片仔癀能够有效逆转 HCT-8/5-FU 细胞的耐药性，提示片仔癀可能通过抑制 5-FU 结肠癌耐药细胞的增殖进而发挥逆转耐药能力，具体机制有待于进一步研究。

（三）传统中成药片仔癀通过降低β-catenin转录活性和PD-L1表达来抑制结直肠癌的生长和免疫逃逸[6]

1. 方法

（1）动物造模与给药

雄性C57BL/6小鼠，6～8周龄，所有小鼠随机分组，12h ∶ 12h的光/暗循环，常规饮食和自由饮水。试验遵循动物伦理准则进行。

将2×10^{6}个结直肠癌细胞CMT93皮下接种到C57BL/6小鼠的背侧。将荷瘤小鼠随机分为两组，从肿瘤接种后第7天开始进行片仔癀或抗PD-1/PD-L1抗体治疗。每2天记录一次小鼠的体重和肿瘤大小。片仔癀每日低剂量为0.078g/kg，中剂量为0.234g/kg，高剂量为0.672g/kg。PD-1或PD-L1抗体腹腔注射，剂量为每2天100μg。以DMSO和同型IgG作为对照。实验结束后处死小鼠，采集肿瘤组织进行称重并进行进一步分析。

（2）细胞实验

将CMT93或HCT116细胞接种到6孔板中，每孔1000个细胞，每组包含3个平行孔。待细胞稳定后，使用片仔癀进行给药。

在荧光素酶检测中，用Topflash报告基因、肾素酶质粒和（或）β-连环蛋白质粒共转染细胞。细胞裂解后，使用荧光素酶报告检测系统（E2820，Promega）测定荧光素酶活性。转染效率通过肾素酶活性归一化处理。

2. 结果

（1）片仔癀抑制小鼠结直肠癌细胞的增殖

为研究片仔癀对结直肠癌细胞增殖的作用，研究者在结直肠癌细胞CMT93和HCT116中检测不同剂量片仔癀对结直肠癌细胞克隆形成的影响，结果显示，与对照组相比，片仔癀治疗组的结直肠癌细胞的克隆数量和集落大小均下调，且呈剂量依赖性（图5-2-27A、图5-2-27B），表明不同浓度的片仔癀可以抑制结直肠癌细胞的增殖。

异常的Wnt信号是结直肠肿瘤发生的关键启动子，研究者使用Wnt信号报告基因Topflash来确定片仔癀是否可以抑制Wnt信号的激活。如图5-2-27C所示，片仔癀抑制了结直肠癌细胞293T和HCT116中Topflash报告基因的活性，表明片仔癀可以抑制Wnt信号的激活。β-catenin是Wnt通路的关键因子，在高达90%的结直肠癌患者中发生突变，导致Wnt信号的异常激活，从而促进结直肠癌的进展。研究者将外源性的β-catenin和Topflash报告基因共转染到293T和HCT116细胞中，以评估片仔癀是否通过抑制β-catenin来抑制Wnt信号的激活。如图5-2-27C所示，β-catenin确实显著提高了Topflash报告基因的活性，这些激活在片仔癀处理后减弱。图5-2-27D数据表明，片仔癀可能通过抑制β-catenin的转录活性来抑制Wnt信号通路。通过研究，进一步发现在片仔癀处理的HCT116细胞中，细胞质和细胞核中β-catenin蛋白水平降低。β-catenin的核质比显著降低（图5-2-27E）。此外，在整个细胞中，β-catenin的蛋白和mRNA水平都减弱了。这些结果表明，片仔癀抑制了β-catenin的表达和核转运，这可能是片仔癀降低β-catenin转录活性的机制。

既往研究表明，β-catenin通过促进多种致癌基因如Cyclin D1和PCNA的转录，从而促进结直肠癌的发生发展。与预期的结果一样，片仔癀抑制了结直肠癌细胞CMT93和HCT116中Cyclin D1、PCNA的蛋白与mRNA水平（图5-2-27F～图5-2-27I）。

综上，片仔癀可通过抑制 β-catenin 的表达和核转运来下调致癌基因 Cyclin D1 和 PCNA，从而抑制结直肠癌细胞的增殖。

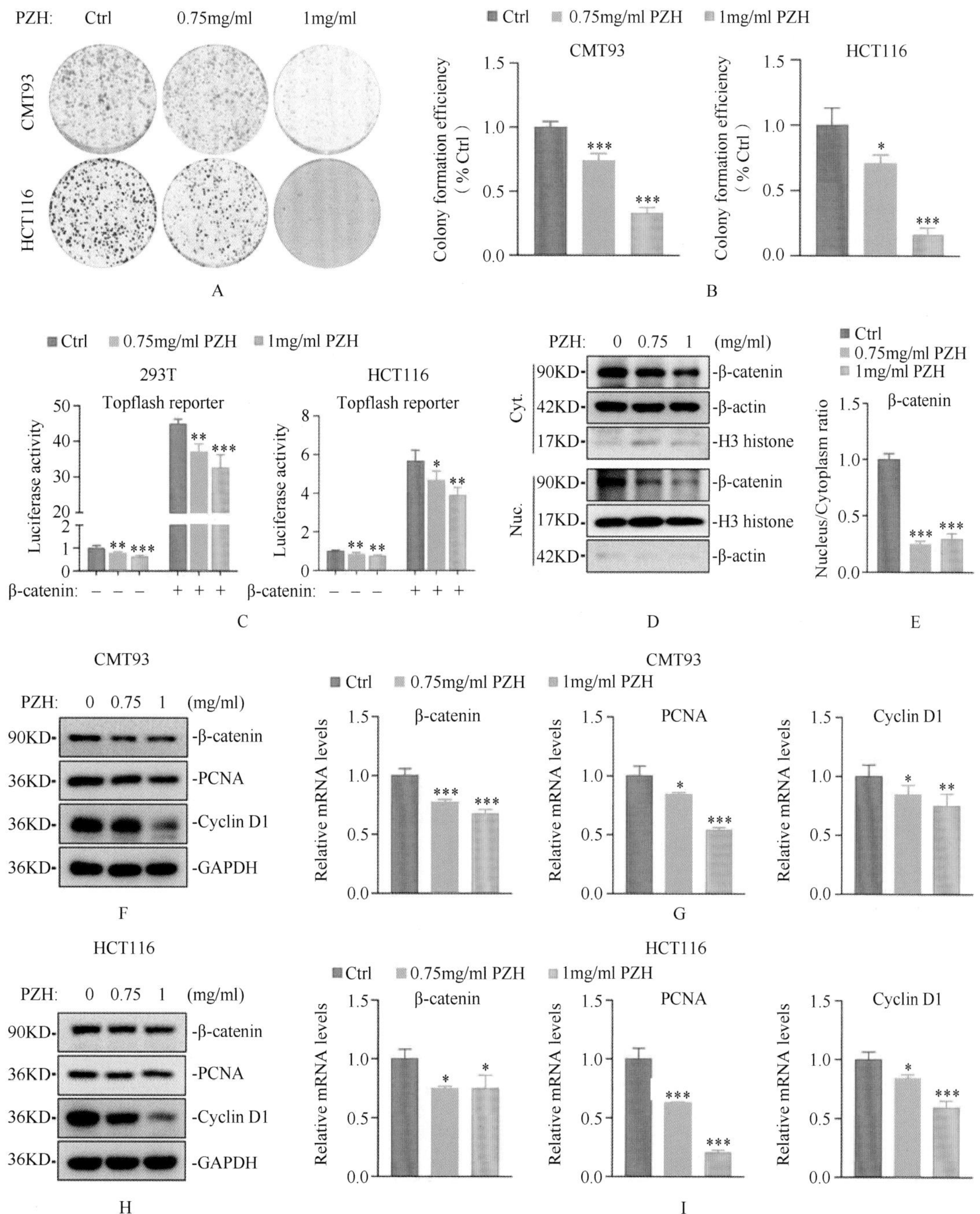

图 5-2-27　片仔癀通过降低 β-catenin、Cyclin D1 和 PCNA 的表达抑制结直肠癌体外增殖

A-B. CMT93 和 HCT116 细胞集落分析和定量；C. 片仔癀抑制 β-catenin 诱导的 293T 和 HCT116 细胞 Topflash 报告基因的活性；D. 片仔癀处理的 HCT116 细胞中 β-catenin 的细胞质和核蛋白水平降低；E. 片仔癀显著降低 β-catenin 的核质比；F-I. 片仔癀处理 CMT93 和 HCT116 细胞后，β-catenin、Cyclin D1 和 PCNA 蛋白（F、H）和 mRNA（G、I，n=3 ～ 4/ 组）水平均降低。与对照组比较，$^{*}P < 0.05$，$^{**}P < 0.01$，$^{***}P < 0.001$

（2）片仔癀抑制小鼠移植瘤的生长

如前所述，已经证明了片仔癀可在体外抑制结直肠癌细胞的增殖。然而，片仔癀对体内结直肠癌生长的影响尚不清楚。因此，采用移植瘤模型研究片仔癀是否对结直肠癌有抑制作用。将 CMT93 细胞接种于 C57BL/6 小鼠中，监测肿瘤生长情况。接种 7 天后，给小鼠灌胃不同剂量的片仔癀。结果显示，三种剂量的片仔癀均能抑制 CMT93 移植瘤小鼠肿瘤的生长（图 5-2-28A），与对照组相比，片仔癀治疗组的肿瘤大小和重量呈剂量依赖的方式减少（图 5-2-28B）。研究者记录了片仔癀治疗期间小鼠的体重变化，发现与对照组相比，片仔癀对小鼠体重的影响很小（图 5-2-28C）。脾脏是淋巴细胞成熟的部位之一，为了研究片仔癀是否调节 PD-1 的表达或影响 T 细胞的激活，使用 PMA/ 离子霉素激活的小鼠淋巴细胞，研究发现片仔癀对淋巴细胞的 NFATC1 和 PD-1 的表达没有影响（图 5-2-29），说明片仔癀对 T 细胞的活化没有影响。HE 染色结果也显示，片仔癀对小鼠的脾脏没有明显的损伤（图 5-2-28D）。以上结果提示片仔癀对小鼠没有毒性，尤其是对小鼠的免疫功能没有毒性。

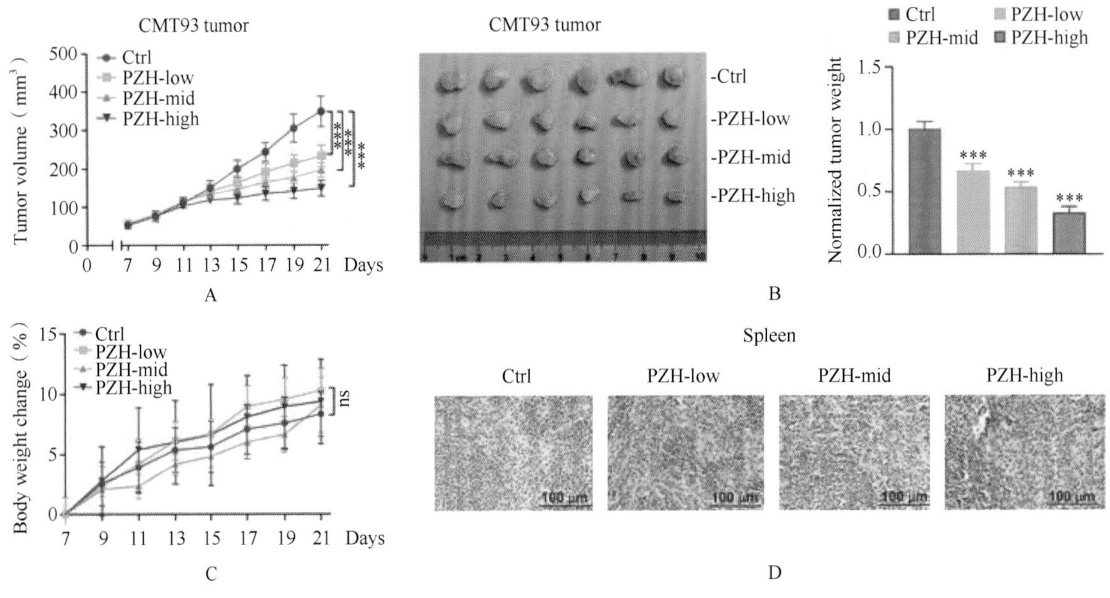

图 5-2-28　片仔癀抑制了 CMT93 移植瘤的生长

A. 小鼠 CMT93 移植瘤的生长图；B. 肿瘤大小和重量；C. 小鼠的体重变化；D. 小鼠脾脏的 HE 染色。数据以均数 ± 标准差表示，n=6，与对照组相比，ns $P > 0.05$，***$P < 0.001$

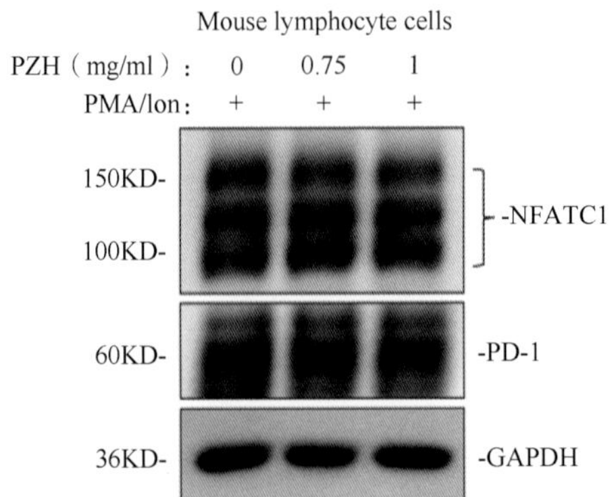

图 5-2-29　片仔癀对小鼠淋巴细胞 NFATC1 和 PD-1 表达的影响

PD-L1 是肿瘤细胞表面重要的免疫抑制分子之一，通过与 PD-1 受体结合，可抑制 $CD8^+T$ 细胞的激活和效应功能。研究发现在片仔癀处理的小鼠的肿瘤组织中，PD-L1 的蛋白水平降低了（图 5-2-30A）。考虑到肿瘤细胞经常通过过表达抑制分子 PD-L1 来逃避 T 细胞的监视，推测片仔癀通过抑制 PD-L1 从而抑制肿瘤免疫逃逸。为此，采用 CD3 和 CD8 染色来评估 CMT93 移植瘤中肿瘤浸润性免疫细胞的 T 细胞表达，观察到片仔癀处理的小鼠肿瘤组织中 $CD3^+$ 和 $CD8^+T$ 细胞浸润更多，特别是在高剂量片仔癀组（图 5-2-30B、图 5-2-30C），说明片仔癀治疗可提高 CMT93 移植瘤小鼠肿瘤组织中 $CD8^+T$ 细胞的浸润。综上所述，以上结果提示片仔癀通过抑制肿瘤细胞中 PD-L1 的表达来缓解 $CD8^+T$ 细胞的免疫抑制，这可能是片仔癀抗肿瘤作用的机制之一。

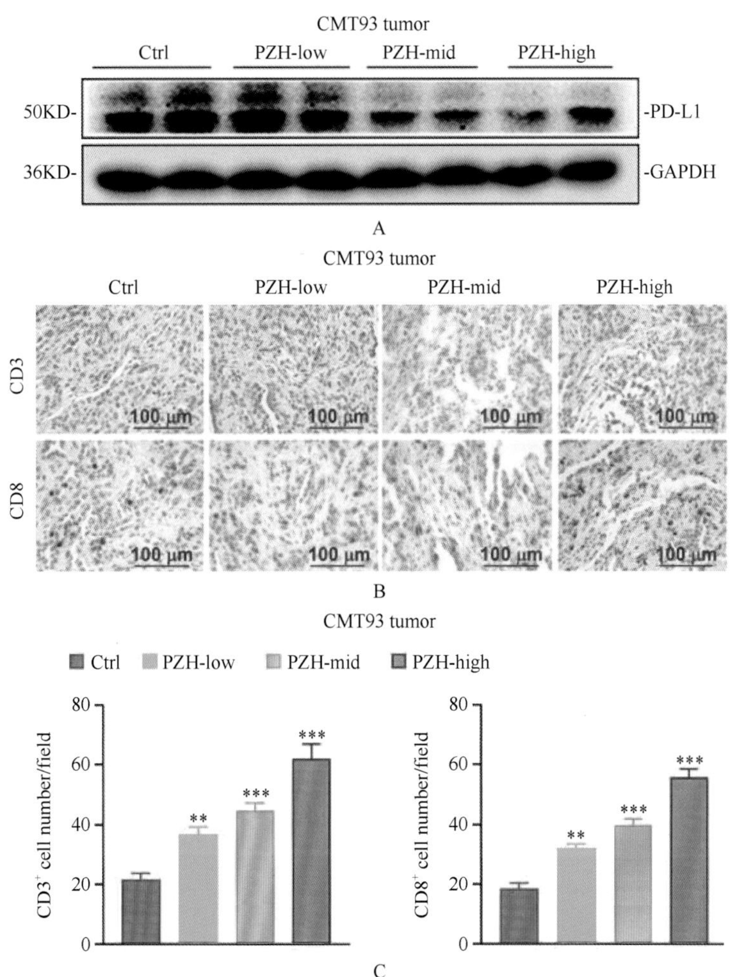

图 5-2-30　片仔癀可提高肿瘤组织中 $CD8^+$ T 细胞的浸润

A. 肿瘤组织中 PD-L1 蛋白水平；B-C. 免疫组化分析肿瘤组织中 $CD3^+$、$CD8^+T$ 细胞的浸润情况，用 Image Pro Plus 6.0 软件分析阳性细胞数（n=6）。数据以均数 ± 标准差表示，与对照组比，$^{**}P < 0.01$，$^{***}P < 0.001$

（3）片仔癀通过抑制 STAT3-IRF1 信号通路来降低 PD-L1 的表达

已有研究表明，片仔癀通过抑制 STAT3 信号通路来抑制结直肠癌细胞的增殖。STAT3 是 PD-L1 的主要转录调控因子之一，而 STAT3 的下游靶基因 IRF1 也在 PD-L1 的转录调控中发挥关键作用。为了研究片仔癀是否通过 STAT3-IRF1 通路影响 PD-L1 的表达，采用 qPCR

和 Western blot 检测该途径相关基因 mRNA 和蛋白表达。Western blot 结果显示，与 CMT93 和 HCT116 细胞对照组相比，片仔癀处理后降低了 p-STAT3、IRF1 和 PD-L1 的蛋白水平，而片仔癀处理组的 STAT3 蛋白水平没有变化（图 5-2-31A）。我们还发现，在片仔癀处理的 CMT93 和 HCT116 细胞中，IRF1 和 PD-L1 的 mRNA 水平降低了（图 5-2-31B），说明片仔癀处理抑制了 PD-L1 的转录调控。这些结果表明，片仔癀通过抑制 STAT3-IRF1 信号通路来降低 PD-L1 的转录。

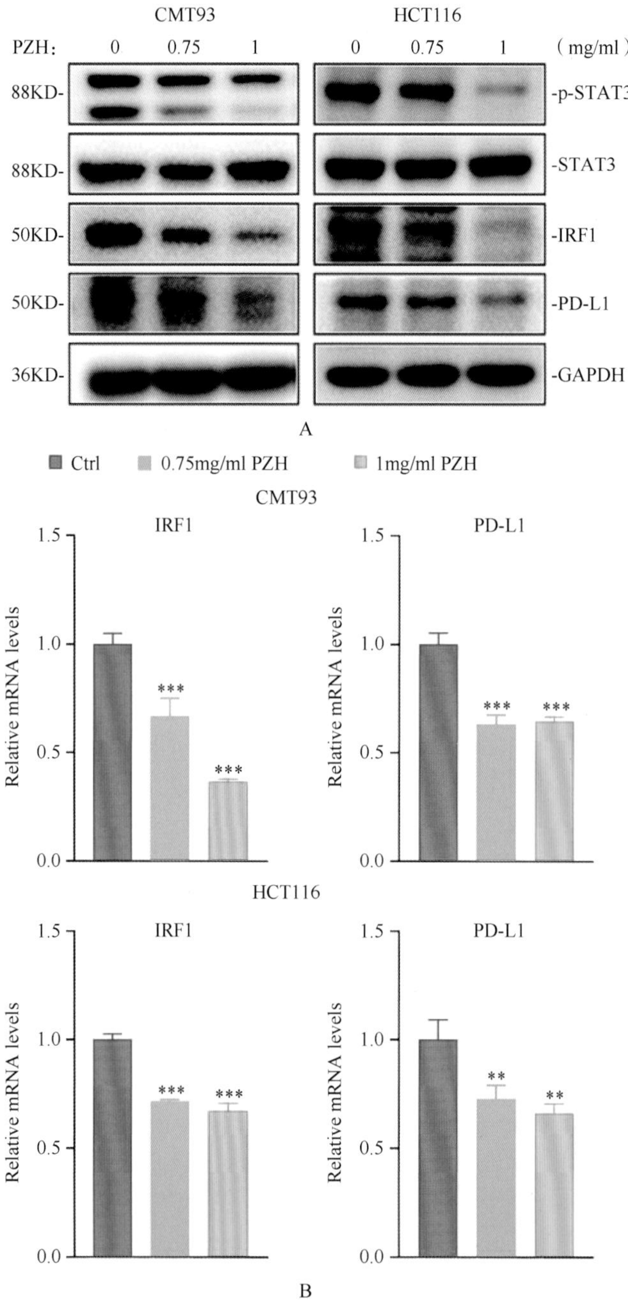

图 5-2-31　片仔癀通过抑制 STAT3-IRF1 信号通路来降低 PD-L1 的表达

A. 片仔癀处理的 CMT93 和 HCT116 细胞中 p-STAT3、IRF1 和 PDL1 的蛋白水平；B. 片仔癀处理的 CMT93 和 HCT116 细胞中 IRF1 和 PD-L1 的 mRNA 表达水平（n=3），数据以均数 ± 标准差表示，与对照组比，$^{**}P < 0.01$，$^{***}P < 0.001$

（4）片仔癀抑制 IFNγ 诱导的 STAT3-IRF1 信号通路的激活和 PD-L1 信号通路的上调

免疫细胞释放的 IFNγ 可以通过激活 JAK-STAT 信号诱导 PD-L1 的上调，从而触发肿瘤免疫抑制 $CD8^{+}$ T 细胞的激活和效应功能。片仔癀可以抑制结直肠癌细胞中的 STAT3-IRF1 信号（图 5-2-31）。片仔癀是否也对 IFNγ 诱导的 STAT3-IRF1 信号通路的激活有影响，目前尚不清楚。因此，采用 IFNγ 激活的结直肠癌细胞来评估片仔癀对 IFNγ 激活 STAT3-IRF1 信号通路的抑制作用。IFNγ 处理后，p-JAK1 和 p-STAT3 的蛋白水平及 IRF1 和 PD-L1 的蛋白水平与 mRNA 水平显著升高，但片仔癀处理后这些诱导作用减弱了（图 5-2-32）。IFNγ 信号通过其受体传递，即 IFNGR1（一个高 IFNγ 亲和力的受体链）。研究发现片仔癀处理降低了 IFNGR1 蛋白水平（图 5-2-32A），这表明片仔癀至少部分通过抑制 IFNGR1 来减弱 IFNγ 信号通路。这些结果表明，片仔癀通过抑制 IFNGR1-JAK1-STAT3-IRF1 信号通路来抑制 IFNγ 诱导的 PD-L1 的上调。

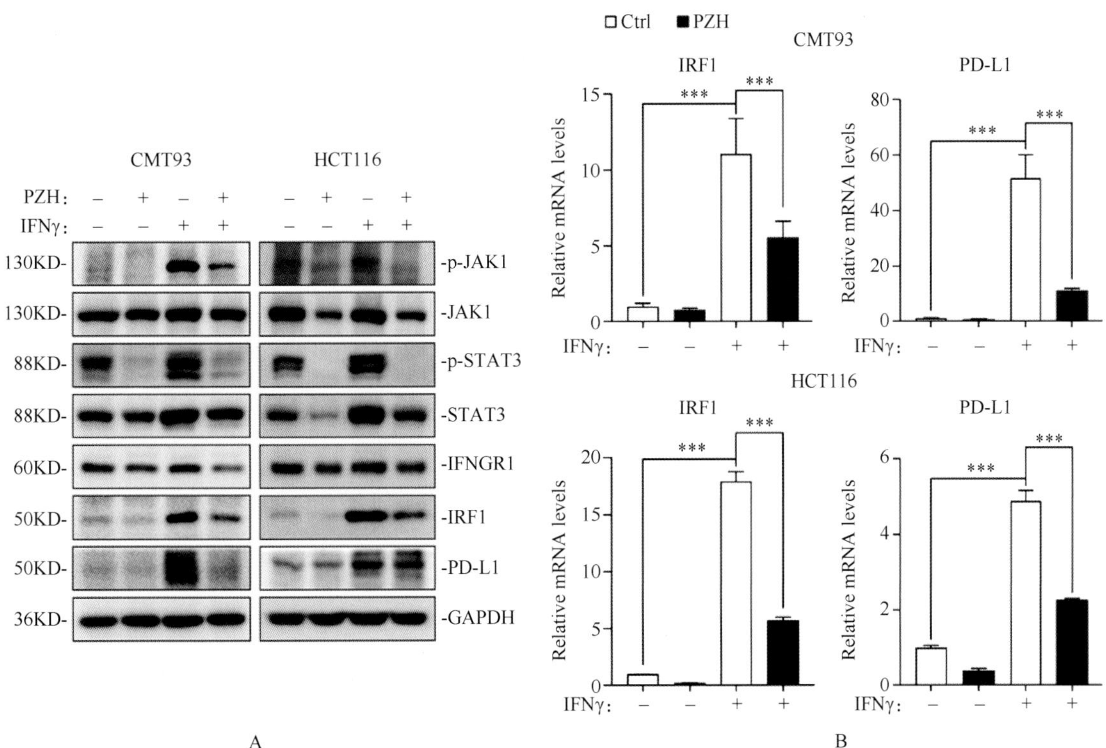

图 5-2-32　片仔癀抑制 IFNγ 诱导的 STAT3-IRF1 信号通路的激活和 PD-L1 信号通路的上调

A. 片仔癀处理的 CMT93 和 HCT116 细胞中，IFNγ 诱导的 p-JAK1、p-STAT3、IRF1、PD-L1 和 IFNGR1 的蛋白水平；B. 片仔癀处理的 CMT93 和 HCT116 细胞中，IFNγ 诱导的 IRF1 和 PD-L1 的 mRNA 水平（n=3 ～ 4），数据以均数 ± 标准差表示，与对照组比，$^{***}P < 0.001$

（5）片仔癀提高了抗 PD-1/PD-L1 免疫疗法的抗肿瘤疗效

抗 PD-1/PD-L1 免疫治疗可减弱肿瘤患者对 T 细胞监测的免疫抑制作用；然而，它很难消除耐药肿瘤细胞，而耐药肿瘤细胞可以通过上调 PD-L1 的表达来逃避免疫系统的清除。

在临床应用中，有很多肿瘤患者在治疗过程中逐渐失去了对 PD-1/PD-L1 免疫抑制剂治疗的敏感性。因此，如何提高 PD-1/PD-L1 免疫抑制剂的抗肿瘤疗效仍然是一个巨大的挑战。本研究采用片仔癀联合 PD-1/PD-L1 抗体治疗 CMT93 荷瘤小鼠，评价片仔癀在抗 PD-1/PD-L1 免疫治疗中的作用。

采用中剂量片仔癀和低剂量 PD-1/PD-L1 阻断抗体，以及片仔癀和 PD-1/PD-L1 抗体联合治疗接种 CMT93 细胞的小鼠，结果显示，片仔癀或 PD-1/PD-L1 阻断抗体抑制了肿瘤的生长和大小（图 5-2-33A、图 5-2-33B），而联合给药组与单药给药相比，表现出更强大的肿瘤抑制作用（图 5-2-33A、图 5-2-33B）。与对照组相比，通过比较肿瘤的相对重量，我们发现联合治疗组也有更高的治疗效率（图 5-2-33C）。

通过 CD3 和 CD8 染色实验，评估了移植瘤组织中肿瘤浸润性免疫细胞的 T 细胞谱，我们发现肿瘤浸润 $CD3^+CD8^+$T 细胞在联合给药组中高于单药给药组（图 5-2-33D、图 5-2-33E）。IFNγ 和颗粒酶 B（Granzyme B）的 mRNA 水平也有同样的结果。联合给药组中 $CD8^+$T 细胞的功能也高于单药给药组（图 5-2-33F）。这些结果表明，在抗 PD-1/PD-L1 免疫治疗过程中，片仔癀协同促进了肿瘤组织中 $CD8^+$T 细胞的浸润和效应功能。

3. 讨论与结论

本研究证实了片仔癀在体内外均能抑制结直肠癌的增殖；此外还发现，片仔癀通过抑制 PD-L1 的表达来减轻 CRC 细胞对 $CD8^+$T 细胞监测的免疫抑制，并提出了潜在的作用机制（图 5-2-33G）。首先，片仔癀通过抑制 β-catenin 的表达和核转运，以及增殖相关致癌基因如 PCNA 和 Cyclin D1 的表达来抑制结直肠癌的进展。其次，片仔癀通过抑制 IFNGR1-JAK1-STAT3-IRF1 信号通路从而下调 PD-L1 水平，来减弱 CRC 细胞的免疫逃逸能力，缓解 CRC 细胞

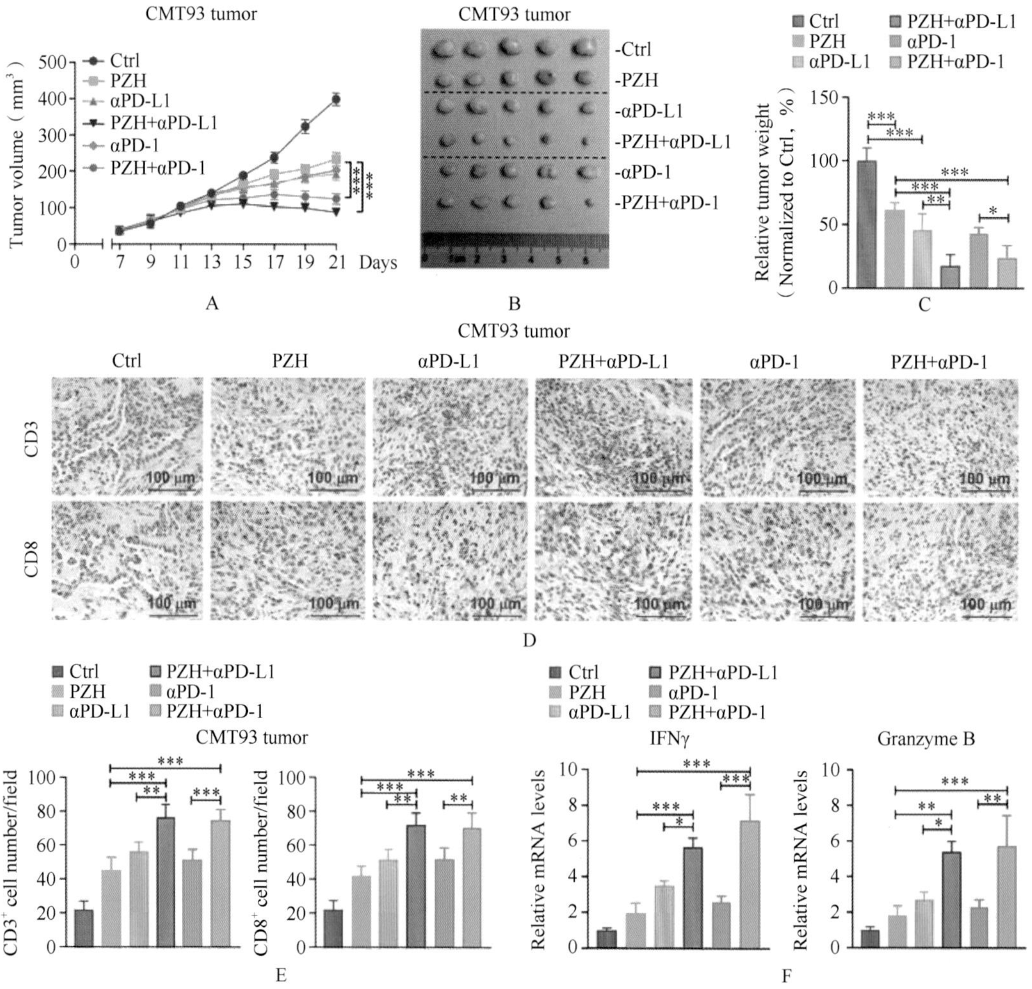

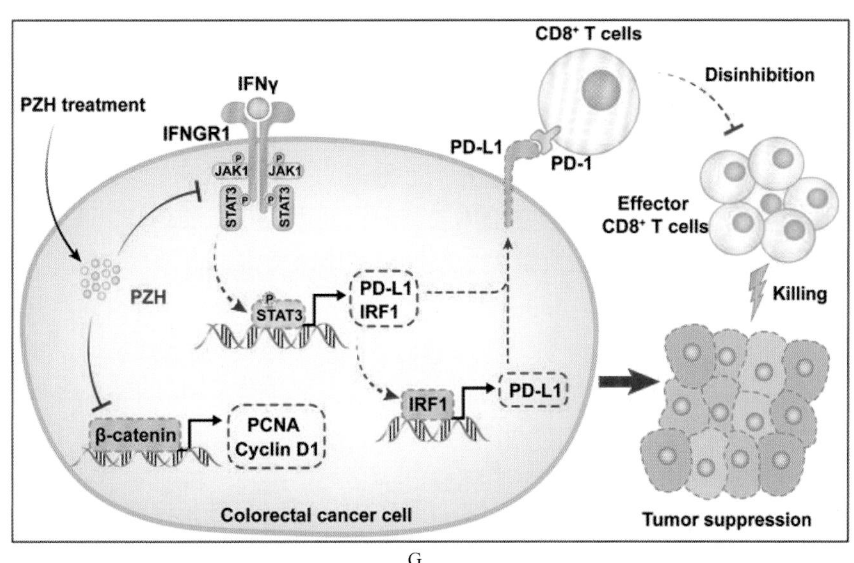

G

图 5-2-33　片仔癀提高了抗 PD-1/PD-L1 免疫疗法的抗肿瘤疗效

A. 小鼠肿瘤生长图；B. 肿瘤大小（n=5）；C. 肿瘤重量（n=5）；D-E. 免疫组化分析肿瘤 $CD3^+$ 和 $CD8^+$ 细胞浸润情况，用 Image Pro Plus 6.0 软件分析阳性细胞数；F. IFNγ 和颗粒酶 B 的 mRNA 水平（n=3）；G. 片仔癀作用机制图。数据以均数 ± 标准差表示，$^*P < 0.05$，$^{**}P < 0.01$，$^{***}P < 0.001$

依赖的 PD-L1 抑制分子对 $CD8^+$T 细胞的抑制；这些再生的 $CD8^+$T 细胞在肿瘤部位被激活并发挥抗肿瘤功能。

本研究强调了片仔癀通过抑制 β-catenin 信号通路诱导的 PCNA 和 Cyclin D1 的表达在抑制结直肠癌肿瘤细胞增殖中的重要作用。更重要的是，本研究阐明了片仔癀在介导 CRC 免疫逃逸和协同增强抗 PD-1/PD-L1 免疫治疗中的潜在作用，片仔癀通过抑制 IFNGR1-JAK1-STAT3-IRF1 信号通路来减弱 PD-L1 的表达。据报道，片仔癀通过上调 SOCS3 的表达来抑制 STAT3 的激活，SOCS3 是 STAT3 的负调控因子。在本研究中，片仔癀短时间处理（24h）对 CRC 细胞中 STAT3 的表达没有明显影响，但它显著抑制了 p-STAT3 的水平（图 5-2-30A）；而片仔癀的长期治疗确实降低了 STAT3 的水平（图 5-2-32A）。结合片仔癀抑制 STAT3 激活所需的上游受体（IFNGR1）表达和激酶激活（JAK1）的证据，推测片仔癀优先抑制 STAT3 的磷酸化。

通常，多种药物联合治疗癌症的效果往往优于单一疗法。片仔癀及其活性成分已被广泛应用于多种疾病的治疗，与单药治疗相比，片仔癀联合常规放疗或化疗能减轻原发性或晚期肝癌患者病情的恶化。PD-1/PD-L1 阻断抗体确实在短期内提高了 $CD8^+$T 细胞的效应功能，而激活的效应 T 细胞释放大量的 IFNγ 杀死肿瘤细胞，导致肿瘤细胞通过固有的抗药机制逃避免疫系统的监视，这些存活的肿瘤细胞群的特点是具有较高水平的 PD-L1，并长期保持定量积累。这可能是大量肿瘤患者在临床应用中逐渐失去对抗 PD-1/PD-L1 免疫治疗的敏感性的重要原因之一。片仔癀可以通过下调 PD-L1 的表达来减轻 IFNγ 触发的肿瘤细胞耐药性（图 5-2-32A），提高了片仔癀抑制 CRC 免疫逃逸的机会。

综上所述，片仔癀协同提高了抗 PD-1/PD-L1 免疫治疗的抗肿瘤疗效，这为片仔癀的免疫治疗辅助作用提供了科学证据。本研究验证了片仔癀对 CRC 进展和免疫逃逸的抑制作用，并在细胞水平和动物模型上验证了片仔癀对免疫治疗的协同增强作用。未来随着片仔癀在临床应用中的深入发展，其抗肿瘤机制将更加明确。

（四）片仔癀通过调节肠道微生物群抑制结直肠癌的发生[7]

1. 方法

分别采用氧化偶氮甲烷（AOM）加葡聚糖硫酸钠（DSS）处理的小鼠和 *Apc*$^{min/+}$ 小鼠建立结直肠癌模型（CRC），片仔癀给药剂量为 270mg/kg 和 540mg/kg。采用肠道通透性测定法和透射电镜测定肠道屏障功能。分别采用宏基因组测序法和液相色谱 - 质谱联用分析粪便微生物群和其代谢物。用无菌小鼠或抗生素处理小鼠作为微生物群消耗的模型。通过片仔癀治疗 CRC 小鼠探索片仔癀对 CRC 发生发展的作用。通过对粪便样本分析探讨片仔癀在 CRC 发生过程中对肠道微生物群、肠道代谢物的影响。通过对 CRC 小鼠肠道组织分析探讨片仔癀对 CRC 致癌及促炎信号通路的影响。最后还分析了片仔癀治疗 CRC 的重要作用成分。

2. 结果

（1）片仔癀抑制 AOM/DSS 模型和 *Apc*$^{min/+}$ 模型小鼠的结直肠癌

为了探讨片仔癀在结直肠肿瘤发生中的预防作用，研究者将片仔癀灌胃到 AOM/DSS 处理的 C57BL6 小鼠，每日给药剂量为 270mg/kg（低）或 540mg/kg（高）（图 5-2-34A）。结果显示片仔癀剂量依赖性地抑制了结直肠癌的发生率（图 5-2-34B），对照组、低剂量片仔癀组和高剂量片仔癀组的肿瘤发生率分别为 100%、66.67% 和 37.5%（图 5-2-34C）。高剂量组片仔癀治疗还能显著抑制肿瘤数量和肿瘤大小（图 5-2-34C）。通过 HE 染色和 Ki-67 免疫组化（IHC）评估，高剂量片仔癀治疗显著降低了肿瘤的发生率：可抑制肿瘤细胞增殖（图 5-2-34D）。此外还验证了片仔癀在 *Apc*$^{min/+}$ 小鼠中的预防作用（图 5-2-34E），高剂量片仔癀治疗显著降低了 *Apc*$^{min/+}$ 小鼠的结肠肿瘤数量和大小（图 5-2-34F、图 5-2-34G）。同时，高剂量片仔癀降低了结肠癌的发生率和肿瘤增殖细胞的百分比（图 5-2-34H）。综上，片仔癀对致癌物诱导的 AOM/DSS 模型和转基因 *Apc*$^{min/+}$ 模型均具有预防作用。

瑞格非尼（Regorafenib）是一种被批准用于治疗转移性结直肠癌的多激酶抑制剂，将片仔癀与瑞格非尼进行了对比研究，在 AOM/DSS 处理和 *Apc*$^{min/+}$ 小鼠模型中，如图 5-2-35 所示，片仔癀的抗癌疗效与瑞格非尼相当。重要的是，在使用片仔癀治疗的小鼠中没有观察到不良反应。高剂量的片仔癀对小鼠体重（图 5-2-36），肝脏、脾脏和胸腺的重量（图 5-2-37A）都没有影响。高剂量片仔癀对血清 ALT 和 AST（肝功能）、血尿素氮（BUN）和肌酐（CREA）（肾功能）均无影响（图 5-2-37B），说明片仔癀用于治疗结直肠癌是安全有效的。

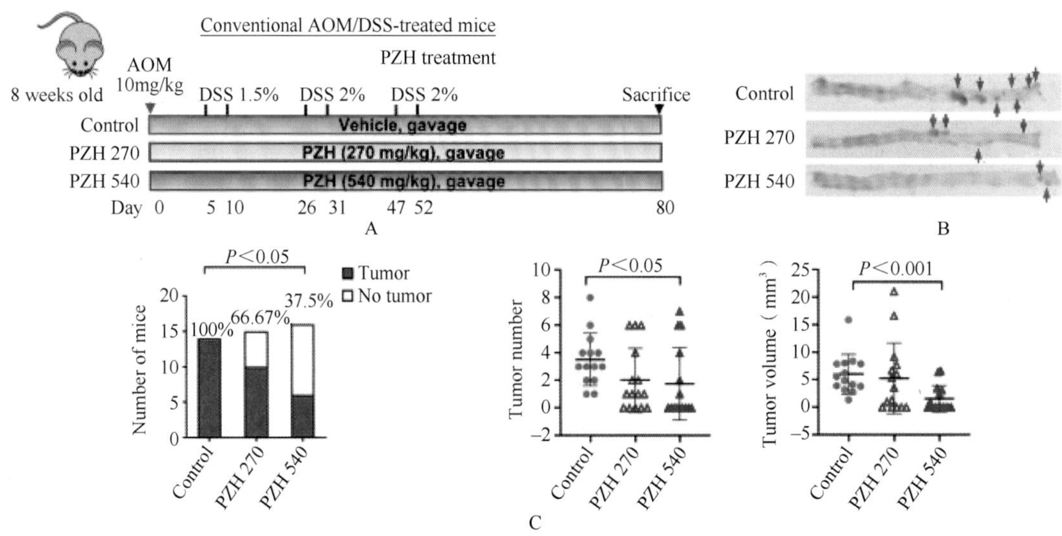

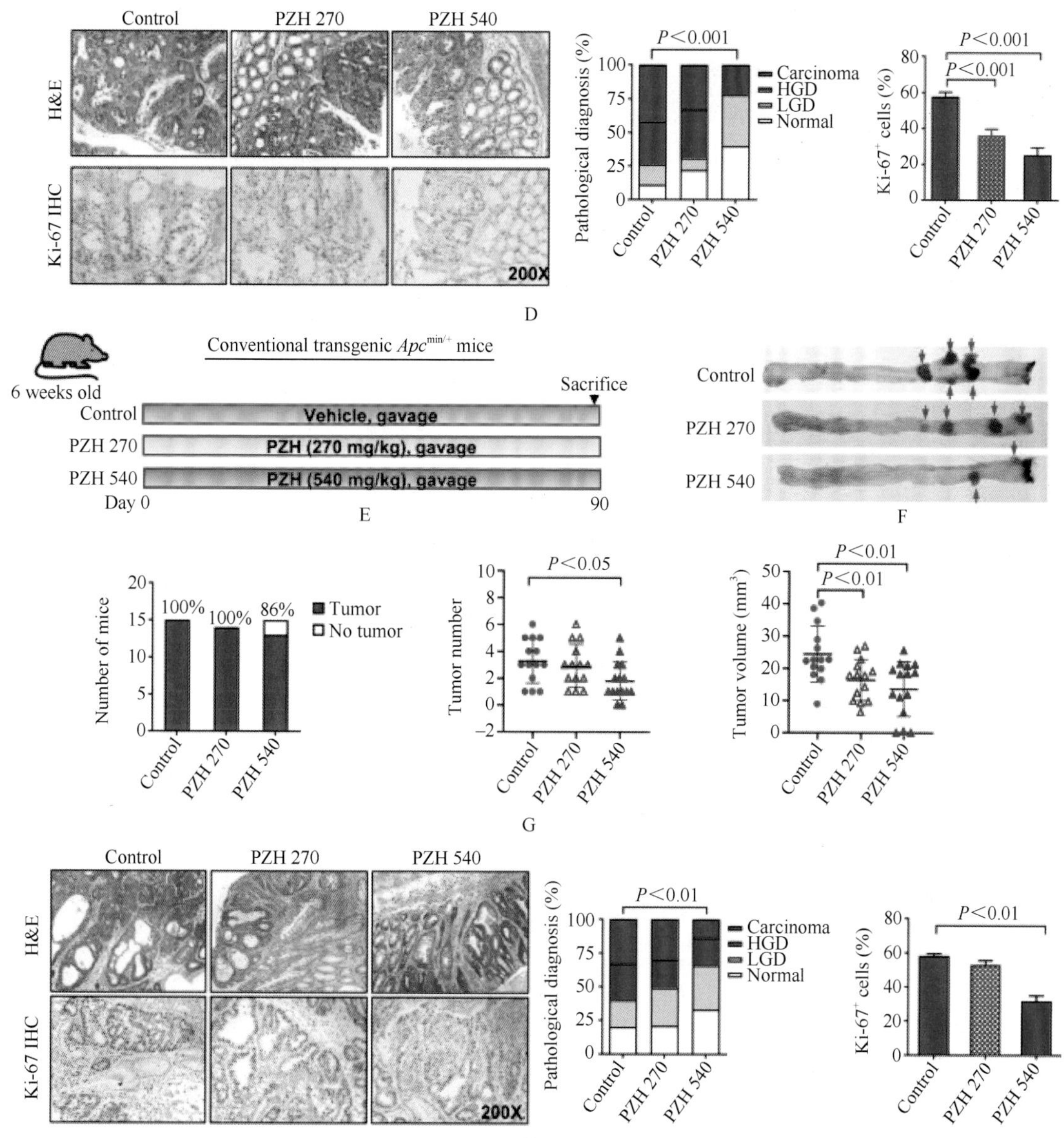

图 5-2-34　片仔癀剂量依赖性地抑制 AOM/DSS 模型和 $Apc^{min/+}$ 模型小鼠结直肠肿瘤的发生发展

A. 片仔癀对 AOM/DSS 诱导的结直肠癌小鼠模型的实验设计；B. AOM/DSS 处理小鼠结肠代表性图；C. 对照组（*n*=14）、PZH 270mg/kg（*n*=15）、PZH 540mg/kg（*n*=15）小鼠肿瘤发生率、肿瘤数量和肿瘤体积；D. 小鼠结肠病理诊断的HE染色和Ki-67 IHC染色，定量分析病理评分标准为：正常 0 分，LGD（低度不典型增生）1 分，HGD（高度不典型增生）2 分，肿瘤 3 分，小鼠结肠 Ki-67 免疫组化染色及 Ki-67 指数定量分析；E. 片仔癀对 $Apc^{min/+}$ 小鼠模型的实验设计；F. $Apc^{min/+}$ 小鼠结肠代表性图；G. $Apc^{min/+}$ 小鼠对照组（*n*=14）、PZH 270mg/kg（*n*=14）、PZH 540mg/kg（*n*=15）的肿瘤发生率、肿瘤数量、肿瘤体积；H. 小鼠结肠病理诊断的 HE 染色和 Ki-67 IHC 染色，病理评分和 Ki-67 定量分析与 AOM/DSS 处理小鼠相同

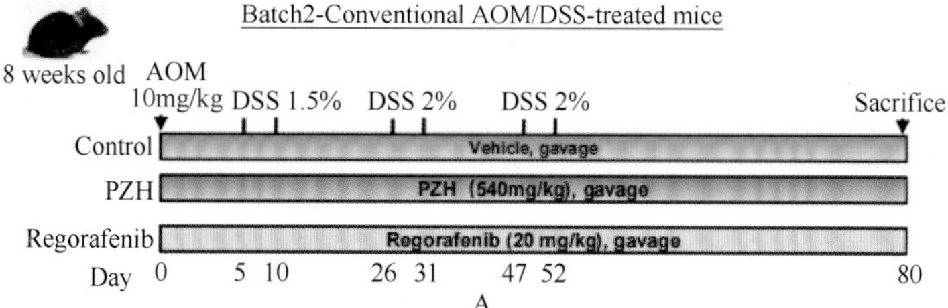

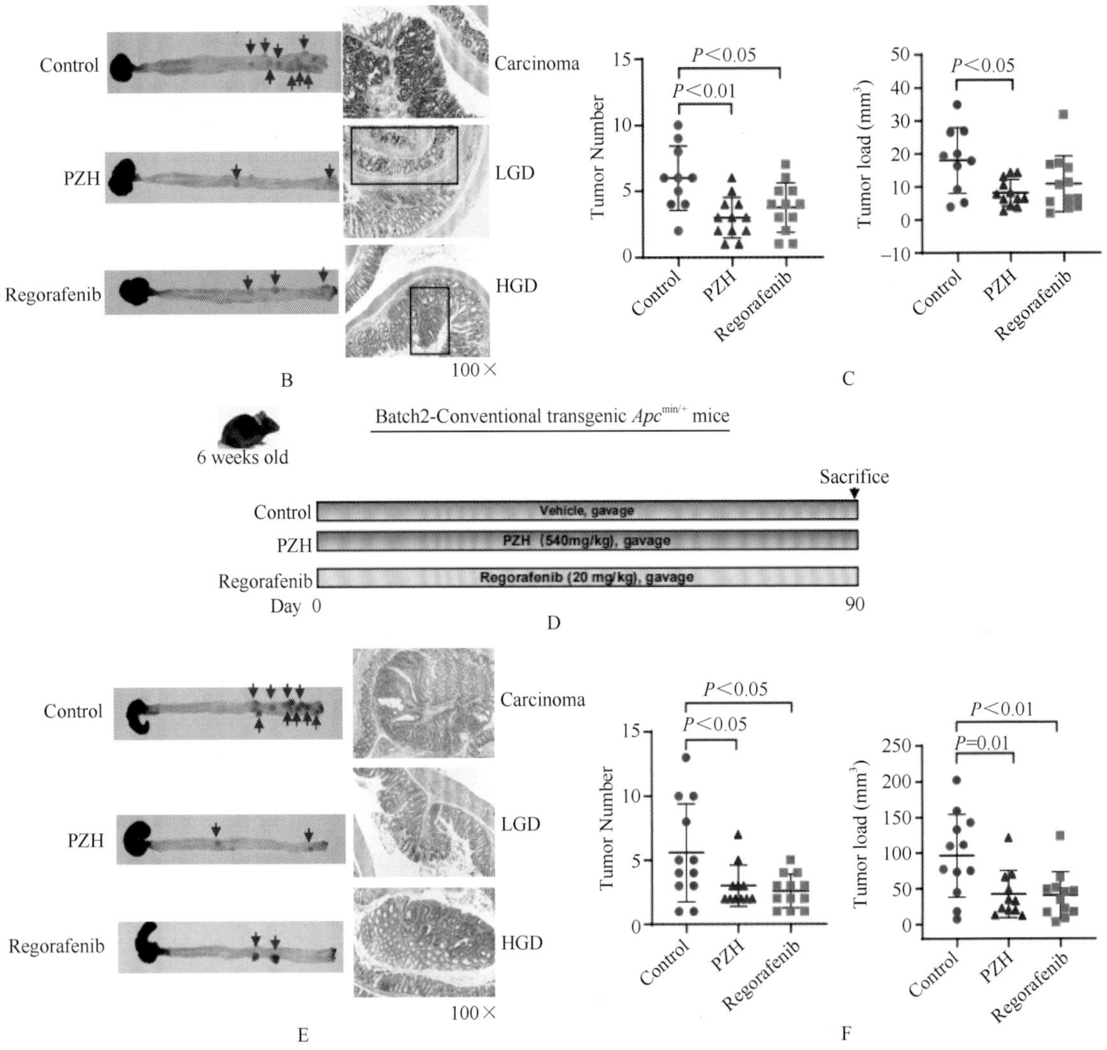

Control Carcinoma
PZH LGD
Regorafenib HGD
100×
B

15 10 5 0 Tumor Number
$P<0.05$
$P<0.01$
Control PZH Regorafenib

50 40 30 20 10 0 −10 Tumor load (mm^3)
$P<0.05$
Control PZH Regorafenib
C

Batch2-Conventional transgenic $Apc^{min/+}$ mice
6 weeks old
Sacrifice
Control Vehicle, gavage
PZH PZH（540mg/kg）, gavage
Regorafenib Regorafenib (20 mg/kg), gavage
Day 0 90
D

Control Carcinoma
PZH LGD
Regorafenib HGD
100×
E

15 10 5 0 Tumor Number
$P<0.05$
$P<0.05$
Control PZH Regorafenib

250 200 150 100 50 0 Tumor load (mm^3)
$P<0.01$
$P=0.01$
Control PZH Regorafenib
F

图 5-2-35 片仔癀与瑞格非尼的疗效对比

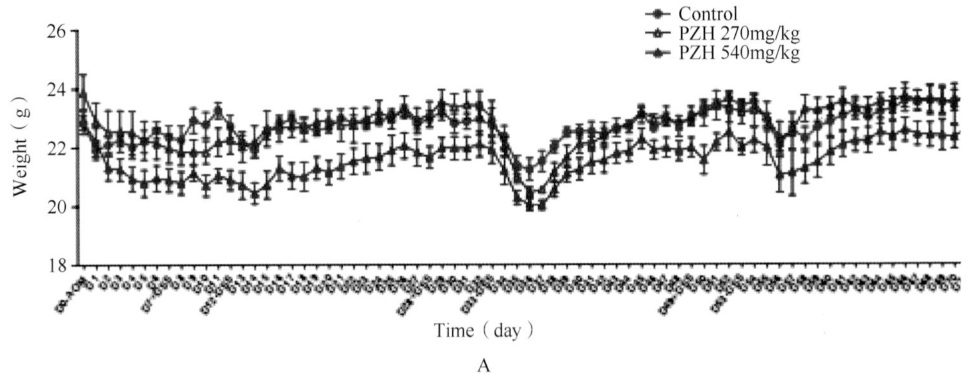

A

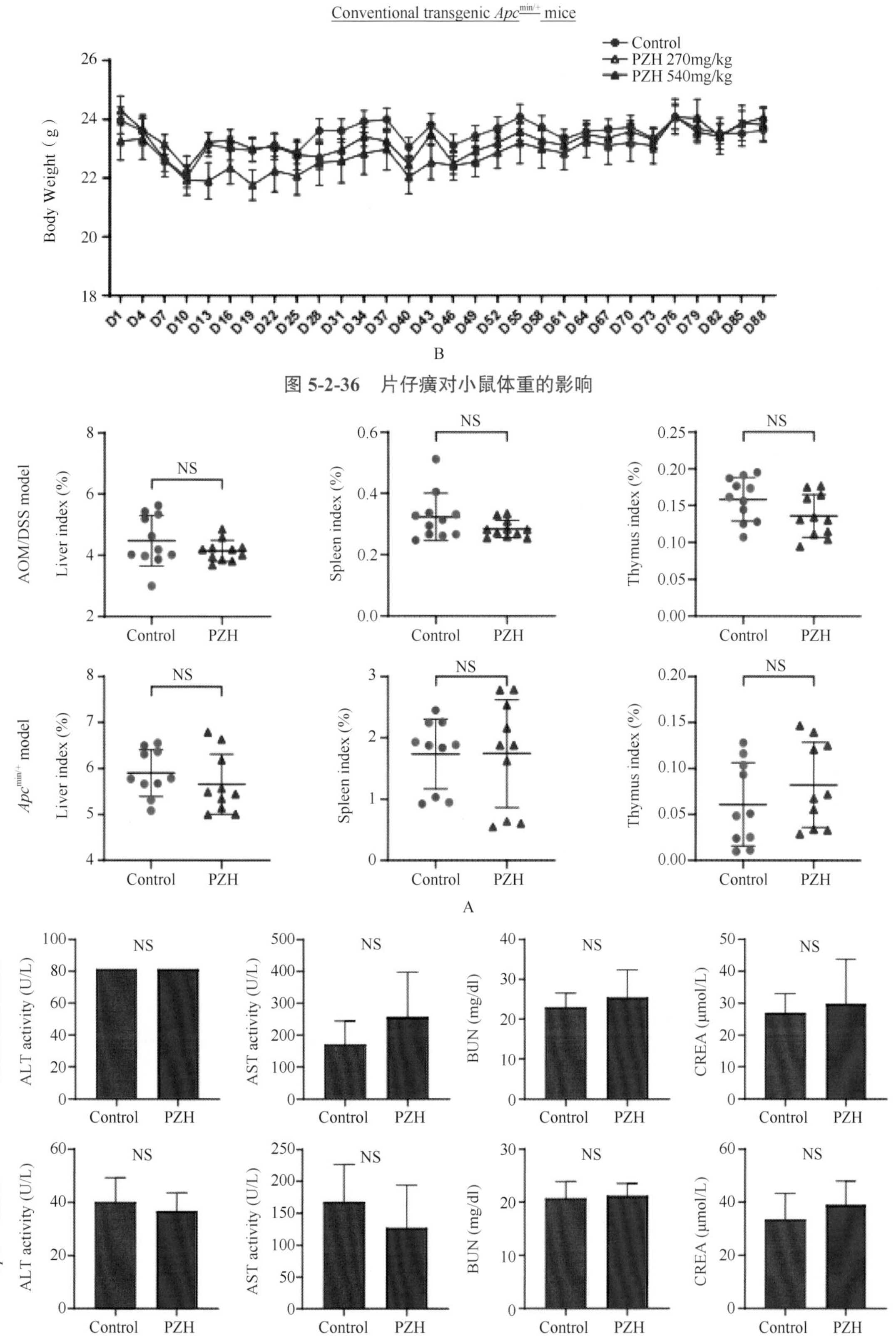

图 5-2-36　片仔癀对小鼠体重的影响

图 5-2-37　片仔癀对小鼠肝脏、脾脏和胸腺的重量，肝功能，肾功能的影响

NS，无统计学差异

（2）片仔癀逆转结直肠癌中的肠道菌群失调

为了确定片仔癀是否在结直肠肿瘤发生过程中调节肠道微生物群，对来自 2 个结直肠癌模型小鼠的粪便样本采用鸟枪法宏基因组测序进行了研究分析。在造模前，不同组间的肠道微生物群组成 α 和 β 多样性没有显著差异。片仔癀给药后显著增加了 α 多样性，而肠道菌群菌种水平 PCA 的 β 多样性显示，在两种 CRC 模型中，片仔癀对肠道微生物群都进行了重塑（图 5-2-38A、图 5-2-38B）。在 AOM/DSS 模型中，片仔癀处理后增加了 *Lactobacillus acidophilus*、*Lactobacillus gallinarum* 和 *Lactobacillus johnsonii* 等益生菌丰度，同时减少了 *Campylobacter jejuni*、*Peptoniphilus harei*、*Aeromonas veronii* 和 *Collinsella aerofaciens* 致病菌丰度（图 5-2-38C）。在 $Apc^{min/+}$ 模型中，片仔癀还富集了包括 *Lactococcus lactis*、*Streptococcus thermophilus* 和 *Akkermansia muciniphila* 等益生菌（图 5-2-39）。接下来，研究者分析了片仔癀组和对照组间差异的微生物群的相关性（图 5-2-38D）。在片仔癀处理的小鼠中，益生菌与致病菌之间存在负相关性，包括 *L. johnsonii-A veronii*、*P. xylanivorans-P harei*、*L. gallinarum-P harei* 和 *C. jejuni*，提示片仔癀富集的益生菌可拮抗结直肠癌中的致病菌。综上所述，片仔癀可逆转结直肠癌中的菌群失调。

研究者研究了片仔癀富集的益生菌 *P. xylanivorans* 和 *E. limosum* 在结直肠癌中的功能。*P. xylanivorans* 和 *E. limosum* 显著抑制了结直肠癌细胞（DLD1 和 HT-29）的活力和集落形成，而对正常结肠上皮细胞（NCM460）没有影响（图 5-2-38F、图 5-2-38G），表明片仔癀富集的益生菌有助于预防结直肠癌。为了确定肠道微生物群和其代谢物是否在片仔癀预防结直肠癌中发挥作用，研究者将片仔癀处理［片仔癀处理组的粪便微生物群移植（FMT）］或正常小鼠的粪便样本灌胃给经 AOM/DSS 处理的无菌小鼠（图 5-2-38H、图 5-2-40）。片仔癀处理组显著降低了无菌小鼠的结肠肿瘤数量和负荷（图 5-2-38H）。这些数据表明，片仔癀的抗癌作用在一定程度上依赖于微生物群。

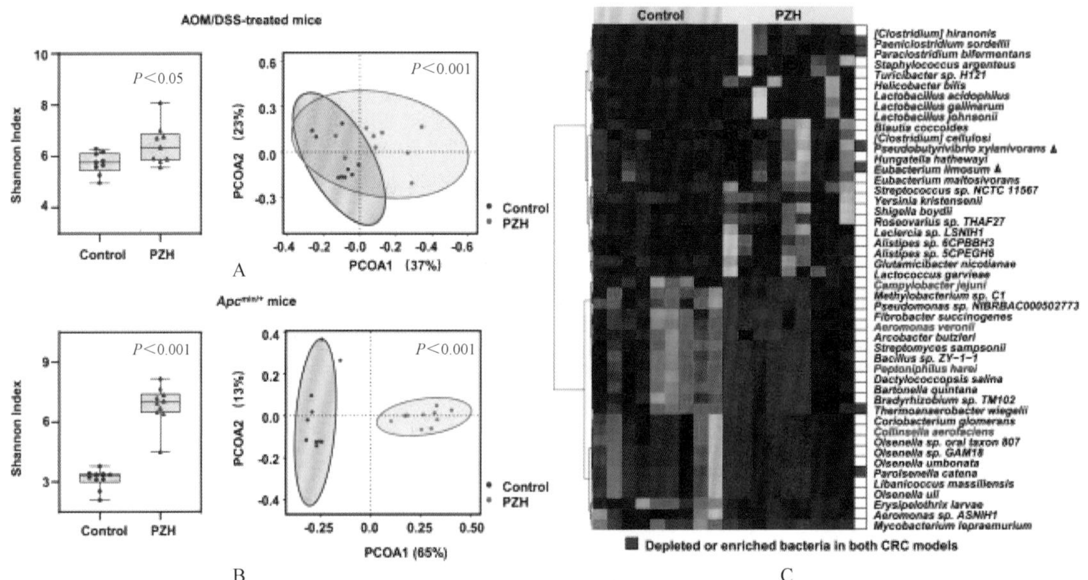

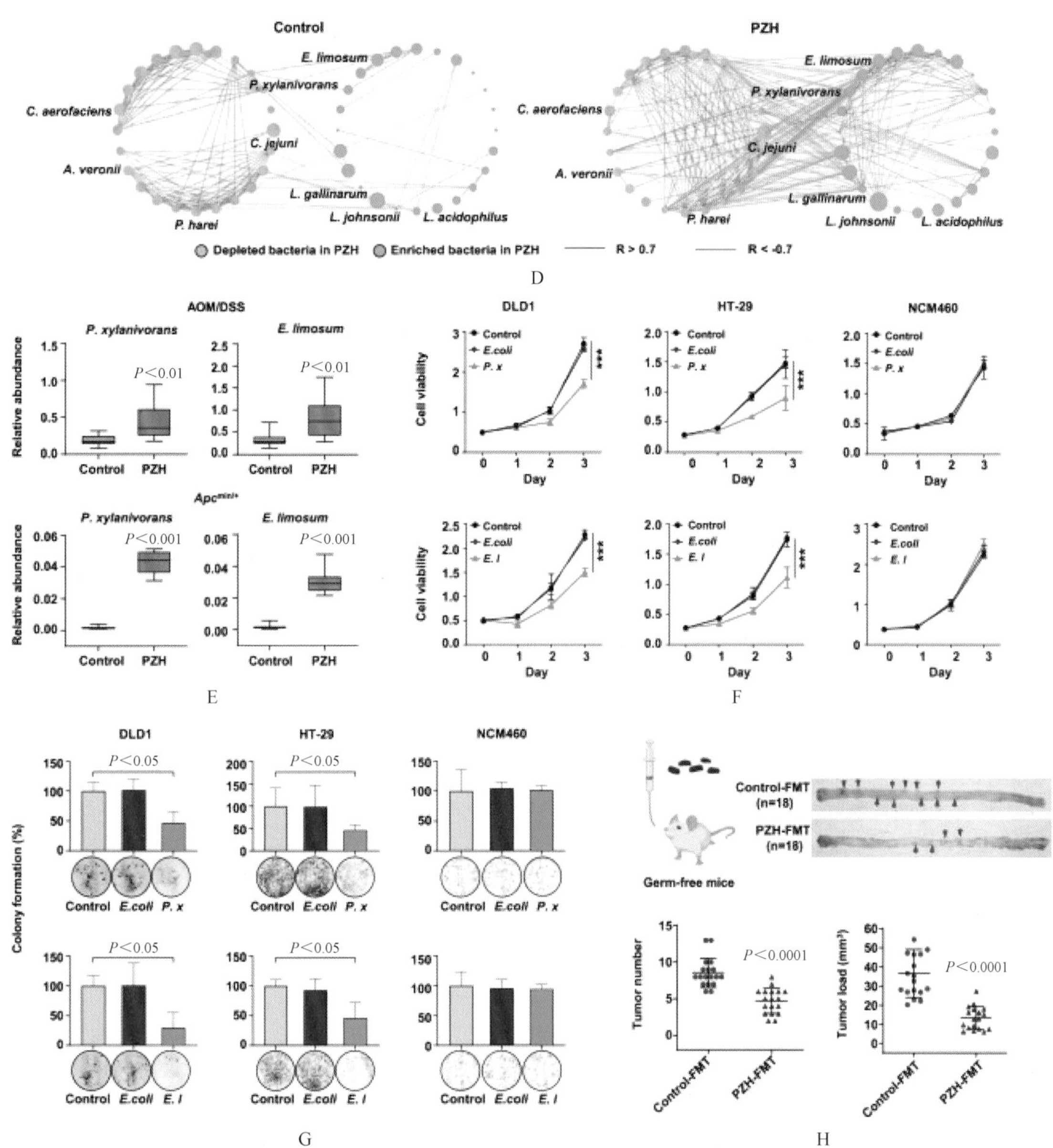

图 5-2-38　片仔癀逆转结直肠癌中的肠道菌群失调

A. AOM/DSS 模型中对照组和 PZH 处理组小鼠肠道微生物群的 Shannon 指数（α 多样性）和 PCoA（β 多样性）；B. *Apc*$^{min/+}$ 模型中对照组和 PZH 处理组小鼠肠道微生物群的 Shannon 指数（α 多样性）和 PCoA（β 多样性）；C. AOM/DSS 模型中对照组和 PZH 组肠道微生物组热图；D. 对照组和 PZH 组差异菌群的生态网络，相关性用 SparCC 法测定，选取对照组与 PZH 组相互作用强度差 >0.7 的相关性进行可视化；E. AOM/DSS 和 *Apc*$^{min/+}$ 模型小鼠中，对照组和 PZH 处理组小鼠中假丁酸弧菌和黏液真杆菌的丰度差异；F. DLD1、HT-29 和 NCM460 细胞与 *P. xylanivorans*（5%）、*E. limosum*（15%）、*E. coli* 和空白对照共培养上清的生长曲线，与对照组比，$^{***}P<0.001$；G. DLD1、HT-29 和 NCM460 细胞与 *P. xylanivorans*（5%）、*E. limosum*（15%）、*E. coli* 和空白对照的培养上清共培养的菌落形成；H. AOM/DSS 处理无菌小鼠分别灌胃对照 FMT 和 PZH-FMT。对照 -FMT 组和 PZH-FMT 组结肠的代表性图像（上）、肿瘤数量和肿瘤负荷（下）；P，x：*P. xylanivorans*；E. l：*E. limosum*

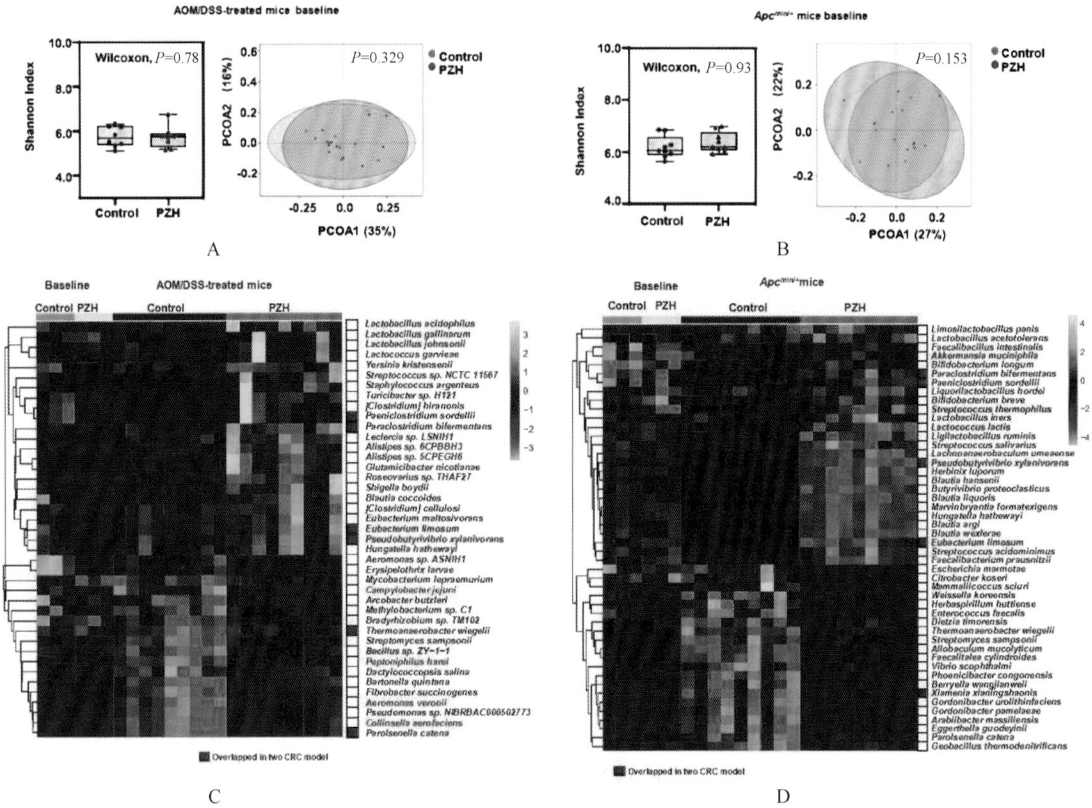

图 5-2-39 小鼠肠道微生物群的 α 多样性和 β 多样性分析

A. AOM/DSS 小鼠；B. *Apc*min/+ 小鼠；C. 肠道菌群热图显示片仔癀恢复了 AOM/DSS 小鼠的健康菌群；D. 肠道菌群热图显示片仔癀恢复了 *Apc*min/+ 小鼠的健康菌群

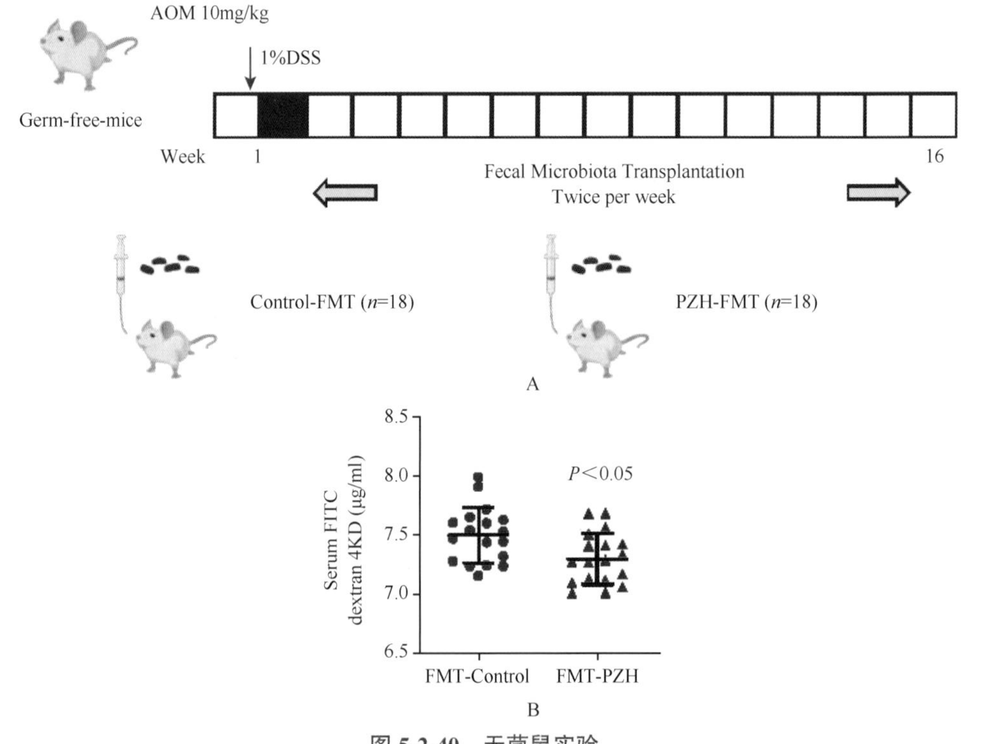

图 5-2-40 无菌鼠实验

A. 实验设计方案；B. 小鼠血清中 FITC- 葡聚糖 4KD 的水平

（3）片仔癀可调节肠道菌群代谢产物

肠道菌群代谢产物在调节健康与疾病中发挥重要作用，接下来对中高剂量片仔癀处理的 AOM/DSS 和 *Apc*$^{min/+}$ 模型的小鼠和对照组小鼠的粪便样本进行了非靶代谢组分析。PCA 和 PLS 分析均显示，在两种 CRC 模型中，片仔癀组和对照组的代谢产物存在明显差异（图 5-2-41A）。在 AOM/DSS 模型中，与对照组小鼠相比，片仔癀处理小鼠的粪便中有 35 种差异表达代谢产物（图 5-2-41B），其中有 7 种来源于片仔癀药物。进一步分析差异代谢产物调节的信号通路显示，片仔癀上调了牛磺酸和亚牛磺酸代谢、初级胆汁酸生物合成和不饱和脂肪酸生物合成（图 5-2-41C、图 5-2-42）。与 AOM/DSS 模型相似，片仔癀也上调了 *Apc*$^{min/+}$ 小鼠中不饱和脂肪酸的生物合成（图 5-2-42）。第一种和第三种途径与片仔癀成分中的牛磺胆酸（TCA）和胆酸（CA）相关。相比之下，后一种途径是高剂量片仔癀组中硬脂二烯酸（SDA）和蓖麻油酸升高的结果（图 5-2-43A）。

为了将这些差异代谢产物与肠道微生物的潜在代谢活动联系起来，对改变的细菌和代谢物进行了整合分析。本研究观察到益生菌 *L gallinarum* 与牛磺胆酸呈最大正相关（图 5-2-41D），*P. xylanivorans* 和 *E. limosum* 与 16- 羟基十六烷酸和戊二酸呈正相关（图 5-2-41D），*P. xylanivorans*、

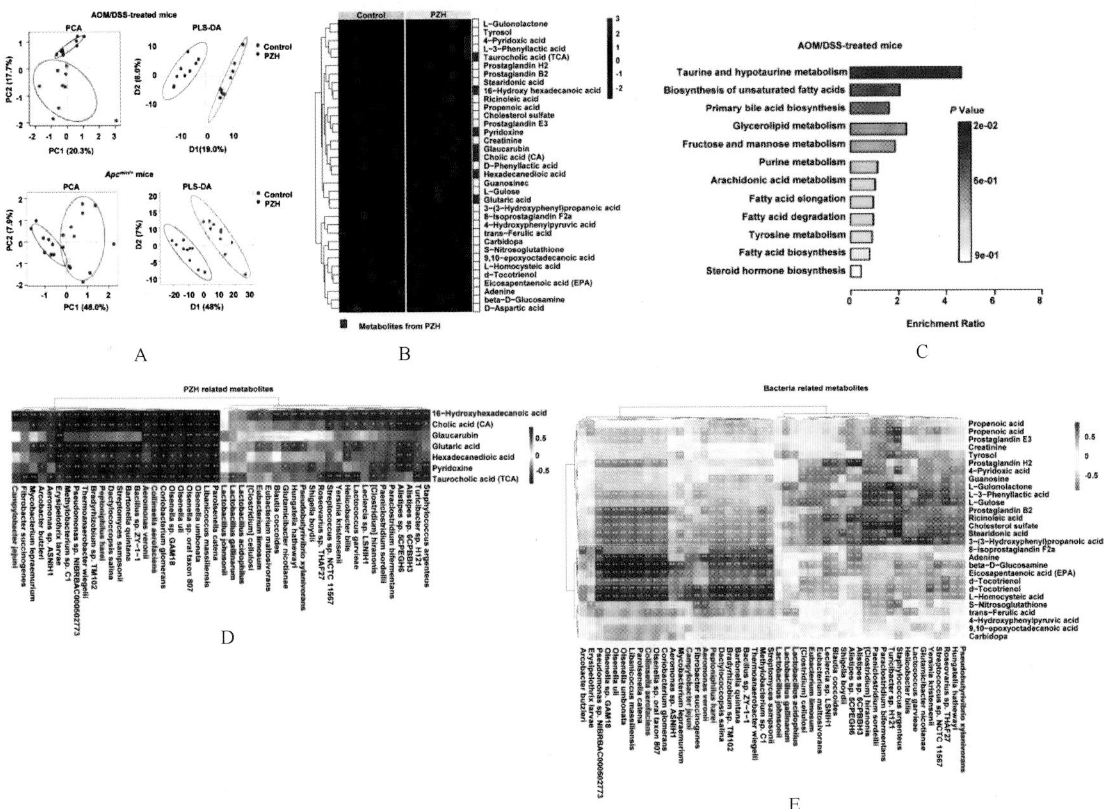

图 5-2-41　片仔癀改变粪便中肠道微生物群相关的代谢物

A. AOM/DSS 模型和 *Apc*$^{min/+}$ 模型的 PCoA 和 PLS-DA 结果表明，对照组和 PZH 处理小鼠的粪便代谢谱存在显著差异；B. AOM/DSS 模型中对照组与 PZH 组代谢物差异，$P < 0.05$；C. AOM/DSS 模型中对照组与 PZH 组差异代谢物的富集分析；D. 细菌与 PZH 相关代谢物差异的部分 Spear man 相关性分析；E. 基于 AOM/DSS 模型的部分 Spearman 相关分析细菌与差异细菌相关代谢物的关联

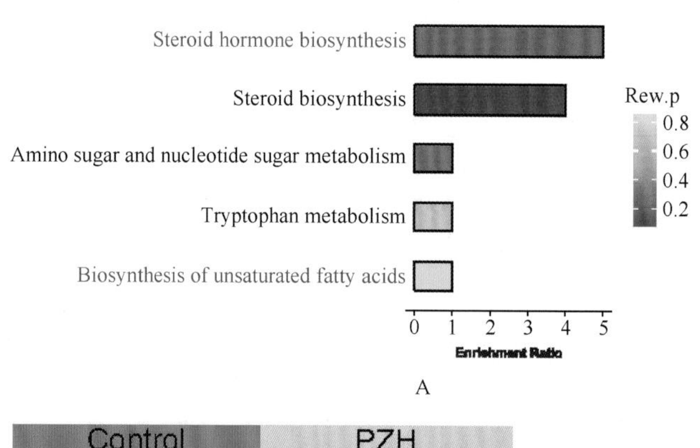

A

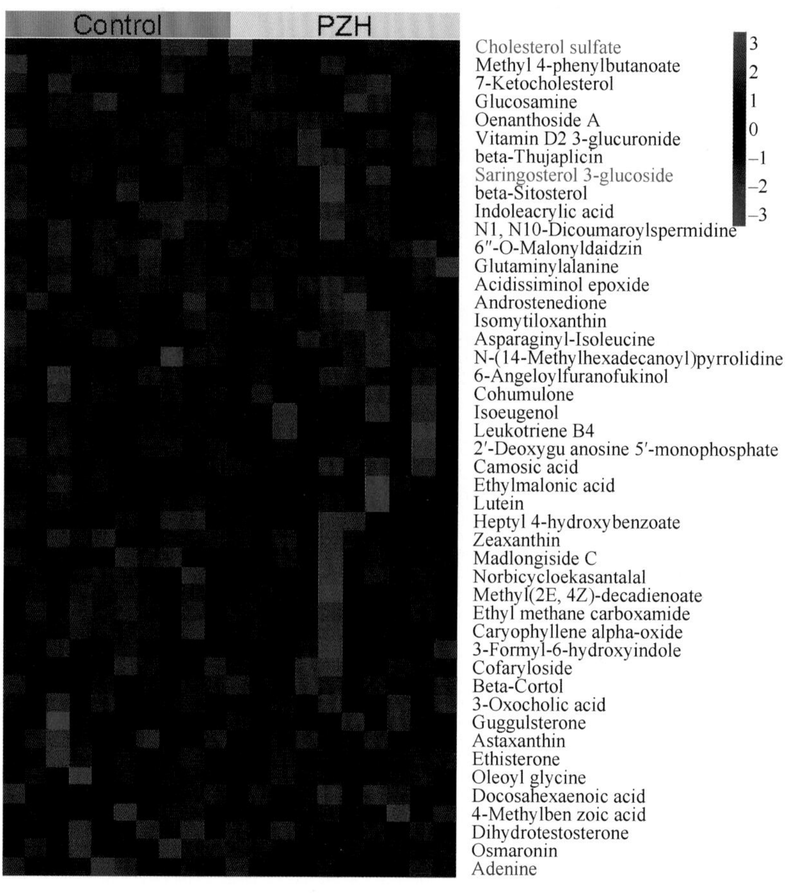

B

图 5-2-42 片仔癀上调牛磺酸和亚牛磺酸代谢、初级胆汁酸和不饱和脂肪酸的合成

A. 在 *Apc*$^{min/+}$ 模型中，对照组和片仔癀给药组代谢物差异富集分析；B. 在 *Apc*$^{min/+}$ 模型中，对照组与片仔癀给药组代谢物差异，$P < 0.05$

E. limosum、*L. gallinarum* 和 *L. acidophilus* 与 SDA 呈正相关（图 5-2-41E）。而致病菌 *P. harei*、*C. aerofaciens*、*A. veronii* 和 *C. aerofaciens* 与 SDA 和 16- 羟基十六烷酸呈负相关（图 5-2-41D、图 5-2-41E）。总的来说，肠道中的代谢产物和微生物群可能共同发挥和促进了片仔癀在结直肠癌中的预防作用，见图 5-2-43B。

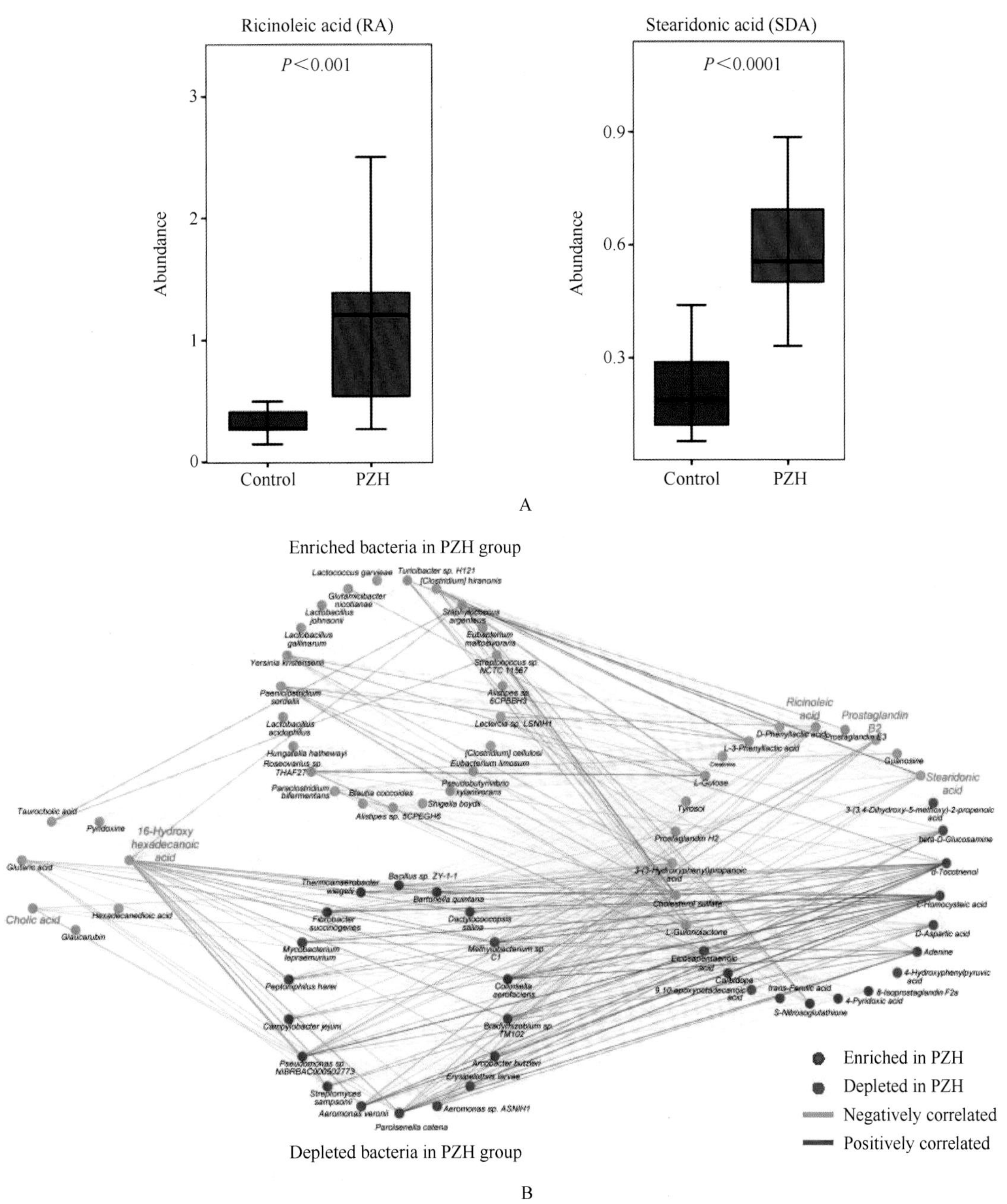

图 5-2-43　片仔癀改变结直肠癌肠道中代谢产物和微生物群来发挥预防作用

A. 在 AOM/DSS 模型中，采用非靶向质谱法测定，对照组和片仔癀组小鼠粪便中蓖麻油酸和硬脂酸的丰度；B. 片仔癀处理的 AOM/DSS 小鼠不同菌群和代谢物的生态网络

（4）片仔癀改善结直肠癌小鼠的肠道屏障功能

肠道微生态失调是导致肠道屏障功能障碍的一个重要因素。为了评估片仔癀是否会影响肠道屏障功能，我们在 AOM/DSS 和 *Apc*$^{min/+}$ 小鼠模型中应用 FITC 标记葡聚糖检测肠黏膜通透性。如图 5-2-44A 所示，高剂量片仔癀组显著降低了 AOM/DSS 处理小鼠和 *Apc*$^{min/+}$ 小鼠血清的 FITC- 右旋糖酐水平。研究者还检测了血清中另一个肠道屏障完整性的标志物——脂多糖（LPS）水平，它在高剂量片仔癀组中显著降低（图 5-2-44A）。通过透射电镜检测显示片

仔癀恢复了小鼠的肠道屏障结构（图 5-2-44B）。与此同时，通过免疫组化染色结果显示，E- 钙黏蛋白（E-cadherin，一种细胞黏附分子）和紧密连接蛋白 1（ZO-1，紧密连接的关键成分，作为肠道屏障完整性的标志）的表达升高（图 5-2-44C）；通过 Western blot 和 Q-PCR 检测，片仔癀显著增加了肠道屏障标志物 E-cadherin、Occludin 和 ZO-1 的表达（图 5-2-44D、图 5-2-44E）。以上结果表明，片仔癀有助于恢复肠道屏障功能。

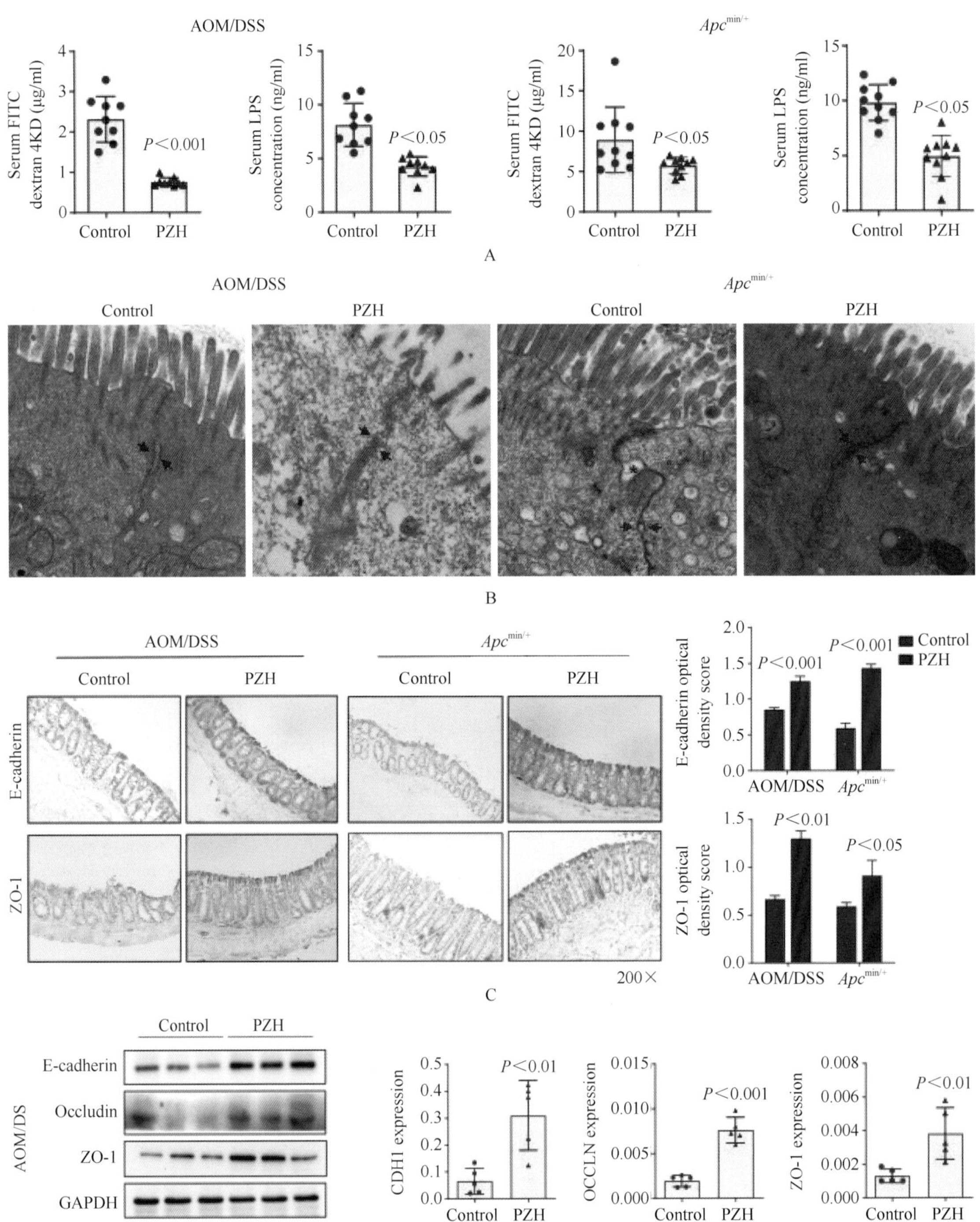

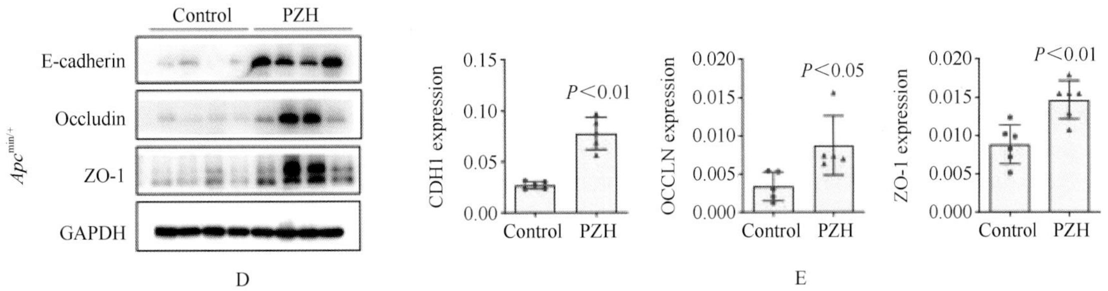

图 5-2-44　片仔癀可恢复结直肠癌诱导的肠道屏障功能障碍

A. AOM/DSS 模型和 $Apc^{min/+}$ 模型小鼠血清 FITC- 右旋糖酐浓度和 LPS 浓度；B. 透射电镜（TEM）观察对照组和 PZH 处理小鼠细胞间连接的代表性图像；C. 免疫组化（IHC）测定黏附分子 E-cadherin 和 ZO-1 在 AOM/DSS 模型和 $Apc^{min/+}$ 模型小鼠结肠组织中的分布并定量分析；D. 免疫印迹法检测 AOM/DSS 模型小鼠和 $Apc^{min/+}$ 模型小鼠结肠组织中肠屏障相关蛋白 E-cadherin、Occludin 和 ZO-1 的表达；E. 定量聚合酶链反应测定 AOM/DSS 模型和 $Apc^{min/+}$ 模型小鼠结肠组织中肠道屏障相关蛋白 CDH1、OCCLN 和 ZO-1 的表达

（5）片仔癀抑制结直肠癌中的致癌和促炎信号传导

为深入了解片仔癀在结直肠癌中抑制肿瘤的分子作用机制，研究者从 2 个结直肠癌模型中提取的结肠组织进行了转录组测序。与对照组小鼠相比，研究者观察到在片仔癀处理的小鼠中有 588 个上调基因和 373 个下调基因，PI3K-Akt 信号通路是片仔癀处理后下调最多的通路（图 5-2-45A1、图 5-2-45A2）。研究者检测了片仔癀治疗抑制了两种 CRC 模型结肠组织中 PI3K-Akt 信号通路关键信号分子磷酸化蛋白激酶 B（p-Akt）的表达（图 5-2-45B）来支持以上观点。以上结果表明片仔癀抑制了结直肠癌中致癌的 PI3K-Akt 信号通路。

肠道菌群失调与结直肠癌的炎症反应密切相关。转录组测序结果表明，片仔癀可以抑制促炎 IL-17 信号转导、TNF 信号转导、细胞因子 - 细胞因子受体相互作用及趋化因子信号转导通路（图 5-2-45C、表 5-2-7、表 5-2-8）。通过小鼠炎症和免疫相关因子检测试剂盒分析了在 AOM/DSS 模型中炎症细胞因子和免疫相关因子的基因表达情况，结果显示，片仔癀处理后，21 个编码细胞因子及其受体基因一致减少（图 5-2-45D、图 5-2-46）。Q-PCR 检测结果证实了这一点，片仔癀处理下调了结肠组织中的 Ccl2、Cxcl2、Cxcl5、TNF-α 和 IL-17α 信使 RNA 水平（图 5-2-45E）。此外，通过酶联免疫吸附试验证实了小鼠血清中 Cxcl5 和 TNF-α 水平的降低（图 5-2-45F）。综上所述，以上数据表明片仔癀对结直肠癌的影响是由致癌和免疫相关信号级联介导的。

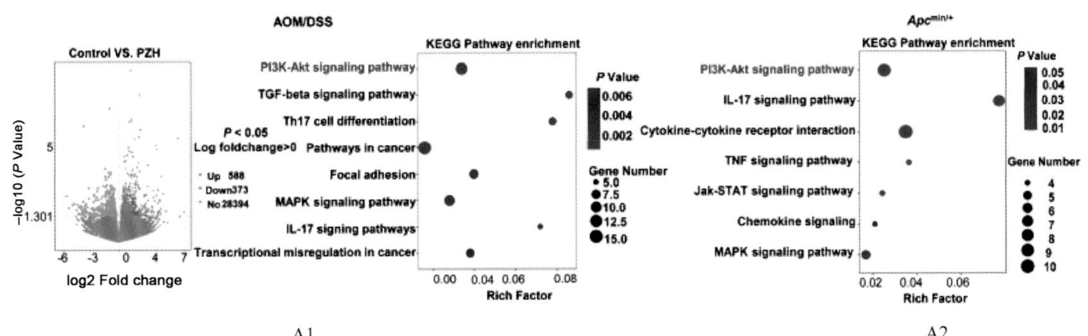

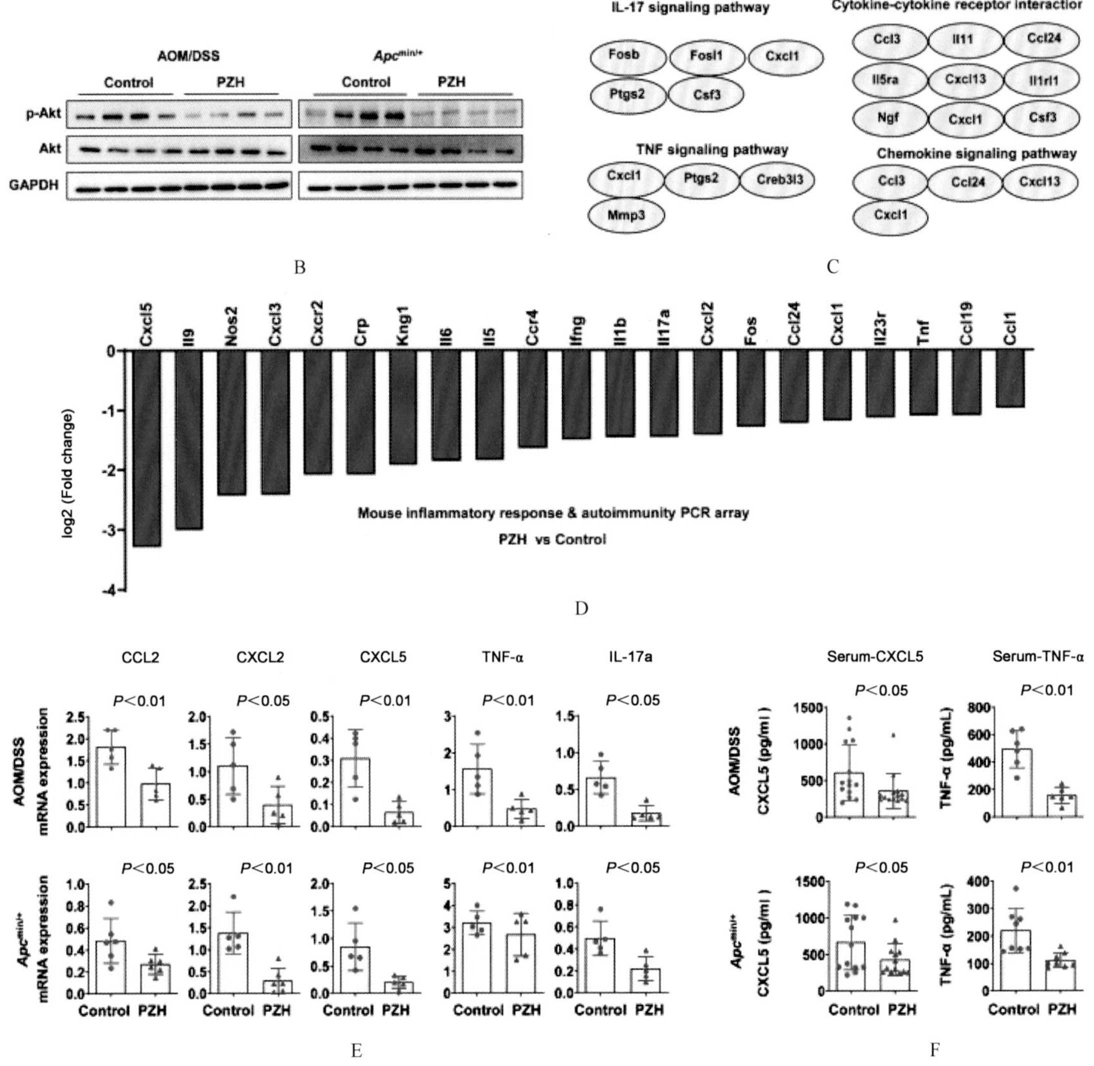

图 5-2-45 片仔癀抑制结肠上皮中致癌 PI3K-Akt 通路和促炎通路的表达

A. RNA 测序发现，在 AOM/DSS 模型（A1）和 $Apc^{min/+}$ 模型（A2）中，PZH 治疗可下调致癌 PI3K-Akt 通路；B. Western blot 检测 AOM/DSS 处理小鼠和 $Apc^{min/+}$ 小鼠结肠中 p-Akt 和 Akt 的蛋白表达；C. 通过富集分析，与 $Apc^{min/+}$ 小鼠相比，PZH 组炎症信号通路的改变，在网络中显示了 IL-17 信号通路、细胞因子 - 细胞因子受体相互作用、TNF 和趋化因子信号通路中的差异表达基因；D. AOM/DSS 模型小鼠炎症反应和自身免疫聚合酶链反应（PCR）阵列显示，对照组和 PZH 组之间 21 个转录本的表达显著下调；E. 通过定量反转录 PCR 验证，确认 2 种 CRC 模型中 Ccl2、Cxcl2、Cxcl5、TNF-α、IL-17a 等基因表达的变化；F. 酶联免疫吸附法测定 2 种结直肠癌模型中对照组和 PZH 组小鼠血清 Cxcl5 和 TNF-α 的表达。统计学显著性采用 unpaired Student *t* 检验

表 5-2-7 转录组测序验证了 AOM/DSS 模型小鼠中的 KEGG 通路

通路名称	Gene Ratio	Bg Ratio	Count	*P* 值
PI3K-Akt signaling pathway	15/374	374/9101	15	0.000951
Th17 cell differentiation	7/117	117/9101	7	0.002702
IL-17 signaling pathway	6/101	101/9101	6	0.00559
TGF-beta signaling pathway	6/103	103/9101	6	0.006145
Cytokine-cytokine receptor interaction	9/261	261/9101	9	0.024478
Focal adhesion	8/231	231/9101	8	0.03234

续表

通路名称	Gene Ratio	Bg Ratio	Count	*P* 值
MAPK signaling pathway	10/319	319/9101	10	0.032384
Transcriptional misregulation in cancer	8/233	233/9101	8	0.033784

表 5-2-8　转录组测序验证了 *Apc*$^{min/+}$ 模型小鼠中的 KEGG 通路

通路名称	Gene Ratio	Bg Ratio	Count	*P* 值
IL-17 signaling pathway	7/91	91/8308	7	0.00
Cytokine-cytokine receptor interaction	10/286	286/8308	10	0.00
PI3K-Akt signaling pathway	9/355	355/8308	9	0.00
TNF signaling pathway	4/110	110/8308	4	0.02
Jak-STAT signaling pathway	4/163	163/8308	4	0.05
Chemokine signaling pathway	4/189	189/8308	4	0.08
MAPK signaling pathway	5/294	294/8308	5	0.12

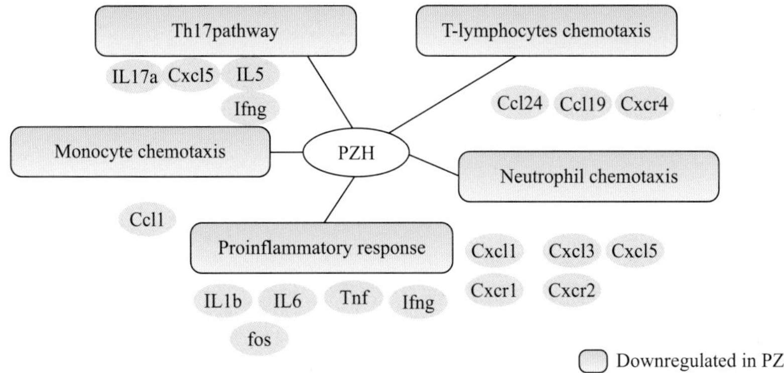

图 5-2-46　PCR 芯片检测片仔癀下调主要炎症途径所涉及基因的系统图

（6）片仔癀的预防作用包括微生物群依赖性成分和非依赖性成分

片仔癀可以通过调节肠道微生物群以发挥其有益功能，为进一步了解片仔癀药物成分是否可能对结肠细胞有直接的预防作用，研究者在 AOM/DSS 处理的小鼠中使用抗生素鸡尾酒法来清除肠道微生物群（图 5-2-47A），并通过宏基因组测序证实了肠道细菌的成功清除（图 5-2-48）。结果显示，片仔癀显著减少了使用抗生素鸡尾酒治疗的小鼠结肠肿瘤的数量和体积（图 5-2-47B ～图 5-2-47D）。同样的，片仔癀在 *Apc*$^{min/+}$ 小鼠模型中始终发挥着预防功能（图 5-2-47E ～图 5-2-47H）。此外，片仔癀抑制了肠道微生物群耗尽的 AOM/DSS 处理的小鼠和 *Apc*$^{min/+}$ 小鼠的结肠细胞增殖（图 5-2-49），接下来，研究者评估了 AOM/DSS 诱导的无菌小鼠的结直肠肿瘤发生（图 5-2-50A），与在常规环境饲养的无菌小鼠相比，在无菌环境中饲养的无菌小鼠的结直肠肿瘤发生减少。此外，片仔癀对无菌环境中饲料的无菌小鼠的预防效果强于常规环境饲养的无菌小鼠（图 5-2-50B、图 5-2-50C）。这说明片仔癀对结直肠癌的影响可能与片仔癀代谢物直接影响结肠组织有关。为了验证这一点，研究者在片仔癀组和对照组的无菌小鼠中分别进行了代谢组和转录组分析。代谢组分析显示，在片仔癀组和对照组 AOM/DSS 处理的无菌小鼠中明显分离（图 5-2-50D），在 271 个耗尽的和 327 个富集的成分中，研究者发现 16- 羟基十六烯酸、CA、TCA 和格劳卡苷在片仔癀处理的无菌环境

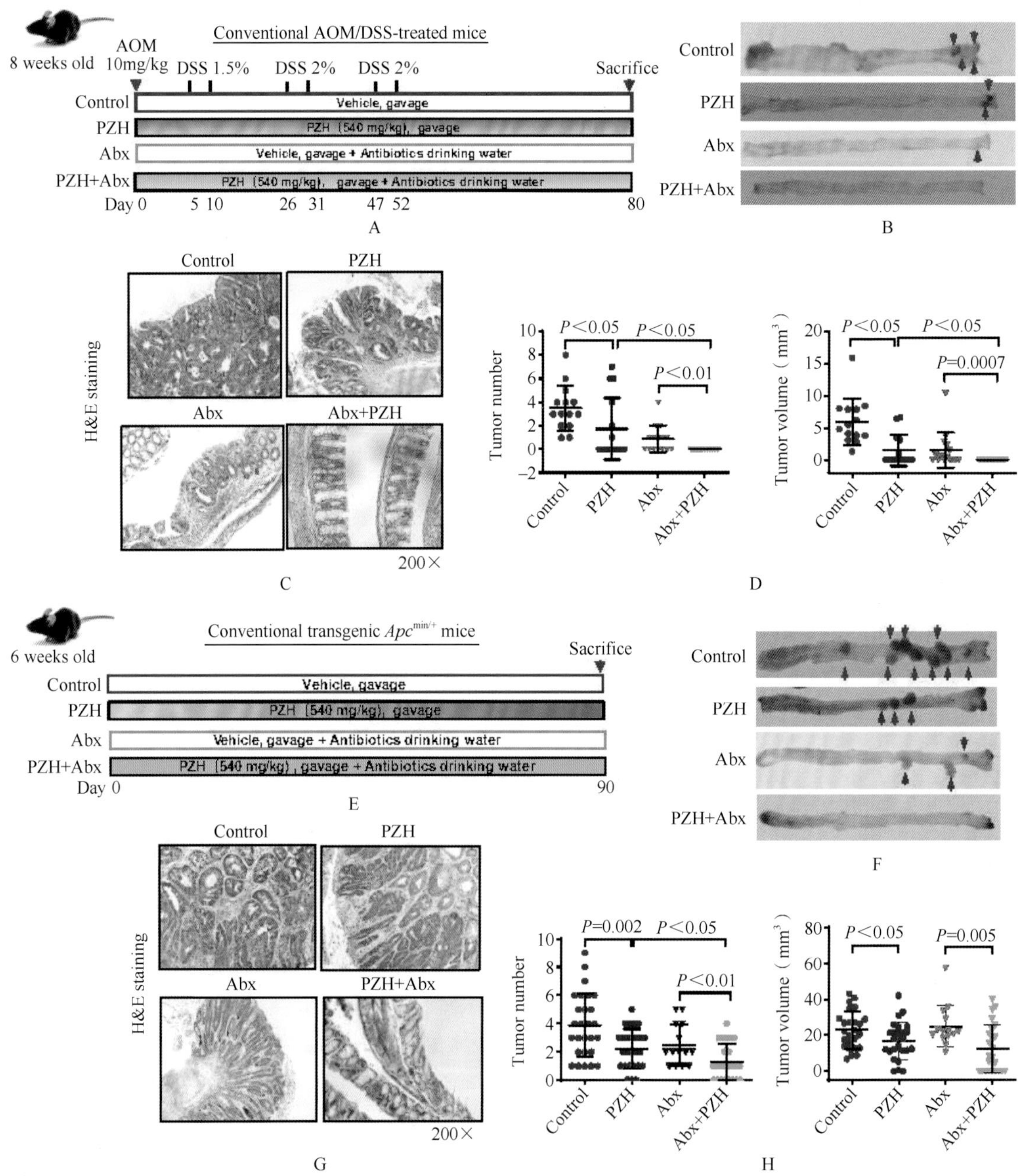

图 5-2-47 片仔癀处理减少了结直肠癌小鼠的肿瘤数量并减小了肿瘤体积

A. AOM/DSS 诱导小鼠肿瘤模型的治疗方法示意图，注射 AOM（10mg/kg）后，在饮用水中给予 3 个周期 1% ～ 2% 的 DSS，于第 80 天处死小鼠；B. AOM/DSS 处理小鼠的大肠代表性图像；C. AOM/DSS 处理小鼠腺瘤的 HE 染色代表性图像；D. AOM/DSS 处理小鼠的肿瘤数量和肿瘤体积；E. *Apc*$^{min/+}$ 肿瘤模型治疗示意图；F. *Apc*$^{min/+}$ 小鼠大肠的代表性图像；G. *Apc*$^{min/+}$ 小鼠腺瘤的 HE 染色代表性图像；H. *Apc*$^{min/+}$ 小鼠肿瘤数量和肿瘤体积。Abx，抗生素

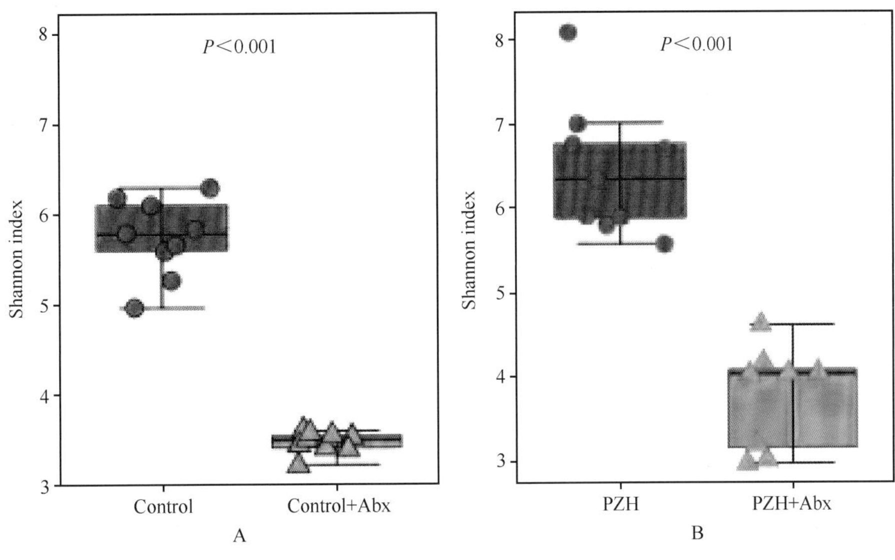

图 5-2-48　AOM/DSS 处理小鼠肠道菌群的 α 多样性

和常规环境 AOM/DSS 模型中一致富集（图 5-2-41B 和图 5-2-50E）。此外，研究者还比较了 3 种模型中的小鼠粪便（常规 AOM/DSS 小鼠、常规 $Apc^{min/+}$ 小鼠、无菌 AOM/DSS 小鼠）的片仔癀成分和代谢物，在小鼠粪便样本中检测到 54 种片仔癀成分，包括脂肪酸和胆汁酸，与各自的对照小鼠相比，这些成分在片仔癀处理的常规小鼠（图 5-2-41B、图 5-2-41C）和无菌小鼠（图 5-2-50E）中也一致显著富集。转录组测序证实在片仔癀处理的无菌小鼠中炎症信号通路下调，包括 IL-17 信号、TNF 信号、细胞因子 - 细胞因子受体交互信号、趋化因子信号（图 5-2-50F），结果与传统 AOM/DSS 模型相似（图 5-2-46），这意味着片仔癀组分可以抑制 CRC 炎症。与此相一致的是，片仔癀恢复了 AOM/DSS 处理的无菌小鼠的肠道屏障功能，这可通过下调血清 FITC- 右旋糖酐和脂多糖水平，以及紧密连接蛋白包括 E- 钙黏蛋白、钙黏蛋白和 ZO-1 的表达得到证实（图 5-2-50G）。为了阐明肠道微生物群对片仔癀恢复肠道屏障功能的贡献，研究者将片仔癀处理的常规小鼠的粪便分离为细菌（片仔癀 -bac）和代谢物（片仔癀 -met），然后移植到 AOM/DSS 处理的小鼠中（图 5-2-50H）。片仔癀 -bac 和片仔癀 -met 均部分恢复了肠道屏障功能，抑制了结直肠肿瘤的发生（图 5-2-50I ～图 5-2-50L），这意味着片仔癀相关的微生物群和代谢物（包括片仔癀成分）都参与了片仔癀对肠道屏障完整性的保护作用。

（7）片仔癀中人参皂苷对结直肠癌的预防作用

应用有氧及厌氧培养基体外培养片仔癀和片仔癀 + 抗生素两组小鼠的粪便，用超高效液相色谱 - 四极杆飞行时间质谱法分析这些样品中的片仔癀组分（图 5-2-51A）。研究者观察到多种人参皂苷可被需氧微生物代谢，这意味着人参皂苷可能是片仔癀的活性成分（图 5-2-51B）。接下来验证人参皂苷是否是介导片仔癀化学预防作用的成分。用片仔癀中发现的 7 种不同的人参皂苷处理 CRC 细胞（DLD1 和 HT-29）（图 5-2-52A ～图 5-2-52E）和正常结肠上皮细胞 NCM460 细胞。研究者观察到人参皂苷 Re（G-Re）和人参皂苷 F_2（G-F_2）在 DLD1 和 HT-29 细胞中抑制了细胞增殖（图 5-2-51C），而对 NCM460 细胞没有影响。人参皂苷 Re 和人参皂苷 F_2 抑制了 DLD1 和 HT-29 细胞的集落形成（图 5-2-51D），并直接抑制了 CRC 细胞中的致癌和促炎信号通路（图 5-2-51E 和图 5-2-52F）。此外，研究者分别用人参皂苷 Re 和人参皂苷 F_2 治疗患者来源的 CRC 类器官，结果表明人参皂苷 Re 和人参皂苷 F_2 显著抑制了 CRC 类器官的生长（图 5-2-51F）。同时，片仔癀中人参皂苷 Re（50mg/kg）和人参皂苷 F_2（50mg/kg）化合物的富集，增强了其预防效果（图 5-2-53）。综上所述，片仔癀成分人参皂苷 Re 和人参皂苷 F_2 可在 CRC 中直接发挥抑瘤作用。

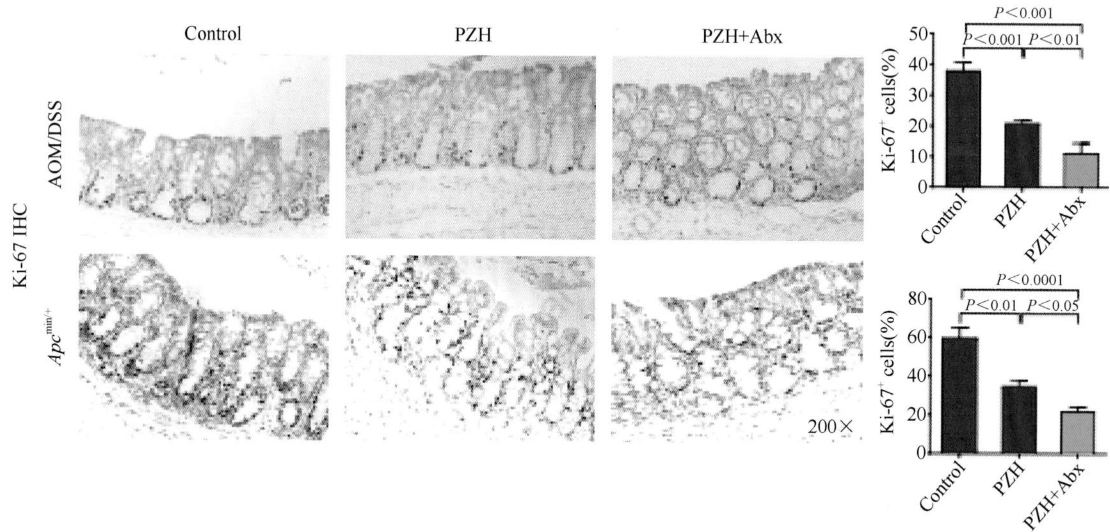

图 5-2-49 对 AOM/DSS 处理小鼠和 $Apc^{min/+}$ 小鼠的结肠采用免疫组化进行 Ki-67 染色

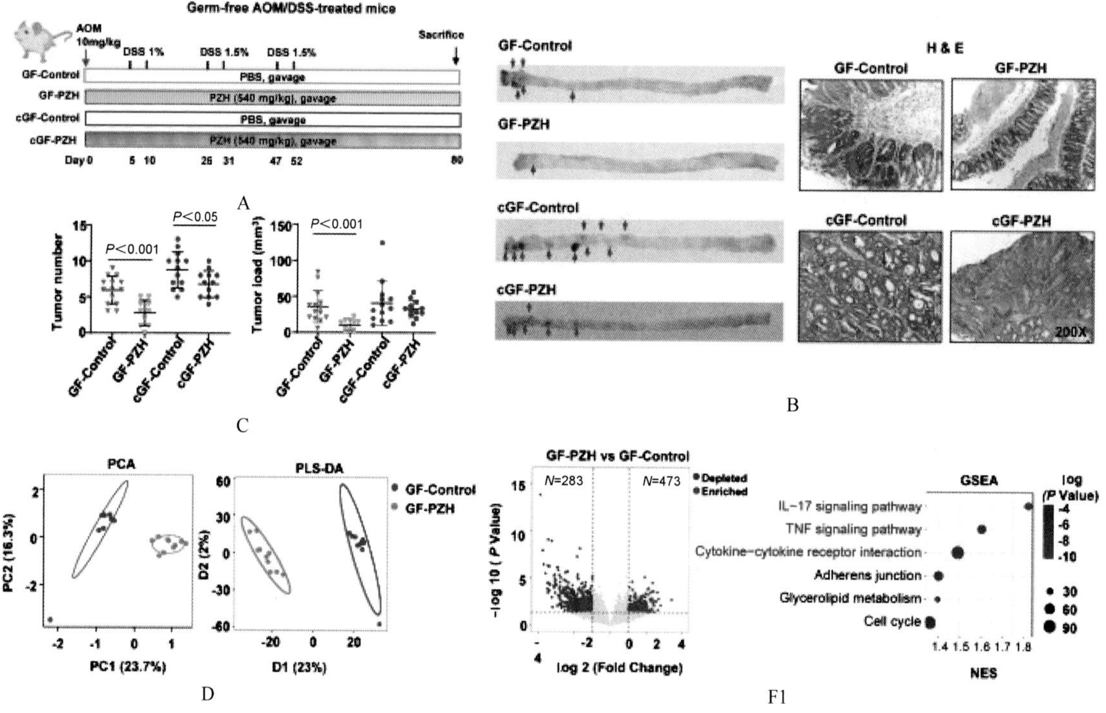

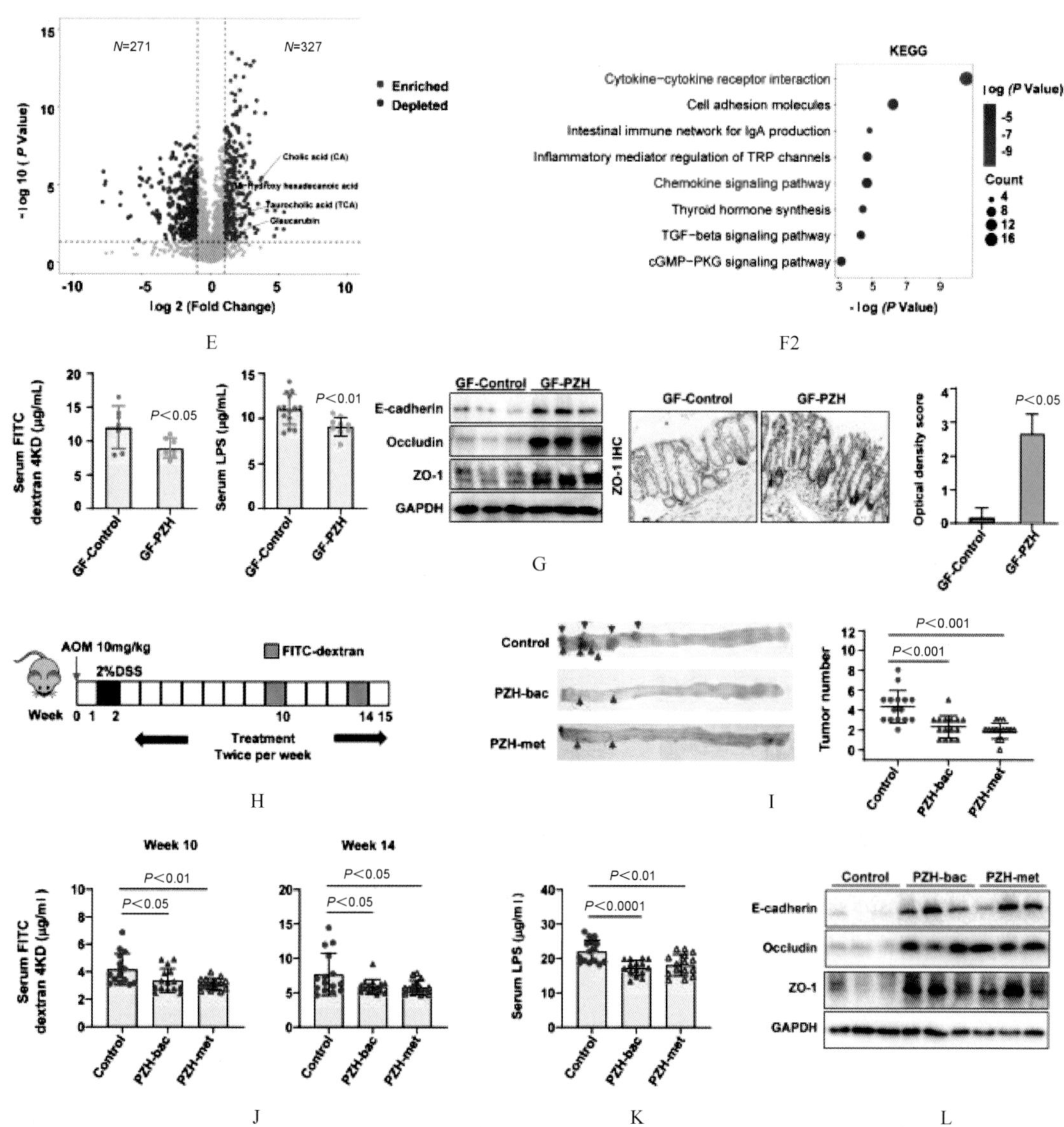

图 5-2-50　片仔癀的化学预防作用包括依赖微生物群和不依赖微生物群的成分

A. AOM/DSS 诱导的无菌（GF）小鼠肿瘤模型的治疗示意图。初始注射 AOM（10mg/kg）后，饮水中给予 1%～2% DSS 3 个周期。在注射 AOM 之前，将一半的 GF 小鼠置于 GF 环境外，对其进行常规处理。GF- 对照组（n=14），GF-PZH 组（n=10），常规 GF（cGF）- 对照组（n=13），cGF-PZH 组（n=12）。B. AOM/DSS 处理的 GF 和常规小鼠结肠和腺瘤 HE 染色的代表性图像。C. AOM/DSS 处理的 GF 和常规小鼠的肿瘤数量和肿瘤负荷。D. 通过 PCoA 和 PLS-DA，对照组和 PZH 处理的 GF 小鼠的粪便代谢谱显著改变。E. 火山图显示对照和 PZH 处理 GF 小鼠的代谢物丰度差异。F. RNA 测序显示，与对照组相比，PZH 处理的 GF 小鼠炎症通路下调。G. 对照组和 PZH 处理的 GF 小鼠血清 FITC- 右旋糖酐和 LPS 水平（左），Western blot 检测对照组和 PZH 处理的 GF 小鼠结肠组织中肠屏障相关蛋白 E-cadherin、Occludin 和 ZO-1 的表达（中），免疫组化检测对照组和 PZH 处理的 GF 小鼠结肠组织中 ZO-1 的分布（右）。H. AOM/DSS 处理小鼠 PZH 相关菌（PZH-bac）和代谢物（PZH-met）移植实验设计。各组于第 10 周、第 14 周、第 15 周检测肠道通透性。I. 结肠的代表性图像（左）和不同组的肿瘤数量（右）。J. 第 10 周和第 14 周血清 FITC- 右旋糖酐浓度。K. 不同组血清 LPS 水平。L. Western blot 检测肠屏障相关蛋白 E-cadherin、Occludin 和 ZO-1 在结肠组织中的表达

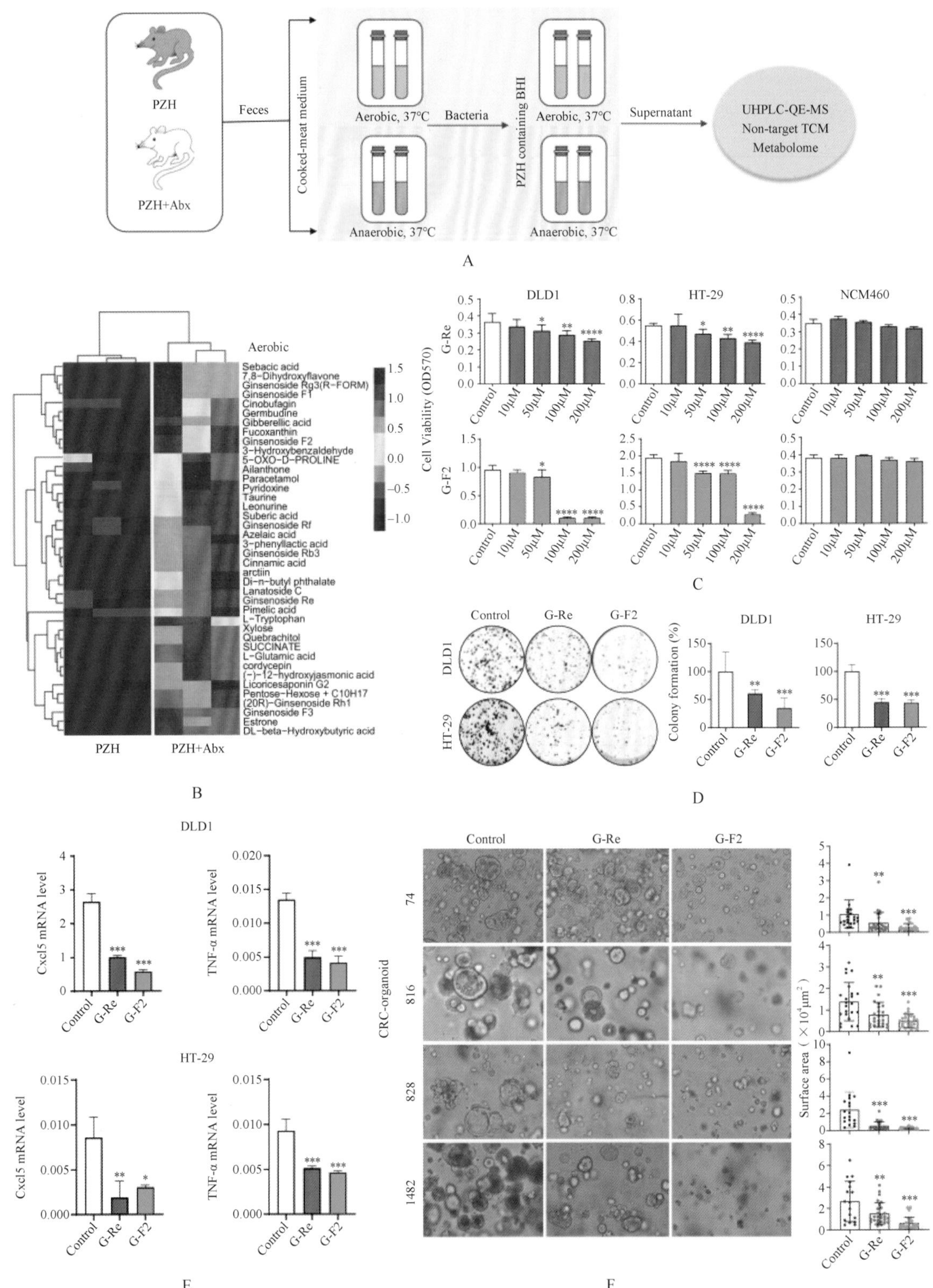

图 5-2-51　片仔癀中的人参皂苷对结直肠癌有直接的预防作用

A. 体外研究微生物群对 PZH 影响的实验设计示意图（n=3）；B. PZH+ 抗生素组与 PZH 组中药非靶代谢产物差异；C. G-Re 和 G-F2 处理结直肠癌细胞系 DLD1、HT-29 和正常结肠细胞系 NCM460 的细胞活力；D. G-Re 和 G-F2 处理的结直肠癌细胞系集落形成的代表性图像和集落形成实验的定量分析；E. q-PCR 测定 G-Re 和 G-F2 处理 DLD1 和 HT-29 细胞中 Cxcl5 和 TNF-α 的表达；F. G-Re 和 G-F2 处理的结直肠癌类器官的代表性图像和计算表面积，采用单因素方差分析计算统计学显著性。与对照组比较，$^*P < 0.05$，$^{**}P < 0.01$，$^{***}P < 0.001$，$^{****}P < 0.0001$

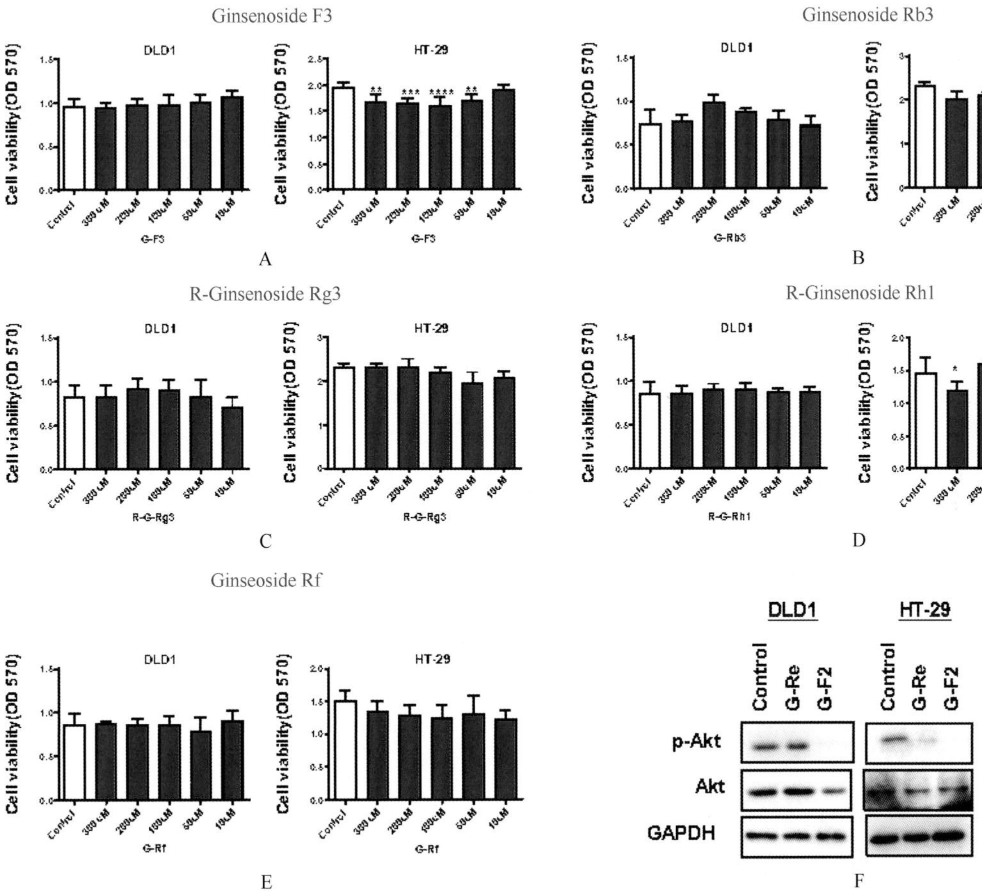

Ginsenoside F3

A

Ginsenoside Rb3

B

R-Ginsenoside Rg3

C

R-Ginsenoside Rh1

D

Ginseoside Rf

E

F

图 5-2-52　片仔癀中人参皂苷处理 CRC 细胞

人结直肠癌细胞系 DLD1 和 HT-29 在（A）Ginsenoside F3、（B）Ginsenoside Rb3、（C）R-Ginsenoside Rg3、（D）R-Ginsenoside Rh1 和（E）Ginsenoside Rf 处理后细胞存活率的变化情况；（F）Western blot 结果显示 G-Re 和 G-F2 抑制癌基因 p-Akt 的表达

与对照组比较，$*P < 0.05$，$**P < 0.01$，$***P < 0.001$，$****P < 0.0001$

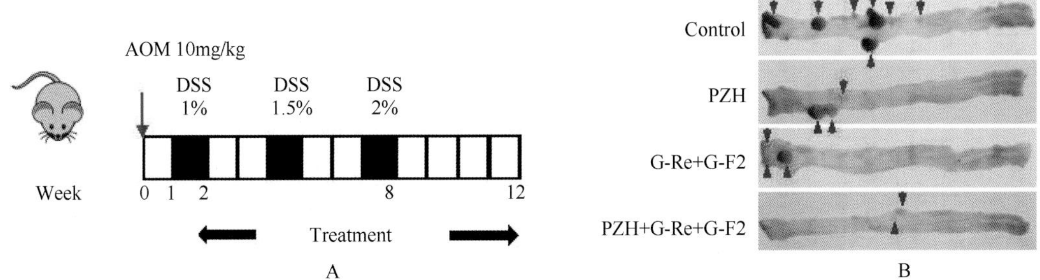

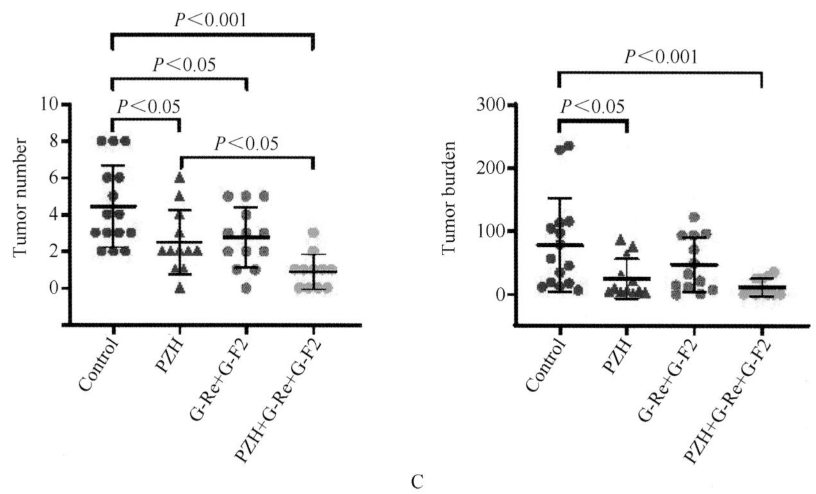

图 5-2-53 通过添加 G-Re 和 G-F2 使片仔癀的预防作用得到增强

A. 实验设计及结肠肿瘤的代表性图像；B. 不同组别 AOM/DSS 小鼠的结肠肿瘤数量和肿瘤负荷；C. 统计结果图

3. 讨论与结论

本研究中，在 AOM/DSS 和 *Apc*$^{min/+}$ 两个小鼠结直肠癌模型中证实了片仔癀的预防作用，片仔癀显著降低了肿瘤的多样性和负荷，同时显著减少了结肠癌细胞的增殖，以剂量依赖的方式抑制结直肠肿瘤的发生。研究显示发挥预防作用的片仔癀剂量安全且耐受性良好。以上结果表明，片仔癀预防结直肠癌是安全有效的。

鉴于肠道菌群失调能促进结直肠肿瘤的发生发展，研究者分析了片仔癀和肠道微生物群之间的关系。宏基因组分析显示，片仔癀可以对抗肠道菌群失调，在 AOM/DSS 和 *Apc*$^{min/+}$ 两个结直肠癌小鼠模型中，片仔癀给药后 *P. xylanivorans* 和 *E. limosum* 两种益生菌的丰度增加，这两种益生菌具有抑制结直肠癌细胞生长和集落形成的能力。据报道，*P. xylanivorans* 是一种治疗肠道炎症的益生菌，*E. limosum* 已被发现可以改善实验性结肠炎和促进黏膜完整性。此外，在 AOM/DSS 模型中片仔癀处理后富集了 *L. acidophilus*、*L. gallinarum* 和 *L. johnsonii* 等有益菌，在 *Apc*$^{min/+}$ 模型中片仔癀处理后富集了有益菌 *L. lactis*、*S. thermophilus* 和 *A. muciniphila*，且 *A. muciniphila* 是一种著名的益生菌。研究发现，*L. gallinarum* 通过产生乳酸钠抑制结直肠肿瘤的发生，*S. thermophilus* 通过分泌半乳糖苷酶来抑制结直肠癌。*L. acidophilus* 在 *Apc*$^{min/+}$ 模型中亦通过下调增殖标志物如 β-catenin 和 Ki-67 来减少 CRC 的多样性，与抗 CTLA-4 治疗相结合时效果更佳。*L. johnsonii* 减少促炎物质的同时缓解 DSS 诱导的结肠炎。此外，片仔癀富含的益生菌对 *C. jejuni*、*P. harei*、*A. veronii* 和 *C. aerofaciens* 等致病菌具有拮抗作用。据报道，*C. jejuni* 促进了 CRC 的进展。综上所述，片仔癀诱导的肠道微生物群的改变有助于其在结直肠癌中发挥预防作用。

同时，研究者发现了片仔癀和肠道微生物群在 CRC 预防中的相互作用。在片仔癀处理的小鼠中发现了大量上调的代谢物，包括片仔癀中的牛磺胆酸和胆酸。综合宏基因组和代谢组分析显示，牛磺胆酸与 *L. gallinarum* 呈正相关，胆酸与 *P. harei* 和 *C. aerofaciens* 丰度呈负相关。共轭胆汁酸，如三羧酸，已知在表达胆汁盐水解酶的细菌中富集，包括大量的乳酸菌菌株，推断片仔癀成分和片仔癀富含的益生菌之间呈正相关。除胆汁酸外，在片仔癀处理的小鼠中也富集了丰富的脂肪酸和蓖麻油酸。蓖麻油酸是一种抗炎脂肪酸，可在体内和体外抑制急性和亚慢性炎症，与 *L. gallinarum*、*L. acidophilus*、*P. xylanivorans* 和 *E. limosum* 的丰度呈正相关。SDA 是一种 18- 碳 *n*-3 长链多不饱和脂肪酸，据报道与 CD95 介导的细胞凋亡增加有关。研究结果强调片仔癀和肠道微生物群在抑制结直肠癌发展中的相互作用。

肠道屏障功能障碍表现为紧密连接蛋白的丢失和通透性的增加，通透性的增加会导致微生物及其代谢物的迁移，从而导致炎症。因此，本研究探讨了片仔癀及其相关的肠道微生物群的改变引起的肠上皮屏障功能的改变。在片仔癀处理的小鼠血清中 4-kDa FITC- 右旋糖酐（FD4）和脂多糖水平下降，表明片仔癀对肠道屏障功能障碍具有显著的改善作用。此外，在片仔癀处理的小鼠结肠中，肠道屏障相关标志物 E- 钙黏蛋白和 ZO-1 的蛋白表达增加，表明肠道屏障功能得到恢复。综上所述，片仔癀通过改善肠道屏障功能来抑制结直肠癌的进展。

CRC 相关的微生物群已被发现在结直肠癌发生过程中诱发多种炎症和致癌途径。由于片仔癀在结直肠癌模型中可以促进有益的肠道微生物群和代谢物，恢复肠道屏障功能，研究者通过表达谱进一步研究了片仔癀抑制结直肠癌的信号机制。转录学分析显示，片仔癀抑制了结直肠癌中的促炎和致癌通路。片仔癀抑制促炎通路，包括 IL-17、TNF、细胞因子 - 细胞因子受体相互作用、趋化因子信号传导。微阵列数据证实了 Il17α 和 Il23α 的显著减少，这表明 Th17 细胞反应是被片仔癀抑制的主要途径。多项研究已经报道了 Th17 通路通过参与结直肠肿瘤的发生、IL-17 的阻断抑制肿瘤生长。片仔癀还降低了促炎的 Ccl2、Cxcl2、Cxcl5 和 TNF-α 细胞因子的表达，从而驱动免疫细胞趋化。片仔癀也下调了 PI3K-Akt 的致癌信号通路。这些结果表明，片仔癀通过抑制促炎信号通路和致癌的 PI3K-Akt 信号通路来抑制结直肠癌。

另外，在没有肠道微生物群的情况下，片仔癀具有预防作用，推测片仔癀成分可能直接抑制结直肠癌。在 AOM/DSS 处理的无菌小鼠中，片仔癀抑制了促炎通路，如 IL-17、TNF 和细胞因子 - 细胞因子受体相互作用、趋化因子信号传导。同时，本研究发现来自片仔癀的活性成分人参皂苷 Re 和人参皂苷 F_2 抑制结直肠癌细胞和原代类器官的生长，并下调致癌和促炎信号，这与已报道的人参皂苷抗癌作用的研究结果一致。此外，在细胞实验中，片仔癀中加入人参皂苷 Re 和人参皂苷 F_2 可以提高片仔癀的疗效。片仔癀中的人参皂苷在体内外也直接抑制了结直肠肿瘤的发生，共同发挥对结直肠癌的预防作用。

综上，本研究证实了片仔癀在结直肠癌中的预防作用。片仔癀可调节肠道微生物群的分布，增加有益的代谢产物，改善肠道屏障功能，抑制致癌和促炎通路（图 5-2-54）。

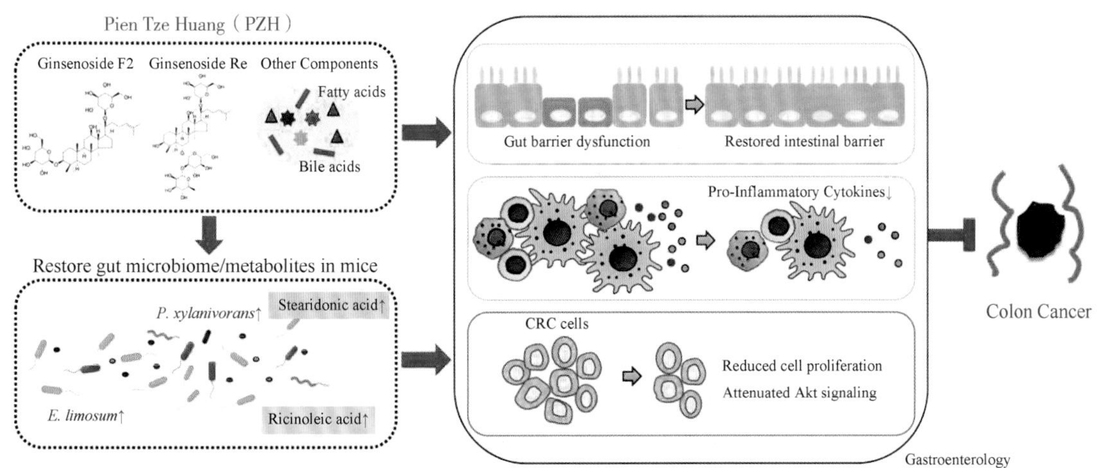

图 5-2-54　片仔癀抑制结直肠肿瘤的药效机制

本研究采用了一种系统的方法来研究片仔癀 - 肠道微生物群串扰在预防结直肠癌中的作用，并为未来使用片仔癀预防结直肠癌提供了参考。

三、片仔癀抗其他肿瘤作用研究

（一）片仔癀与多西他赛联合应用对舌鳞癌细胞的增殖及凋亡的影响[8]

目前，舌鳞状细胞癌（TSCC）的治疗以手术为主，辅助化疗、放疗的综合疗法，中晚期舌鳞癌 5 年生存率较低。本研究通过体外实验探讨片仔癀单用或联合多西他赛（DOC）对人舌鳞癌细胞 Tca8113 细胞生长、凋亡、周期等的影响，并进一步探究其作用机理。

1. 方法

本实验利用 MTT 法检测片仔癀对 Tca8113 细胞增殖的抑制作用，利用 Hoechst 33258 染色观察片仔癀对 Tca8113 细胞核形态改变的影响，利用流式细胞仪 PI 单染法检测片仔癀对 Tca8113 细胞周期及细胞凋亡的影响，利用 Western blot 检测 p-STAT3、p53 和 Bcl-2 蛋白表达。

2. 结果

（1）片仔癀单用或与多西他赛联合应用对 Tca8113 细胞增殖的抑制作用

片仔癀对 Tca8113 细胞的增殖有显著的抑制作用。在同一给药时间下，随着片仔癀剂量的增加，抑制率随之升高，具有剂量依赖性。并且在同一药物浓度下，随着给药时间的延长，片仔癀对 Tca8113 细胞的增殖抑制作用也明显加强，体现了时间依赖性（图 5-2-55）。经计算其 24h、48h 及 72h 的 IC_{50} 值分别为（1610.31±121.85）μg/ml、（656.39±87.20）μg/ml 和（389.67±56.55）μg/ml（$P < 0.01$）。片仔癀与多西他赛联合应用后，同一剂量下，Tca8113 细胞的增殖抑制作用加强，片仔癀与多西他赛联合应用对 Tca8113 的生长抑制起到协同作用，见图 5-2-56。

（2）片仔癀与多西他赛联合应用后 Tca8113 细胞核形态的改变

对照组的 Tca8113 细胞整体呈现微弱的蓝色荧光，而片仔癀或多西他赛单独给药组的细胞经过 48h 培养后，细胞核形态发生变化，部分细胞的细胞核内出现浓染致密的颗粒，细胞核整体荧光亮度增强。当两药联合应用时，细胞核形态变化更为明显，且可观察到细胞核内罕现环状荧光、核固缩等现象，见图 5-2-57。

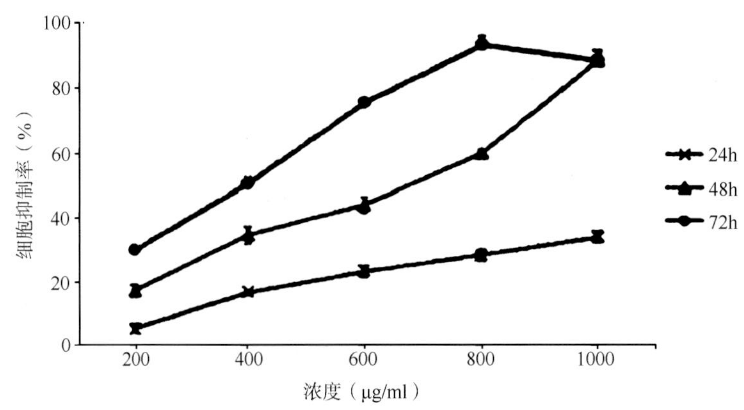

图 5-2-55 片仔癀对 Tca8113 细胞生长的抑制作用

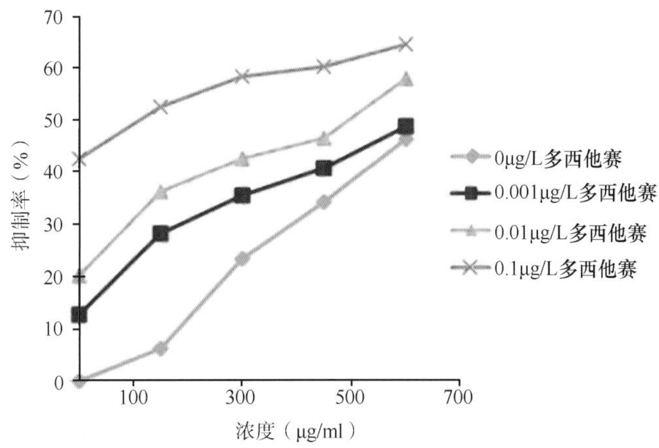

图 5-2-56　片仔癀单用或与多西他赛联合应用对 Tca8113 细胞增殖抑制率的影响

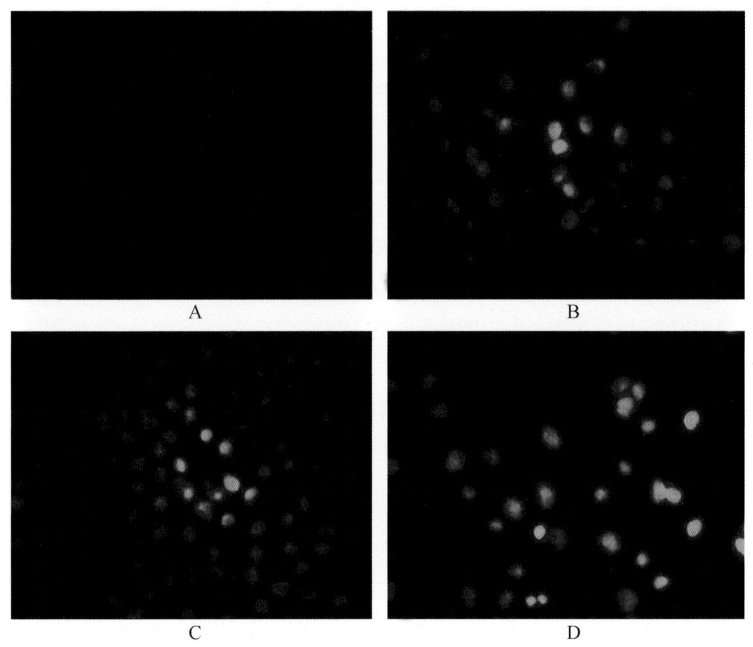

图 5-2-57　片仔癀与多西他赛联合应用后诱导 Tca8113 细胞核变化（400×，48h）

A. 对照组；B. 片仔癀 450μg/ml；C. 多西他赛 0.01pg/L；D. 两药联合应用

（3）片仔癀与多西他赛联合应用可诱导 Tca8113 细胞凋亡

通过 Annexin Ⅴ /PI 双染实验检测 Tca8113 细胞经给药后的细胞凋亡率，对照组的细胞凋亡率为 7.89%±1.16%。单独应用片仔癀和多西他赛实验组的细胞凋亡率分别为 18.98%±3.37% 及 25.93%±1.91%。当两药联合应用时，其凋亡率明显升高，可达 47.86%±3.25%，见图 5-2-58（$P < 0.01$）。

（4）片仔癀单用或与多西他赛联合应用对 Tca8113 细胞周期的影响

应用流式细胞仪 PI 单染实验检测 TSCC 细胞在不同给药浓度的片仔癀和多西他赛作用 48h 后对细胞周期分布的改变，结果表明，与对照组相比，片仔癀单独作用于 Tca8113 细胞中 G0/G1 期比例上升，细胞在 G0/G1 期被阻滞。多西他赛单独作用于 Tca8113 细胞 48h 后，G2/M 期比例上升，而 S 期比例相应减少，诱导细胞阻滞在 G2/M 期。两药联合作用于 TSCC

Tca8113 细胞时，在 G0/G1 期和 G2/M 期皆发生阻滞，与多西他赛单药组相比其 G2/M 期细胞比例有所降低，而 S 期细胞百分比下降更为明显（$P < 0.01$，$P < 0.05$），见表 5-2-9。

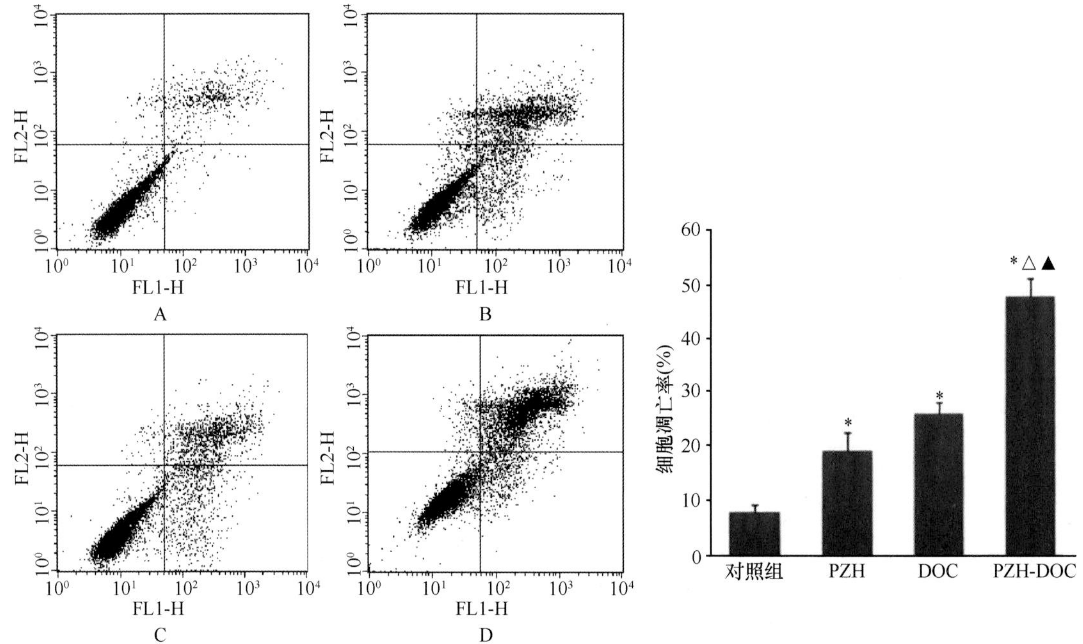

图 5-2-58　Annexin V/PI 双染分析 Tca8113 细胞的凋亡诱导作用

A. 对照组；B. 片仔癀 450mg/ml；C. 多西他赛 0.01μg/L；D. 两药联合应用。与对照组相比，*$P < 0.01$；与片仔癀组相比，△ $P < 0.01$；与多西他赛组相比，▲ $P < 0.01$

表 5-2-9　各组用药后 Tca8113 细胞周期的变化（$\bar{x} \pm s$）

组别	G0/G1 期	S 期	G2/M 期
对照组	63.79±3.99	29.43±2.75	6.78±1.77
片仔癀单药组	70.65±3.44*	21.86±2.12*	7.49±1.56
多西他赛单药组	61.89±2.22	23.66±1.98*	14.45±2.67*
联合用药组	69.76±1.72*△	19.29±2.82*#△	10.96±1.45*#

与对照组相比，*$P < 0.01$；与片仔癀单药组相比，#$P < 0.01$；与多西他赛单药组相比，△ $P < 0.01$。

（5）片仔癀联合多西他赛对 Tca8113 细胞 p-STAT3、Bcl-2 和 p53 蛋白表达的影响

片仔癀单独作用于 Tca8113 细胞 48h 后，随着给药浓度的增加，p-STAT3、Bcl-2 蛋白表达逐渐下降，呈现剂量依赖性，p53 蛋白的表达也随着给药浓度的增加而相应升高，以上结果表明，片仔癀可以抑制 STAT3 的磷酸化及抗凋亡基因 Bcl-2 的蛋白表达，上调抑癌基因 p53 的蛋白表达，见图 5-2-59、图 5-2-60。

3. 讨论与结论

多项研究表明，片仔癀可抑制多种肿瘤细胞增殖，并能诱导肿瘤细胞凋亡。本研究结果显示，片仔癀可以抑制舌鳞状细胞癌细胞 Tca8113 增殖，并将细胞阻滞在 G0/G1 期；同时，片仔癀还具有诱导细胞凋亡的能力，抑制抗凋亡基因 Bcl-2 蛋白的表达。当片仔癀与多西他赛联合应用后，能协同抑制肿瘤细胞的生长，呈剂量依赖性；两药联合后，抗凋亡率与单用片仔癀或者多西他赛相比，显著增加，Western blot 结果提示片仔癀与多西他赛联合应用可能

通过抑制 STAT3 信号途径来诱导舌鳞状细胞癌细胞 Tca8113 凋亡。

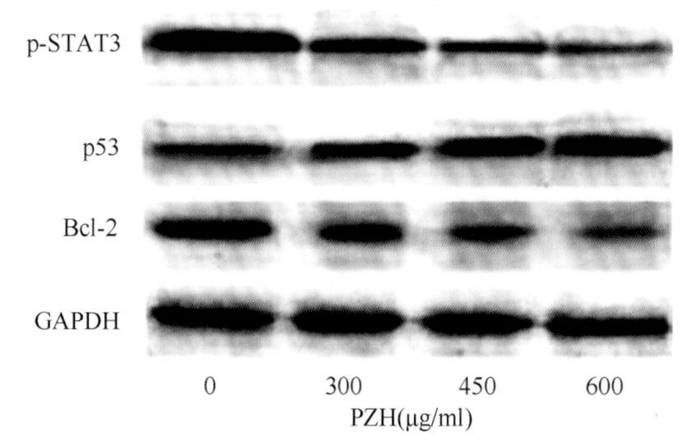

图 5-2-59　不同浓度片仔癀作用于 Tca8113 细胞对 p-STAT3、p53 和 Bcl-2 蛋白表达的影响

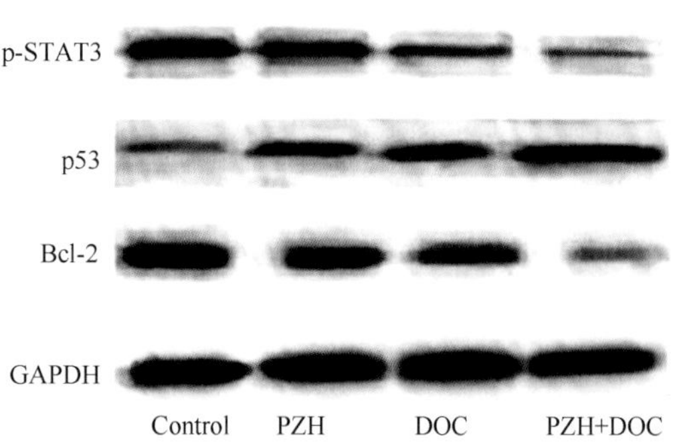

图 5-2-60　片仔癀（450μg/ml）与多西他赛（0.01g/L）联合作用于 Tca8113 细胞对 p-STAT3、p53 和 Bcl-2 蛋白表达的影响

（二）片仔癀对人卵巢癌 OVCAR-3 细胞的作用体外研究[9]

卵巢癌（ovarian cancer）是死亡率最高的妇科恶性肿瘤，因早期缺乏特异临床表现，大多数患者发现时已进入晚期，其 5 年生存率较低。由于化疗药物显著的副作用，以及肿瘤细胞对化疗药物的耐受现象，化疗往往很难起到理想的效果。本研究拟从片仔癀调控 OVCAR-3 的细胞增殖、细胞凋亡和细胞周期等方面探讨片仔癀抗卵巢癌的作用，为其用于肿瘤治疗提供理论依据。

1. 方法

利用流式细胞术检测人卵巢癌 OVCAR-3 细胞周期、增殖和凋亡，利用 Western blot 检测不同浓度片仔癀处理 OVCAR-3 细胞 24h 后 Akt、核多聚（ADP- 核酶）聚合酶（PARP）和 CDK6 蛋白表达的差异。

2. 结果

（1）片仔癀对卵巢癌细胞系 OVCAR-3 增殖的抑制作用

随着药物浓度从 0μg/ml 升至 250μg/ml、500μg/ml、1000μg/ml，OVCAR-3 的细胞存活率从 100% 逐渐降至 83%、70%、39%，说明片仔癀可以显著抑制卵巢癌细胞系 OVCAR-3 的增殖。如图 5-2-61 所示，其差异有统计学意义（$P < 0.05$）。

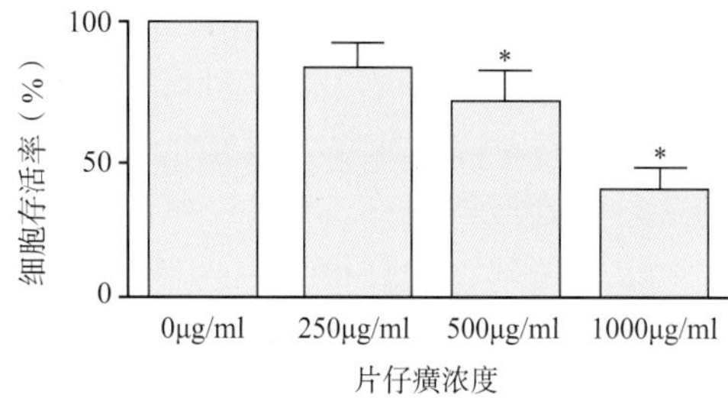

图 5-2-61　不同片仔癀浓度处理后 OVCAR-3 的存活率

与对照组相比，$^*P < 0.05$

（2）片仔癀对肿瘤细胞 OVCAR-3 凋亡的影响

经不同浓度的片仔癀（250μg/ml、500μg/ml、1000μg/ml）作用 24h 后，与对照组相比，实验组 OVCAR-3 细胞早期凋亡率随药物浓度的增加而增加，说明片仔癀对肿瘤细胞 OVCAR-3 凋亡具有明显的剂量依赖性，见图 5-2-62。

（3）片仔癀对 OVCAR-3 细胞周期的影响

与对照组比较，片仔癀作用后的 OVCAR-3 细胞 S 期比例明显减少（$P < 0.05$），G0/G1 期比例高于对照组（$P < 0.05$）。结果表明片仔癀能诱导细胞停滞在 G0/G1 期，见表 5-2-10。

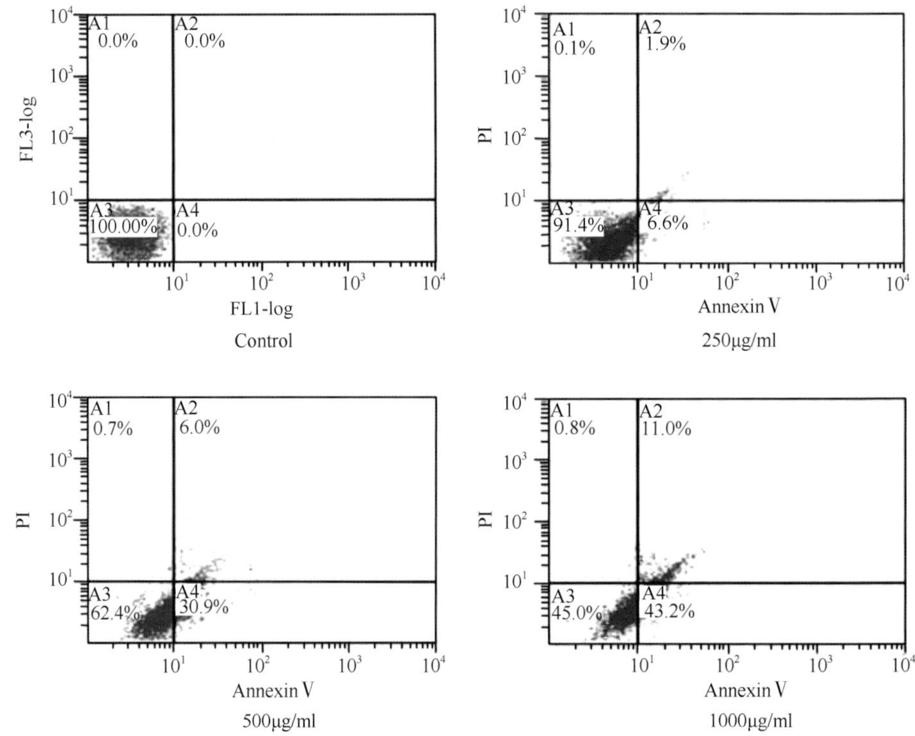

图 5-2-62 片仔癀对肿瘤细胞 OVCAR-3 凋亡的影响

表 5-2-10 片仔癀对 OVCAR-3 细胞周期分布率的影响

药物浓度（μg/ml）	细胞周期分布率		
	G0/G1（%）	G2（%）	S（%）
0	58.442	8.215	33.343
250	58.598	9.344	32.058
500	69.132	0.000	30.868
1000	80.482	9.865	9.653

（4）片仔癀对 Akt、PARP、CDK6 蛋白表达的影响

Western blot结果显示，Akt、PARP、CDK6 的表达随着片仔癀药物浓度的增加而明显下降，如图 5-2-63 所示，说明片仔癀能够显著抑制 OVCAR-3 的 Akt、PARP、CDK6 的表达。

3. 讨论与结论

综上所述，片仔癀可以抑制 OVCAR-3 的细胞增殖和诱导其凋亡，并能阻滞细胞于 G0/G1 期，片仔癀有望成为抗卵巢癌治疗药物。后续将继续深入研究片仔癀抑制肿瘤细胞增殖，诱导其凋亡的具体机制、细胞通路等，为其今后用于卵巢癌的治疗提供更多的科学依据。

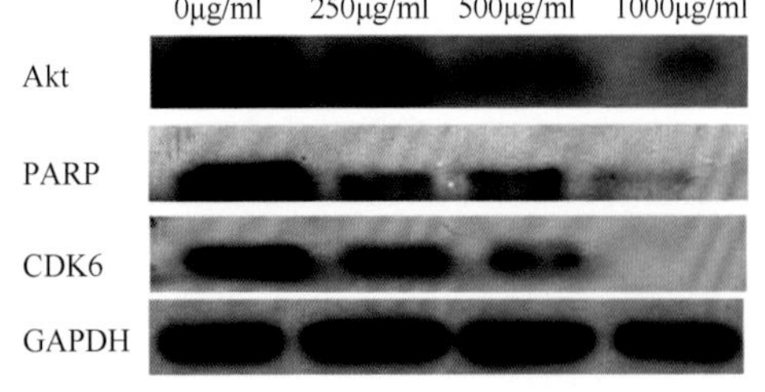

图 5-2-63 Akt、PARP、CDK6 的表达与片仔癀药物浓度的关系

（三）片仔癀对肺癌细胞增殖、迁移、侵袭的抑制作用及其机制研究[10]

随着工业化进程的加速发展，肺癌已经成为严

重威胁人类生命健康的常见恶性肿瘤，目前对于肺癌的治疗以手术切除、放疗和化疗为主，但是由于这些治疗手段具有一定的局限性和不良反应，寻找新的有效药物对于肺癌的治疗具有重要的意义。此研究通过 MTT 法、Transwell 小室、Western blot 检测片仔癀对肺癌细胞的抗肿瘤作用。

1. 方法

（1）MTT 法测定肺癌细胞增殖

将 A549 细胞接种到 96 孔细胞培养板内，每孔中加入 100μl 的细胞悬浮液（约含有 2000 个细胞），添加含有片仔癀（超纯水溶解）终质量浓度为 0μg/ml、100μg/ml、200μg/ml、400μg/ml、800μg/ml、1600μg/ml 的细胞培养液，培养 24h 后每个孔内加入 10μl 的 MTT 溶液，孵育 4h 后于 490nm 检测吸光度值。

（2）Transwell 小室测定肺癌细胞迁移和侵袭

分别在 Transwell 小室的上室内加入用不含血清的细胞培养液悬浮的细胞 200μl（同时在细胞培养液中分别添加 0μg/ml、100μg/ml、200μg/ml 的片仔癀），依次在下室中加入 500μl 含 10% 胎牛血清的细胞培养液，放在培养箱内继续培养 24h，取出培养板，添加磷酸盐缓冲液（PBS）洗涤，放在 4% 多聚甲醛中浸泡 30min，置于结晶紫溶液中染色，置于显微镜下计数穿膜细胞数量即为细胞迁移数目，随机选取 5 个视野，取均值。在细胞侵袭实验前 2h 用基质胶把小室湿化，后续步骤同迁移实验。

（3）Western blot 检测肺癌细胞中 E-cadherin、基质金属蛋白酶 2（MMP-2）、Vimentin、MMP-9 蛋白及 Akt 磷酸化水平

A549 细胞经过 0μg/ml、100μg/ml、200μg/ml 的片仔癀处理培养 24h 后，用添加 PMSF 的 RIPA 蛋白裂解溶液提取蛋白，经过 BCA 蛋白定量检测试剂盒测定浓度后，进行蛋白电泳。以 GAPDH 为内参，分析 E-cadherin、Vimentin、MMP-2、MMP-9 蛋白表达变化，同时分析 p-Akt/Akt 值大小。

（4）Akt 信号通路激活剂对片仔癀调控肺癌细胞增殖、侵袭、迁移的影响

A549 细胞用 100μg/ml 的片仔癀和 100ng/ml 的 Akt 信号通路激活剂 IGF-1 联合处理，为片仔癀 +IGF-1 组，经过 100μg/ml 的片仔癀和 0ng/ml 的 Akt 信号通路激活剂 IGF-1 处理后的肺癌细胞为片仔癀组，细胞培养 24h 后，按照 MTT、Transwell 小室、Western blot 方法检测细胞增殖、迁移、侵袭和 E-cadherin、MMP-2、Vimentin、MMP-9 蛋白及 Akt 磷酸化水平。

2. 结果

（1）片仔癀对肺癌细胞增殖的影响

100μg/ml 的片仔癀处理后肺癌细胞增殖能力没有明显变化，200μg/ml、400μg/ml、800μg/ml、1600μg/ml 的片仔癀处理后肺癌细胞增殖能力明显降低，见表 5-2-11。为了消除细胞增殖对迁移和侵袭的影响，分别选 100μg/ml、200μg/ml 的片仔癀处理 A549 细胞进行后续实验。

表 5-2-11 片仔癀对 A549 细胞增殖的影响（$\bar{x}\pm s$，n=3）

组别	ρ（μg/ml）	A_{490}
对照组	—	0.65±0.08
片仔癀组	100	0.59±0.07
	200	0.46±0.02*

续表

组别	ρ（μg/ml）	A_{490}
	400	0.34±0.03*
	800	0.21±0.02*
	1600	0.16±0.02*

注：与对照组比较，*$P < 0.05$。

（2）片仔癀对肺癌细胞迁移和侵袭的影响

100μg/ml、200μg/ml 的片仔癀处理后肺癌细胞迁移和侵袭数目均降低，同时细胞中迁移和侵袭相关蛋白 MMP-2、MMP-9 表达水平也下降，结果见表 5-2-12 和图 5-2-64，说明片仔癀能够在体外抑制肺癌细胞迁移和侵袭。

表 5-2-12　片仔癀对 A549 细胞迁移、侵袭数目和 MMP-2、MMP-9 蛋白表达的影响（$\bar{x}\pm s$，n=3）

组别	ρ（μg/ml）	迁移数目	侵袭数目	MMP-2	MMP-9
对照组	—	169.35±13.51	135.24±10.89	0.56±0.07	0.86±0.09
片仔癀组	100	124.61±10.42*	103.69±8.53*	0.40±0.04*	0.66±0.07*
	200	97.32±10.83*	80.21±6.37*	0.27±0.03*	0.34±0.04*

注：与对照组比较，*$P < 0.05$。

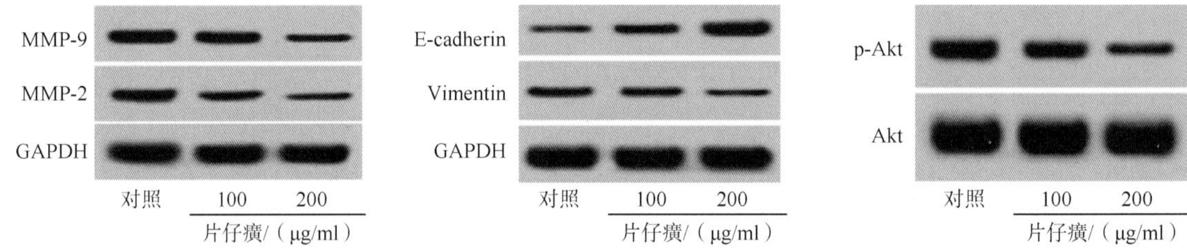

图 5-2-64　片仔癀对 A549 细胞中 MMP-2、MMP-9、E-cadherin、Vimentin、Akt 蛋白表达的影响

（3）片仔癀对肺癌细胞 E-cadherin、Vimentin 蛋白表达的影响

100μg/ml、200μg/ml 的片仔癀处理后肺癌细胞中上皮标志物 E-cadherin 蛋白水平升高，间质标志物 Vimentin 蛋白水平降低，见表 5-2-13 和图 5-2-64，表明片仔癀能够在体外抑制肺癌细胞上皮细胞 - 间充质转化（EMT）。

表 5-2-13　片仔癀对 A549 细胞中 E-cadherin、Vimentin、p-Akt 蛋白表达的影响（$\bar{x}\pm s$，n=3）

组别	ρ（μg/ml）	E-cadherin	Vimentin	p-Akt/Akt
对照组	—	0.27±0.06	0.40±0.05	0.52±0.06
片仔癀组	100	0.41±0.04*	0.30±0.03*	0.41±0.03*
	200	0.69±0.07*	0.24±0.01*	0.24±0.04*

注：与对照组比较，*$P < 0.05$。

（4）片仔癀对肺癌细胞中 Akt 信号通路激活水平的影响

100μg/ml、200μg/ml 的片仔癀处理后肺癌细胞中 Akt 磷酸化水平降低，见表 5-2-13 和图 5-2-64。片仔癀能够在体外抑制肺癌细胞中 Akt 信号通路激活。

（5）Akt 信号通路激活剂 IGF-1 逆转片仔癀抗肺癌细胞增殖、侵袭和迁移作用

肺癌细胞经过 100μg/ml 的片仔癀和 100ng/ml 的 Akt 信号通路激活剂 IGF-1 共同处理后，肺癌细胞增殖、侵袭和迁移能力升高，MMP-2 和 MMP-9 蛋白水平也升高，E-cadherin 蛋白水平降低，Vimentin 蛋白水平升高，Akt 磷酸化水平也升高，见表 5-2-14 和图 5-2-65。Akt 信号通路激活剂 IGF-1 可以减弱片仔癀抗肺癌细胞增殖、侵袭、迁移和 EMT 作用。

表 5-2-14　Akt 信号通路激活剂 IGF-1 和片仔癀处理后 A549 细胞增殖、侵袭、迁移和相关蛋白表达水平变化（$\bar{x}\pm s$，n=3）

组别	p-Akt/Akt	E-cadherin	Vimentin	MMP-2	MMP-9	侵袭数目	迁移数目	A_{490}
片仔癀组	0.35±0.06	0.42±0.05	0.31±0.02	0.34±0.04	0.62±0.07	105.64±10.34	118.37±11.05	0.54±0.06
片仔癀 +IGF-1 组	0.63±0.07#	0.32±0.03#	0.52±0.04#	0.43±0.03#	0.76±0.05#	137.31±9.53#	156.29±13.56#	0.67±0.05#

注：与片仔癀组比较，#P < 0.05。

3. 讨论与结论

本实验在肺癌细胞中证实了片仔癀具有抵抗肺癌细胞增殖、侵袭和迁移的作用，说明片仔癀在肺癌细胞中的作用与在其他肿瘤中的研究报道结果一致，均提示片仔癀具有抗肿瘤功效。

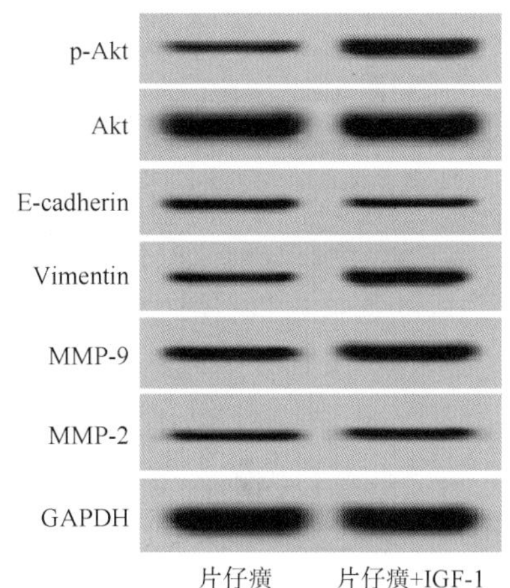

图 5-2-65　Akt 信号通路激活剂 IGF-1 和片仔癀处理后 A549 细胞中相关蛋白表达水平

肿瘤细胞 EMT 是一种发生于肿瘤转移之前的病理现象，表现为上皮细胞特性逐渐消失，并逐渐出现间质细胞特征，发生 EMT 的肿瘤细胞更容易发生迁移和侵袭。E-cadherin 和 Vimentin 是细胞 EMT 的标志蛋白，E-cadherin 是上皮细胞标志蛋白，Vimentin 是间质细胞标志蛋白，E-cadherin 水平下降和 Vimentin 水平升高是细胞发生 EMT 的重要特征。肿瘤转移除了与细胞 EMT 有关之外，还与细胞降解外基质有关，肿瘤细胞合成的基质金属蛋白酶是目前发现的细胞外基质降解的关键，MMP-2 和 MMP-9 是基质金属蛋白酶家族的成员，两者表达水平升高是肿瘤转移能力增强的标志。片仔癀能够降低骨肉瘤细胞中 MMP-9 等表达水平，对于大肠癌细胞 EMT 具有抑制作用。本实验结果表明，片仔癀处理后的肺癌细胞 MMP-2 和 MMP-9 蛋白水平降低，E-cadherin 蛋白水平升高并且 Vimentin 蛋白水平下降，说明片仔癀可以抑制肺癌细胞 EMT 和合成 MMP-9 及 MMP-2，这提示片仔癀具有抗肺癌细胞转移潜能的潜力，与细胞侵袭和迁移检测结果一致。

Akt 是存在于人体组织中的信号调节通路，不仅参与人体内正常信号转导，还与人类疾病的发生有关。在肿瘤中的研究报道已经证实，Akt 信号通路在肿瘤中过度激活可以促进肿瘤的转移和进展，而靶向抑制 Akt 信号通路的激活可能是肿瘤治疗的靶点。正常情况下的 Akt 不具备调节功能，其只有被活化后形成 p-Akt 才可以促进 Akt 信号激活。本实验发现，片仔癀可以降低肺癌细胞中 Akt 信号通路的激活水平，并且激活 Akt 信号通路可以减弱片仔癀的抗肺癌细胞作用，说明片仔癀可以通过下调 Akt 信号通路的激活水平发挥抑制肺癌细胞增殖、侵袭和迁移的作用。

综上，片仔癀可以在体外发挥抗肺癌细胞增殖、侵袭和迁移的作用，片仔癀可能是肺癌

治疗的有效药物，抑制 Akt 信号通路激活水平是片仔癀调控肺癌细胞增殖和转移潜能的作用机制之一。

（四）片仔癀对人多发性骨髓瘤发生发展的研究[11]

1. 方法

a. 选用 RPMI 8226 细胞株（人多发性骨髓瘤细胞株）作为实验对象。给予不同剂量浓度的片仔癀（0μg/ml、250μg/ml、400μg/ml、500μg/ml、800μg/ml、1000μg/ml、1600μg/ml）进行干预，分别干预 48h、72h 后，采用 CCK-8 方法检测 RPMI 8226 的细胞活力，分析各浓度片仔癀干预后 RPMI 8226 增殖的有关情况。

b. 利用 RT-PCR 法检验片仔癀对 RPMI 8226 细胞抑凋亡基因（Bcl-xl 和 MCL-1）和促凋亡基因（BOK、BAK-1 和 Bax）的影响，应用流式细胞术检测各浓度片仔癀应用后，RPMI 8226 细胞凋亡的情况。

c. 利用 Real-time PCR 检测片仔癀对 RPMI 8226 细胞周期调控基因 Cyclin A、Cyclin D 表达的干预，利用流式细胞仪检验片仔癀对 RPMI 8226 周期进行的干预。

d. 利用 Western blot 法检验各浓度片仔癀干预 RPMI 8226 细胞，细胞内 PI3K-Akt 信号通路的变化，进一步探寻片仔癀发挥作用的具体机制。

2. 结果

（1）片仔癀对 RPMI 8226 细胞增殖的抑制作用

如图 5-2-66 所示，本实验应用不同浓度的片仔癀干预 RPMI 8226 细胞，评估片仔癀对 RPMI 8226 细胞的作用。首先应用不同浓度的片仔癀（0μg/ml、250μg/ml、400μg/ml、500μg/ml、800μg/ml、1000μg/ml 和 1600μg/ml）处理 RPMI 8226 细胞 48h（图 5-2-66A）和 72h（图 5-2-66B）后，用 CCK-8 法进行检测。本实验的结果表明，应用片仔癀干预 RPMI 8226 细胞 48h、72h 后，随着应用片仔癀浓度的不断增加，实验组的细胞活力明显比对照组低，进一步算出对应的抑制率。片仔癀干预 48h 后的抑制率分别为 34.72%、49.08%、55.95%、64.29%、69.36%、66.70%，在 72h 时，片仔癀的抑制率分别为 14.37%、26.43%、28.34%、32.44%、59.15%、55.58%。这些结果表明，相比于对照组而言，片仔癀可以降低人多发性骨髓瘤细胞的活力，抑制 RPMI 8226 细胞的增殖，且与剂量呈一定的正相关关系。

（2）实时荧光定量 PCR 法检测片仔癀作用于 RPMI 8226 细胞后，凋亡基因的表达情况

前面结果表明片仔癀可抑制 RPMI 8226 的增殖，那其对 RPMI 8226 细胞的凋亡有何影响呢？本实验进一步应用不同浓度片仔癀干预 RPMI 8226 细胞，然后采用 RT-PCR 法检验 RPMI 8226 中凋亡相关基因的表达状况。各浓度梯度（0μg/ml、100μg/ml、200μg/ml、400μg/ml 和 800μg/ml）的片仔癀作用于 RPMI 8226 细胞 24h 和 48h 后，先提取细胞中的相关 RNA，进行逆转录，进一步得到相关 cDNA，最后应用 RT-PCR 法检测 BOK、BAK-1、Bax 相关促进凋亡的基因和 Bcl-xl、MCL-1 相关抑制凋亡的基因的表达情况。结果显示（图 5-2-67），片仔癀作用于 RPMI 8226 细胞 48h 后，RPMI 8226 细胞中 Bcl-xl 抑制凋亡的基因的结果相比于对照组而言呈现减低的趋势，且与浓度呈一定的正相关关系，而就 MCL-1 而言，其结果显示变化不大（图 5-2-67A、图 5-2-67B）。片仔癀作用于 RPMI 8226 细胞 24h、48h 后，RPMI 8226 细胞中 BOK、BAK-1 和 Bax 促进凋亡的基因的结果相比于对照组而言呈现升高的趋势（图 5-2-67C、图 5-2-67D）。结果表明，不同浓度片仔癀应用后的给药组相比于对照组而言，可以进一步增加 RPMI 8226 细胞株促凋亡基因的表达，降低凋亡相关抑制基因的表达，且与

时间和浓度呈一定的正相关关系。

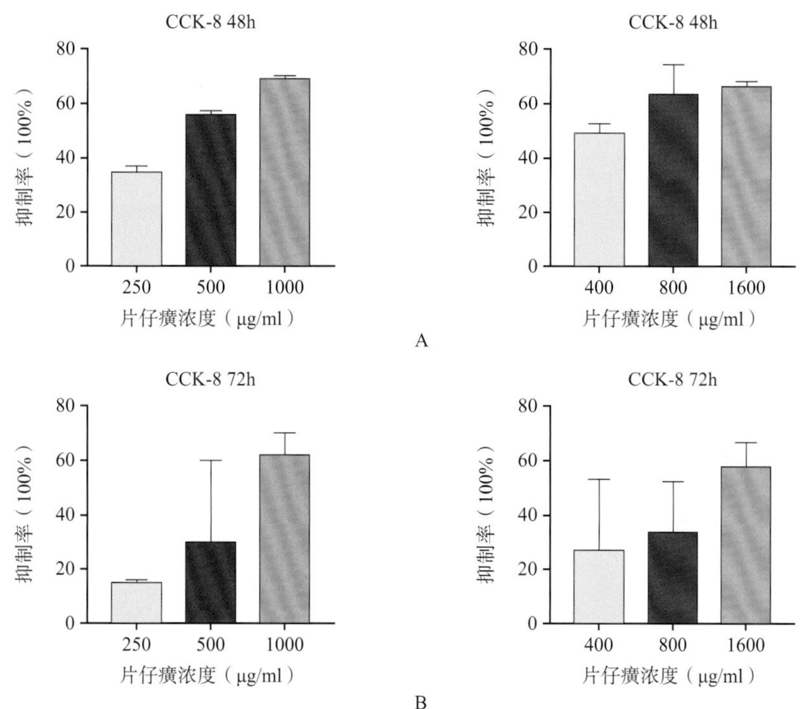

图 5-2-66　片仔癀干预 RPMI 8226 细胞后，CCK8 法检测增殖抑制率

A. 应用 CCK-8 法检验经各浓度梯度片仔癀干预 RPMI 8226 细胞，干预 48h 后的细胞抑制率；B. 应用 CCK-8 法检验经各浓度梯度片仔癀干预 RPMI 8226 细胞，干预 72h 后的细胞抑制率

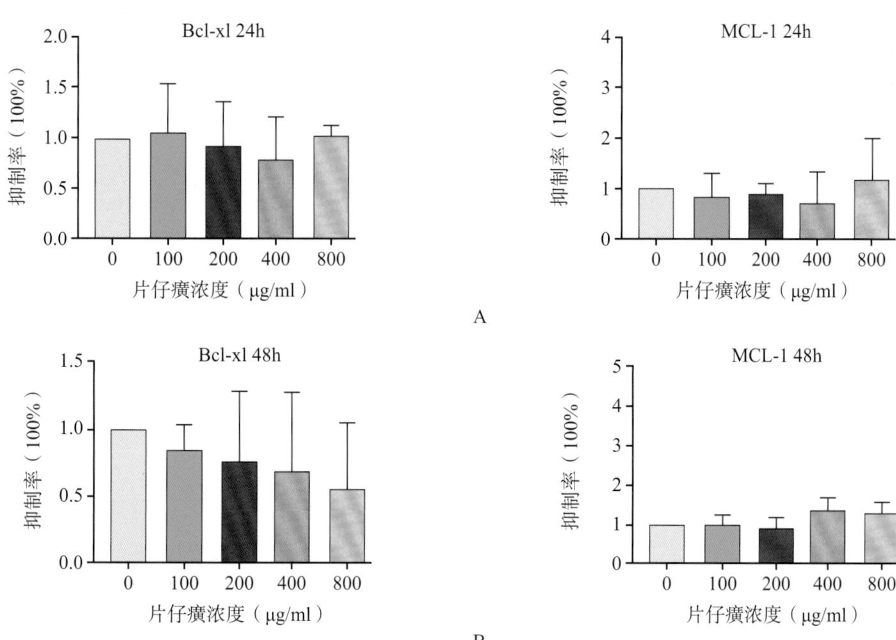

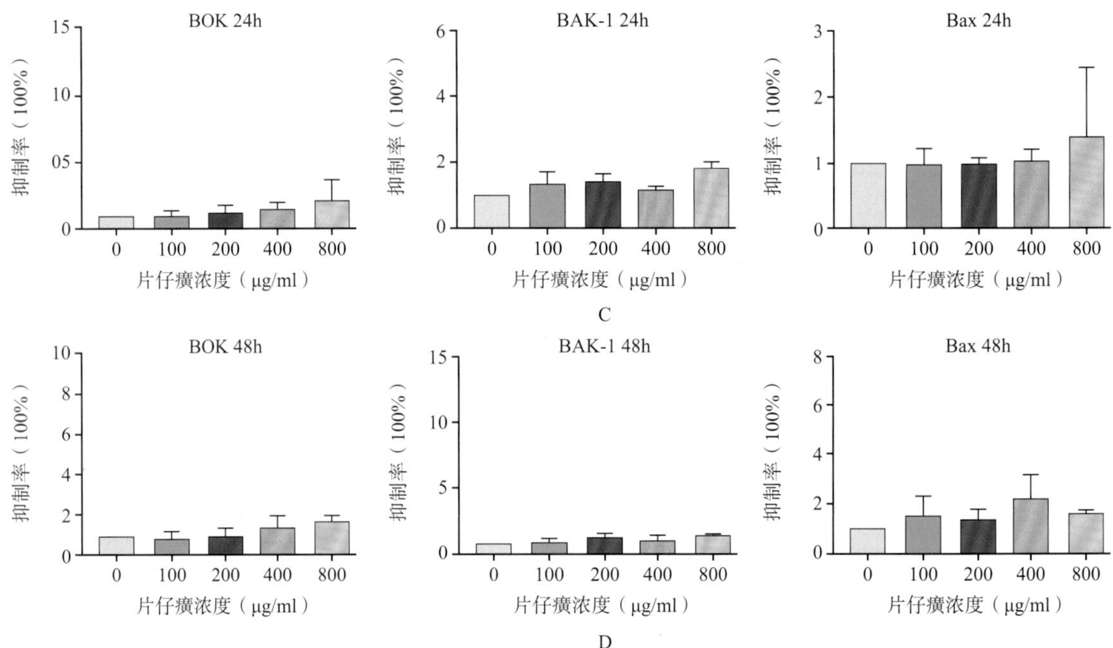

图 5-2-67　片仔癀干预 RPMI 8226 细胞后，RT-PCR 法检验 RPMI 8226 相关凋亡基因的表达

A. 不同浓度的片仔癀作用于 RPMI 8226 细胞 24h 后，RT-PCR 法检验细胞中抑制凋亡的相关基因的表达率；B. 不同浓度的片仔癀作用于 RPMI 8226 细胞 48h 后，RT-PCR 法检验细胞中抑制凋亡的相关基因的表达率；C. 不同浓度片仔癀作用于 RPMI 8226 细胞 24h 后，RT-PCR 法检验细胞中促进凋亡的相关基因的表达率；D. 不同浓度片仔癀作用于 RPMI 8226 细胞 48h 后，RT-PCR 法检验细胞中促进凋亡的相关基因的表达率

（3）流式仪检验片仔癀作用于 RPMI 8226 细胞后，对 RPMI 8226 凋亡的促进作用

为了进一步验证应用不同浓度片仔癀干预 RPMI 8226 细胞后的凋亡情况，研究者用不同浓度（0μg/ml、100μg/ml、200μg/ml、400μg/ml 和 800μg/ml）的片仔癀处理 RPMI 8226 细胞 24h 和 48h 后，上流式机检验 RPMI 8226 细胞的凋亡率。实验结果显示：片仔癀作用 24h（图 5-2-68A）后 RPMI 8226 细胞的凋亡率为 14.77%、15.34%、21.69%、23.25%、32.55%；作用 48h（图 5-2-68B）后 RPMI 8226 细胞的凋亡率为 23.04%、24.71%、26.02%、29.27%、55.34%。实验结果说明，不同浓度片仔癀应用后的给药组相比于对照组而言，增加了 RPMI 8226 细胞株的凋亡率，且随着片仔癀浓度的逐步增加，其凋亡率也显示呈阶梯状升高，与浓度、时间呈明显的正相关关系。综合以上结果可以看出片仔癀能明显增加 RPMI 8226 细胞株的凋亡，且与时间、浓度呈一定的正相关关系。

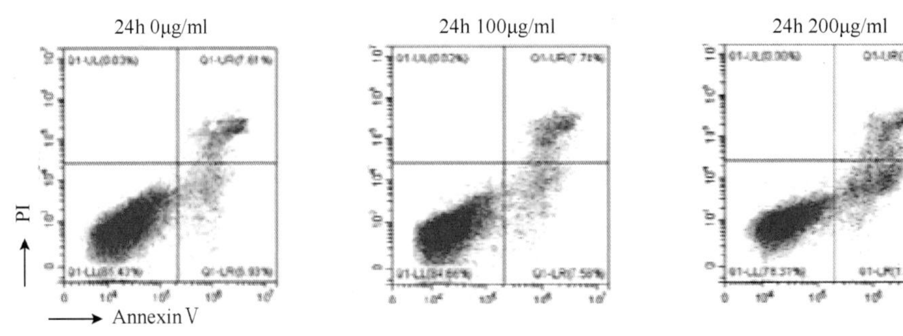

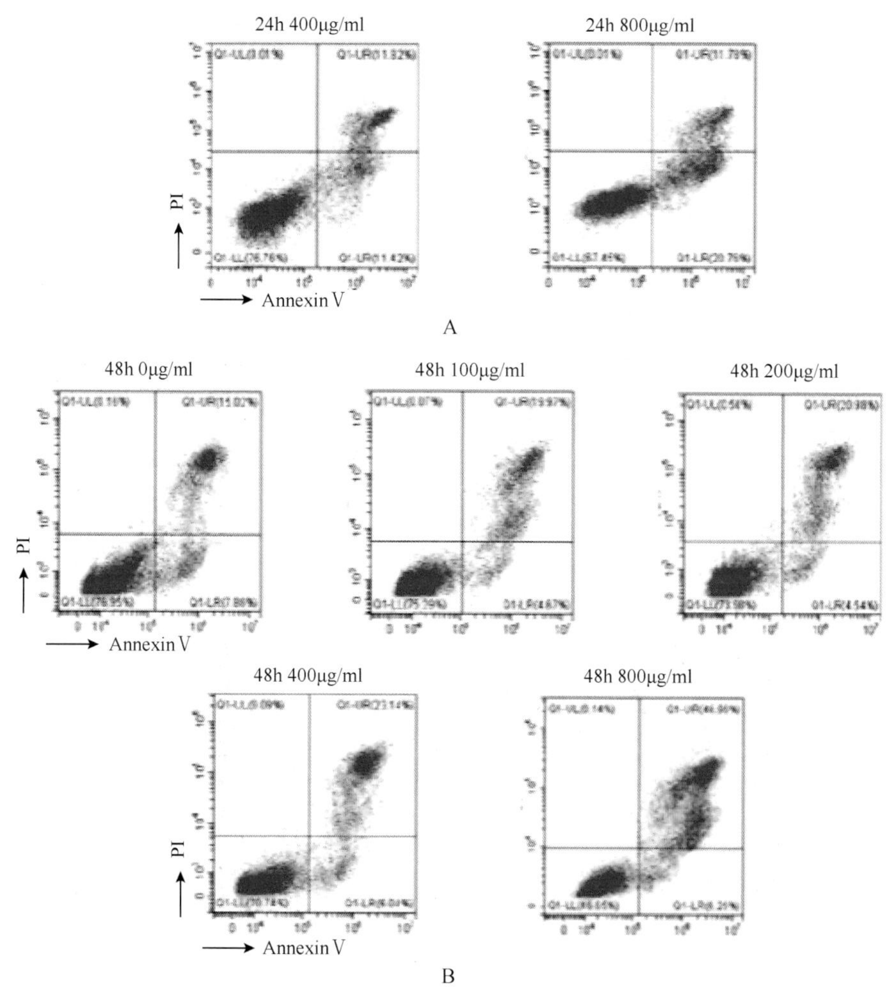

图 5-2-68　流式法检验片仔癀作用在 RPMI 8226 细胞后的凋亡率的情况

A. 片仔癀作用 24h 后 RPMI 8226 细胞的凋亡率；B. 片仔癀作用 48h 后 RPMI 8226 细胞的凋亡率

（4）实时荧光定量 PCR 法检验片仔癀干预 RPMI 8226 细胞后，周期基因的表达情况

本实验进一步应用不同浓度的片仔癀干预 RPMI 8226，然后采用 RT-PCR 法检验 RPMI 8226 中周期相关基因的表达状况。不同浓度（0μg/ml、100μg/ml、200μg/ml、400μg/ml 和 800μg/ml）的片仔癀作用于 RPMI 8226 细胞 24h 和 48h 后，先提取细胞中的相关 RNA 进行逆转录，进一步得到相关 cDNA，最后应用 RT-PCR 法检验 Cyclin A、Cyclin D 周期相关基因的表达状况。结果显示（图 5-2-69），无论是片仔癀作用于 RPMI 8226 细胞 24h 还是 48h 后，相较于对照组而言，Cyclin D 变化不明显；而 Cyclin A 在低浓度下增高，高浓度下明显降低，总体而言呈降低趋势。这些结果表明，与对照组相比，片仔癀可以影响细胞周期，高浓度下 Cyclin A 表达明显降低，而 Cyclin D 总体变化不明显。

（5）流式仪检验片仔癀作用于 RPMI 8226 细胞后，对 RPMI 8226 周期的测定

为了证明应用不同浓度梯度片仔癀干预 RPMI 8226 细胞后，RPMI 8226 周期的变化情况，接下来用各梯度剂量的片仔癀（0μg/ml、100μg/ml、200μg/ml、400μg/ml 和 800μg/ml）处理 RPMI 8226 细胞 24h 和 48h 后，上流式机，检验 RPMI 8226 细胞周期的状态。如图 5-2-70 所

示，与对照组对比，48h 时片仔癀处理后的肿瘤细胞周期 S 期减少、G2 期增加，且与浓度呈一定的正相关关系，但是作用 24h 后其显示并不明显。综合以上结果，各浓度梯度的片仔癀处理 RPMI 8226 细胞后，相较于对照组而言，可明显抑制 RPMI 8226 的增殖。

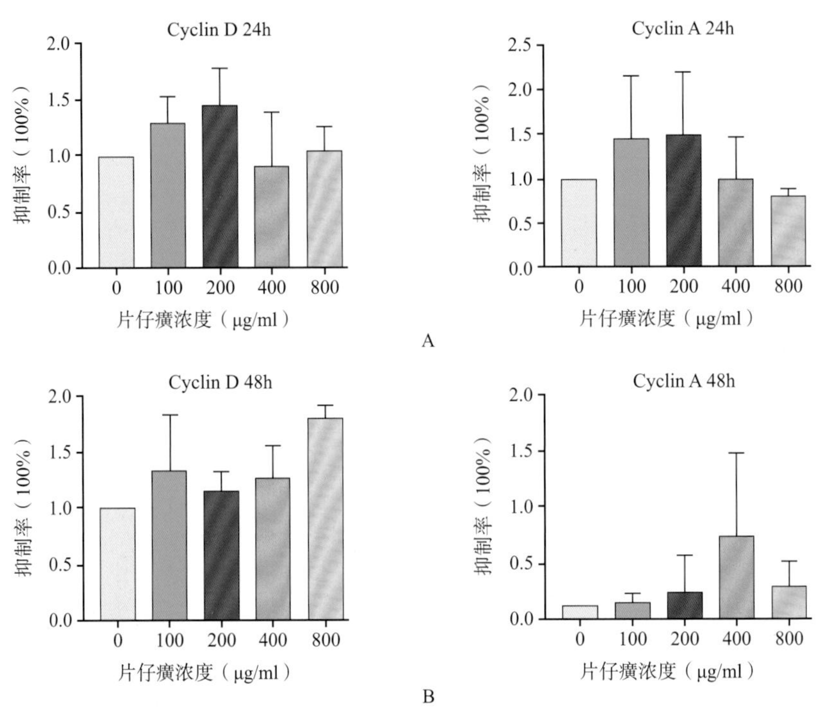

图 5-2-69　片仔癀干预 RPMI 8226 细胞后，RT-PCR 法检验 RPMI 8226 相关的周期基因的表达

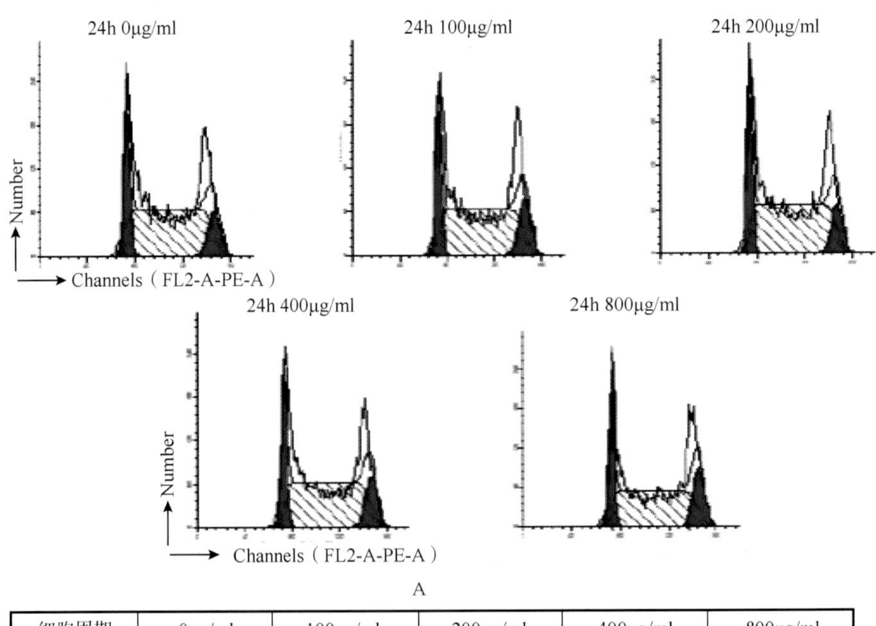

A

细胞周期	0μg/ml	100μg/ml	200μg/ml	400μg/ml	800μg/ml
G1 期	20.56%	18.48%	19.34%	19.31%	21.07%
G2 期	11.27%	14.64%	11.08%	13.08%	17.51%
S 期	68.17%	66.88%	69.58%	67.61%	61.42%

B

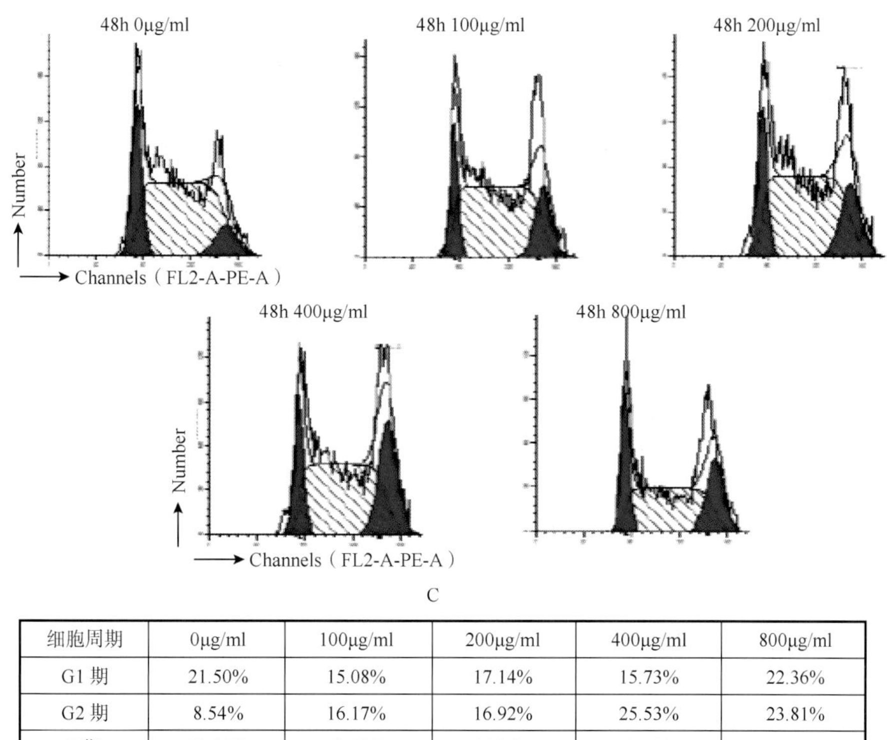

细胞周期	0μg/ml	100μg/ml	200μg/ml	400μg/ml	800μg/ml
G1 期	21.50%	15.08%	17.14%	15.73%	22.36%
G2 期	8.54%	16.17%	16.92%	25.53%	23.81%
S 期	69.96%	68.75%	65.94%	58.75%	53.83%

D

图 5-2-70　流式细胞法检测片仔癀对 RPMI 8226 细胞周期的影响

（6）片仔癀对 RPMI 8226 细胞株中 NF-κB、PI3K-110、Akt 蛋白表达情况的影响

前面的结果表明，片仔癀可抑制 RPMI 8226 细胞的增殖，促进其凋亡，那么片仔癀的具体机制是什么呢？接下来，应用各浓度梯度的片仔癀（0μg/ml、100μg/ml、200μg/ml、400μg/ml 和 800μg/ml）处理 RPMI 8226 细胞株，分别于 24h、48h 后，采用 Western blot 法进行 PI3K/Akt 通路上有关蛋白 NF-κB、PI3K-110、Akt 的检测。结果显示，NF-κB 和 PI3K-110 的表达状况可以伴随着片仔癀作用的时间、浓度的不断增加而进一步降低，而 Akt 蛋白水平变化不大。以上结果说明片仔癀可以使 PI3K-110 表达的情况呈现下调的趋势，可以促使 PI3K 下一步的活化，进而改变 Akt 蛋白结构，阻止下游靶蛋白 NF-κB 的显现，从而增加 RPMI 8226 的凋亡，见图 5-2-71。

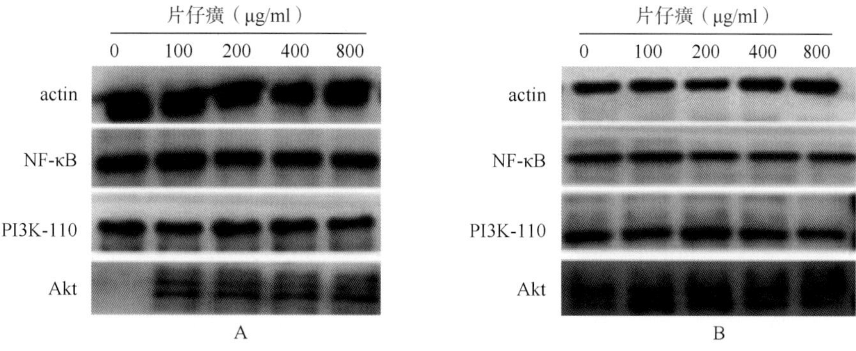

图 5-2-71　Western blot 法检测片仔癀对 RPMI 8226 细胞 PI3K/Akt 通路上蛋白表达情况的影响

3. 讨论与结论

片仔癀在临床上长期用于治疗各种类型的癌症，本研究是对片仔癀应用于多发性骨髓瘤后的相关效果进行了一系列探讨。

本课题选用了 RPMI 8226 细胞株（人多发性骨髓瘤细胞株），体外培养 RPMI 8226，然后进一步应用各浓度梯度的片仔癀进行干预，最后观察 RPMI 8226 相关凋亡的状况。首先，用不同浓度片仔癀（0μg/ml、250μg/ml、400μg/ml、500μg/ml、800μg/ml、1000μg/ml 和 1600μg/ml）处理 RPMI 8226 细胞 48h 和 72h 后，CCK-8 结果显示各浓度段均有明显抑制作用，尤以 1000μg/ml 明显，故本课题最终选取 100μg/ml、200μg/ml、400μg/ml、800μg/ml 四个浓度进行研究。在观察片仔癀对 RPMI 8226 生长抑制率中，应用 48h 后效果优于 72h。接下来，采用 RT-PCR 法检验有关凋亡基因，选取各浓度梯度的片仔癀（100μg/ml、200μg/ml、400μg/ml 和 800μg/ml）进行应用，在片仔癀干预 RPMI 8226 细胞 24h、48h 后，对 BOK、BAK-1、Bax 等促进凋亡的相关基因及 Bcl-xl、MCL-1 等抑制凋亡的相关基因进行检测。实验结果说明，片仔癀作用后，RPMI 8226 细胞中 Bcl-xl 抑制凋亡的基因的结果相比于对照组而言呈现减低的趋势，且与浓度呈一定的正相关关系，BOK、BAK-1、Bax 等促进凋亡的基因的结果相比于对照组而言呈现增高的趋势，与浓度也呈一定的正相关关系，而就 MCL-1 而言，其结果显示变化不大。虽然 Bcl-xl、MCL-1 都是 Bcl-2 家族中的重要组成成分，两者都是归于Ⅰ类具有抑制作用的基因，其调控信号通路也有差异，如 Sp1、AP-1、Oct-1、Ets、Rel/NF-κB 等，可干预 NK-κB、PI3/Akt、Wnt/β-catenin、ERK、JAK/STAT 等多种信号通路，其中 NF-κB、STATs 发挥了重要作用。MCL-1 则主要通过 JAK/STAT、MAPK、PI3K 等信号通路进行调节。虽然 Bcl-xl、MCL-1 在细胞生长的过程中都有着抑制其萎缩及死亡的作用，但是它们发挥作用的机制不同，可以根据不同的细胞及干预细胞的相关死亡机制进一步选择不同作用的基因发挥功效。因 Bcl-xl、MCL-1 发挥作用的差异，相关报道表明，Bcl-2 的上调主要表现在活化的 T 细胞中，在整个 T 细胞的凋亡途径中占据着主导地位，而 MCL-1 的上调主要表现在巨噬细胞中，在整个巨噬细胞的凋亡途径中占据着主导地位，在 B 细胞中，则是由 Bcl-xl 表达上调发挥凋亡作用。因此尽管 Bcl-xl、MCL-1 都是凋亡相关基因，但其作用机制不同，考虑到多发性骨髓瘤是一种浆细胞疾病，以往研究发现其促进凋亡的相关信号途径包括 PI3/Akt、Wnt/β-catenin、JAK/STAT 等，这些都有可能是影响 MCL-1 表达的因素。进一步应用流式细胞仪验证片仔癀作用不同时间后促进 RPMI 8226 凋亡的情况，实验结果显示相较于对照组而言，片仔癀可以进一步增加 RPMI 8226 细胞株的凋亡率，且随着片仔癀浓度的增加，其凋亡率也呈阶梯状升高，且在同等浓度下，片仔癀作用 48h 的结果明显高于作用 24h 后的，因此综上结果表明片仔癀可以明显增加 RPMI 8226 细胞株的凋亡，且与时间、浓度呈一定的正相关关系。

片仔癀对 RPMI 8226 细胞有促凋亡作用，那对其周期又有什么影响呢？研究者继续应用 RT-PCR 法检验周期相关基因的显示情况，结果显示，当片仔癀作用于 RPMI 8226 后，细胞周期蛋白 Cyclin D 总体变化不明显，而 Cyclin A 总体呈降低的趋势。有关研究表明，细胞相关的周期蛋白不仅仅在正常的细胞中有着重要的调节作用，它的异常也会进一步导致正常的细胞周期出现异常，进而破坏细胞正常的固有机制，促进肿瘤的产生。研究发现，Cyclin D 的过度表达可导致细胞周期进程加快，细胞的生长得不到有效控制，发生异常的分裂和增殖。Cyclin A 的过度表达可启动 DNA 合成，使细胞过度生长，失去控制。综上，与对照组相比，片仔癀可以降低细胞的周期蛋白 Cyclin A 的表达，干预细胞周期的进程，抑制细胞增殖。进一步通过流式机验证其干扰细胞相关周期状态，结果显示，相较于对照组而言，各浓度梯度的片仔癀处理 RPMI 8226 细胞后，S 期明显减少，G2 期明显增加。在本研究中，片仔癀处理组中 S 期比例明显降低，G2 期比例明显增高，可以看出细胞主要阻滞于 G1 期，进一步使 S 期的比例减低，抑制肿瘤的进一步发展，加速细胞的凋亡速度。因此，研究者认为与对照组对比，片仔癀处理 RPMI 8226 细胞后，可以抑制 RPMI 8226 细胞的周期进程，抑制 RPMI 8226 细胞的增殖。但最终片仔癀又是干预了何种途径进一步阻止肿瘤的下一步进程？本研究应用 Western blot 检测了 NF-κB、PI3K-110、Akt，发现 NF-κB、PI3K-110 的表达状况可以根据片仔癀应用的时间、浓度的增加而降低，然而 Akt 蛋白的表达基本不变。PI3K/Akt 在调节细胞生长、发育及细胞衰老、死亡过程中起着无法替代的作用，它可以干预多种肿瘤的生长过程。磷酸肌激有 2 个主要的成分，它们分别是 p110（管理催化的亚基）、p85（管理调节的亚基），它们共同组成了一个二聚体结构，这一结构进一步决定了它不仅具有类脂激酶的活性，也同样具有蛋白激酶的活性，Ras 和 p110 的进一步结合，可影响 PI3K 的结构，促使 PI3K 具有一定活性，Akt 的结构发生异常，NF-κB 被干扰，下一步调控细胞分化。此次结果也进一步说明，片仔癀可以通过影响 PI3K/Akt 信号途径，下调 PI3K-110，干扰 PI3K 活化，进一步改变 Akt 的结构，阻止 NF-κB 的显现，进一步使凋亡的进程加快。

本研究证明片仔癀能显著抑制人多发性骨髓瘤细胞的增殖，并诱导 RPMI 8226 细胞的凋亡。干预 RPMI 8226 细胞中多种凋亡调控基因的表达，抑制 RPMI 8226 细胞相关周期的进程，从而加速 RPMI 8226 细胞的进一步凋亡；本研究还发现片仔癀可以通过活化 RPMI 8226 细胞中 PI3K/Akt 途径而发挥其促进凋亡的作用。

（五）片仔癀治疗骨肉瘤作用及机制研究[12-20]

骨肉瘤（osteosarcoma）是高度恶性的原发性骨肿瘤，发病年龄为 10 ～ 30 岁，骨肉瘤较高的侵袭转移能力及对化疗药物的耐药性，使得部分患者在接受规范手术和化疗以后，仍然出现早期复发或早期转移。张俐团队通过骨肉瘤裸鼠模型观察片仔癀及 p27 基因对骨肉瘤生长的影响；体外通过骨肉瘤 U2OS 细胞和 MG63 细胞模型研究片仔癀对于骨肉瘤细胞的抗肿瘤机制，结果说明，p27 重组基因联合中药片仔癀能够有效抑制人骨肉瘤 Saos-2 细胞株在裸鼠体内的增殖，还可以抑制骨肉瘤细胞的增殖及诱导凋亡作用。此外，以人骨肉瘤 U2OS 细胞经多柔比星（adriamycin，ADM）诱导建立的骨肉瘤 ADM 耐药株和相应的耐药细胞裸鼠移植瘤模型为研究对象，观察片仔癀对人骨肉瘤 ADM 耐药细胞的作用并探讨其可能的机制，进一步为片仔癀逆转骨肉瘤 ADM 耐药提供实验依据。

1. 片仔癀抑制骨肉瘤生长的实验研究[12]

（1）方法

a. 实验动物分组：人类骨肉瘤 Saos-2 细胞株裸鼠原位模型建模成功后，挑选肿瘤体积相近的裸鼠随机分为五组：空白对照组、空载体对照组、片仔癀药物组（0.234mg/g，2 次 / 天）、p27 基因组（将 raav-p27 病毒溶液注射于肿瘤部位，3 天 1 次）、联合治疗组（raav-p27 病毒联合片仔癀给药）。

b. 移植瘤肿瘤体积和重量的计量：在动物模型建立之后，分别于 1 天、4 天、8 天、12 天、16 天、18 天和 22 天计算瘤体体积。肿瘤细胞接种 6 周后，剥离肿瘤组织，称重并记录肿瘤重量，计算肿瘤生长抑制率。

c. 采用免疫组化染色和 Western blot 检测相关蛋白的表达。

（2）结果

1）实验动物生存状态观察

骨肉瘤组织原位移植到裸鼠右后腿胫骨骨髓腔内 7 周之内，p27 基因组、片仔癀药物组及联合治疗组的裸鼠生存良好，没有死亡，空白对照组和空载体对照组裸鼠各有 1 只死亡。空白对照组和空载体对照组移植瘤瘤体增长明显，两者之间没有显著差异，裸鼠精神状态和食欲明显下降，尿液颜色呈深黄色，粪便干燥，体重明显减轻。片仔癀药物组的裸鼠肿瘤增长相对缓慢，精神状态良好，食欲正常，体重变化不大，粪便、尿液的颜色和性状均正常。p27 基因组的裸鼠肿瘤增长同样缓慢，精神状态尚可，食欲略有下降，体重随着肿瘤体积的增加有所增长，但体形偏瘦，偶尔有腹泻。联合治疗组的肿瘤生长抑制明显，裸鼠的精神状态很好，饮食、粪便和尿液正常，没有腹泻现象，但体重略有下降。

2）肿瘤的平均重量比较

片仔癀药物组和 p27 基因组相较于空白对照组平均重量明显减少（$P < 0.05$）；联合治疗组相较于片仔癀药物组、p27 基因组平均重量减少（$P < 0.05$）。因此，可判断在肿瘤抑制率上，片仔癀药物组和 p27 基因组比空白对照组高（$P < 0.05$）；联合治疗组比片仔癀药物组或者 p27 基因组同样也高（$P < 0.05$，图 5-2-72 ～图 5-2-74）。

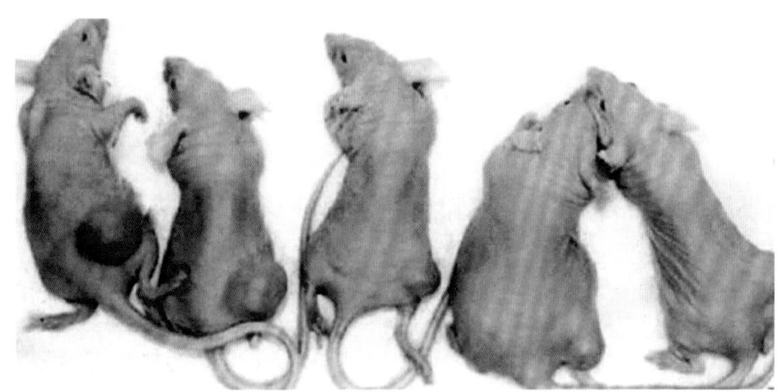

图 5-2-72　治疗 22 天之后，来自各个实验组的裸鼠个体从左到右分别是空白对照组、空载体对照组、p27 基因组、片仔癀药物组、联合治疗组

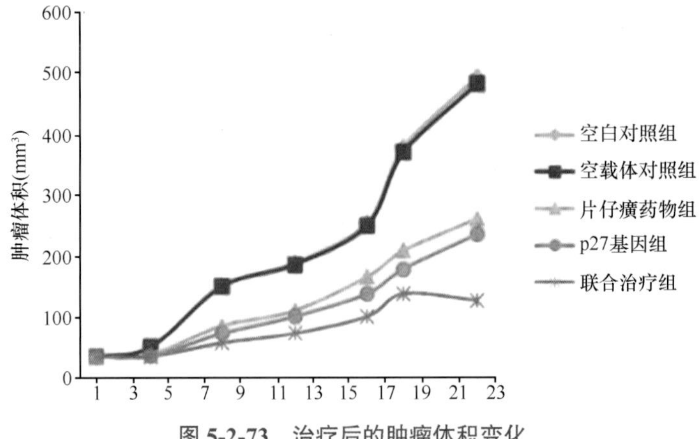

图 5-2-73　治疗后的肿瘤体积变化

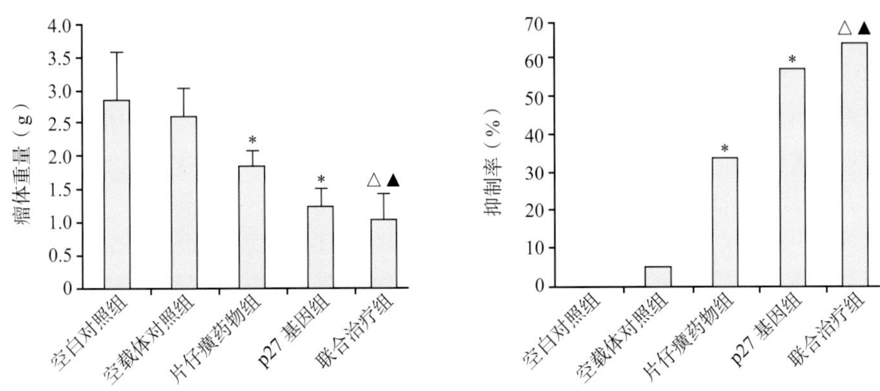

图 5-2-74　治疗后的肿瘤重量和生长抑制率

与空白对照组比较，$*P < 0.05$；与片仔癀药物组比较，$\triangle P < 0.05$；与 p27 基因组比较，$\blacktriangle P < 0.05$

3）各组之间 p27 蛋白表达情况的比较

免疫组化染色后，镜下可见，p27 蛋白阳性表达为棕黄色颗粒，染色颗粒位于细胞核内。空白对照组和空载体对照组可见到大量骨样基质，肿瘤细胞呈梭形或不规则形，体积较大，核深染，核质比例增加，核分裂象明显，p27 蛋白表达阳性，细胞分布稀疏，染色较浅。片仔癀药物组、p27 基因组、联合治疗组异型细胞相对较少，正常成骨细胞相对较多，且连接紧密，p27 蛋白表达阳性细胞的分布明显较空白对照组和空载体对照组更多，而且染色比较深，见图 5-2-75。

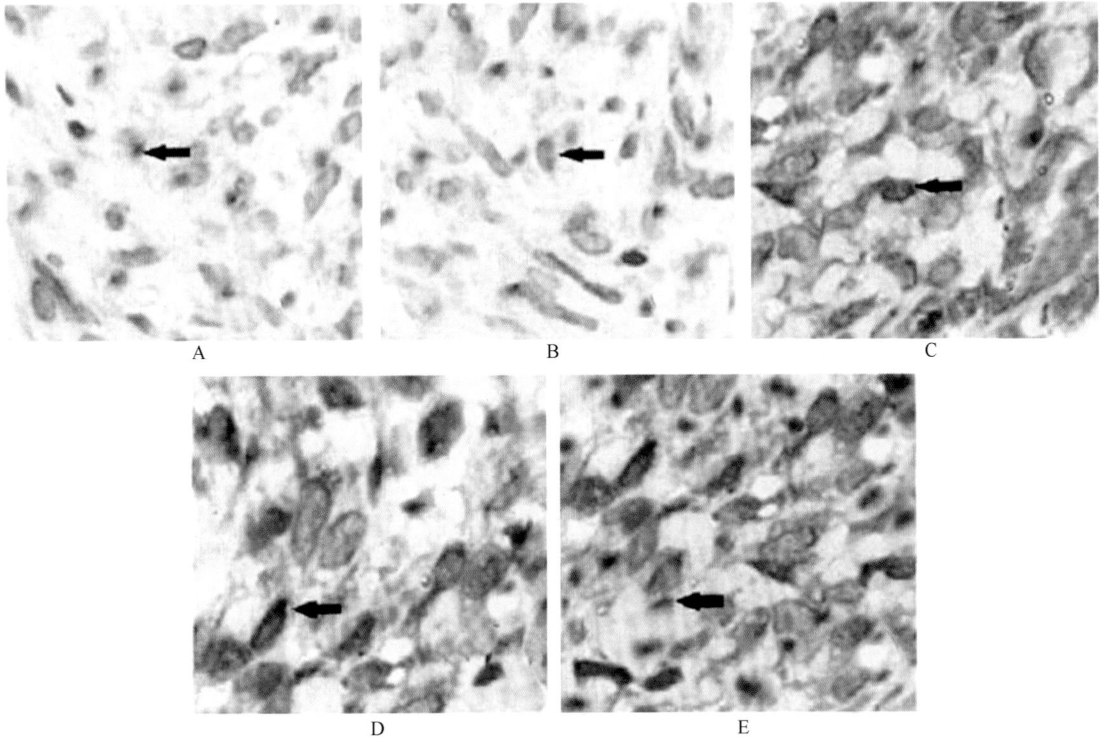

图 5-2-75　各组 p27 阳性细胞分布情况比较（mc 染色，400×）

箭头：细胞核内的棕黄色颗粒。A. 空白对照组；B. 空载体对照组；C. 片仔癀药物组；D. p27 基因组；E. 联合治疗组

4）p27 蛋白表达阳性细胞率比较

Western blot 显影条带可见，p27 基因组和联合治疗组的 p27 蛋白相对表达量明显高于空白对照组、空载体对照组及片仔癀药物组。在 p27 基因表达量比较上，p27 基因组比空白对照组高（$P < 0.05$），联合治疗组比 p27 基因组或者片仔癀药物组高（$P < 0.05$），结果见图 5-2-76。

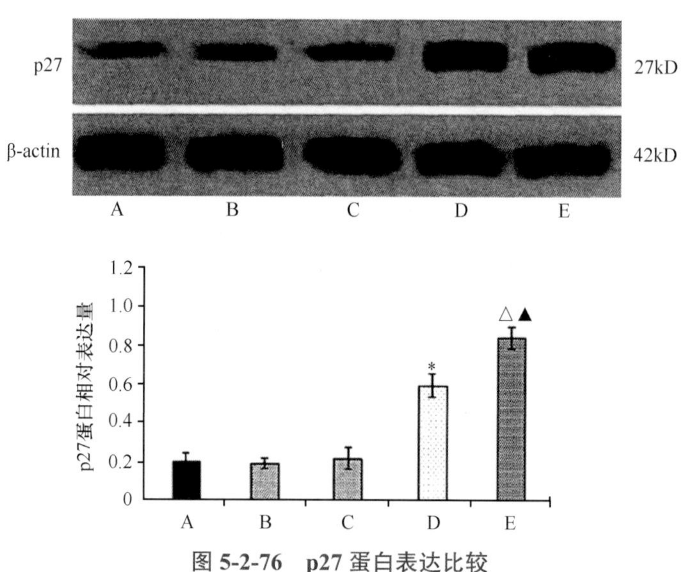

图 5-2-76 p27 蛋白表达比较

A. 空白对照组；B. 空载体对照组；C. 片仔癀药物组；D. p27 基因组；E. 联合治疗组。与空白对照组比较，$*P < 0.05$；与片仔癀药物组比较，△ $P < 0.05$；与 p27 基因组比较，▲ $P < 0.05$

（3）讨论

在本实验中，中药片仔癀对于动物的生存状况的改善效果明显，但是，片仔癀药物组动物肿瘤组织内 p27 蛋白的表达量并未增加，这说明片仔癀的药理作用不是直接促进肿瘤细胞内 p27 的表达。但是，联合治疗组将 p27 基因与片仔癀联合应用时，p27 蛋白表达明显增加，说明两者有协同作用。

总之，p27 重组基因联合中药片仔癀能够有效抑制人骨肉瘤 Saos-2 细胞株在裸鼠体内的增殖，也为 p27 基因结合片仔癀药物开发，以及人类骨肉瘤的进一步临床研究、治疗奠定了基础。

2. 片仔癀对骨肉瘤 U2OS 细胞和 MG63 细胞的作用及机制研究

（1）片仔癀对骨肉瘤 U2OS 细胞的作用及机制研究 [13-16]

1）方法

采用 MTT 法检测片仔癀对 U2OS/ADM 增殖的影响，采用流式细胞仪检测细胞周期、细胞凋亡、线粒体膜电位及 MMP-9 的表达，采用 Hoechst 33258 染色法观察细胞凋亡形态，对 Caspase-9、Caspase-3 进行活性检测，采用 Western blot 检测 Bcl-2、Bax、PI3K p85α、p-PI3K p85α、Akt、p-Akt、PAPR、Cleaved PARP 蛋白的表达。

2）结果

A. 片仔癀对 U2OS 细胞的增殖抑制作用

MTT 检测结果表明片仔癀对 U2OS 细胞的生长具有明显的抑制作用，随着片仔癀浓度的升高和作用时间的延长，增殖抑制作用加强，不同浓度间、不同作用时间细胞抑制率差异均有统计学意义（$P < 0.05$），见表 5-2-15，说明片仔癀以时间和浓度依赖的方式抑制

U2OS 细胞增殖。

表 5-2-15　片仔癀对 U2OS 细胞增殖的抑制作用

组别	抑制率（%）		
	24h	48h	72h
对照组	0.19±0.23	2.92±0.67	3.86±0.37
片仔癀 0.8mg/ml 组	25.16±2.38*	43.26±1.86*▼	47.78±1.33*★
片仔癀 1.2mg/ml 组	30.54±2.89*	57.03±0.72*▼	65.4±0.88*★
片仔癀 1.6mg/ml 组	39.23±1.23*	79.53±1.40*▼	90.55±1.26*★

注：与对照组比较，*$P<0.05$；与 24h 抑制率比较，▼ $P<0.05$；与 48h 抑制率比较，★ $P<0.05$。

B. 片仔癀对 U2OS 细胞 MMP-9 表达的影响

流式细胞仪检测结果显示，空白血清组与正常血清组 MMP-9 表达无显著性差异（$P>0.05$），而这两组细胞 MMP-9 的表达与含药血清组比较有显著性差异（$P<0.05$），明显高于含药血清组（表 5-2-16），说明片仔癀可降低骨肉瘤 U2OS 细胞 MMP-9 的表达，提示片仔癀可能具有降低骨肉瘤细胞侵袭及迁移能力的作用。

表 5-2-16　各组 MMP-9 的表达值比较（$\bar{x}\pm s$）

组别	n	MMP-9
正常血清组	6	90.03±4.03[1)]
空白血清组	6	90.12±3.66[1)]
含药血清组	6	78.82±4.30

注：与含药血清组比较，1）$P<0.05$。

C. 片仔癀对 U2OS 细胞凋亡的影响

Hoechst 33258 染色后，可见阴性对照组细胞核呈圆形、均匀，实验组则可见典型凋亡形态变化，表现为细胞核缩小，染色质浓缩，随着药物浓度的增大，凋亡逐渐增多，细胞数减少，见图 5-2-77。流式细胞仪检测不同浓度片仔癀作用后细胞的凋亡率，结果显示随片仔癀浓度的增大，细胞凋亡率显著增加，具有明显的剂量依赖性，与对照组比较有明显差异（图 5-2-78）（$P<0.05$，$P<0.01$），结果与 Hoechst 33258 染色一致。

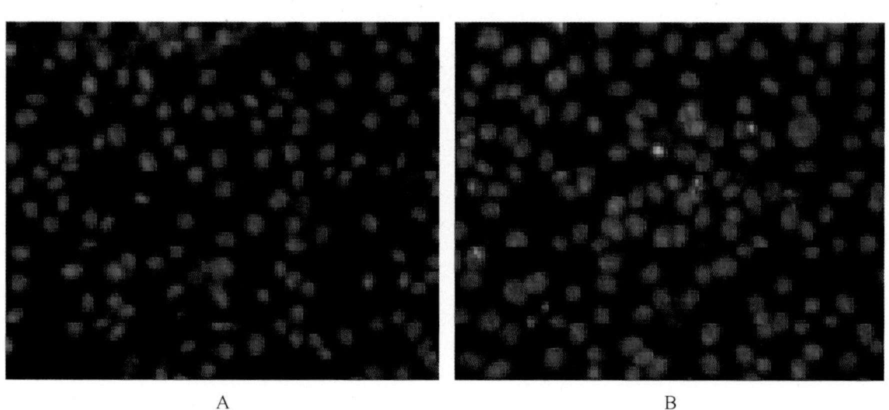

A　　　　B

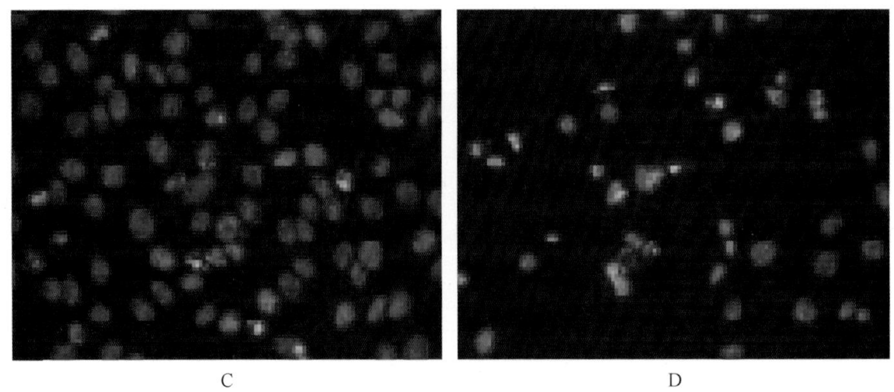

图 5-2-77 Hoechst 33258 染色观察细胞凋亡形态变化（200×）

A. 对照组；B. 片仔癀 0.8mg/ml 组；C. 片仔癀 1.2mg/ml 组；D. 片仔癀 1.6mg/ml 组

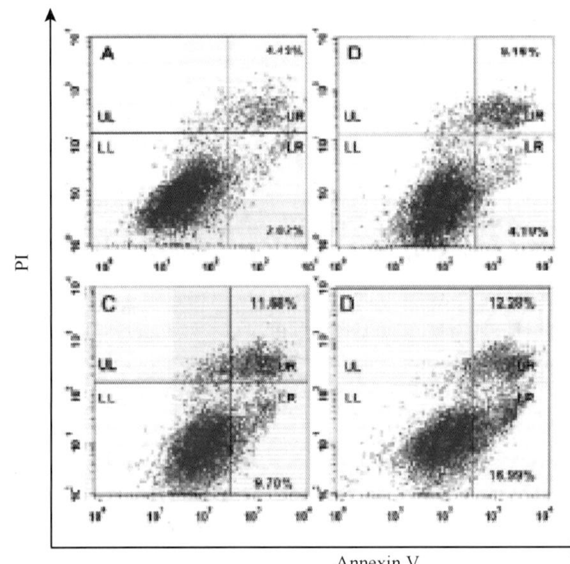

组别	凋亡率
对照组	5.65±0.71
片仔癀 0.8mg/ml 组	11.90±0.42*
片仔癀 1.2mg/ml 组	19.87±1.27**
片仔癀 1.6mg/ml 组	27.14±1.89**

注：与对照组比较，*$P<0.05$，**$P<0.01$。

图 5-2-78 流式细胞仪检测片仔癀对 U2OS 细胞凋亡的影响

A. 对照组；B. 片仔癀 0.8mg/ml 组；C. 片仔癀 1.2mg/ml 组；D. 片仔癀 1.6mg/ml 组

D. 片仔癀对骨肉瘤 U2OS 细胞线粒体膜电位的影响

流式细胞术结果显示随着片仔癀浓度的增加，红色荧光强度逐渐减弱，而绿色荧光强度明显增强，说明片仔癀可降低细胞线粒体膜电位，且呈剂量依赖性，与对照组比较具有明显差异（$P<0.05$，$P<0.01$），见图 5-2-79。

E. 片仔癀对骨肉瘤 U2OS 细胞 Caspase-9、Caspase-3 活性的影响

片仔癀作用于骨肉瘤 U2OS 细胞后，随着药物浓度的增加，以 405nm 波长测得的吸光度值依次增高，与对照组比较 Caspase-9、Caspase-3 活性明显增高（$P<0.05$，$P<0.01$），见表 5-2-17。

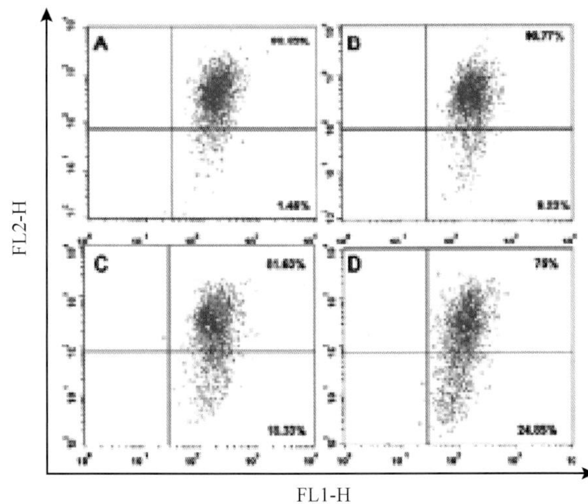

组别	线粒体膜电位降低率
对照组	1.41±0.12
片仔癀 0.8mg/ml 组	10.07±0.61*
片仔癀 1.2mg/ml 组	19.57±0.94**
片仔癀 1.6mg/ml 组	24.90±1.12**

注：与对照组比较，*$P<0.05$，**$P<0.01$。

图 5-2-79　流式细胞仪检测片仔癀对 U2OS 细胞线粒体跨膜电位的影响

A. 对照组；B. 片仔癀 0.8mg/ml 组；C. 片仔癀 1.2mg/ml 组；D. 片仔癀 1.6mg/ml 组

表 5-2-17　片仔癀对骨肉瘤 U2OS 细胞 Caspase 活性的影响（$\bar{x}\pm s$）

组别	Caspase-9 活性	Caspase-3 活性
对照组	0.042±0.002	0.043±0.003
片仔癀 0.8mg/ml 组	0.096±0.005*	0.112±0.011*
片仔癀 1.2mg/ml 组	0.153±0.010**	0.170±0.003**
片仔癀 1.6mg/ml 组	0.244±0.014**	0.296±0.006**

注：与对照组比较，*$P < 0.05$，**$P < 0.01$。

F. 片仔癀对骨肉瘤 U2OS 细胞 Bcl-2、Bax 蛋白表达的影响

Western blot 检测结果显示，不同浓度片仔癀干预 48h 后，Bcl-2 表达较对照组明显降低，且随着药物浓度的升高，其表达呈下降趋势，而 Bax 表达量则较对照组明显增多，随着药物浓度的升高，其表达呈增多趋势，见图 5-2-80。

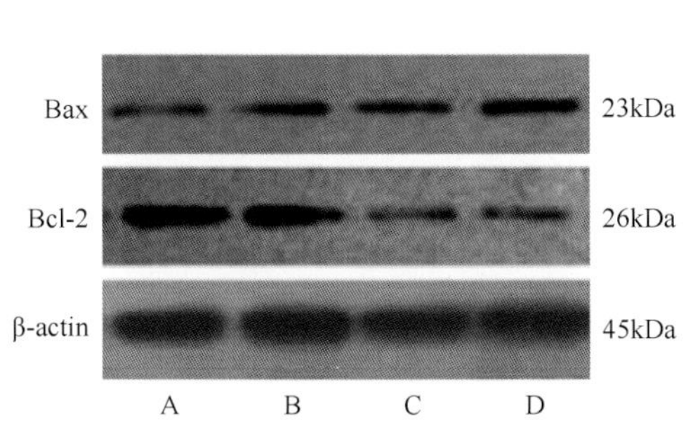

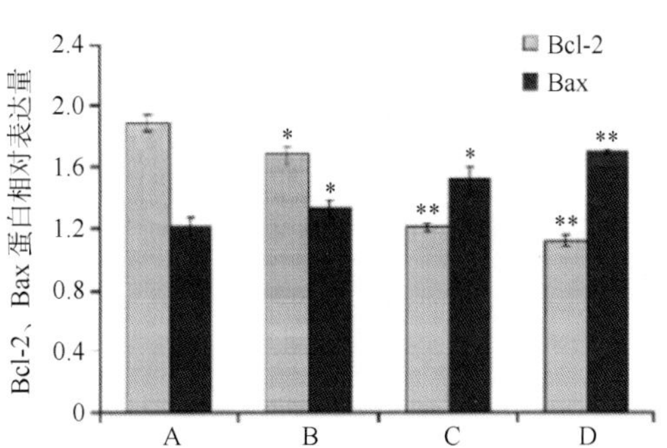

图 5-2-80　片仔癀对骨肉瘤 U2OS 细胞 Bcl-2、Bax 蛋白相对表达量的影响

A. 对照组；B. 片仔癀 0.8mg/ml 组；C. 片仔癀 1.2mg/ml 组；D. 片仔癀 1.6mg/ml 组。与对照组比较，*$P < 0.05$，**$P < 0.01$

G. 片仔癀对 PI3K p85α、p-PI3K p85α、Akt、p-Akt、PAPR、Cleaved PARP 蛋白表达的影响

采用 Western blot 法检测 PI3K/Akt 信号途径相关蛋白的表达变化显示，不同浓度片仔癀

干预骨肉瘤 U2OS 细胞 48h 后，p-PI3K p85α 表达与对照组比较逐渐减少，而 PI3K p85α 基本保持不变；p-Akt 的表达随药物浓度的增加而减少，而 Akt 的表达变化不明显；同时，随着药物浓度的增加，PARP 的表达减少，Cleaved PARP 的表达量逐渐增多，提示片仔癀诱导骨肉瘤 U2OS 细胞凋亡与减少 p-PI3K p85a、p-Akt 蛋白表达，上调 Cleaved PARP 表达量，调控 PI3K/Akt 信号途径有关，见图 5-2-81。

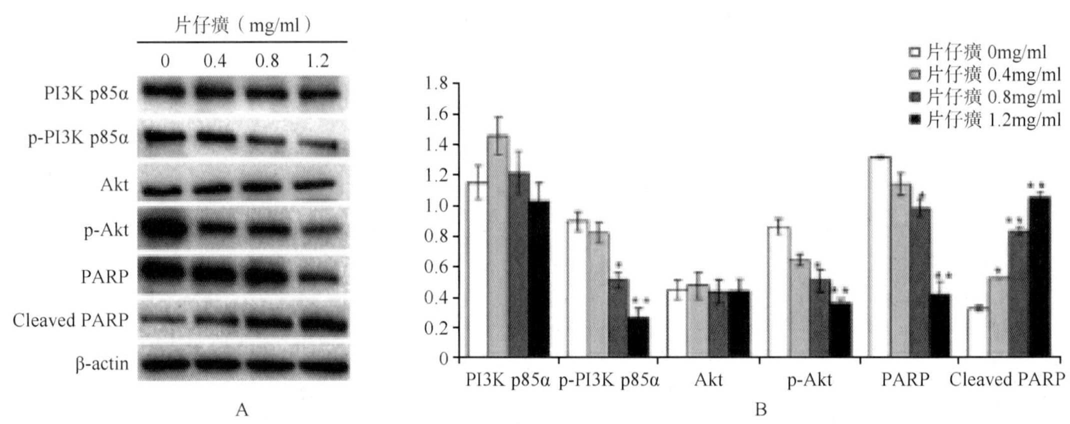

图 5-2-81 片仔癀对骨肉瘤 U2OS 细胞 PI3K/Akt 信号途径相关蛋白的影响

A. 片仔癀（0mg/ml、0.4mg/ml、0.8mg/ml、1.2mg/ml）干预 U2OS 细胞 48h 对 PI3K p85α、p-PI3K p85α、Akt、p-Akt、PARP、Cleaved PARP 蛋白表达的影响；B. 片仔癀干预 48h 后 U2OS 细胞中 PI3K p85α、p-PI3K p85α、Akt、p-Akt、PARP、Cleaved PARP 蛋白相对 β-actin 的表达量，与对照组比较，*$P < 0.05$，**$P < 0.01$

3）结论

综上所述，片仔癀可能通过抑制 Bcl-2 蛋白的表达，上调 Bax 蛋白的表达，降低细胞线粒体跨膜电位，诱导线粒体通透性发生改变，激活 Caspase-9、Caspase-3，促进肿瘤细胞的凋亡。此外，研究结果还表明片仔癀可能通过抑制 PI3K/Akt 信号途径的激活，促进 PARP 的裂解，诱导骨肉瘤 U2OS 细胞的凋亡，发挥抗肿瘤作用。

（2）片仔癀对骨肉瘤 MG63 细胞的作用及机制研究 [17-19]

1）方法

A. 动物实验

含药血清干预骨肉瘤 MG63 细胞及迁移指标检测：将 SD 大鼠随机分组为片仔癀含药血清组（24 只）、空白血清组（24 只）。片仔癀含药血清组用片仔癀溶液灌胃，每天 1 次，连续灌胃 3 天，第 4 天，一次服用全天剂量，动物给药前禁食 12h，末次给药 1h 后，麻醉处死大鼠，腹主动脉取血，制成片仔癀含药血清。空白血清组以相同剂量的 0.9% 氯化钠溶液灌胃，处理同上，制成空白大鼠血清。取对数生长期的细胞，将细胞分为三组：空白组、空白血清组、（20% 片仔癀）含药血清组，对迁移指标（CD44v6、划痕实验、boyden 小室实验、MMP-9）进行检测。

B. 细胞实验

采用 MTT 法检测不同片仔癀含药血清浓度对骨肉瘤细胞增殖的影响。采用流式细胞术检测片仔癀对骨肉瘤 MG63 细胞周期的变化。采用 Western blot 检测 Caspase-9、Caspase-3、Bcl-2、Bax、PI3K、Akt、p-Akt 蛋白的表达。

2）结果

A. 片仔癀含药血清对骨肉瘤 MG63 细胞侵袭、迁移的影响

细胞划痕实验结果显示（图 5-2-82），片仔癀含药血清组肿瘤细胞生长较慢，如图 5-2-82C2 中白色箭头所示，在划痕 48h 时划痕间隙宽，而其他两组细胞的损伤区已基本长满，如图 5-2-82A2、图 5-2-82B2 中白色箭头所示。ELISA 结果说明，含药血清组细胞 CD44v6 的表达与空白组、空白血清组相比均显著降低（$P < 0.01$）。boyden 小室实验结果表明，含药血清组细胞侵袭细胞基底膜的细胞数与空白组、空白血清组相比均显著降低（$P < 0.01$）。流式细胞术结果提示，含药血清组细胞 MMP-9 的表达与空白组、空白血清组相比均显著降低（$P < 0.01$）。实验结果显示片仔癀能显著抑制人骨肉瘤 MG63 细胞的侵袭、迁移能力，见表 5-2-18。

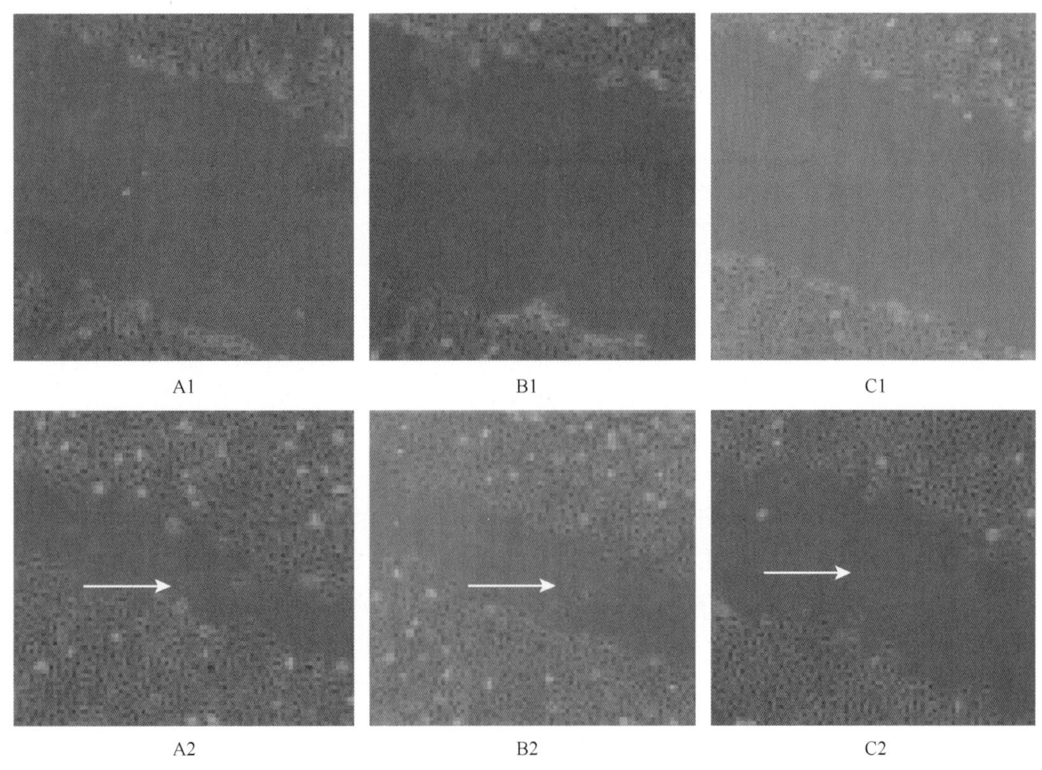

图 5-2-82　骨肉瘤细胞划痕实验（400×）

A1. 空白组 0h；A2. 空白组 48h；B1. 空白血清组 0h；B2. 空白血清组 48h；C1. 含药血清组 0h；C2. 含药血清组 48h

表 5-2-18　片仔癀含药血清对骨肉瘤 MG63 细胞侵袭、迁移能力的影响

组别	划痕两侧的距离（cm）	CD44v6 表达指数	侵袭基底膜细胞数	MMP-9 表达指数
空白组	1.943±0.456	8.561±0.240	20.23±3.31	87.43±3.43
空白血清组	1.900±0.282	8.661±0.303	21.00±2.32	88.67±4.12
含药血清组	2.362±0.259** △△	7.945±0.245** △△	15.32±2.10** △△	78.78±3.25** △△

注：与空白组比较，**$P < 0.01$；与空白血清组比较，△△ $P < 0.01$。

B. 片仔癀对骨肉瘤 MG63 细胞增殖的影响

空白组和不同浓度片仔癀溶液组作用 24h 后，抑制率见表 5-2-19。不同浓度片仔癀作用于骨肉瘤 MG63 细胞后，抑制率随浓度升高而升高，说明片仔癀作用于骨肉瘤 MG63 细胞，

抑制率具有剂量依赖性。采用流式细胞仪检测片仔癀对骨肉瘤 MG63 细胞周期及凋亡的影响，流式细胞仪检测结果显示，不同浓度片仔癀作用于骨肉瘤 MG63 细胞 24h 后，处于 DNA 合成前期（G1 期）的细胞数量均减少，处于 DNA 合成期（G2 期）的细胞数量均增加，且片仔癀为高剂量时阻滞于 G 期的细胞数量明显增加。G 期细胞数量与药物剂量呈正相关，见表 5-2-20。

表 5-2-19　不同浓度片仔癀溶液对骨肉瘤 MG63 细胞的抑制率（$\bar{x}\pm s$，n=6）

组别	吸光度（A）	抑制率（%）
空白组	0.291±0.050	—
片仔癀低剂量组	0.207±0.021*	28.86
片仔癀中剂量组	0.167±0.012**△	42.61
片仔癀高剂量组	0.077±0.010**△△▲▲	73.53

注：与空白组比较，*P < 0.05，**P < 0.01；与片仔癀低剂量组比较，△ P < 0.05；△△ P < 0.01；与片仔癀中剂量组比较，▲ P < 0.05，▲▲ P < 0.01。

表 5-2-20　不同浓度片仔癀溶液对骨肉瘤 MG63 细胞周期的影响

周期	空白组	片仔癀低剂量组	片仔癀中剂量组	片仔癀高剂量组
G1 期	58.722±2.031	53.642±2.035*	44.754±2.022*△	40.657±1.921**△▲
G2 期	6.415±0.932	13.108±0.595**	22.354±1.462**△△	30.516±1.076**△△▲▲
S 期	34.867±1.522	33.268±1.049	32.840±1.199	28.863±0.496**△△▲▲

注：与空白组同期比较，*P < 0.05，**P < 0.01；与片仔癀低剂量组同期比较，△ P < 0.05；△△ P < 0.01；与片仔癀中剂量组同期比较，▲ P < 0.05，▲▲ P < 0.01。

C. 片仔癀对骨肉瘤 MG63 细胞 PI3K、Akt、p-Akt 的影响

不同浓度的片仔癀溶液作用于 MG63 细胞 24h 后，Akt 的表达量无显著变化，提示片仔癀对 Akt 的表达无明显作用。随着药物浓度的增加，PI3K、p-Akt 的表达量均有下降（P < 0.01）。片仔癀溶液高剂量组的 PI3K、p-Akt 含量与片仔癀低、中剂量组比较均显著降低（P < 0.01），见图 5-2-83。

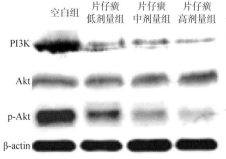

组别	PI3K	Akt	p-Akt
空白组	1.045±0.153	1.037±0.110	1.004±0.122
片仔癀低剂量组	0.554±0.122**	1.074±0.093	0.551±0.141**
片仔癀中剂量组	0.463±0.143**△	1.036±0.099	0.295±0.131**△△
片仔癀高剂量组	0.241±0.115**△△▲▲	1.041±0.100	0.163±0.117**△△▲▲

注：与空白组比较，**P<0.01；与片仔癀低剂量组比较，△P<0.05，△△P<0.01；与片仔癀中剂量组比较▲▲P<0.01。

图 5-2-83　各组骨肉瘤 MG63 细胞 PI3K、Akt、p-Akt 蛋白的表达

D. 片仔癀对人骨肉瘤 MG63 细胞相关凋亡蛋白表达的影响

Western blot 结果表明，与空白组相比，Caspase-3、Caspase-9 含量升高，存在统计学差异（P < 0.05，P < 0.01），见图 5-2-84。此外，抗凋亡蛋白 Bcl-2 的表达与空白组相比明显降

低，促凋亡蛋白 Bax 的表达明显上升，存在统计学差异，见图 5-2-85。

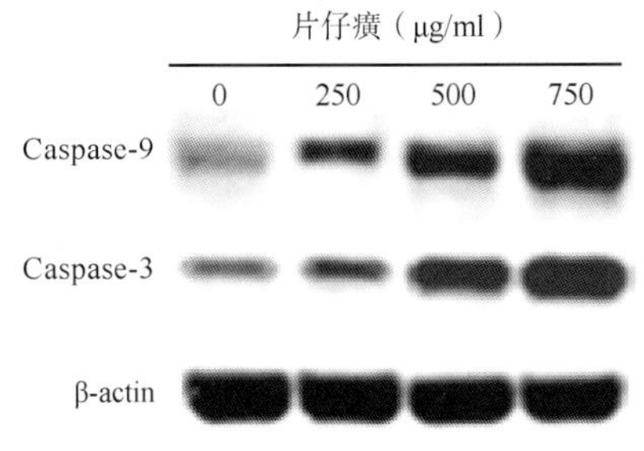

组别	Caspase-3	Caspase-9
空白组	0.263±0.093	0.230±0.089
片仔癀 250μg/ml 组	0.463±0.101**	0.336±0.100*
片仔癀 500μg/ml 组	0.753±0.113△△	0.739±0.085△△
片仔癀 750μg/ml 组	1.087±0.095▲▲	1.036±0.091▲▲

注：与空白组比较，$*P<0.05$，$**P<0.01$；与片仔癀低剂量组比较，△△$P<0.01$；与片仔癀中剂量组比较，▲▲$P<0.01$。

图 5-2-84　各组骨肉瘤 MG63 细胞 Caspase-3、Caspase-9 蛋白表达

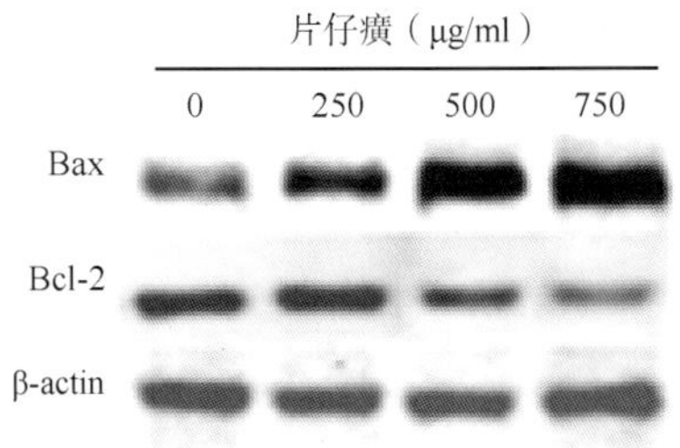

组别	Bax	Bcl-2
空白组	0.455±0.075	1.031±0.077
片仔癀 250μg/ml 组	0.730±0.071**	0.840±0.073*
片仔癀 500μg/ml 组	1.316±0.081△△	0.709±0.074△△
片仔癀 750μg/ml 组	1.811±0.081▲▲	0.301±0.066▲▲

注：与空白组比较，$*P<0.05$，$**P<0.01$；与片仔癀低剂量组比较，△△$P<0.01$；与片仔癀中剂量组比较，▲▲$P<0.01$。

图 5-2-85　各组骨肉瘤 MG63 细胞 Bcl-2、Bax 蛋白表达

3）结论

综上所述，片仔癀能抑制骨肉瘤 MG63 细胞的迁移及侵袭，同时可以通过影响 Bax/Bcl-2 来诱导细胞通过内源性的线粒体途径发生凋亡。此外，片仔癀还能够抑制其 DNA 的合成，使细胞周期阻滞在 G2/M 期；并且通过降低 PI3K/Akt 信号通路中关键蛋白 PI3K、p-Akt 的表达，有效抑制骨肉瘤 MG63 细胞的增殖。

3. 片仔癀对人骨肉瘤耐药细胞的作用及机制探讨[20]

（1）片仔癀对人骨肉瘤耐药细胞的作用

1）方法

采用 MTT 法检测片仔癀及片仔癀与阿霉素（ADM）联用对 U2OS/ADM 增殖的影响，采用 Hoechst 33258 染色法观察细胞凋亡形态，采用 Annexin Ⅴ -FITC/PI 双染 FCM 检测细胞凋亡。

2）结果

A. 片仔癀对 U2OS/ADM 细胞增殖的影响

不同浓度片仔癀作用于 U2OS/ADM 细胞 24h 后于倒置显微镜下观察，可见对照组细胞呈柳叶状，贴壁牢靠，生长旺盛，细胞边缘折光性强，片仔癀作用后细胞变圆，折光性降低，随着药物浓度的增加，贴壁细胞出现皱缩、变圆，脱落细胞增多（图 5-2-86）。同一浓度的片仔癀作用 24h、48h、72h 镜下观察，随着作用时间的延长，细胞逐渐脱落，贴壁活细胞数量减少。MTT 结果显示随着药物浓度的增加，细胞存活率下降，片仔癀干预 U2OS/ADM 细胞 24h、48h、72h 后的 IC_{50} 分别为 1.28mg/ml、1.06mg/ml、0.95mg/ml；随着干预时间的延长，片仔癀对 U2OS/ADM 细胞的抑制率增加，说明片仔癀对 U2OS/ADM 细胞生长抑制作用明显，呈时间和浓度依赖性，见图 5-2-87。

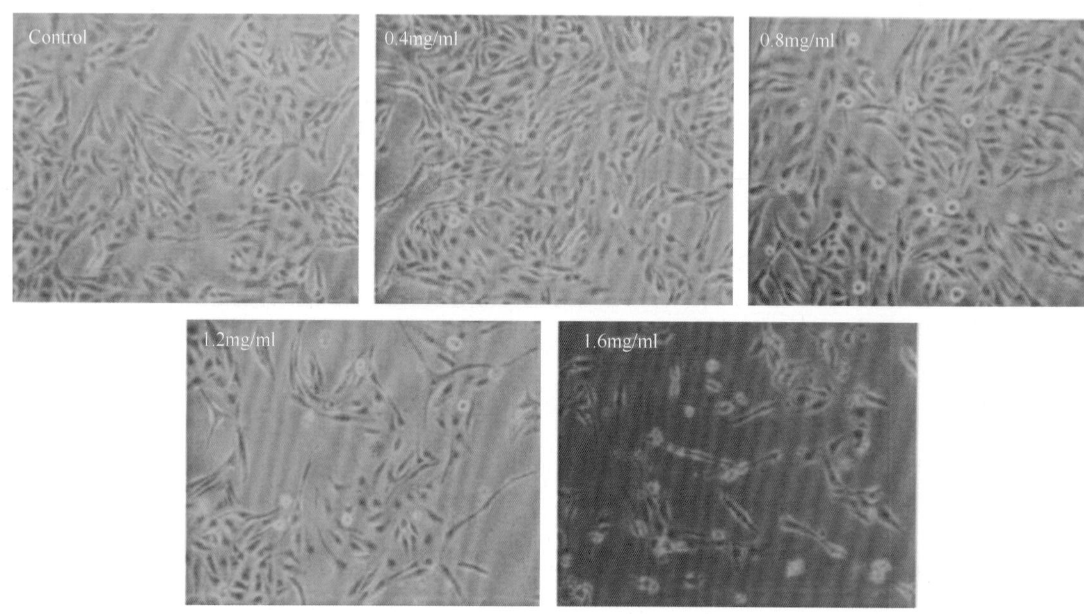

图 5-2-86　片仔癀干预 U2OS/ADM 细胞 24h 形态变化（100×）

随着片仔癀药物浓度的增加，部分贴壁细胞皱缩、变圆，脱落细胞增多

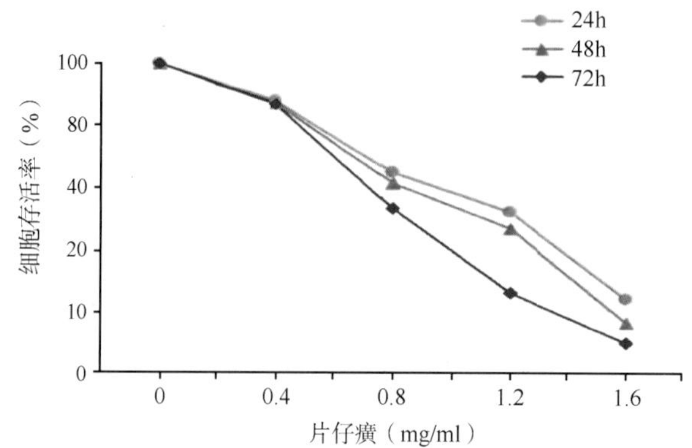

图 5-2-87　片仔癀对 U2OS/ADM 细胞生长的抑制作用

B. 片仔癀对 U2OS/ADM 细胞凋亡的影响

0.4mg/ml、0.8mg/ml、1.2mg/ml、1.6mg/ml 片仔癀干预 U2OS/ADM 细胞 48h，Hoechst 33258 染色后荧光显微镜下观察可见对照组细胞核呈圆形均匀的蓝色荧光，片仔癀组可观察到典型凋亡形态变化，表现为细胞核缩小，染色质浓缩，随着药物浓度的增大，凋亡逐渐增多，凋亡小体明显，细胞数目逐渐减少（图 5-2-88）。进一步用 Annexin Ⅴ -FITC/PI 双染 FCM 对细胞凋亡率进行检测，FCM 图中右下象限代表早期凋亡细胞，右上象限代表晚期凋亡细胞，以右下象限和右上象限的和作为凋亡率的标准。结果显示，对照组细胞凋亡率为 5.61%±0.21%，0.4mg/ml 组细胞凋亡率为 8.32%±0.93%，0.8mg/ml 组细胞凋亡率为 20.28%±1.39%，1.2mg/ml 组细胞凋亡率为 35.54%±1.65%，1.6mg/ml 组细胞凋亡率为 53.86%±1.71%，片仔癀干预 U2OS/ADM 细胞 48h 后细胞凋亡率随药物浓度的增大而增加，说明片仔癀具有诱导 U2OS/ADM 细胞凋亡的作用，且呈剂量相关性，见图 5-2-89。

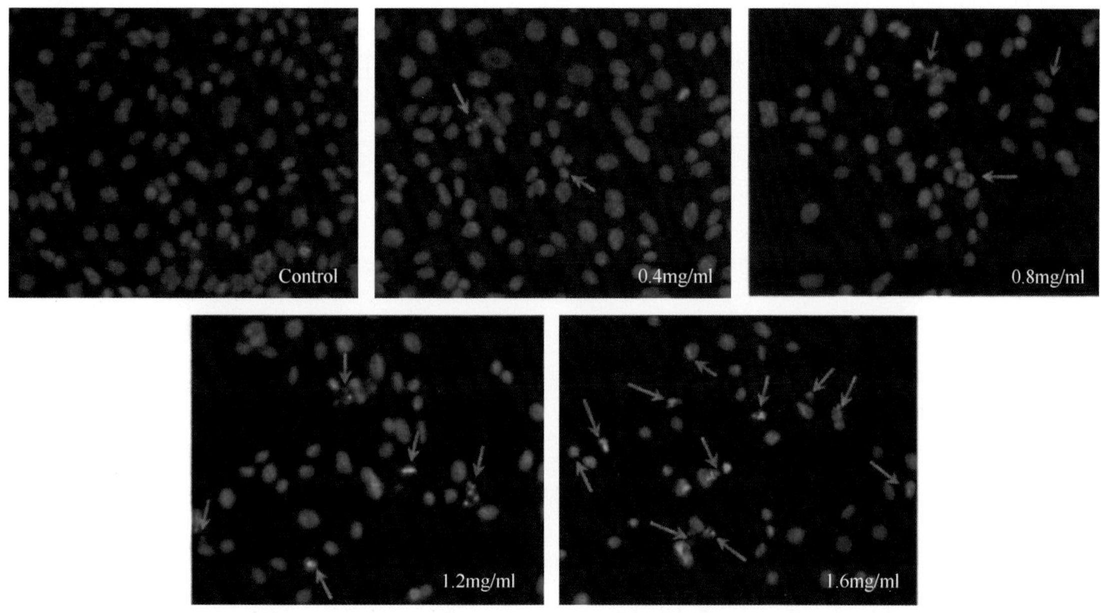

图 5-2-88　片仔癀干预 U2OS/ADM 细胞 48h 细胞凋亡形态变化（200×）

红色箭头标示为凋亡细胞

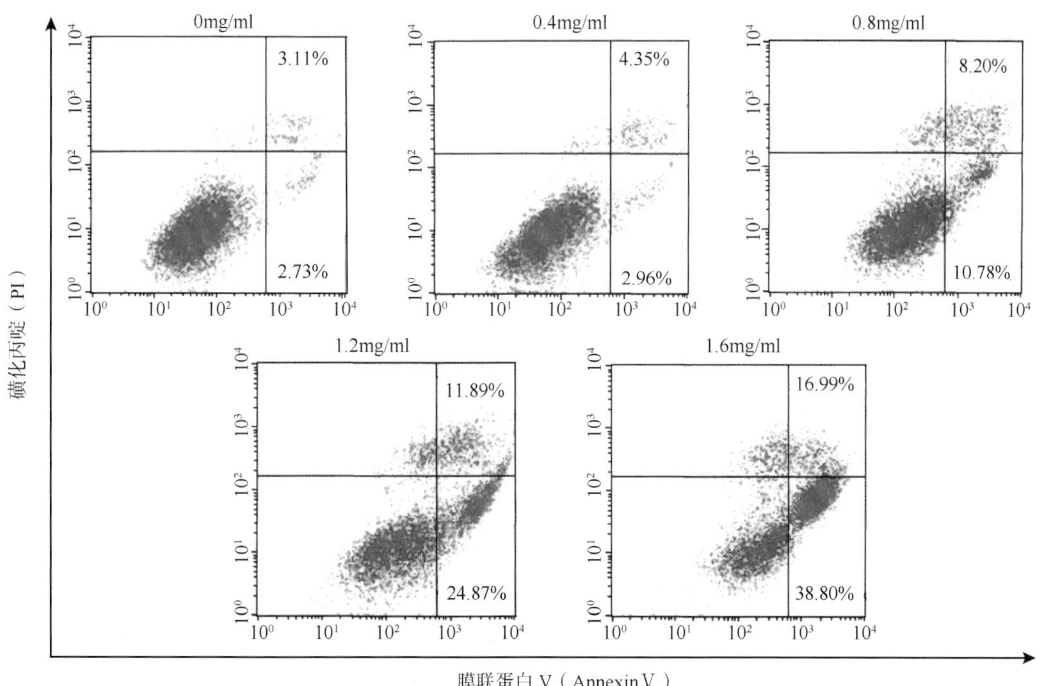

图 5-2-89　片仔癀对 U2OS/ADM 细胞凋亡的影响

Annexin Ⅴ-FITC/PI 双染 FCM 检测片仔癀对 U2OS/ADM 细胞凋亡的影响（右下象限代表早期凋亡细胞，右上象限代表晚期凋亡细胞，以右下象限和右上象限的和作为凋亡率的标准）

C. 片仔癀与 ADM 联用对 U2OS/ADM 细胞增殖的影响

0.4mg/ml 片仔癀与不同浓度 ADM 联用后，对 U2OS/ADM 细胞的抑制率随 ADM 浓度的增大而增加，联用组抑制率明显高于 ADM 组。经 SPSS 13.0 计算得出，联用组对 ADM 的

IC_{50} 为（6.75±0.29）μg/ml，而 ADM 组的 IC_{50} 为（14.57±0.15）μg/ml，逆转指数 RI 为 2.16，*Q* 值为 2.29，大于 1.15，表明片仔癀与 ADM 联用具有协同作用，可增强耐药细胞对 ADM 的敏感性，见图 5-2-90。

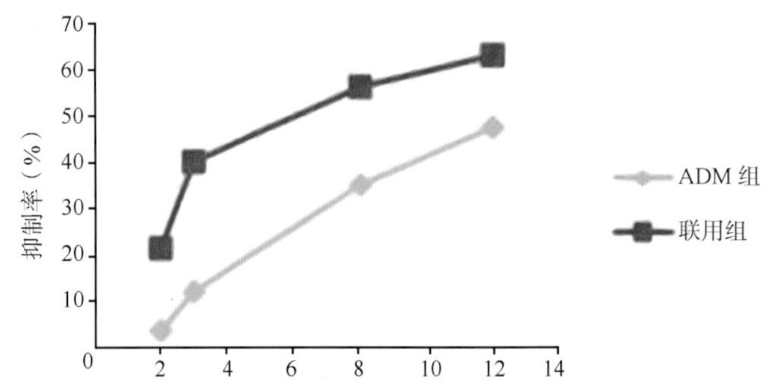

图 5-2-90 片仔癀与 ADM 联用对 U2OS/ADM 细胞抑制率的比较

D. 片仔癀与 ADM 联用对 U2OS/ADM 细胞凋亡的影响

Annexin Ⅴ -FITC/PI 双染 FCM 检测显示，对照组细胞凋亡率为 5.61%±0.21%，ADM 组细胞凋亡率为 7.12%±0.65%，联用组细胞凋亡率为 16.41%±1.02%，联用组与 ADM 组比较差异有统计学意义（$P < 0.05$），表明两者联用后能有效提高骨肉瘤耐药细胞的凋亡率，见图 5-2-91。

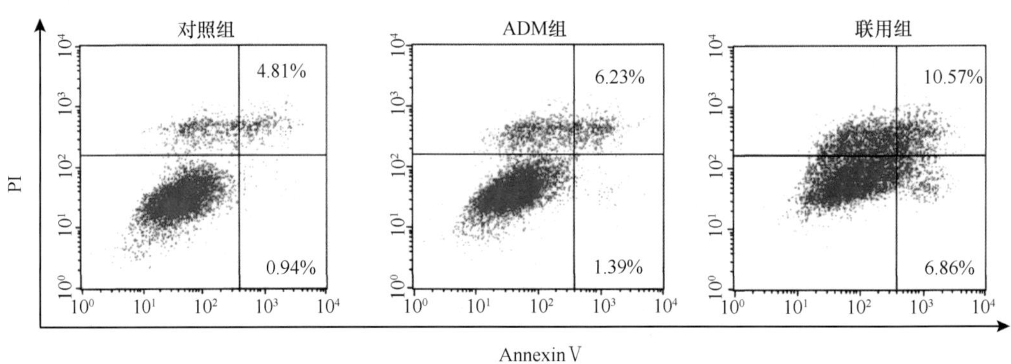

图 5-2-91 片仔癀与 ADM 联用对 U2OS/ADM 细胞凋亡的影响

3）讨论

片仔癀可有效抑制 U2OS/ADM 细胞的增殖，诱导细胞凋亡；无细胞毒性作用浓度的片仔癀与 ADM 联用可明显提高 ADM 对 U2OS/ADM 细胞增殖的抑制作用、促进细胞凋亡，片仔癀能够增加 U2OS/ADM 细胞对 ADM 的敏感性，逆转 U2OS/ADM 细胞耐药。

（2）片仔癀对人骨肉瘤 U2OS/ADM 细胞耐药的机制

1）方法

采用流式细胞术检测片仔癀对 U2OS/ADM 细胞 Rh123 及 ADM 蓄积的影响，采用 RT-PCR 检测 Bcl-2、Bax、Survivin、多药耐药基因 1（MDR1）mRNA 的表达，采用 Western blot 检测 Bcl-2、Bax、Survivin、P-gp 相关基因 mRNA 和蛋白的表达。

2）结果

A. 片仔癀对 U2OS/ADM 细胞 Bcl-2、Bax、Survivin 表达的影响

采用 RT-PCR 检测片仔癀作用后 Bcl-2、Bax、Survivin mRNA 的表达情况，结果显示，经 0.4mg/ml、0.8mg/ml、1.2mg/ml、1.6mg/ml 片仔癀作用 48h 后，促凋亡因子 Bax mRNA 表达量随着药物浓度增加而明显升高，凋亡抑制因子 Bcl-2 mRNA、Survivin mRNA 的表达量则随着药物浓度的增加而明显下调。Western blot 检测结果与 RT-PCR 结果相同，说明片仔癀通过上调 Bax 表达，下调 Bcl-2、Survivin 表达诱导 U2OS/ADM 细胞凋亡，逆转耐药，见图 5-2-92、图 5-2-93。

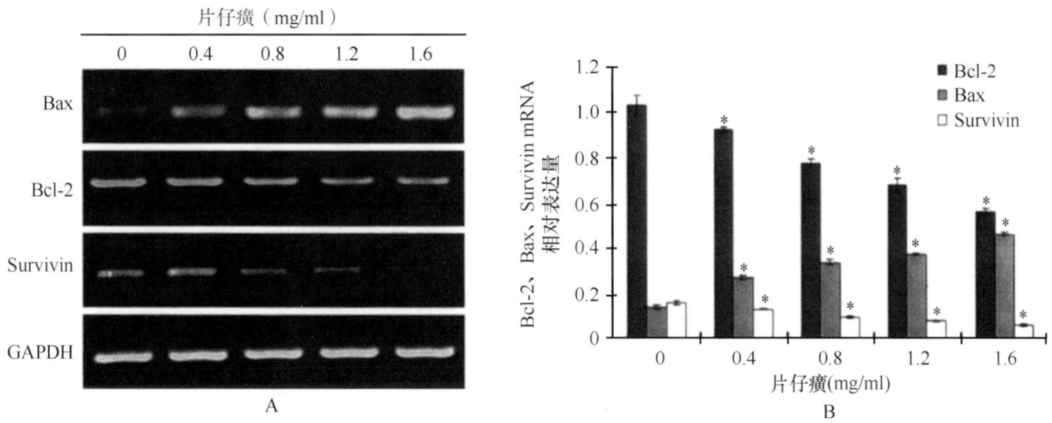

图 5-2-92　片仔癀对 Bcl-2、Bax、Survivin mRNA 表达的影响

A. 片仔癀干预 U2OS/ADM 细胞 48h 后 Bcl-2、Bax、Survivin mRNA 凝胶电泳图；B. 片仔癀作用后 U2OS/ADM 细胞 Bcl-2、Bax、Survivin mRNA 相对于 GAPDH 的表达量。与对照组比较，$*P < 0.05$

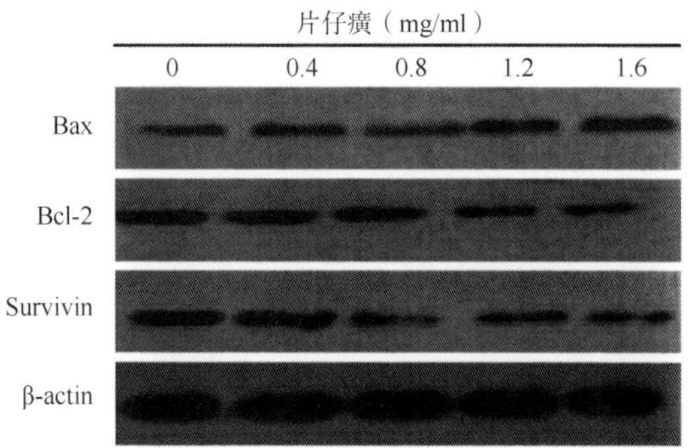

图 5-2-93　采用 Western blot 检测片仔癀对 Bcl-2、Bax、Survivin 蛋白表达的影响

B. 片仔癀对 U2OS/ADM 细胞 P-gp 表达的影响

采用 RT-PCR 检测了 0.4mg/ml、0.8mg/ml、1.2mg/ml、1.6mg/ml 片仔癀作用细胞 48h 后 MDR1 mRNA 的表达情况。结果显示，经片仔癀作用后，U2OS/ADM 细胞 MDR1 mRNA 表达明显下降，且呈剂量相关性，P-gp 的 Western blot 检测结果也印证了这一趋势，说明片仔癀可通过抑制 P-gp 的表达逆转耐药（图 5-2-94、图 5-2-95）。

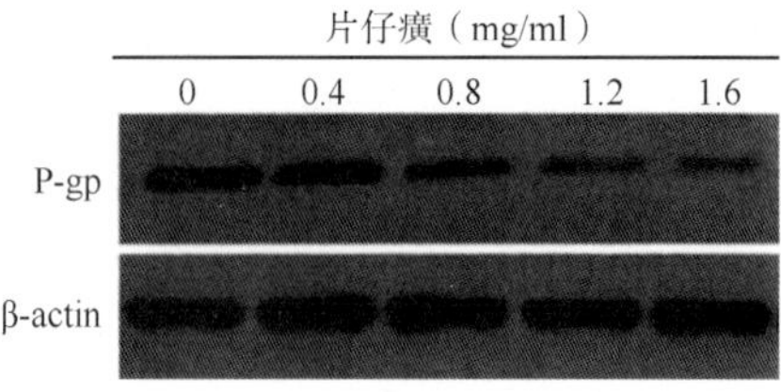

图 5-2-94 Western blot 检测片仔癀对 P-gp 蛋白表达的影响

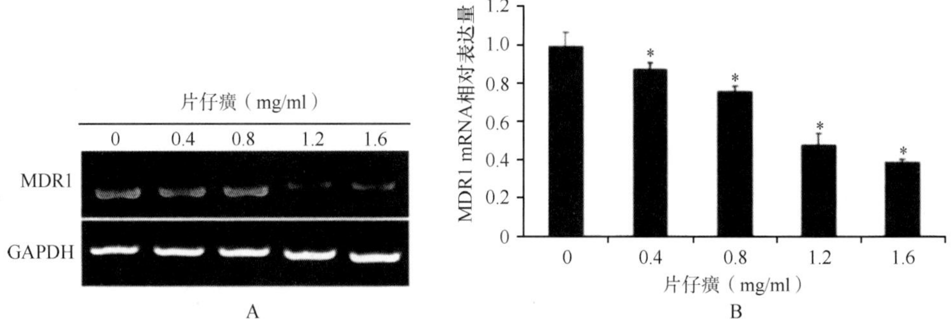

图 5-2-95 片仔癀对 U2OS/ADM 细胞 MDR1 mRNA 表达的影响

A. 片仔癀干预 48h 后 U2OS/ADM 细胞 MDR1 mRNA 凝胶电泳图；B. 片仔癀干预 48h 后 U2OS/ADM 细胞中 MDR1 mRNA 相对于 GAPDH 的表达量。与对照组比较，*$P < 0.05$

C. 片仔癀与 ADM 联用对 U2OS/ADM 细胞 Bcl-2、Bax、Survivin mRNA 表达的影响

通过 RT-PCR 检测 Bcl-2、Bax、Survivin mRNA 相对表达水平，结果显示，片仔癀与 ADM 联用后明显降低了 Bcl-2 mRNA 的表达而上调了 Bax mRNA 的表达，Survivin mRNA 表达下调（$P < 0.05$）（图 5-2-96），说明片仔癀与 ADM 联用促进了耐药细胞凋亡与改变 Bcl-2/Bax、降低 Survivin mRNA 的表达有关。

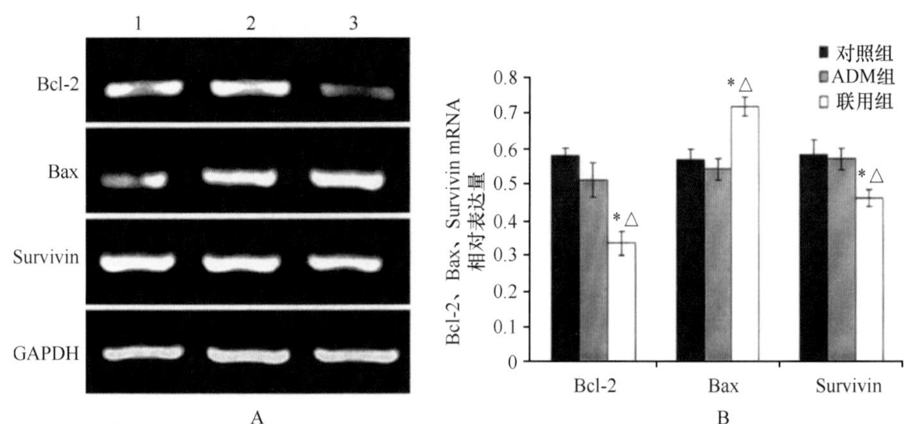

图 5-2-96 片仔癀与 ADM 联用对 U2OS/ADM 细胞 Bcl-2、Bax、Survivin mRNA 表达的影响

A. 片仔癀与 ADM 联用后 U2OS/ADM 细胞 Bcl-2、Bax、Survivin mRNA 凝胶电泳图（1，空白组；2，ADM 组；3，联用组）；B. 片仔癀与 ADM 联用后 U2OS/ADM 细胞 Bcl-2、Bax、Survivin mRNA 相对于 GAPDH 的表达量。与对照组比较，*$P < 0.01$；与 ADM 组比较，△ $P < 0.01$

D. 片仔癀与 ADM 联用对 U2OS/ADM 细胞 P-gp 表达的影响

采用 FCM 检测片仔癀对 U2OS/ADM 细胞内 ADM 蓄积的影响发现，片仔癀、维拉帕米

（VRP）可明显增加细胞内 ADM 的蓄积，片仔癀干预后细胞内 ADM 荧光强度是 ADM 组的 1.27 倍；VRP 组细胞内 ADM 荧光强度则是 ADM 组的 1.55 倍多药耐药基因（图 5-2-97）。如图 5-2-98 所示，RT-PCR 检测显示，片仔癀与 ADM 联用后 U2OS/ADM 细胞多药耐药基因 MDR1 mRNA 表达较对照组、ADM 组明显降低（$P < 0.01$）；Western blot 检测显示，片仔癀与 ADM 联用可使细胞 P-gp 表达明显下降，而 ADM 组与对照组相比无明显差异，说明片仔癀与 ADM 联用可通过下调 P-gp 的表达，增加 U2OS/ADM 细胞内 ADM 的蓄积达到逆转 U2OS/ADM 细胞耐药的目的。

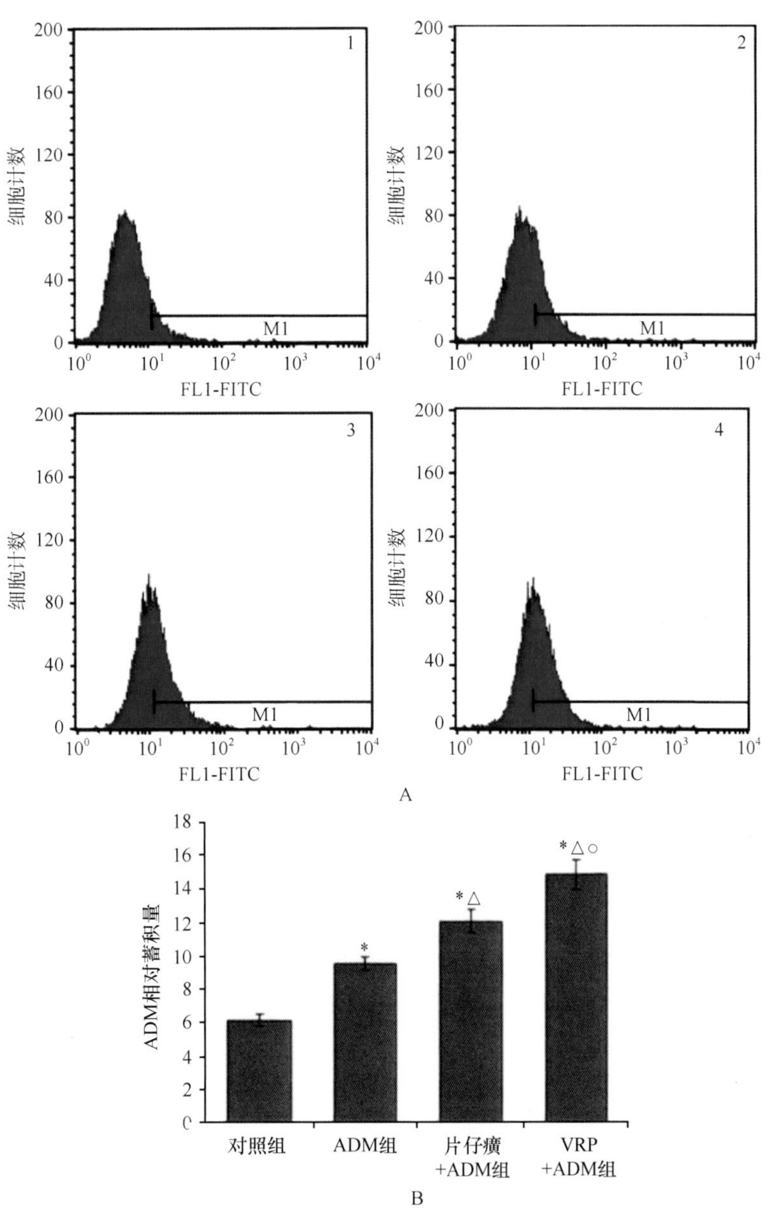

图 5-2-97　流式细胞术检测各组细胞内 ADM 蓄积情况

A. 采用 FCM 检测各组细胞内 ADM 蓄积情况（1，对照组；2，ADM 组；3，片仔癀 +ADM 组；4，VRP+ADM 组）；B. 片仔癀对 U2OS/ADM 细胞内 ADM 相对蓄积量的影响。与对照组比较，$^{*}P < 0.05$；与 ADM 组比较，△ $P < 0.05$；与片仔癀 +ADM 组比较，○ $P < 0.05$

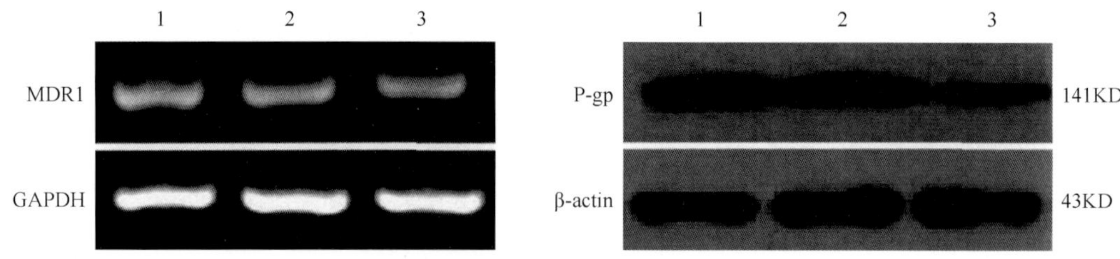

图 5-2-98 片仔癀与 ADM 联用对 U2OS/ADM 细胞 MDR1 mRNA 表达和 P-gp 蛋白表达的影响

1，对照组；2，ADM 组；3，片仔癀 +ADM 组

综上所述，片仔癀可通过抑制 P-gp 的表达，改变 Bcl-2/Bax，下调 Survivin 的表达，增加 U2OS/ADM 细胞对化疗药物的敏感性，促进 U2OS/ADM 细胞凋亡，逆转 U2OS/ADM 细胞耐药。

（3）片仔癀对人骨肉瘤 U2OS/ADM 细胞裸鼠移植瘤的作用

1）方法

建立骨肉瘤裸鼠移植瘤模型，选取瘤体体积相近的裸鼠随机分为四组，分别用药物干预：对照组、片仔癀组、ADM 组、联用组。接种 U2OS/ADM 细胞后 1 周，裸鼠皮下均有瘤体形成，接种成功率为 100%。治疗期间，片仔癀组、ADM 组及联用组与对照组相比，裸鼠饮食、饮水正常，体重无显著差异。以肿瘤用药后的天数为横坐标，肿瘤体积为纵坐标，绘制肿瘤生长曲线。末次给药 24h 后剥离瘤体，称重，计算肿瘤体积抑制率和肿瘤重量抑制率。瘤体称重后，分两部分处理：一部分用 4% 多聚甲醛固定制备石蜡切片，HE 染色观察细胞形态和 TUNEL 染色检测细胞凋亡；另一部分提取 RNA，采用 RT-PCR 检测 Bcl-2、Bax、MDR1 mRNA 的表达。

2）结果

A. 片仔癀、片仔癀与 ADM 联用对 U2OS/ADM 细胞裸鼠移植瘤生长的抑制作用

片仔癀组、ADM 组、联用组裸鼠移植瘤的肿瘤体积和重量均低于对照组，裸鼠移植瘤体积抑制率片仔癀组为 29.13%，ADM 组为 9.44%，联用组为 40.89%；裸鼠移植瘤重量抑制率分别为 25.67%、17.28%、45.61%，联用组移植瘤生长曲线增长幅度和瘤体重量均明显低于单用片仔癀或 ADM 组（$P < 0.05$），说明片仔癀可抑制裸鼠移植瘤的生长，与 ADM 联用可明显增强对裸鼠移植瘤的抑制作用，见图 5-2-99 和图 5-2-100。

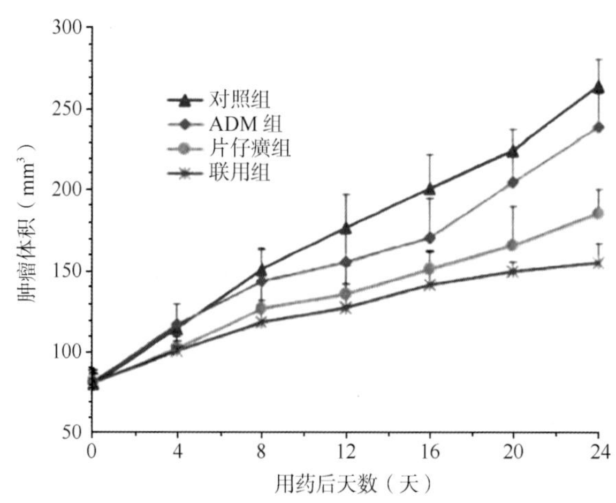

图 5-2-99 片仔癀、片仔癀与 ADM 联用对 U2OS/ADM 细胞裸鼠移植瘤体积的影响

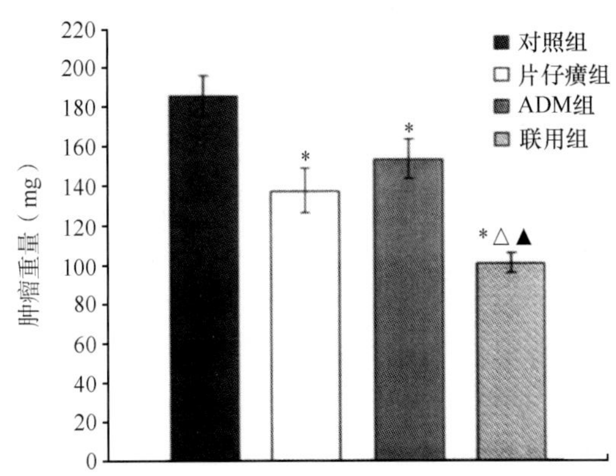

图 5-2-100　片仔癀、片仔癀与 ADM 联用对 U2OS/ADM 细胞裸鼠移植瘤重量的影响

与对照组比较，$*P < 0.05$；与片仔癀组比较，$\triangle P < 0.05$；与 ADM 组比较，$\blacktriangle P < 0.01$

B. 片仔癀、片仔癀与 ADM 联用对 U2OS/ADM 细胞裸鼠移植瘤病理形态的影响

肉眼观察肿瘤块呈黄白色，圆形或类圆形，质地较硬、较脆，表面血管丰富，与周围组织界限清楚，无明显粘连，容易剥离。HE 染色后镜下观察对照组肿瘤细胞核大、深染，细胞大小和形状不一，可见核分裂象及异型巨核；片仔癀组细胞形态较接近，可见部分细胞核固缩、碎裂；ADM 组肿瘤细胞异型明显，肿瘤组织结构破坏；联用组可见组织坏死，细胞异型性明显减少，部分细胞核固缩、边集，细胞质浓缩、嗜酸性增强，见图 5-2-101 和图 5-2-102。

C. 片仔癀、片仔癀与 ADM 联用对 U2OS/ADM 细胞裸鼠移植瘤凋亡的影响

采用 TUNEL 法检测片仔癀、ADM、片仔癀与 ADM 联用对 U2OS/ADM 裸鼠移植瘤凋亡形态的影响，TUNEL 阳性细胞细胞核呈棕褐色，染色质凝聚固缩，或碎裂，高倍镜下片仔癀组、ADM 组、联用组都可见 TUNEL 阳性细胞，联用组明显多于片仔癀组和 ADM 组，而片仔癀组则较 ADM 组多（图 5-2-103）。

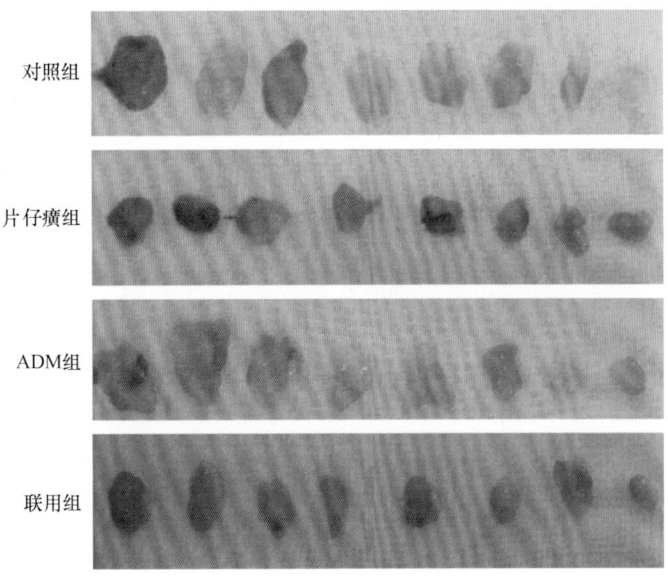

图 5-2-101　各组 U2OS/ADM 细胞裸鼠移植瘤的大体照片

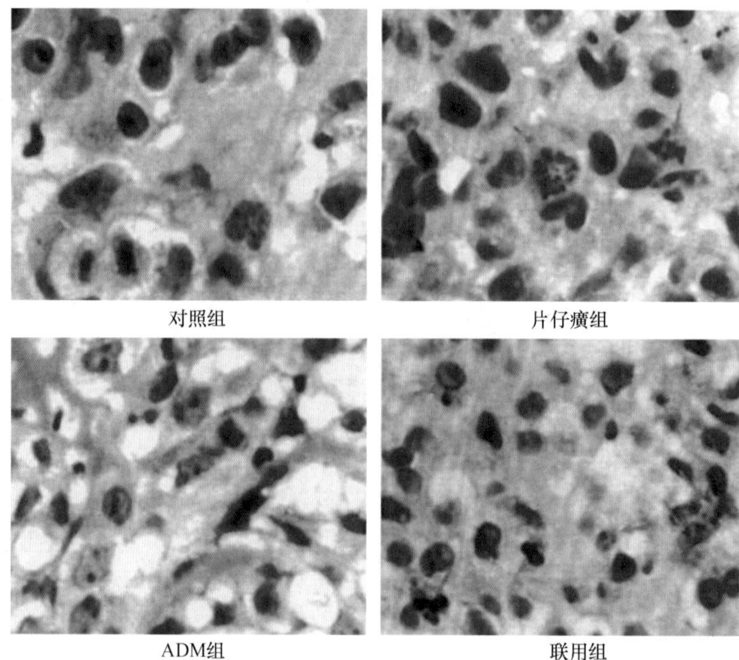

图 5-2-102　片仔癀、片仔癀与 ADM 联用干预后 U2OS/ADM 细胞裸鼠移植瘤 HE 染色（400×）

绿色箭头表示核分裂象；红色箭头表示凋亡细胞

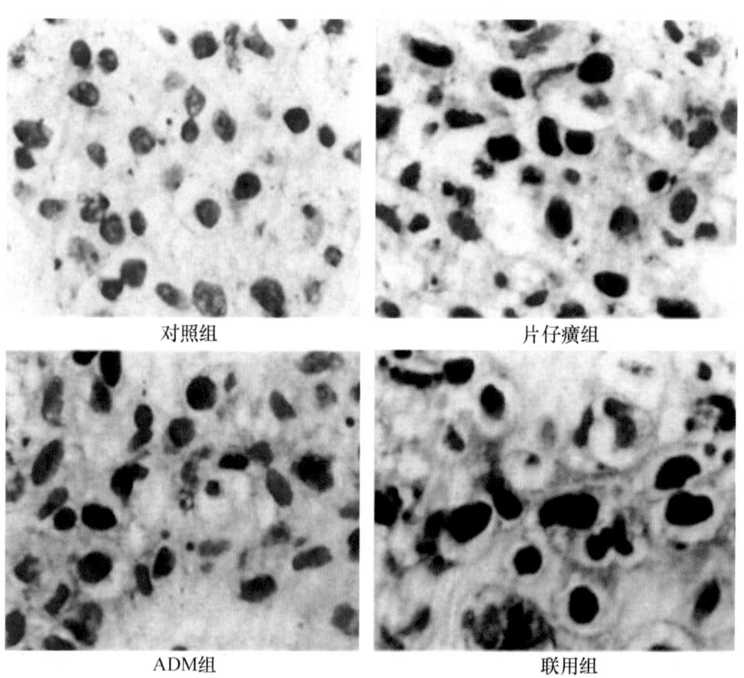

图 5-2-103　采用 TUNEL 法检测细胞凋亡形态的变化（400×）

TUNEL 阳性细胞细胞核呈棕褐色，染色质凝聚固缩，或碎裂

D. 片仔癀、片仔癀与 ADM 联用对 U2OS/ADM 细胞裸鼠移植瘤 Bcl-2、Bax、MDR1 mRNA 表达的影响

RT-PCR 结果显示，与对照组比较片仔癀可明显降低 Bcl-2、MDR1 mRNA 的表达（$P<0.05$），

片仔癀与 ADM 联用可明显上调 Bax mRNA 的表达，同时降低 Bcl-2、MDR1 mRNA 的表达，差异具有统计学意义（$P < 0.05$）；片仔癀与 ADM 联用组与单用 ADM 组比较，Bcl-2、Bax、MDR1 mRNA 的表达均有明显差异（$P < 0.05$），与体外实验结果相同，说明片仔癀单用、与 ADM 联用均可促进 U2OS/ADM 裸鼠移植瘤的凋亡，并能通过降低 MDR1 mRNA 的表达逆转 U2OS/ADM 裸鼠移植瘤对 ADM 的耐药（图 5-2-104），且联用组效果更明显。

本研究表明，片仔癀可通过下调 Bcl-2 的表达，上调 Bax 的表达抑制 U2OS/ADM 细胞裸鼠移植瘤生长，促进凋亡；同时片仔癀可下调 MDR1 基因的表达，增加 U2OS/ADM 细胞裸鼠移植瘤对 ADM 的敏感性，逆转 U2OS/ADM 细胞裸鼠移植瘤耐药。

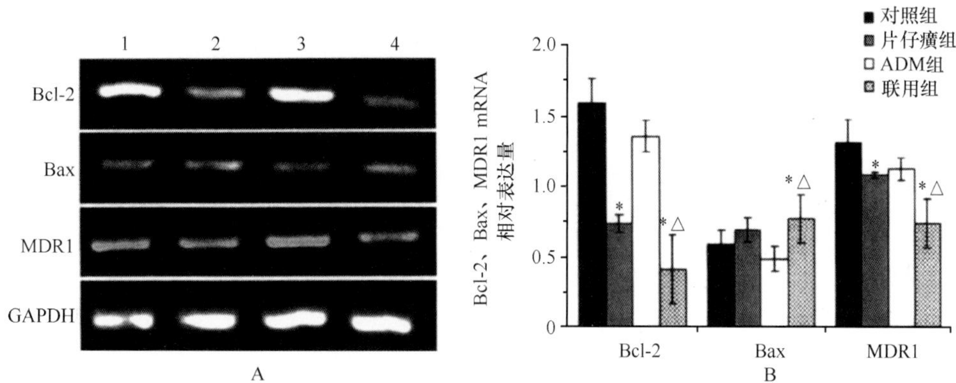

图 5-2-104 U2OS/ADM 细胞裸鼠移植瘤 Bcl-2、Bax、MDR1 mRNA 表达

A. U2OS/ADM 细胞裸鼠移植瘤 Bcl-2、Bax、MDR1 mRNA 凝胶电泳图（1，对照组；2，片仔癀组；3，ADM 组；4，联用组）；B. U2OS/ADM 细胞裸鼠移植瘤 Bcl-2、Bax、MDR1 mRNA 相对于 GAPDH 的表达量。与对照组比较，$*P < 0.05$；与 ADM 组比较，$\triangle P < 0.05$

3）讨论

综上所述，片仔癀可抑制 U2OS/ADM 细胞的增殖，促进其凋亡，增加 U2OS/ADM 细胞对 ADM 的敏感性，逆转耐药。但骨肉瘤 MDR 的产生是多种机制共同作用的结果，片仔癀逆转 U2OS/ADM 细胞耐药是否还与其他机制有关，需今后进一步研究，并在此基础上进行相关研究。

参考文献

[1] 魏丽慧，齐飞，彭军，等 . 片仔癀对肝癌干细胞增殖及凋亡的影响 . 福建中医药，2017，48（2）：27-30.

[2] 陈曦 . 基于肿瘤干细胞 miRNA 调控研究片仔癀抑制肝癌细胞生长的作用机制 . 福州：福建中医药大学，2017.

[3] Fan D C，Liu C，Li L，Lu C，Zhao N，Shu J，He X，Lu A. Deciphering antitumor mechanism of pien tze Huang in mice of hepatocellular carcinoma based on proteomics. J Immunol Res，2020，2020：4876251.

[4] 孙平良，黄深，欧海玲，等 . 片仔癀对人结肠癌 SW480 细胞株的抑制作用研究 . 中华结直肠疾病电子杂志，2019，8（2）：139-144.

[5] 蔡巧燕，沈阿灵，林久茂，等 . 片仔癀逆转人结肠癌细胞 HCT-8/5-Fu 耐药性的实验研究 . 福建中医药，2013，44（1）：58-60.

[6] Chen Q，Hong Y L，Weng S H，Guo P，Li B，Zhang Y，Yu C，Wang S，Mo P. Traditional Chinese medicine pien-tze-Huang inhibits colorectal cancer growth and immune evasion by reducing β-catenin transcriptional activity and PD-L1 expression. Front Pharmacol，2022，13：828440.

[7] Gou H Y，Su H，Liu D H，Wong C C，Shang H，Fang Y，Zeng X，Chen H，Li Y，Huang Z，Fan M，Wei C，Wang X，Zhang X，Li X，Yu J. Traditional medicine pien tze Huang suppresses colorectal tumorigenesis through restoring gut microbiota and metabolites. Gastroenterology，2023，165（6）：1404-1419.

[8] 王丹，张忠提，王振华 . 片仔癀联合多西他赛对舌鳞状细胞癌细胞生长及凋亡的影响 . 华西医学，2017，32（6）：880-882.

[9] 何凡，巫慧妮，成建定，等 . 片仔癀对人卵巢癌 OVCAR-3 细胞增殖、凋亡及周期的影响 . 现代生物医学进展，2014，14（3）：

401-404.
[10] 胡彦辉，崔庆丽，马东阳，等 . 片仔癀对肺癌细胞增殖、迁移、侵袭的抑制作用及其机制研究 . 中草药，2019，50（22）：5527-5531.
[11] 朱叶静 . 片仔癀对人多发性骨髓瘤发生发展的研究 . 济宁：济宁医学院，2021.
[12] 任守松 . p27 基因和中药“片仔癀” 抑制骨肉瘤生长的实验研究 . 济南：山东大学，2014.
[13] 林海英，刘俊宁，陈炳艺，等 . 片仔癀通过 PI3K/Akt 信号通路诱导人骨肉瘤 U2OS 细胞凋亡 . 云南中医学院学报，2015，38（5）：7-11.
[14] 张燕，王琪鸿，牛素生，等 . 片仔癀诱导骨肉瘤 U2OS 细胞凋亡与线粒体膜电位的关系 . 中华中医药杂志，2014，29（8）：2571-2574.
[15] 张燕，王琪鸿，张俐，等 . 片仔癀对人骨肉瘤细胞 U2OS 细胞周期的影响 . 江西中医学院学报，2012，24（5）：19-22.
[16] 关君一，张俐 . 片仔癀对骨肉瘤 U-2OS 细胞 MMP-9 表达的影响 . 福建中医药，2011，42（6）：48-50.
[17] 伏勇，洪振强，李楠，等 . 片仔癀对人骨肉瘤 MG63 细胞增殖及 PI3K/Akt 信号通路的作用研究 . 中华中医药杂志，2016，31（11）：4675-4677.
[18] 伏勇，洪振强，李楠，等 . 片仔癀对人骨肉瘤 MG63 细胞相关凋亡蛋白表达的影响 . 湖北中医药大学学报，2016，18（3）：15-17.
[19] 伏勇，杨代和，张俐 . 片仔癀对骨肉瘤 MG63 细胞侵袭及迁移作用的影响 . 中华中医药杂志，2013，28（5）：1577-1580.
[20] 张燕 . 片仔癀对人骨肉瘤阿霉素耐药细胞的作用及机制探讨 . 福州：福建中医药大学，2014.

第三节　片仔癀抗炎作用研究

一、片仔癀对脓毒血症的保护作用及机制研究[1]

脓毒血症是一种由细菌、真菌、病毒及寄生虫等感染引起的全身炎症反应综合征，可导致组织和器官损伤，最终导致死亡。目前脓毒血症的发病机制尚不完全清楚，临床上也没有特别有效的治疗方法。脂多糖（LPS）又称内毒素，是脓毒血症和脓毒器官功能障碍的主要诱因之一。厦门大学俞春东教授通过构建 LPS 诱导的脓毒血症动物和细胞模型开展片仔癀对脓毒血症的保护作用及机制研究，发现胆汁酸是片仔癀的功能成分，其通过激活 TGR5-STAT3-A20 信号通路，抑制 LPS 诱导的 NF-κB 和 MAPK 信号通路的激活及炎症细胞因子的产生，深入揭示了片仔癀抗炎作用的机制，为片仔癀的应用提供了更多理论依据。

（一）方法

将 12 只雄性 BALB/c 小鼠分成 PBS 组和片仔癀组，分别灌胃 PBS 或片仔癀（0.234g/kg）预处理 2h，然后腹腔注射 LPS（10mg/kg），记录体温和存活率。LPS 注射 2h 后，麻醉处死小鼠，收集血清进行细胞因子检测，收集肝脏、肺脏和肾脏进行 HE 染色，并分离总 RNA。

用 PBS 或片仔癀溶液（1.25mg/ml）预处理于 RPMI 1640 培养基中培养的腹膜巨噬细胞（PMs）2h，LPS 孵育细胞 6h，收集上清液和细胞，分别进行 ELISA 和实时荧光定量 PCR；PBS 或片仔癀溶液（1.25mg/ml）预处理细胞 2h，LPS（100ng/ml）孵育细胞 0min、20min、40min、60min，收集细胞进行 Western blot 分析。

（二）结果

1. 片仔癀通过减少促炎因子的产生，有效改善 LPS 诱导的小鼠脓毒血症

如图 5-3-1A 显示，未经片仔癀预处理的小鼠在 LPS 注射后 22h 内全部死亡，经过片仔癀预处理的小鼠在 LPS 注射后 48h 仍然有 4 只存活。此外片仔癀还能有效抑制 LPS 引起的体

温下降（图 5-3-1B）。组织病理学研究结果显示，片仔癀能减轻 LPS 诱导的肾囊性萎缩、肾小管肿胀、肾空泡异常、肺泡壁肿胀、肝索排列紊乱和炎症细胞浸润（图 5-3-1C）。在感染过程中，促炎因子的过量产生会导致细胞因子风暴，从而导致死亡。如图 5-3-1D、图 5-3-1E

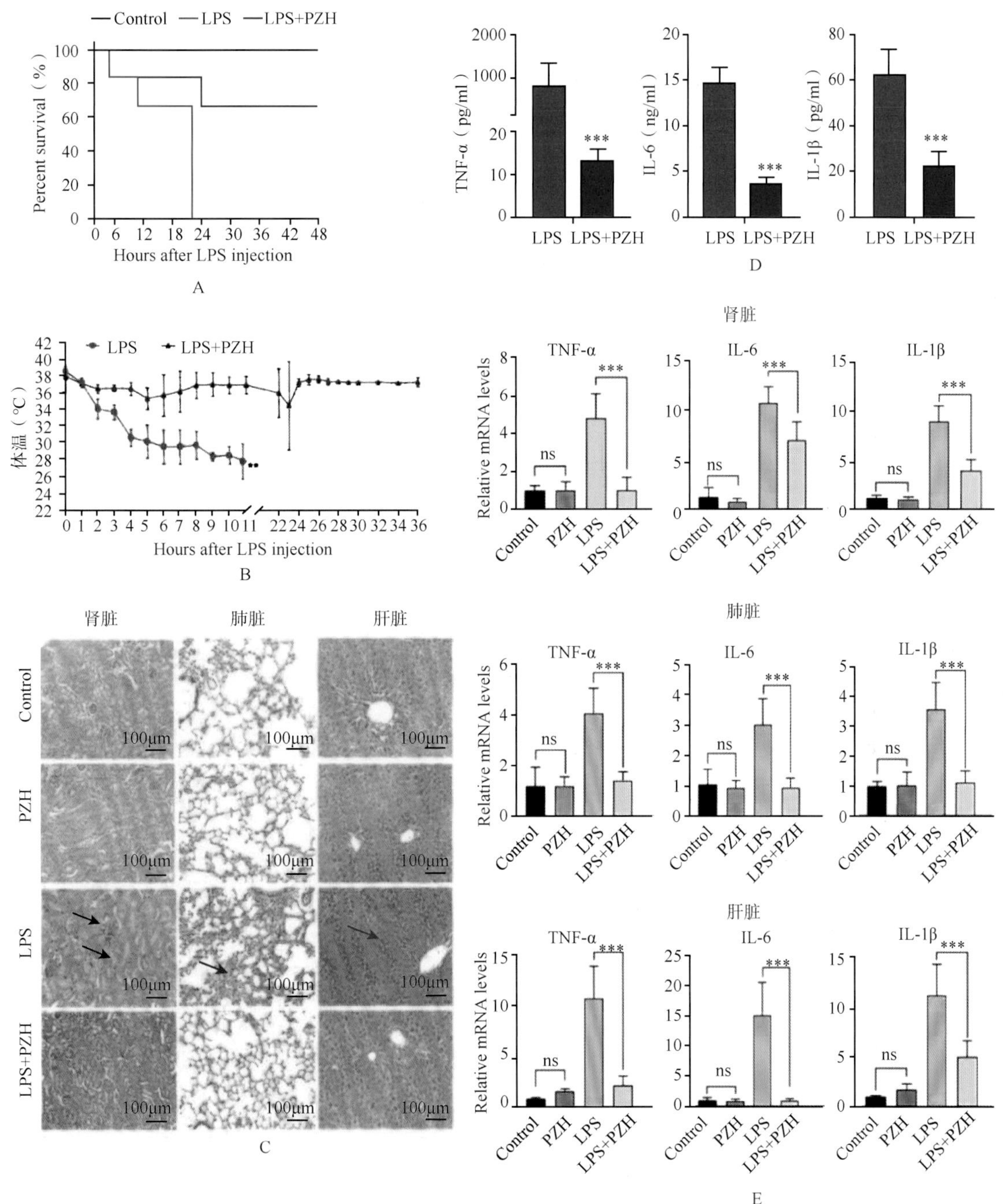

图 5-3-1　片仔癀可有效改善 LPS 诱导的脓毒血症

A. 不同时间点测量的生存率；B. 不同时间点测量的体温；C. 不同组肾脏、肺脏和肝脏切片的 HE 染色（黑色箭头表示肾囊性萎缩，蓝色箭头表示肺泡壁肿胀，红色箭头表示肝索排列紊乱）；D. 血清中 TNF-α、IL-6、IL-1β 水平；E. 肾脏、肺脏、肝脏组织中 TNF-α、IL-6、IL-1β 的 mRNA 水平。数据以 $\bar{x} \pm s$ 表示，与 LPS 组比较，$***P < 0.001$，ns 表示无显著性

所示，片仔癀显著降低了 LPS 诱导的 TNF-α、IL-6、IL-1β 表达水平的升高，同样也抑制了肾脏、肺脏和肝脏中这些细胞因子的表达。

2. 片仔癀通过激活胆汁酸受体 TGR5，增强 STAT3-A20 信号通路，抑制 LPS 诱导的巨噬细胞炎症

片仔癀由三七、麝香、牛黄、蛇胆组成。目前片仔癀中共有 11 种不同的胆汁酸（BAs）被确认[2]。胆汁酸可通过 TGR5 激活 STAT3 信号传导，因此假设片仔癀通过激活 TGR5-STAT3-A20 信号传导来抑制 LPS 诱导的炎症反应。通过敲低腹膜巨噬细胞（PMs）中的 TGR5，以确定片仔癀对 LPS 诱导炎症反应的抑制是否需要 TGR5。如图 5-3-2A 所示，TGR5 敲低后显著抑制了片仔癀诱导 p-STAT3 和 A20 的表达，并消除了片仔癀对 LPS 诱导的 p-p65、p-JNK 和 p-ERK 表达的抑制作用。此外，TGR5 敲低后也部分消除了片仔癀对 LPS 诱导的 TNF-α、IL-6 和 IL-1β 表达的抑制作用（图 5-3-2B）。

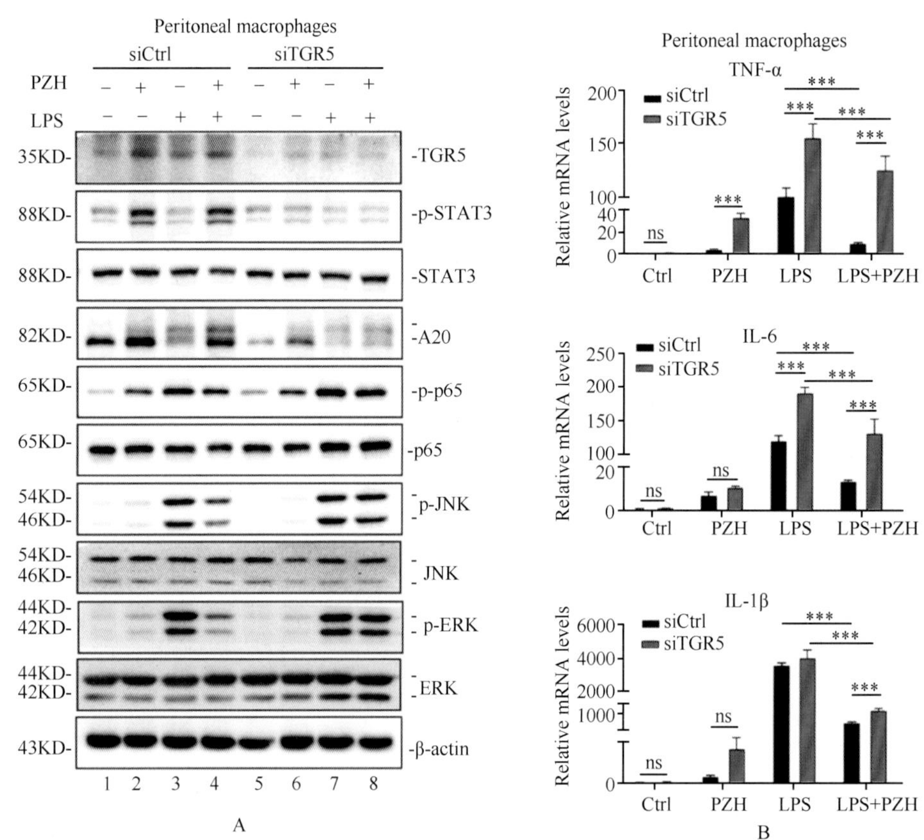

图 5-3-2 片仔癀通过 TGR5 激活 STAT3-A20 信号

A. TGR5 敲低后片仔癀对 LPS 诱导的腹膜巨噬细胞 TGR5-STAT3-A20 通路蛋白的影响；B. TGR5 敲低后片仔癀对 LPS 诱导的腹膜巨噬细胞中促炎因子 TNF-α、IL-6 和 IL-1β 的影响。数据以 $\bar{x} \pm s$ 表示。$^{***}P < 0.001$，ns 表示无显著性

3. 胆汁酸是片仔癀激活 TGR5-STAT3-A20 信号通路抑制 LPS 诱导的炎症反应的重要功能成分

采用消胆胺树脂（可结合胆汁酸形成不溶性配合物）去除片仔癀溶液中的胆汁酸，结果显示消胆胺树脂显著减少了片仔癀溶液中 80% 的总胆汁酸（图 5-3-3A）。此外还采用 LC-MS 法检测消胆胺树脂处理和不处理的片仔癀溶液中胆汁酸水平，结果显示消胆胺树脂处

理显著降低了片仔癀溶液中胆汁酸的含量（图 5-3-3B）。使用片仔癀或消胆胺树脂处理的片仔癀溶液预处理腹膜巨噬细胞，检测 p-STAT3、A20、p-p65、p-JNK 和 p-ERK 的表达，以及 TNF-α、IL-6 和 IL-1β 的表达。如图 5-3-3C、图 5-3-3D 所示，与片仔癀组相比，消胆胺树脂处理的片仔癀不能诱导 p-STAT3 和 A20 的表达，也不能抑制 LPS 诱导的 p-p65、p-JNK 和 p-ERK 的表达。同样，消胆胺树脂处理的片仔癀也未能抑制 LPS 诱导的 TNF-α、IL-6 和 IL-1β 的表达。这些结果表明片仔癀中的胆汁酸在一定程度上激活 TGR5-STAT3-A20 信号通路，从而抑制 LPS 诱导的炎症反应。

为了进一步验证，先采用 LC-MS 法检测片仔癀溶液中胆汁酸的组成和浓度，在消胆胺树脂处理的片仔癀溶液中进行补充胆汁酸的挽救实验，以确定胆汁酸的添加是否可以恢复消胆胺树脂处理的片仔癀溶液对 LPS 诱导的炎症反应的抑制作用。结果表明，片仔癀溶液中存在 34 种不同浓度的胆汁酸（图 5-3-3E）。在这些胆汁酸中，胆酸（CA）、脱氧胆酸（DCA）、鹅去氧胆酸（CDCA）、牛磺胆酸（TCA）、甘氨胆酸（GCA）和石胆酸（LCA）可激活 TGR5 信号传导。根据 LC-MS 结果，将 CA（61.53μmol/L）、DCA（27.25μmol/L）、CDCA（9.75μmol/L）、TCA（20.52μmol/L）、GCA（7.466μmol/L）和 LCA（0.413μmol/L）分别转化形成 1.25mg/ml 溶液，然后添加到消胆胺树脂处理的片仔癀溶液中，探究其对 LPS 诱导促炎因子及通路蛋白表达的影响。结果显示，消胆胺树脂处理的片仔癀加入胆汁酸后部分恢复了片仔癀对 LPS 诱导的 TNF-α、IL-6 和 IL-1β 表达的抑制作用（图 5-3-3F），表明片仔癀中的胆汁酸可以抑制 LPS 诱导的炎症反应。此外消胆胺树脂处理的片仔癀加入胆汁酸后还恢复了 p-STAT3 和 A20 的表达，抑制了 LPS 诱导的 p-ERK 和 p-p65 的表达（图 5-3-3G）。

综上所述，本研究提出片仔癀抑制 LPS 诱导的炎症反应的机制模型（图 5-3-3H）。片仔癀中的胆汁酸结合并激活 TGR5，导致 STAT3 激活，诱导 A20 表达。此外，A20 与 TRAF6 结合，能阻止 TRAF6 介导的 NF-κB 和 MAPK 信号通路的激活和炎症因子的产生。

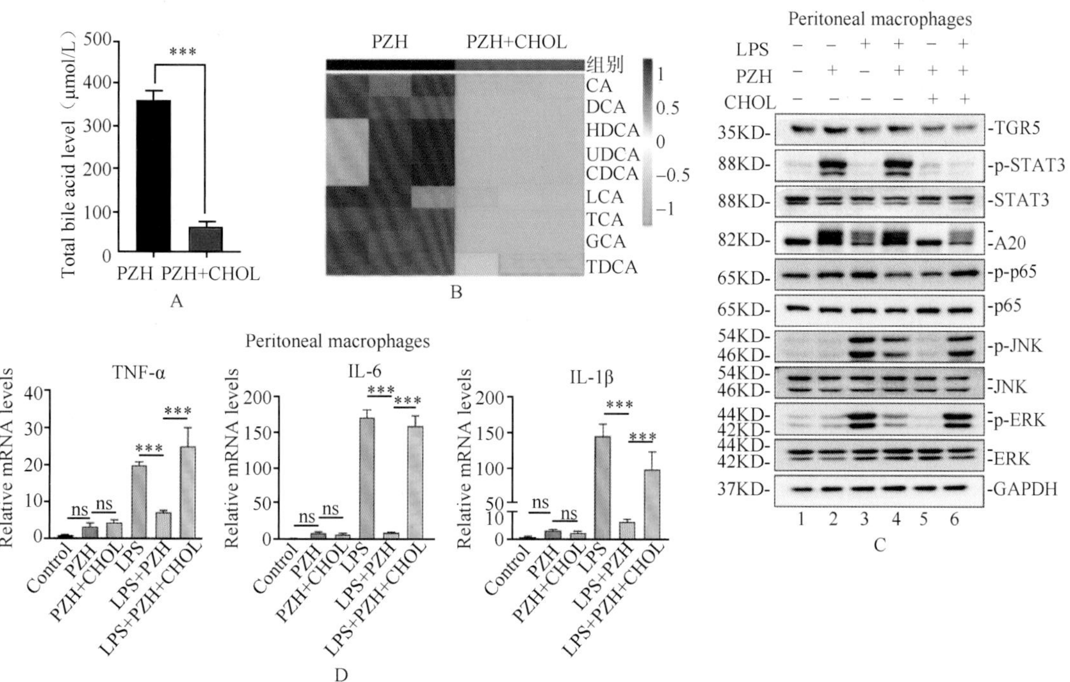

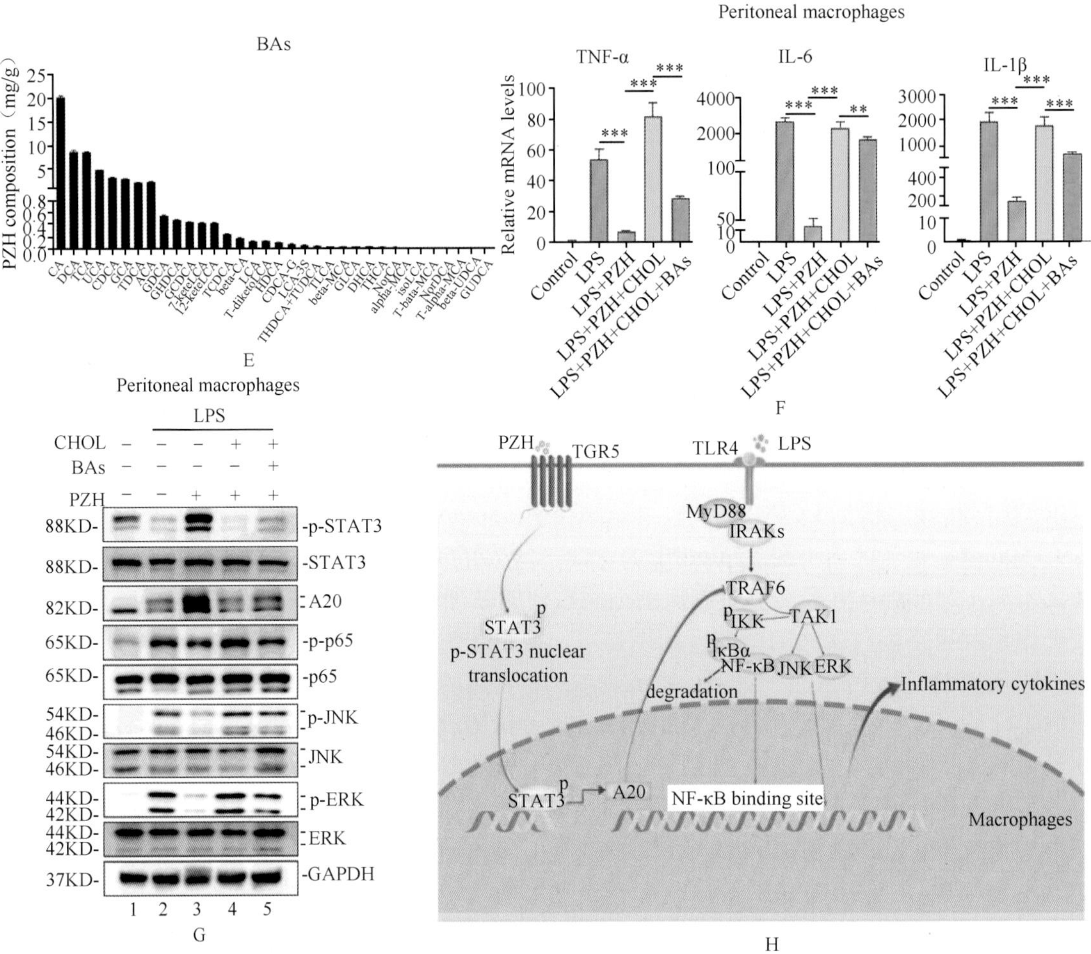

图 5-3-3 片仔癀中的胆汁酸通过 TGR5-STAT3-A20 信号通路抑制 LPS 诱导的炎症反应

A. 片仔癀和消胆胺树脂处理的片仔癀溶液中总胆汁酸含量；B. 用或不用消胆胺树脂处理的片仔癀上清液的 LC-MS 分析；C. 消胆胺树脂处理的片仔癀对 LPS 诱导的腹膜巨噬细胞 TGR5-STAT3-A20 信号通路的影响；D. 消胆胺树脂处理的片仔癀对 LPS 诱导的腹膜巨噬细胞中促炎因子的影响；E. 片仔癀溶液中胆汁酸的组成；F. 消胆胺树脂处理的片仔癀添加胆汁酸后对 LPS 诱导的腹膜巨噬细胞中促炎细胞因子的影响；G. 消胆胺树脂处理的片仔癀添加胆汁酸后对 LPS 诱导的腹膜巨噬细胞 TGR5-STAT3-A20 信号通路的影响；H. 片仔癀通过 TGR5-STAT3-A20 信号通路抑制 LPS 诱导的炎症反应的信号通路图。数据表示为 $\bar{x}\pm s$，$^{**}P < 0.01$，$^{***}P < 0.001$，ns 表示无显著性

（三）讨论与结论

本研究发现片仔癀预处理的小鼠在注射 LPS 后死亡率、组织损伤和促炎因子的产生均有所降低。此外，本研究证实了片仔癀的抗炎作用与激活 TGR5-STAT3-A20 通路有关，从而抑制 LPS 诱导的 NF-κB 和 MAPK 信号通路的激活。研究发现，尽管腹膜巨噬细胞中敲除 TGR5 可消除片仔癀对 LPS 诱导的 NF-κB 和 MAPK 信号通路激活的作用，但片仔癀仍能在一定程度上抑制 LPS 诱导的 TNF-α、IL-6 和 IL-1β 的产生。研究结果提示除了胆汁酸外，片仔癀中还有其他功能成分能够抑制 LPS 诱导的炎症细胞因子产生，而不依赖于 TGR5 介导的 NF-κB 和 MAPK 信号通路的抑制。其他研究表明，TGR5 激动剂可减少动脉粥样硬化、实验性自身免疫性脑脊髓炎和炎症性肠病中炎症因子的释放[3]。由于片仔癀能强激活 TGR5，因此片仔癀不仅在脓毒血症的治疗上有潜在的应用价值，而且在糖尿病、动脉粥样硬化、自身

免疫性脑脊髓炎、炎症性肠病的防治上也有潜在的应用价值。

综上所述，本研究发现胆汁酸是片仔癀中的功能成分，通过激活 TGR5-STAT3-A20 信号通路，抑制 LPS 诱导的 NF-κB 和 MAPK 信号通路的激活及炎症细胞因子的产生。因此，片仔癀可能对脓毒血症和其他炎症相关疾病的治疗具有特别的价值。

二、片仔癀对结肠炎的保护作用及机制研究 [4]

炎症性肠病（IBD）是一组没有特定病因的胃肠道慢性炎症性疾病，通常指溃疡性结肠炎（UC）和克罗恩病（CD）。5- 氨基水杨酸衍生物、皮质类固醇和免疫抑制剂可用于这些炎症的治疗，但这些治疗方法可能会带来一些副作用。例如，皮质类固醇虽然能够快速缓解症状，但长期使用会导致外貌变化、情绪紊乱、骨质疏松等副作用，免疫抑制剂虽然对控制 IBD 的急性发作有较好疗效，但也可能带来肾毒性、癫痫发作等不良反应。因此，有必要开发新的和更安全的治疗药物。福建中医药大学彭军教授在葡聚糖硫酸钠（DSS）诱导的小鼠结肠炎模型中发现片仔癀通过抑制 IL-6/STAT3 通路减轻 DSS 诱导的小鼠结肠炎症，揭示了其治疗炎症性肠病的潜在临床价值。

（一）方法

雄性 BALB/c 小鼠随机分为正常对照组、DSS 模型组和片仔癀治疗组。DSS 模型组和片仔癀治疗组小鼠接受 DSS 刺激（在饮用水中添加 3% DSS 诱导 8 天），并分别灌胃给予生理盐水或 234mg/kg 片仔癀，持续 12 天。通过测量体重，评估粪便一致性（大便黏稠度），检测直肠出血情况来监测结肠炎的进展。疾病活动指数（DAI）表示为体重减轻、大便一致性和直肠出血得分的总和。实验结束时，对动物进行麻醉。收集结肠，测量长度（盲肠至肛门），通过 HE 染色评估结肠组织的组织病理学变化；收集血清，采用 ELISA 法测定血清中血清淀粉样蛋白 A（SAA）水平；Western blot 检测结肠组织中 IL-6/STAT3 通路的激活情况。

（二）结果

1. 片仔癀可抑制 DSS 诱导的小鼠溃疡性结肠炎的发展

如图 5-3-4 所示，DSS 刺激后的小鼠出现明显的结肠炎，表现为体重减轻、腹泻和直肠出血。给予片仔癀治疗可显著改善 DSS 诱导的结肠炎症状，正常对照组、DSS 模型组和片仔癀治疗组 DAI 评分分别为 0.6±0.54、10.4±1.67 和 4.0±0.71（$P < 0.05$，图 5-3-4A）。此外片仔癀治疗可有效预防 DSS 诱导的结肠缩短，正常对照组、DSS 模型组和片仔癀治疗组结肠平均长度分别为（7.74±0.34）cm、（3.6±0.41）cm 和（6.06±0.38）cm（$P < 0.05$，图 5-3-4B）。上述结果说明片仔癀在体内能有效抑制溃疡性结肠炎的发展。

2. 片仔癀可减轻 DSS 诱导的溃疡性结肠炎小鼠结肠组织学损伤

如图 5-3-5 所示，正常对照组小鼠结肠组织学正常，上皮完整，腺体长度明确，黏膜无白细胞浸润，而 DSS 引起严重的结肠组织学损伤，如黏膜溃疡、炎症细胞浸润、隐窝变形和上皮增生。片仔癀治疗后可显著减轻 DSS 诱导的结肠黏膜组织病理学改变。

3. 片仔癀可降低 DSS 诱导的溃疡性结肠炎小鼠血清 SAA 水平

如图 5-3-6 所示，片仔癀处理能显著抑制 DSS 诱导的溃疡性结肠炎小鼠血清 SAA 水平升高。正常对照组、DSS 诱导的模型组和片仔癀治疗组小鼠 SAA 水平分别为（304.9±62.8）

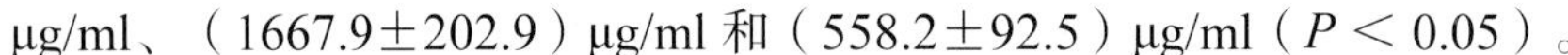

μg/ml、（1667.9±202.9）μg/ml 和（558.2±92.5）μg/ml（$P < 0.05$）。

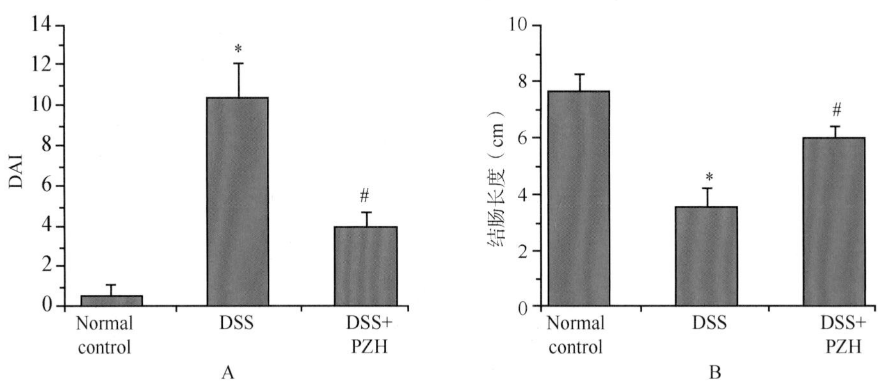

图 5-3-4　片仔癀对 DSS 诱导的小鼠溃疡性结肠炎发展的影响

A. 不同组小鼠的疾病活动指数（DAI）；B. 不同组小鼠的结肠长度（盲肠至肛门的长度）。所示数据 n=5，$\bar{x}\pm s$，与正常对照组比较，*$P < 0.05$；与 DSS 模型组比较，#$P < 0.05$

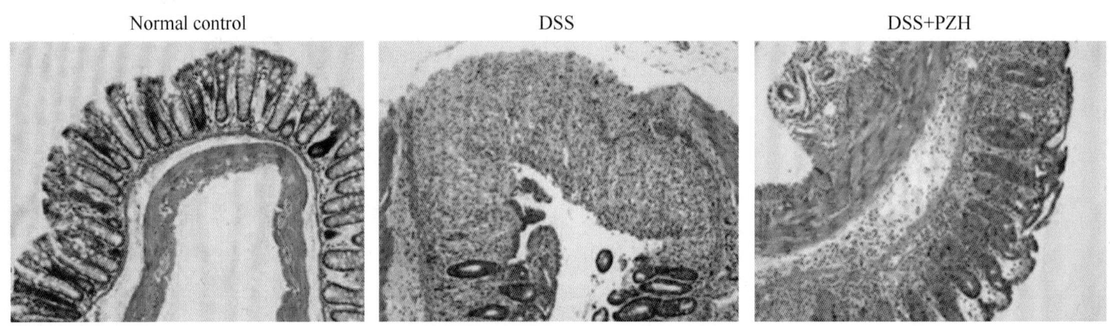

图 5-3-5　片仔癀对 DSS 诱导的溃疡性结肠炎小鼠结肠组织损伤的影响（HE 染色，100×）

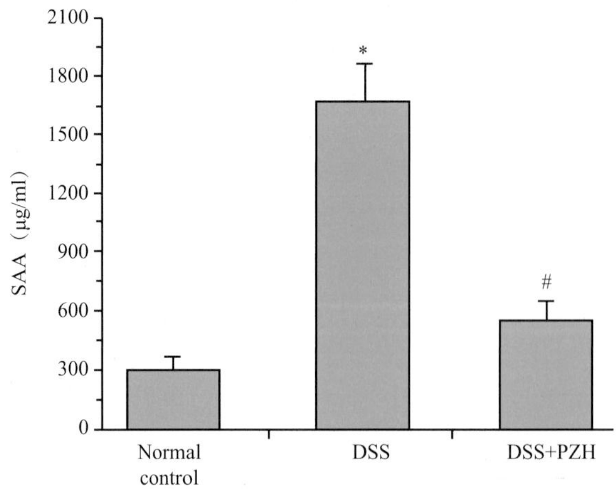

图 5-3-6　片仔癀对 DSS 诱导的溃疡性结肠炎小鼠血清 SAA 水平的影响

所示数据 n=5，$\bar{x}\pm s$，与正常对照组比较，*$P < 0.05$；与 DSS 模型组比较，#$P < 0.05$

4. 片仔癀可抑制 DSS 诱导的溃疡性结肠炎小鼠 IL-6/STAT3 信号通路

为了探讨片仔癀抗炎活性的机制，对实验小鼠结肠组织中 IL-6/STAT3 通路的激活情况进行检测。如图 5-3-7 所示，与正常对照组小鼠相比，DSS 诱导的溃疡性结肠炎小鼠 IL-6 表达

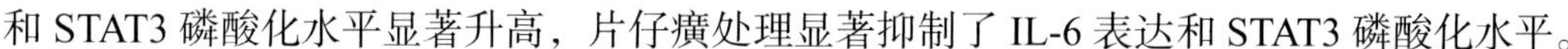

和 STAT3 磷酸化水平显著升高，片仔癀处理显著抑制了 IL-6 表达和 STAT3 磷酸化水平。

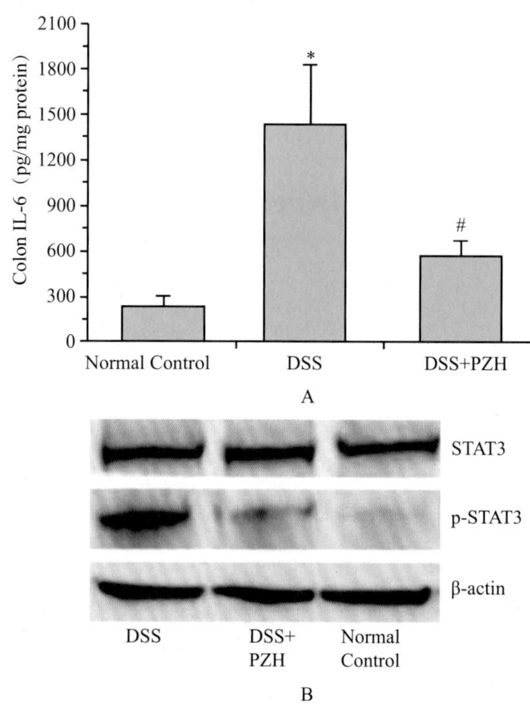

图 5-3-7　片仔癀对 DSS 诱导的溃疡性结肠炎小鼠 IL-6 和 STAT3 磷酸化表达的影响

所示数据 n=5，$\bar{x}\pm s$，与正常对照组比较，*$P<0.05$；与 DSS 模型组比较，#$P<0.05$

（三）讨论与结论

本研究中，在 DSS 诱导的小鼠结肠炎模型中发现片仔癀能显著改善 DSS 诱导的结肠炎症状，能显著抑制 DSS 诱导的结肠缩短，减轻结肠黏膜溃疡、炎症细胞浸润、隐窝变形和上皮增生等组织病理改变。SAA 是溃疡性结肠炎患者常见的炎症生物标志物之一，片仔癀能显著抑制 DSS 诱导的 SAA 水平升高。IL-6/STAT3 通路是介导炎症反应的重要信号通路，也是炎症性肠病治疗的主要靶点，通过对 IL-6/STAT3 通路激活情况检测发现片仔癀能显著抑制 DSS 诱导的溃疡性结肠炎小鼠 IL-6 的表达和 STAT3 的磷酸化。

本研究揭示了片仔癀通过抑制 IL-6/STAT3 通路减轻 DSS 诱导的小鼠结肠炎症，揭示了其治疗炎症性肠病的潜在临床价值。

三、片仔癀对小胶质细胞神经炎症的保护作用及机制研究

小胶质细胞是中枢神经系统中一种固有的免疫细胞。在缺血性脑卒中发生、发展过程中，过度活化的小胶质细胞引发神经炎症反应，进而损伤脑组织。小胶质细胞一方面可以激活极化为 M1 型，此型主要介导一系列炎症反应；同时也可以激活极化为 M2 型，此型主要发挥炎症抑制作用，两者保持动态平衡。病理情况下，小胶质细胞异常极化为 M1 型，分泌大量细胞毒性产物如 TNF-α、iNOS 等，介导神经细胞的损伤或死亡。刘丽星等发现片仔癀可降低大脑中动脉栓塞大鼠脑内 IL-6 等促炎因子的表达水平，减轻脑卒中后神经炎症损伤[5]。前

期研究也表明片仔癀可以抑制神经炎症反应，减轻脑缺血再灌注损伤[6]。香港浸会大学吕爱平教授、福建中医药大学张小琴在 LPS 诱导 BV2 细胞的 M1 极化模型和 IL-4 诱导的 M2 极化模型中发现片仔癀可以抑制 BV2 细胞 M1 型功能，增强 M2 型功能，其作用是通过抑制 TLR4/MAPK 信号通路，进而抑制炎症因子转录，降低促炎因子及促炎性蛋白酶的表达，发挥改善 BV2 小胶质细胞神经炎症损伤的作用。

（一）片仔癀通过抑制 TLR4/MAPK 信号通路减轻 LPS 诱导的 BV2 小胶质细胞神经炎症损伤[7]

1. 方法

将 BV2 小胶质细胞接种于 24 孔板或 6 孔板，加入 LPS（100ng/ml）诱导 BV2 小胶质细胞炎症反应，分别用不同浓度片仔癀（0.05mg/ml、0.10mg/ml 和 0.15mg/ml）干预 12h，置于显微镜下观察各组细胞的形态并拍片。收集上清，使用 ELISA 法测定细胞上清中 IL-6 的水平；采用 RT-qPCR 法检测 BV2 小胶质细胞中炎症因子 IL-1β、IL-6 和 TNF-α 的转录水平；运用 Western blot 法检测 BV2 小胶质细胞中 TLR4、ERK1/2、p-ERK1/2、p38、p-p38、JNK、p-JNK、COX-2 和 iNOS 蛋白的表达水平。

2. 结果

（1）片仔癀对 LPS 诱导的 BV2 小胶质细胞形态的影响

如图 5-3-8 所示，显微镜下观察发现，与正常对照组比较，BV2 小胶质细胞在 LPS 刺激 12h 后，细胞胞体变大，细胞突起增多变长，表明细胞被激活；而加入不同浓度片仔癀干预后，BV2 小胶质细胞突起明显减少，表明片仔癀可抑制 BV2 小胶质细胞的活化。

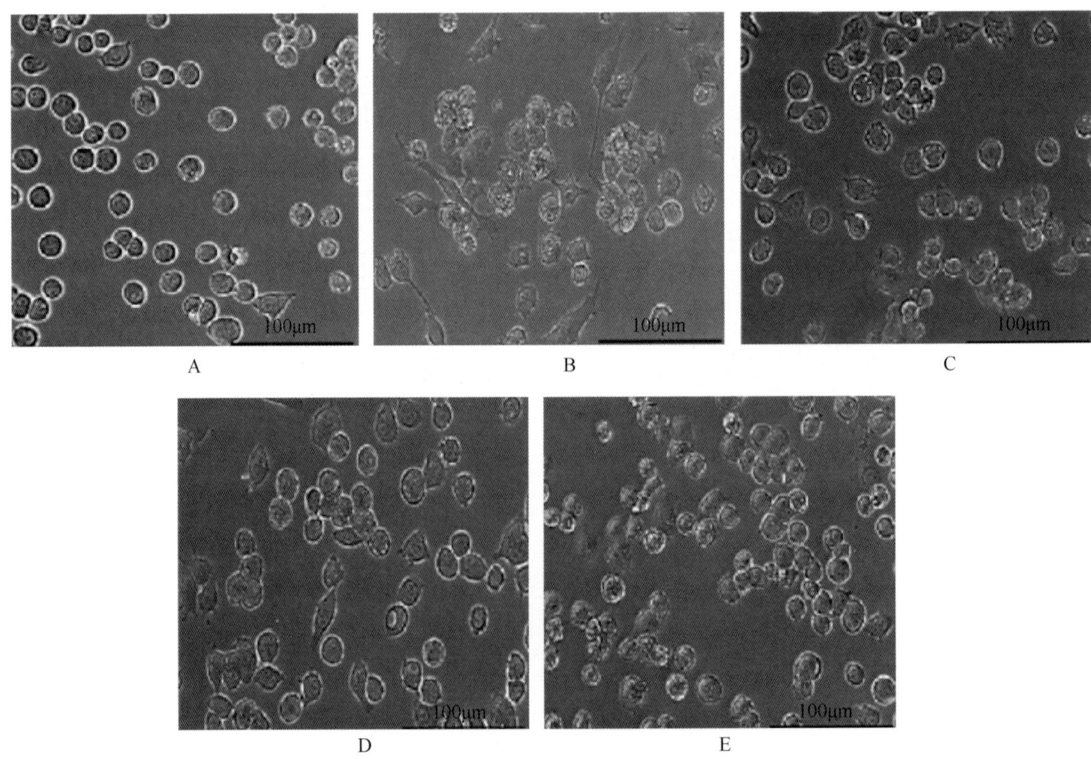

图 5-3-8 片仔癀对 LPS 诱导的 BV2 小胶质细胞形态的影响（200×）

A. 正常对照组；B. LPS 模型组；C. 片仔癀低剂量组；D. 片仔癀中剂量组；E. 片仔癀高剂量组

（2）片仔癀对 LPS 诱导的 BV2 小胶质细胞促炎因子 IL-6 表达的影响

与正常对照组比较，BV2 小胶质细胞在 LPS 刺激 12h 后，IL-6 表达水平明显上升（$P < 0.001$）；与 LPS 模型组比较，在给予不同浓度的片仔癀（0.05mg/ml、0.10mg/ml、0.15mg/ml）共同干预 12h 后，IL-6 表达水平明显下降（$P < 0.05$，$P < 0.05$，$P < 0.01$），见表 5-3-1。

表 5-3-1 片仔癀对 BV2 小胶质细胞分泌 IL-6 的影响

组别	n	IL-6（pg/ml）
正常对照组	3	56.80±1.79
LPS 模型组	3	1240.39±15.83[1)]
片仔癀低剂量组	3	843.50±51.33[2)]
片仔癀中剂量组	3	597.30±69.44[2)]
片仔癀高剂量组	3	394.97±59.40[3)4)]

注：与正常对照组比较，1）$P < 0.001$；与 LPS 模型组比较，2）$P < 0.05$，3）$P < 0.01$；与片仔癀低剂量组比较，4）$P < 0.05$。

（3）片仔癀对 LPS 诱导的 BV2 小胶质细胞中促炎因子 IL-1β、IL-6 和 TNF-α mRNA 水平的影响

与正常对照组比较，LPS 刺激 12h 后，BV2 小胶质细胞中 IL-1β（$P < 0.001$）、IL-6（$P < 0.001$）和 TNF-α（$P < 0.01$）的 mRNA 水平明显上升；与 LPS 模型组比较，不同浓度的片仔癀可明显降低细胞中 IL-1β（$P < 0.05$，$P < 0.01$，$P < 0.001$）、IL-6（$P > 0.05$，$P < 0.01$，$P < 0.001$）和 TNF-α（$P < 0.01$，$P < 0.01$，$P < 0.001$）的 mRNA 水平，见表 5-3-2。

表 5-3-2 片仔癀对 LPS 诱导后 BV2 小胶质细胞中 IL-1β、IL-6 和 TNF-α mRNA 水平的影响

组别	n	IL-1β mRNA	IL-6 mRNA	TNF-α mRNA
正常对照组	3	1.00±0.06	1.00±0.07	1.00±0.20
LPS 模型组	3	749.24±77.73[1)]	223.77±19.40[1)]	7.61±1.59[2)]
片仔癀低剂量组	3	589.43±89.81[3)]	208.15±12.11	2.71±0.47[4)]
片仔癀中剂量组	3	469.66±73.09[4)]	162.79±23.27[4)]	2.39±0.99[4)]
片仔癀高剂量组	3	188.41±20.96[5)]	73.31±10.04[5)6)]	0.88±0.09[5)]

注：与正常对照组比较，1）$P < 0.001$，2）$P < 0.01$；与 LPS 模型组比较，3）$P < 0.05$，4）$P < 0.01$，5）$P < 0.001$；与片仔癀低剂量组比较，6）$P < 0.001$。

（4）片仔癀对 LPS 诱导的 BV2 小胶质细胞中炎性蛋白酶 COX-2 和 iNOS 表达的影响

与正常对照组比较，LPS 刺激 12h 后，BV2 小胶质细胞中 COX-2 和 iNOS 蛋白水平均明显增加（$P < 0.001$，$P < 0.001$）；与 LPS 模型组比较，不同浓度片仔癀（0.05mg/ml、0.10mg/ml 和 0.15mg/ml）共同干预 12h 时，片仔癀可明显降低细胞中 COX-2 蛋白表达水平（$P < 0.01$，$P < 0.01$，$P < 0.001$）及 iNOS 蛋白表达水平（$P < 0.01$，$P < 0.01$，$P < 0.01$），见表 5-3-3 和图 5-3-9。

表 5-3-3 片仔癀对 LPS 诱导的 BV2 小胶质细胞中 COX-2 和 iNOS 蛋白表达的影响

组别	n	COX-2 蛋白	iNOS 蛋白
正常对照组	3	1.00±0.00	1.00±0.00
LPS 模型组	3	4.23±0.25[1)]	2.28±0.41[1)]

续表

组别	n	COX-2 蛋白	iNOS 蛋白
片仔癀低剂量组	3	3.01±0.15[2)]	1.47±0.29[2)]
片仔癀中剂量组	3	2.33±0.17[2)4)]	1.17±0.24[2)]
片仔癀高剂量组	3	1.13±0.22[3)5)]	1.12±0.06[2)]

注：与正常对照组比较，1）$P<0.001$；与 LPS 模型组比较，2）$P<0.01$，3）$P<0.001$；与片仔癀低剂量组比较，4）$P<0.05$，5）$P<0.01$。

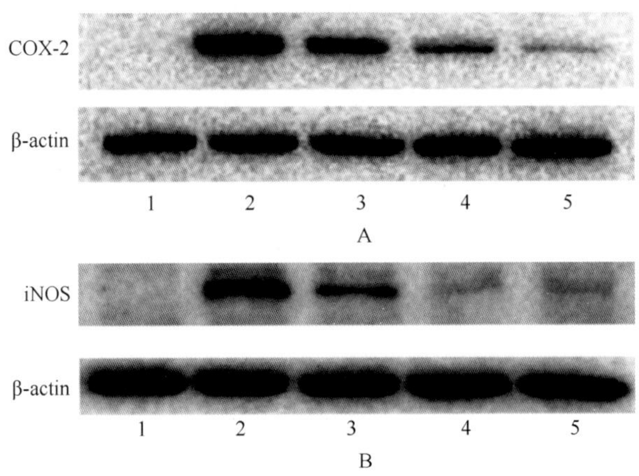

图 5-3-9 片仔癀对 LPS 诱导的 BV2 小胶质细胞中 COX-2 和 iNOS 蛋白表达的影响

1. 正常对照组；2. LPS 模型组；3. 片仔癀低剂量组；4. 片仔癀中剂量组；5. 片仔癀高剂量组

（5）片仔癀对 LPS 诱导的 BV2 小胶质细胞 TLR4/MAPK 信号通路的影响

与正常对照组比较，LPS 刺激 12h 后，BV2 小胶质细胞中 TLR4（$P<0.05$）、p-ERK1/2（$P<0.01$）、p-p38（$P<0.01$）表达水平明显上升；与 LPS 模型组比较，不同浓度的片仔癀可抑制 TLR4（$P>0.05$，$P<0.05$，$P<0.05$）、p-ERK1/2（$P>0.05$，$P<0.05$，$P<0.01$）、p-p38（$P<0.05$，$P<0.01$，$P<0.01$）蛋白表达，见表 5-3-4 和图 5-3-10。

表 5-3-4 片仔癀对 LPS 诱导的 BV2 小胶质细胞中 TLR4/MAPK 信号通路相关蛋白表达的影响

组别	n	TLR4 蛋白	p-ERK1/2 蛋白	p-p38 蛋白	p-JNK 蛋白
正常对照组	3	1.00±0.00	1.00±0.00	1.00±0.00	1.00±0.00
LPS 模型组	3	1.55±0.07[1)]	2.10±0.07[2)]	2.09±0.28[2)]	1.24±0.17
片仔癀低剂量组	3	1.37±0.24	1.44±0.24	1.32±0.36[3)]	1.25±0.11
片仔癀中剂量组	3	1.16±0.20[3)]	1.00±0.03[3)]	0.99±0.28[4)]	1.13±0.05
片仔癀高剂量组	3	1.09±0.23[3)]	0.88±0.04[4)]	0.81±0.26[4)]	1.25±0.11

注：与正常对照组比较，1）$P<0.05$，2）$P<0.01$；与 LPS 模型组比较，3）$P<0.05$，4）$P<0.01$。

3. 结论

本研究结果显示片仔癀可能是通过抑制 TLR4/MAPK 信号通路，进而抑制炎症因子 IL-1β、IL-6 和 TNF-α 转录，降低促炎因子 IL-6 及促炎性蛋白酶 COX-2、iNOS 的表达，发挥改善 LPS 诱导 BV2 小胶质细胞神经炎症损伤的作用。本实验为进一步研究片仔癀治疗脑卒中的机制及其临床应用提供了依据和实验基础。

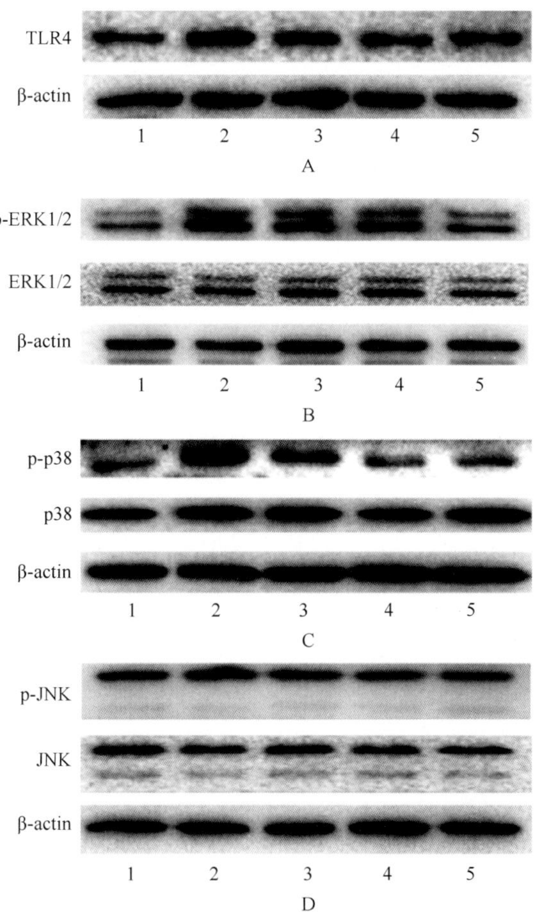

图 5-3-10　片仔癀对 LPS 诱导的 BV2 小胶质细胞中 TLR4/MAPK 信号通路相关蛋白表达的影响

1. 正常对照组；2. LPS 模型组；3. 片仔癀低剂量组；4. 片仔癀中剂量组；5. 片仔癀高剂量组

（二）基于 BV2 小胶质细胞极化探索片仔癀抗炎机制[8]

1. 方法

收集生长状态良好的 BV2 细胞，设空白组、M1 模型组（LPS 100μg/L，IFN-γ 10μg/L）、M1 片仔癀组（LPS 100μg/L，IFN-γ 10μg/L，片仔癀 0.4g/kg）、M2 模型组（IL-4 20μg/L）、M2 片仔癀组（IL-4 20μg/L，片仔癀 0.4g/kg）。通过 ELISA 法检测细胞上清中相关因子 mRNA 的水平，Western blot 检测细胞中相关蛋白的表达情况。

2. 结果

（1）片仔癀对 BV2 细胞中促炎因子（TNF-α 及 NO）或抑炎因子（IL-10 和 TGF-β1）的影响

与空白组比较，M1 模型组细胞上清中的 TNF-α 及 NO 均显著升高（$P < 0.01$），而 M1 片仔癀组细胞上清中的 TNF-α 及 NO 含量较 M1 模型组显著降低（$P < 0.01$）；与空白组比较，M2 模型组细胞上清中的 IL-10 与 TGF-β1 含量均显著增加（$P < 0.01$），且 M2 片仔癀组较 M2 模型组增加更为显著（$P < 0.01$，$P < 0.05$），见表 5-3-5。

表 5-3-5 片仔癀对 BV2 细胞上清促炎因子或抑炎因子的影响

组别	剂量	TNF-α	NO	IL-10	TGF-β1
空白组	—	238.205±21.775	33.903±5.285	28.750±6.793	504.791±115.665
M1 模型组	LPS 100μg/L+IFN-γ 10μg/L	1065.337±29.457[1)]	79.832±6.815[1)]	—	—
M1 片仔癀组	LPS 100μg/L+IFN-γ 10μg/L+PTH 0.4g/kg	848.5337±37.578[3)]	58.283±3.495[3)]	—	—
M2 模型组	IL-4 20μg/L	—	—	235.284±22.237[1)]	1718.760±73.607[1)]
M2 片仔癀组	IL-4 20μg/L+PTH 0.4g/kg	—	—	297.966±10.947[3)]	2008.929±105.684[2)]

注：与空白组比较，1）$P < 0.01$；与模型组比较，2）$P < 0.05$，3）$P < 0.01$。

（2）片仔癀对 BV2 细胞 iNOS 和 Arg-1 mRNA 表达的影响

与空白组比较，M1 模型组细胞中 iNOS mRNA 表达显著上调（$P < 0.01$），而 M1 片仔癀组与 M1 模型组比较则表达显著降低（$P < 0.01$）。与空白组比较，M2 模型组细胞中 Arg-1 mRNA 表达显著上调（$P < 0.01$），与 M2 模型组比较，M2 片仔癀组 Arg-1 mRNA 表达明显升高（$P < 0.05$），见表 5-3-6。

表 5-3-6 片仔癀对 BV2 细胞 iNOS 和 Arg-1 mRNA 表达的影响

组别	剂量	iNOS mRNA	Arg-1 mRNA
空白组	—	1.024±0.208	1.010±0.147
M1 模型组	LPS 100μg/L+IFN-γ 10μg/L	37.013±13.018[1)]	—
M1 片仔癀组	LPS 100μg/L+IFN-γ 10μg/L+PTH 0.4g/kg	8.329±3.039[3)]	—
M2 模型组	IL-4 20μg/L	—	4.768±1.223[1)]
M2 片仔癀组	IL-4 20μg/L+PTH 0.4g/kg	—	6.787±0.529[2)]

注：与空白组比较，1）$P < 0.01$；与模型组比较，2）$P < 0.05$，3）$P < 0.01$。

（3）片仔癀对 p-STAT1、p-STAT3、iNOS、p-STAT6 和 Arg-1 蛋白表达的影响

与空白组比较，M1 模型组细胞中 p-STAT1、p-STAT3、iNOS 蛋白的表达显著升高（$P < 0.01$）。与 M1 模型组比较，M1 片仔癀组细胞中 iNOS、p-STAT1、p-STAT3 蛋白的表达明显降低（$P < 0.01$，$P < 0.05$，$P < 0.01$）。与空白组比较，M2 模型组细胞中 p-STAT6 及 Arg-1 蛋白的表达显著升高（$P < 0.01$），与 M2 模型组比较，M2 片仔癀组细胞中 p-STAT6 和 Arg-1 蛋白的表达明显升高（$P < 0.01$，$P < 0.05$），见图 5-3-11、图 5-3-12、表 5-3-7。

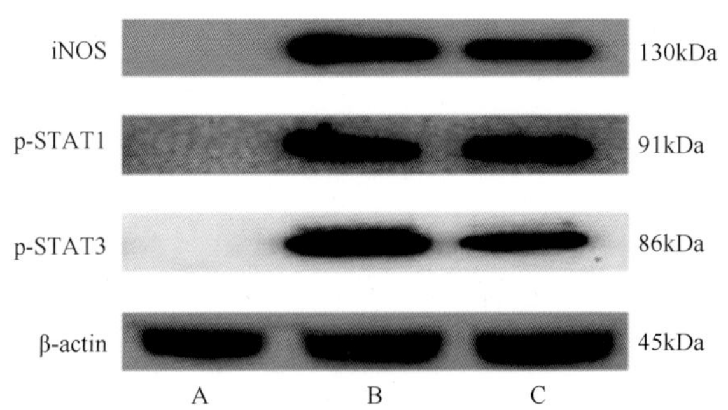

图 5-3-11 片仔癀对 p-STAT1、p-STAT3、iNOS 蛋白表达的影响

A. 空白组；B. M1 模型组；C. M1 片仔癀组

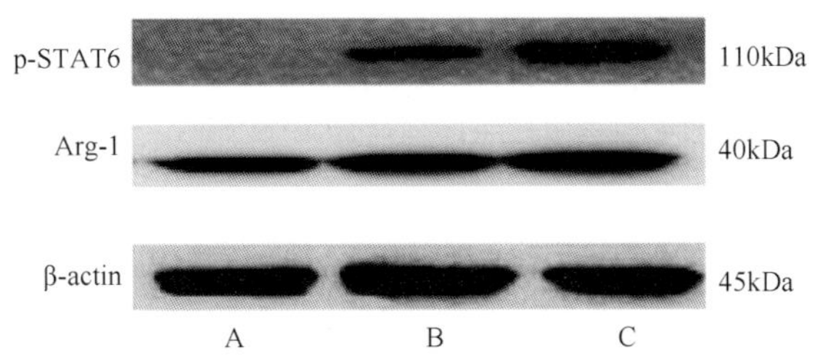

图 5-3-12　片仔癀对 p-STAT6 和 Arg-1 蛋白表达的影响

A. 空白组；B. M2 模型组；C. M2 片仔癀组

表 5-3-7　片仔癀对 BV2 细胞 iNOS、p-STAT1、p-STAT3、p-STAT6、Arg-1 蛋白表达的影响

组别	剂量	iNOS/β-actin	p-STAT1/β-actin	p-STAT3/β-actin	p-STAT6/β-actin	Arg-1/β-actin
空白组	—	0.117±0.013	0.247±0.075	0.096±0.018	0.135±0.016	0.419±0.077
M1 模型组	LPS 100μg/L+IFN-γ 10μg/L	1.170±0.174[1)]	1.073±0.104[1)]	1.117±0.065[1)]	—	—
M1 片仔癀组	LPS 100μg/L+IFN-γ 10μg/L+PTH 0.4g/kg	0.723±0.109[3)]	0.869±0.048[2)]	0.751±0.144[3)]	—	—
M2 模型组	IL-4 20μg/L	—	—	—	0.427±0.091[1)]	0.653±0.053[1)]
M2 片仔癀组	IL-4 20μg/L+PTH 0.4g/kg	—	—	—	0.760±0.107[3)]	0.855±0.037[2)]

注：与空白组比较，1）$P < 0.01$；与模型组比较，2）$P < 0.05$，3）$P < 0.01$。

3. 讨论与结论

本研究采用 LPS 诱导 BV2 细胞的 M1 极化模型，同时利用 IL-4 诱导 M2 极化模型，明确片仔癀对 BV2 极化的影响。研究结果显示，片仔癀干预后 M1 模型细胞上清的炎症因子浓度显著降低，提示片仔癀可以抑制 M1 模型的功能。另外，经片仔癀干预后 M2 模型的抑炎因子浓度进一步增加，提示片仔癀具有增强 M2 型功能的作用。此外，片仔癀能抑制 M1 型极化的标志性蛋白 iNOS 的表达，促进 M2 型极化的标志性蛋白 Arg-1 表达。STAT1 及 STAT3 通路是小胶质细胞发生 M1 型极化的重要信号通路，而 STAT6 通路则是 M2 型极化的重要信号。结果显示片仔癀能抑制 LPS + IFN-γ 诱导的 p-STAT1 及 p-STAT3 表达上调，并促进 IL-4 诱导的 p-STAT6 表达上调。

综上所述，片仔癀可以通过调控小胶质细胞极化发挥抗炎作用，这为其临床应用提供了更为坚实的依据。

四、片仔癀对自身免疫性脑脊髓炎的作用及机制研究

多发性硬化症（MS）是一种以炎症细胞浸润和脱髓鞘病变为特征的中枢神经系统（CNS）自身免疫性疾病，大约 85% 的 MS 患者表现为复发缓解型。T 辅助细胞（Th）在 MS 的发病机制中起着关键作用，特别是 Th1 和 Th17 细胞亚群，它们通过分泌促炎细胞因子，如干扰素 -γ（IFN-γ）和 IL-17，促进了 MS 中的炎症反应和神经损伤。香港浸会大学吕爱平教授利用急性实验性自身免疫性脑脊髓炎（EAE）大鼠模型和复发 - 缓解型实验性自身免疫性脑脊髓炎（RR-EAE）小鼠模型观察到片仔癀对 MS 的影响，研究发现片仔癀对两种 EAE 模型具有治疗作用，其作用机制与减轻中枢神经系统炎症细胞的浸润、抑制促炎细胞因子和趋化因子的

产生及调节 T 辅助细胞的作用有关。

（一）片仔癀对实验性自身免疫性脑脊髓炎大鼠的治疗潜力[9]

1. 方法

雄性 Lewis 大鼠（8 ～ 10 周龄，体重 250 ～ 300g），随机分为正常组、模型组、醋酸泼尼松组［PA，5mg/（kg · d）］、片仔癀低剂量组［PZH-L，0.054g/（kg · d）］、片仔癀中剂量组［PZH-M，0.162g/（kg · d）］、片仔癀高剂量组［PZH-H，0.486g/（kg · d）］。将含有 20μg 豚鼠髓鞘碱性蛋白（MBP）、完全弗氏佐剂（CFA）及分枝杆菌（2mg/ml）的 100μl 抗原乳剂接种于大鼠左后爪垫皮下建立急性 EAE 模型。从免疫后第 10 天（发病时）起，给药组大鼠每日给予不同药物，持续 3 周，正常组和模型组大鼠每日给予等量生理盐水。所有药物均以 1ml/100g 体积灌胃给药。记录每日体重，并评估临床症状，采用 6 级评分法：0 分 = 无临床症状；1 分 = 软尾；2 分 = 后腿无力；3 分 = 截瘫和大小便失禁；4 分 = 四肢完全瘫痪；5 分 = 死亡。治疗后，取心、肝、脾、肺、肾，洗净血液后称量脏器系数；收集血清进行 ELISA 分析和血液生化测定；分离全脑和脊髓进行 HE 染色和 IHC 分析。

2. 结果

（1）片仔癀可改善 EAE 大鼠临床症状

如图 5-3-13 所示，片仔癀有效降低了缓解期临床评分，尤其是片仔癀中剂量组和片仔癀高剂量组。

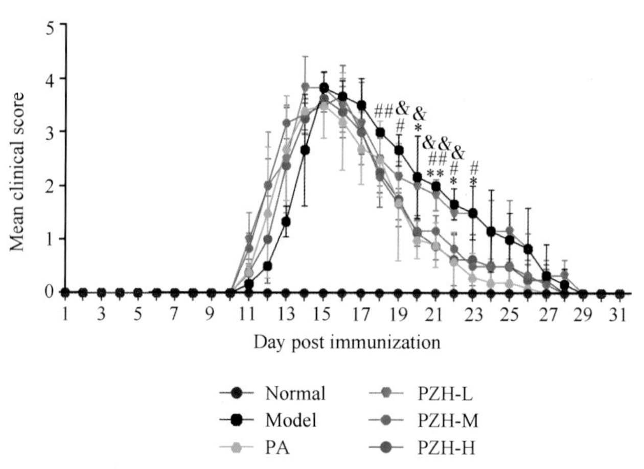

图 5-3-13　各组大鼠临床平均评分随时间变化情况

注：数据以 $\bar{x} \pm s$ 表示，PA 组（醋酸泼尼松组）与模型组比较，$*P < 0.05$，$**P < 0.01$；PZH-M 组（片仔癀中剂量组）与模型组比较，$\#P < 0.05$，$\#\#P < 0.01$；PZH-H 组（片仔癀高剂量组）与模型组比较，$\&P < 0.05$，$\&\&P < 0.01$

（2）片仔癀可改善 EAE 大鼠中枢神经系统炎症

如图 5-3-14 所示，与正常组比较，模型组大鼠的脑、脑干、脊髓均出现明显的血管袖带样改变和弥漫性炎症细胞浸润。片仔癀治疗可以显著降低脑、脑干和脊髓的炎症病变程度，这与醋酸泼尼松的治疗效果一致。

（3）片仔癀可降低 EAE 大鼠血清促炎细胞因子和趋化因子的表达

如图 5-3-15 所示，与正常组比较，模型组 IL-17A、IL-23、Ccl3、Ccl5 水平均显著升高，而片仔癀可显著降低 EAE 大鼠血清中这些促炎细胞因子和趋化因子水平，其中片仔癀中剂量组和高剂量组最为显著。

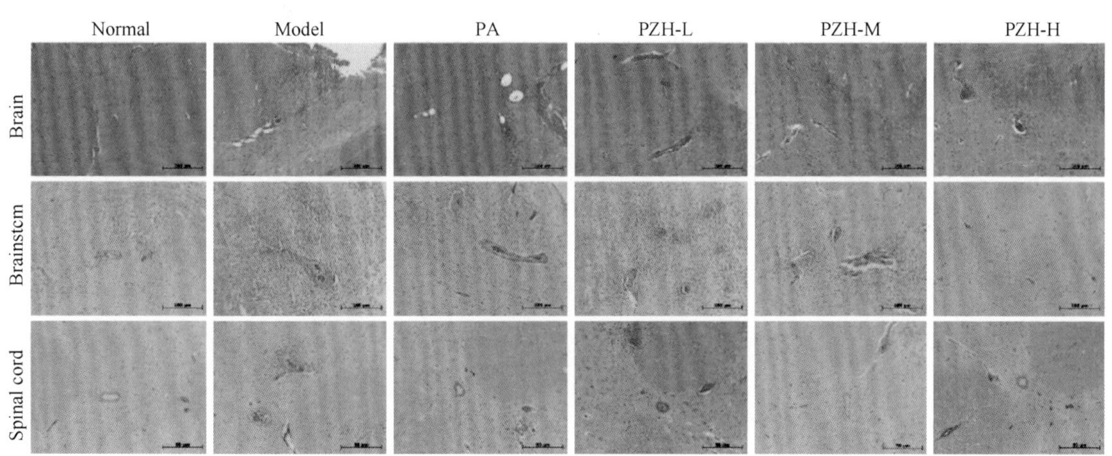

图 5-3-14　片仔癀可改善 EAE 大鼠中枢神经系统炎症（HE 染色）

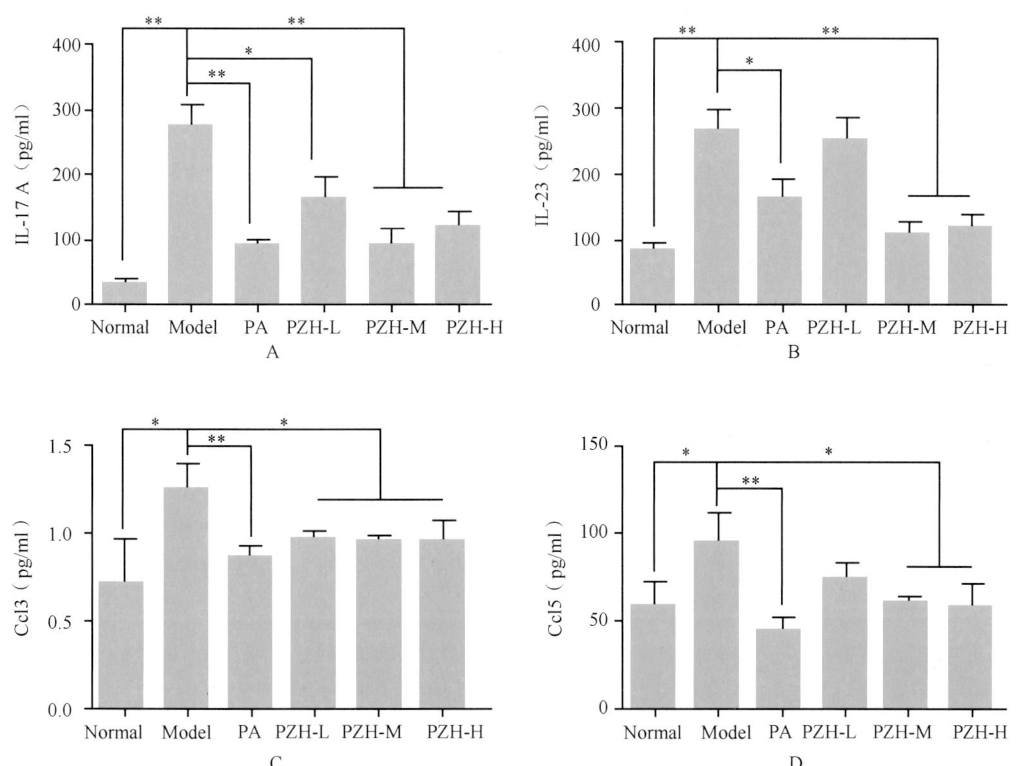

图 5-3-15　片仔癀可降低 EAE 大鼠血清中促炎细胞因子和趋化因子的表达

数据以 $\bar{x}\pm s$ 表示，$*P<0.05$，$**P<0.01$

（4）片仔癀可下调 EAE 大鼠中枢神经系统 p-p65 和 p-STAT3 水平

如图 5-3-16 所示，与正常组大鼠相比，模型组大鼠 p-p65 和 p-STAT3 水平显著升高。片仔癀处理可显著降低 p-p65 和 p-STAT3 水平，其中片仔癀中剂量组和高剂量组较为显著。

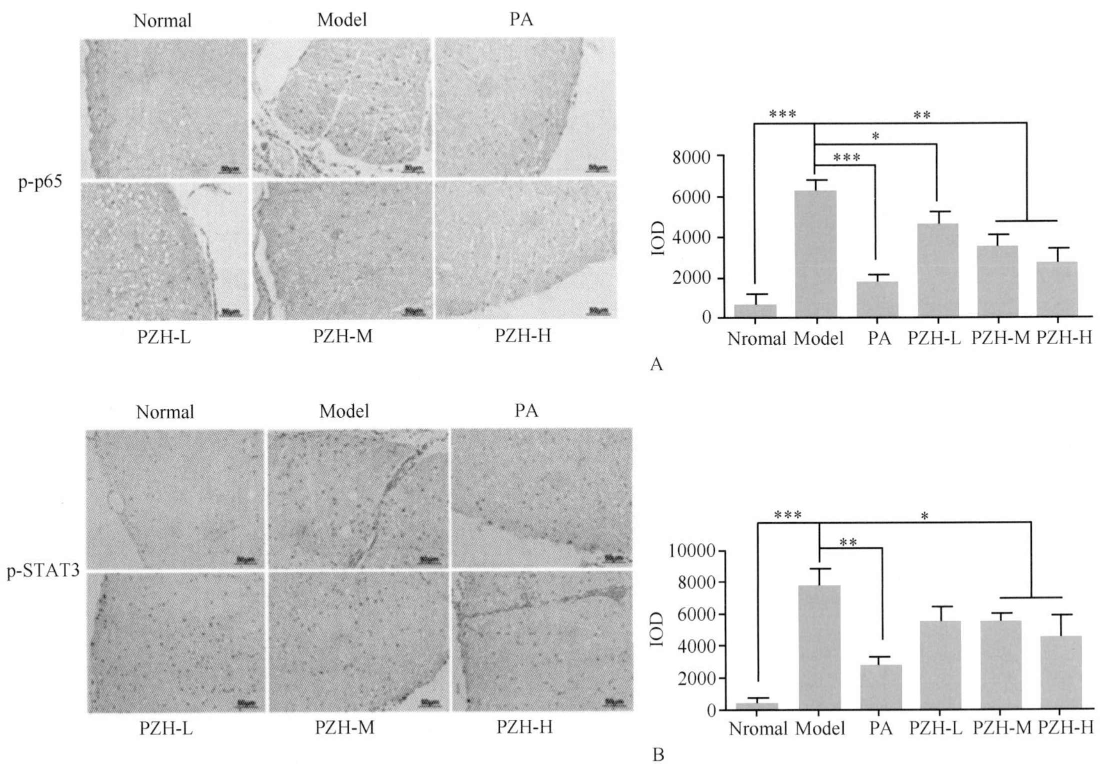

图 5-3-16　片仔癀可下调 EAE 大鼠中枢神经系统 p-p65 和 p-STAT3 水平（200×）

所有数据均以 $\bar{x} \pm s$ 表示，$*P < 0.05$，$**P < 0.01$，$***P < 0.001$

3. 讨论与结论

多发性硬化症是典型的中枢神经系统炎症性脱髓鞘疾病。EAE 被认为是研究多发性硬化症机制和开发药物的良好模型。本研究中，大鼠在免疫后第 10 天出现临床症状，第 15 天出现神经症状高峰，第 29 天完全恢复，与文献报道一致。研究发现了片仔癀对 EAE 大鼠有明显的治疗作用，它有效地降低了 EAE 大鼠缓解期的临床评分，显著抑制了脑、脑干和脊髓的血管袖样改变和弥漫性炎症细胞浸润。此外，片仔癀还显著降低了 EAE 大鼠血清和中枢神经系统中 IL-17A、IL-23、Ccl3 和 Ccl5 的水平，并通过抑制 STAT3 或 NF-κB 的磷酸化可以减轻 EAE 的严重程度。研究证实了片仔癀通过下调 STAT3 通路和 NF-κB 通路抑制 EAE 大鼠中枢神经系统炎症。

综上所述，片仔癀对急性 EAE 大鼠模型具有良好的治疗作用，其作用机制部分是通过减轻中枢神经系统炎症细胞的浸润，抑制促炎细胞因子和趋化因子的产生。

（二）片仔癀通过调节 Th1 和 Th17 细胞减轻复发缓解实验性自身免疫性脑脊髓炎小鼠 [10]

1. 方法

40 只雌性 SJL/J 小鼠，随机分为正常组、模型组、片仔癀组［PZH，0.234g/（kg・d），与成人剂量相同］和阳性对照组［芬戈莫德，FTY720，1mg/（kg・d）］。将 150μg 髓鞘蛋白脂蛋白 139-151（PLP139-151，纯度＞98%）溶解于 0.1ml 无菌 PBS 和 0.1ml CFA 中，并添加 4mg/ml 结核分枝杆菌后注射于小鼠上腹部两个点（每个点 0.1ml）建立复发 - 缓解型 EAE

模型。每只小鼠在免疫后第 0 天（免疫当天）和第 2 天分别腹腔注射 200ng 百日咳毒素（PTX，用 200μl PBS 稀释）。从免疫后第 10 天（发病）开始给药，持续 60 天。片仔癀和 FTY720 以 0.1ml/10g 的体积口服，正常组和模型组小鼠灌胃等体积的双蒸馏水。每天按照 6 级评分法计算临床评分（0= 无临床症状；1= 松弛尾；2 = 中度后肢或前肢无力；3 = 后肢或前肢严重无力；4 = 肢体完全瘫痪；5 = 死亡）。免疫后第 70 天处死小鼠，收集血清，采用 ELISA 测定血清中 IFN-γ 和 IL-17A；收集中枢神经系统组织和脾脏，分离单核细胞，运用流式细胞术和实时荧光定量 PCR 分别检测中枢神经系统中 Th1、Th17 细胞及其相关细胞因子的表达；收集小鼠脑和脊髓，使用 HE 染色进行病理观察和炎症评价，劳克坚牢蓝（LFB）染色进行脱髓鞘评价。

2. 结果

（1）片仔癀能有效改善 EAE 小鼠的临床症状

如图 5-3-17A 所示，在整个实验过程中，正常小鼠没有明显的神经行为缺陷。与正常组小鼠相比，模型组小鼠在免疫后第 10 天开始出现 EAE 相关临床症状，临床评分迅速上升，并在第 14 天达到最高水平，在第 21 天评分较低，此后自行复发。FTY720 组和片仔癀组分别从第 11 天和第 14 天开始显著抑制临床评分的升高，且均能抑制 EAE 小鼠的死亡率（图 5-3-17A、图 5-3-17B）。此外，FTY-720 组和片仔癀组均能显著减少复发次数和缩短复发时间（图 5-3-17C、图 5-3-17D）。

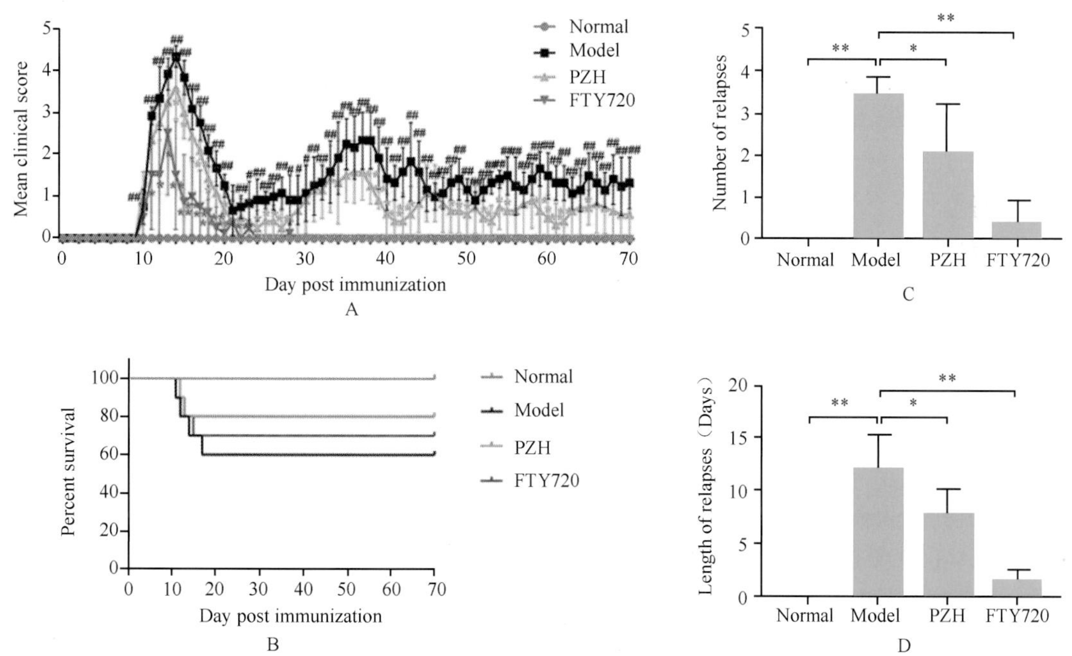

图 5-3-17　片仔癀可改善 EAE 小鼠的临床症状

A. 各组小鼠临床平均评分随时间变化情况；B. 各组小鼠存活率；C. 各组小鼠复发次数，平均复发次数 = 每组所有小鼠复发次数之和 / 每组小鼠数量；D. 各组小鼠的复发时间，复发天数（天）= 各组所有小鼠复发天数之和 / 各组小鼠数量。结果以 $\bar{x}\pm s$ 表示，n=5，$^{*}P<0.05$，$^{**}P<0.01$

（2）片仔癀可改善中枢神经系统炎症和减少脱髓鞘

如图 5-3-18A 所示，与正常组比较，模型组大鼠脑、腰椎可见明显血管袖套样改变，炎性细胞弥漫性浸润。FTY720 和片仔癀治疗均可改善这些病理改变的严重程度。LFB 染色结果显示 FTY720 和片仔癀均能减轻 EAE 小鼠腰束脱髓鞘的严重程度（图 5-3-18B）。此外，与未治疗 EAE 小鼠相比，FTY720 和片仔癀治疗小鼠的中枢神经系统炎症评分和脱髓鞘评分均显著降低（图 5-3-18C ～图 5-3-18E）。

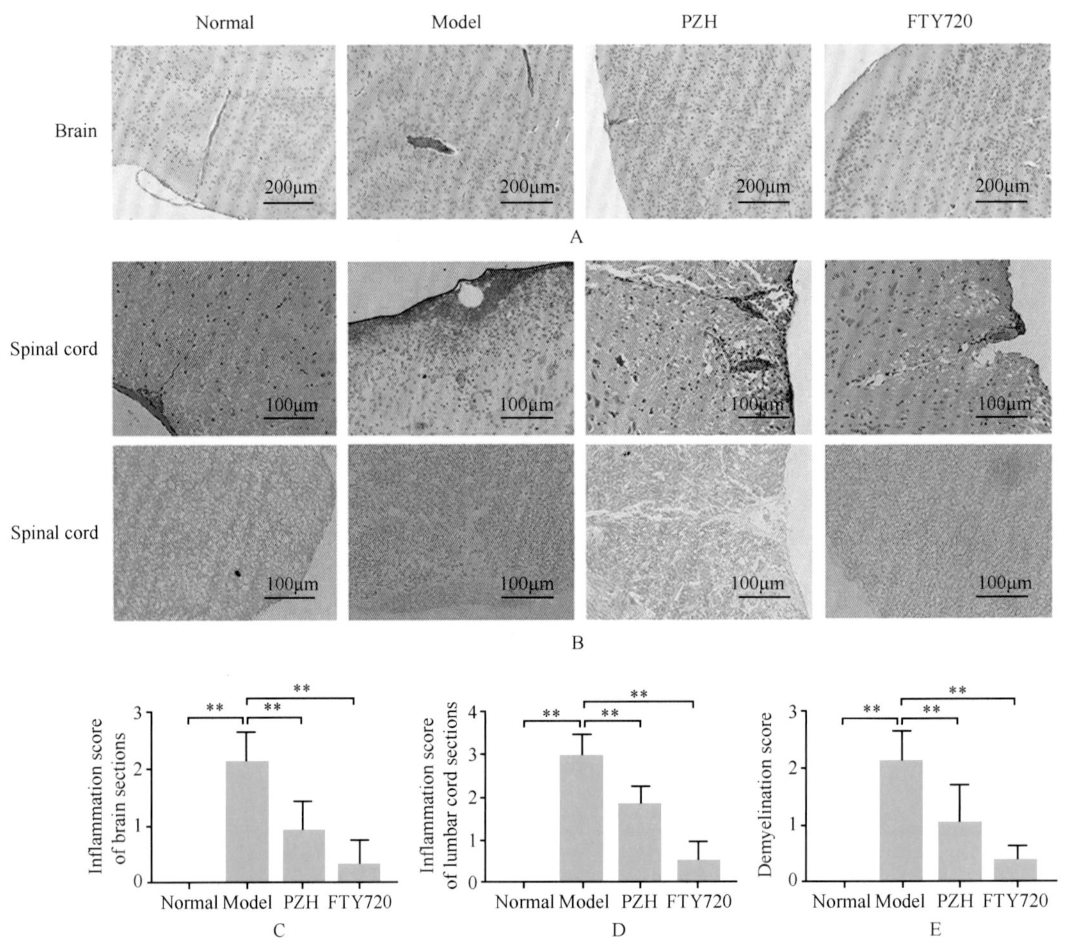

图 5-3-18 片仔癀可改善 EAE 小鼠的中枢神经系统炎症并减少脱髓鞘

A. HE 染色分析脑、腰椎脊髓炎症；B. LFB 染色检查腰椎脱髓鞘；C. 各组小鼠脑炎症评分；D. 各组小鼠腰束炎症评分；E. 各组小鼠腰椎脱髓鞘评分。数据以 $\bar{x} \pm s$ 表示，n=5，$^{**}P < 0.01$

（3）片仔癀可降低 Th1 和 Th17 细胞亚群百分比和活性

如图 5-3-19 所示，与正常组相比，模型组小鼠中枢神经系统和脾脏中 Th1 和 Th17 细胞亚群均显著增加。片仔癀处理显著降低了 EAE 小鼠中枢神经系统和脾脏中 Th1 和 Th17 细胞亚群的百分比。

为了进一步研究片仔癀是否可以调节 Th1 和 Th17 细胞的活性，检测了小鼠脑内 Th1 和 Th17 细胞的关键转录因子 T-bet 和 ROR-γt 的 mRNA 水平及促炎因子 IFN-γ 和 IL-17A 的 mRNA 水平。研究结果表明，与模型组相比，片仔癀显著下调了与 Th1 细胞相关的 T-bet 和 IFN-γ 的 mRNA 水平（图 5-3-20A、图 5-3-20B）。同样，片仔癀也下调了 Th17 细胞 ROR-γt mRNA 水平和下游促炎因子 IL-17A mRNA 水平（图 5-3-20C、图 5-3-20D）。

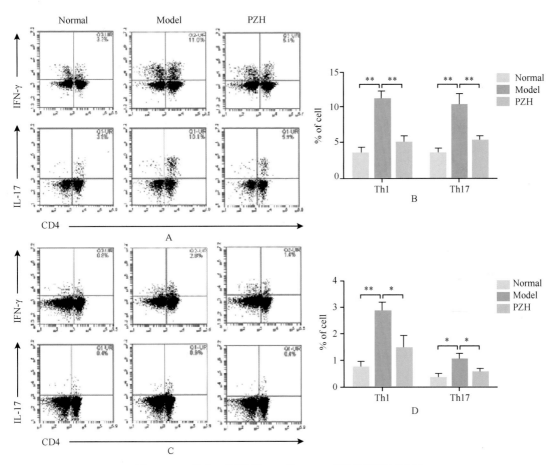

图 5-3-19　片仔癀可降低 Th1 和 Th17 细胞亚群的百分比

A. 中枢神经系统中 $CD4^+$ Th1 和 Th17 细胞亚群；B. 各组小鼠中枢神经系统中 Th1 和 Th17 细胞的百分比；C. 脾脏中 $CD4^+$ Th1 和 Th17 细胞亚群；D. 各组小鼠脾脏中 Th1 和 Th17 细胞的百分比。所有数据均以 $\bar{x}\pm s$ 表示，n=5，*$P < 0.05$，**$P < 0.01$

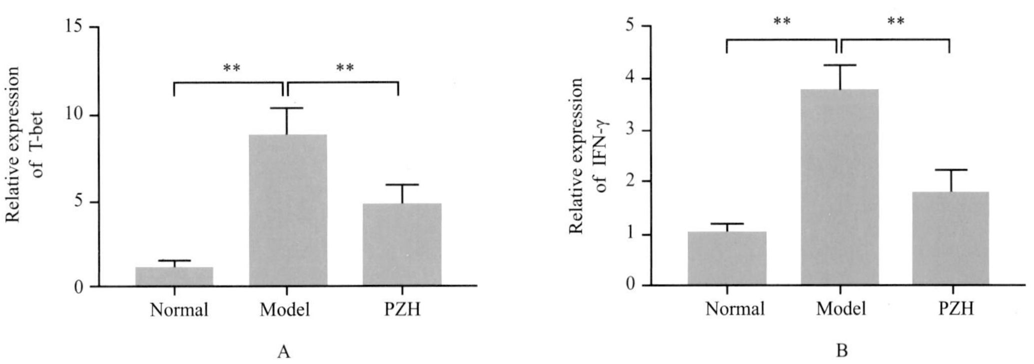

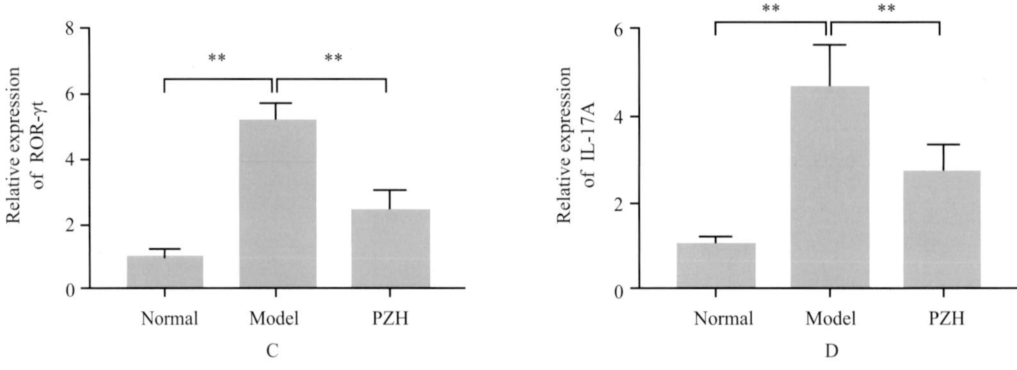

图 5-3-20 片仔癀可抑制 Th1 和 Th17 细胞亚群的活性

脑组织的实时荧光定量 PCR 分析 T-bet（A）、IFN-γ（B）、ROR-γt（C）、IL-17A（D）mRNA 表达水平。所有数据均以 $\bar{x} \pm s$ 表示，$n=5$，$^{**}P < 0.01$

3. 讨论与结论

本研究结果显示，片仔癀治疗可以显著减轻发病期和复发期 EAE 小鼠的临床症状，并且在减少复发频率方面有显著的效果。此外，为了充分评价片仔癀对中枢神经系统损伤的作用，还观察了小鼠脑和腰束的病理变化，发现片仔癀治疗后 EAE 小鼠脑和腰束炎性细胞血管袖套状浸润的典型病理改变明显减轻。这些结果进一步证实了片仔癀对 EAE 小鼠的治疗作用。Th1 和 Th17 细胞在 MS 和 EAE 发病机制中的关键作用已被大量研究证实。片仔癀处理显著降低了 EAE 小鼠脾脏和中枢神经系统中 Th1 和 Th17 细胞的百分比，降低了 Th1 和 Th17 细胞的关键转录因子 T-bet 和 ROR-γt 的表达水平及其下游的促炎细胞因子（包括 IFN-γ、IL-17A）的表达水平。

综上所述，片仔癀对 EAE 小鼠具有治疗作用，其作用机制与抑制 Th1 和 Th17 细胞的分化与功能有关。

五、片仔癀对动物胆囊炎的保护作用及机制研究

慢性胆囊炎是由于胆囊壁的慢性炎症，引起胆囊壁水肿及增生、胆囊壁增厚毛糙、与周围组织粘连等病理改变，最终导致胆囊功能异常甚至诱发黄疸、胆结石、胆囊息肉和胆囊癌等常见疾病。在慢性肝病如慢性肝炎、肝硬化患者中，慢性胆囊炎的患病率可以高达 30% ～ 40%，是慢性肝病临床上十分常见的合并症或并发症。胆汁排泄不畅存留在胆囊中，既是胆囊炎发病的重要病因，又是病后缠绵难愈的重要因素。

目前西药治疗胆囊炎方法单一，相对而言，传统中药具有消炎、利胆、保肝、解痉、镇痛的综合作用，机制也可能是多途径多靶点的共同作用。首都医科大学附属北京佑安医院段钟平教授研究观察片仔癀对动物模型胆囊炎的治疗作用，发现片仔癀对石胆酸诱导的豚鼠胆囊炎有显著保护作用，且能促进胆汁分泌，其机制与抑制炎症反应和调控细胞自噬有关，为其在临床上治疗慢性肝病合并慢性胆囊炎的大规模应用提供理论及实验依据。

（一）片仔癀治疗豚鼠胆囊炎及其机制研究[11]

1. 方法

（1）胆囊炎豚鼠模型的建立

250 只普通级英国短毛种豚鼠，雌雄各半，分为对照组和模型组，采用盐酸林可霉素皮下注射（60mg/kg，连续注射 4 天，停 2 天，再注射 3 天）和石胆酸灌胃（300mg/kg，连续 15 天）构建胆囊炎豚鼠模型，并通过小动物 B 超技术、HE 染色、电镜等检测胆囊的结构变化。

（2）实验分组

实验分为正常对照组，灌胃两周生理盐水；石胆酸模型组，灌胃两周石胆酸（每次 300mg/kg）；片仔癀干预组，灌胃两周石胆酸（每次 300mg/kg）和片仔癀（每次 360mg/kg）；熊去氧胆酸干预组，灌胃两周石胆酸（每次 300mg/kg）和熊去氧胆酸（每次 120mg/kg）。通过小动物 B 超技术、HE 染色、电镜等检测胆囊的结构变化，并检测血清中 ALT、AST、TBIL、直接胆红素（DBIL）、间接胆红素（IBIL）和 TBA 的含量。

2. 结果

（1）成功建立胆囊炎豚鼠模型

通过 B 超检测胆囊炎动物模型胆囊形态的变化结果显示：正常豚鼠的胆囊形状如梨，胆囊壁平滑光整，反射较强，胆囊腔为无声区，后壁回声较强，反射较强的肝总管和近端胆总管在门静脉之前呈平行分布，胆囊宽径为 1 ～ 2cm，纵径为 2 ～ 4cm，胆囊壁厚度一般＜ 1mm。胆囊周边血流量比较均衡，见图 5-3-21。

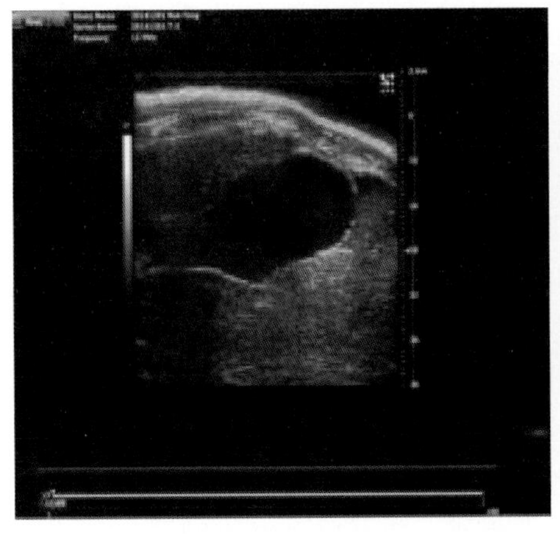

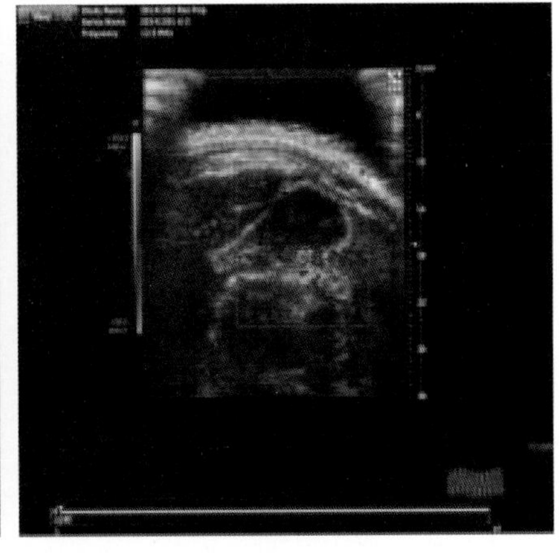

图 5-3-21　利用小动物 B 超检测豚鼠胆囊形态和血流图的变化

石胆酸诱导的豚鼠胆囊炎模型中胆囊异常膨胀，为对照组的 2 ～ 3 倍，在胆囊中有米粒大的黄白色悬浮物或者干泥沙样结石（本实验中较少）；肝脏组织中未发现明显的病变。与正常豚鼠胆囊相比，在胆囊的大小、胆囊的宽纵径及胆囊壁厚度方面，石胆酸灌胃法诱导的豚鼠胆囊炎模型效果更佳，见图 5-3-22。

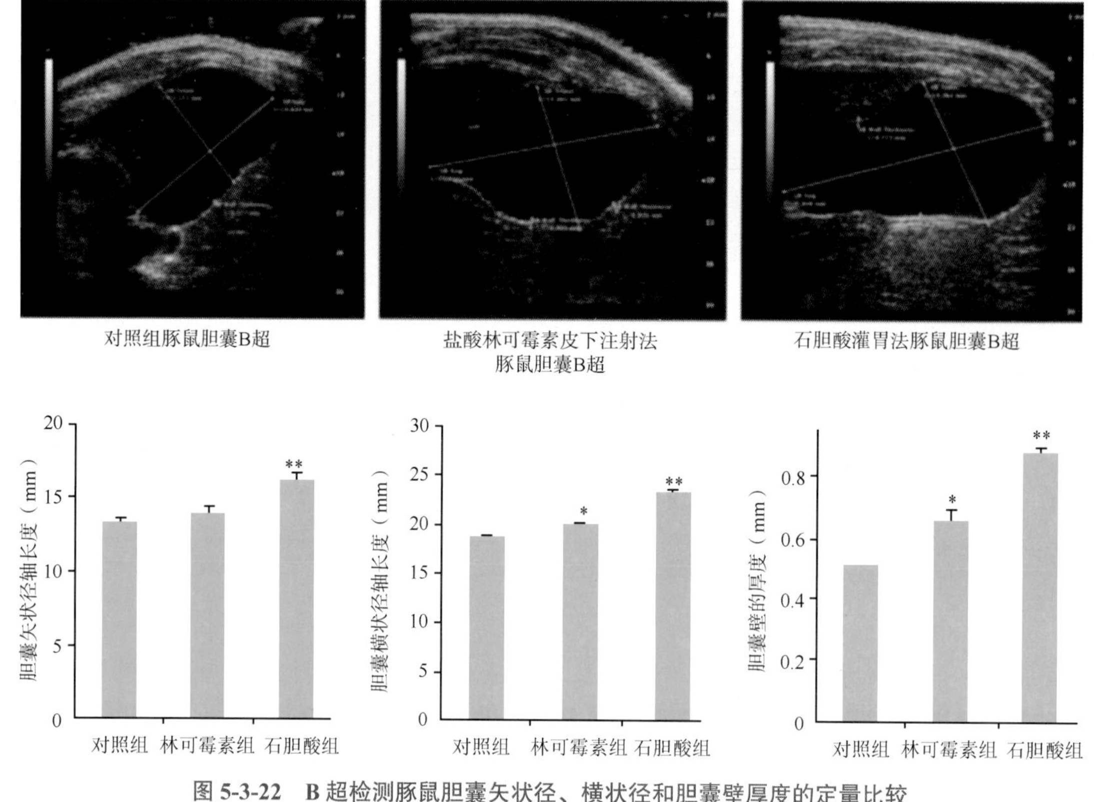

图 5-3-22 B 超检测豚鼠胆囊矢状径、横状径和胆囊壁厚度的定量比较

与对照组相比，$*P < 0.05$，$**P < 0.01$

石胆酸灌胃法诱导豚鼠胆囊炎模型的胆汁变化结果显示：与正常豚鼠胆汁相比，胆囊炎豚鼠胆汁浑浊、不透明，色暗。可能的原因：胆汁成分包括胆汁酸、总胆红素、总胆固醇及钙也随着石胆酸的刺激而改变；胆结石形成过程中，胆固醇含量明显升高，与此同时，总胆汁酸量明显降低，使得胆固醇在胆汁中过饱和而析出结石。

石胆酸灌胃法诱导的豚鼠胆囊炎模型显著优于盐酸林可霉素皮下注射法诱导的豚鼠胆囊炎模型。因此，利用石胆酸灌胃法诱导的豚鼠胆囊炎模型作为模型组进行研究。

（2）不同干预对胆囊炎豚鼠胆囊的影响

研究结果显示与石胆酸诱导的模型组相比，片仔癀干预组和熊去氧胆酸干预组的胆囊形态基本恢复到正常水平，见图 5-3-23。在胆囊的矢状径、横状径和胆囊壁厚度定量比较方面，片仔癀干预组和熊去氧胆酸干预组均低于石胆酸模型组，且具有显著性差异，见图 5-3-24。

（3）不同干预对胆囊炎豚鼠 ALT、AST 的影响

通过检测血清中 ALT 和 AST 的含量，以研究不同干预对豚鼠胆囊炎模型肝脏功能的影响。结果表明，与正常对照组相比，石胆酸诱导的胆囊炎模型组的 ALT 和 AST 显著升高。与石胆酸模型组相比，对于 AST，片仔癀干预组和熊去氧胆酸干预组显著低于石胆酸模型组；对于 ALT，片仔癀干预组显著低于石胆酸模型组，而熊去氧胆酸干预组与石胆酸模型组相比，没有显著性差异，见图 5-3-25。

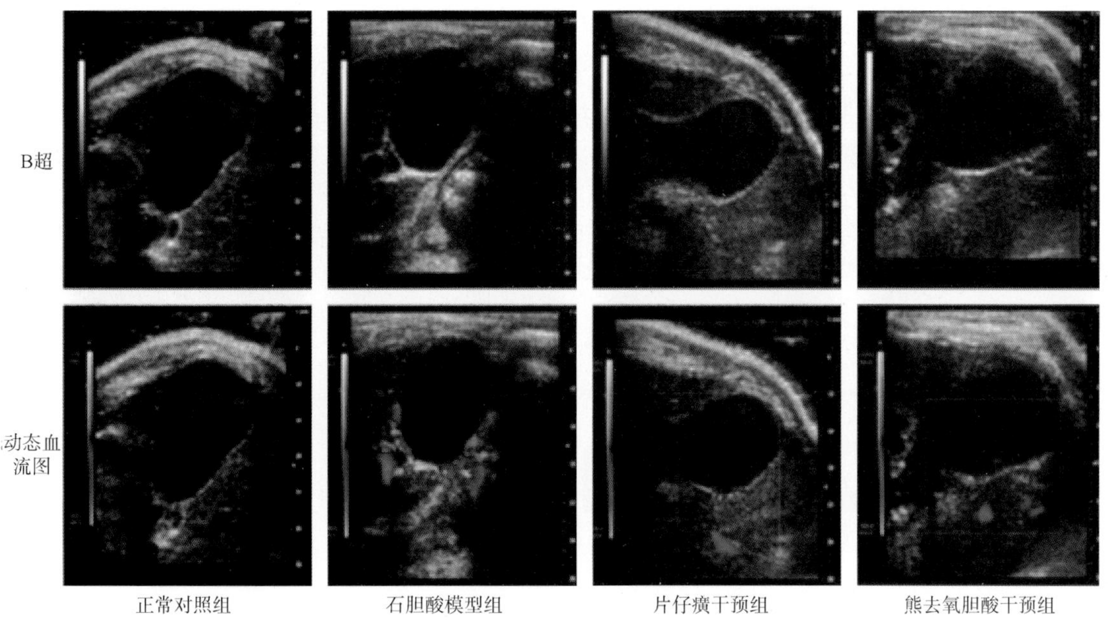

图 5-3-23　片仔癀对胆囊炎豚鼠动物 B 超和动态血流图的影响

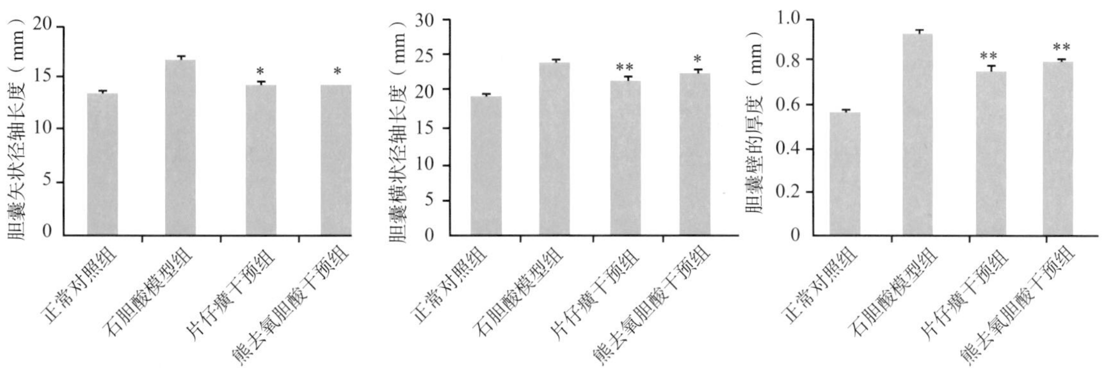

图 5-3-24　片仔癀对动物 B 超胆囊矢状径、横状径和胆囊壁厚度的定量比较（*n*=21/3 批次实验）

与石胆酸模型组相比，$*P < 0.05$，$**P < 0.01$

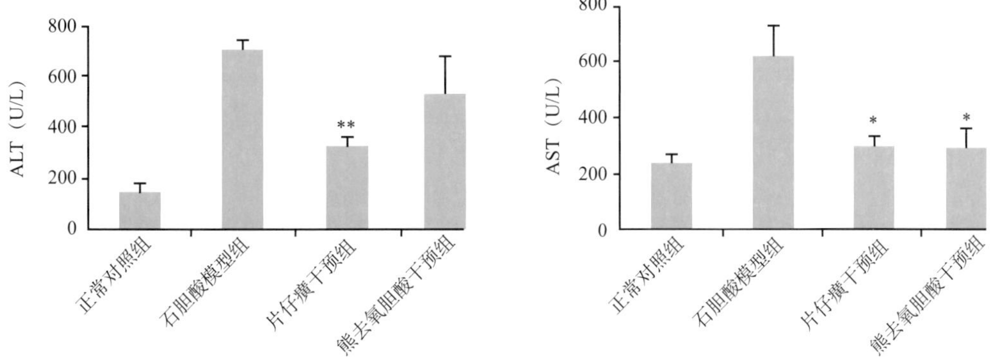

图 5-3-25　片仔癀对动物 ALT 和 AST 的影响（*n*=27/3 批次实验）

与石胆酸模型组相比，$*P < 0.05$，$**P < 0.01$

（4）不同干预对胆囊炎豚鼠 TBIL、DBIL、IBIL 和 TBA 的影响

结果表明，与正常对照组相比，石胆酸诱导的胆囊炎模型组的 IBIL、DBIL、TBIL 和 TBA 显著升高。与石胆酸模型组相比，对于 TBIL、IBIL 和 TBA，片仔癀干预组和熊去氧胆酸干预组显著低于石胆酸模型组；对于 TBIL，片仔癀干预组显著低于熊去氧胆酸干预组；对于 TBA，片仔癀干预组与熊去氧胆酸干预组没有显著差异；对于 DBIL，片仔癀干预组显著低于熊去氧胆酸干预组；对于 IBIL，片仔癀干预组与熊去氧胆酸干预组没有显著差异，见图 5-3-26。

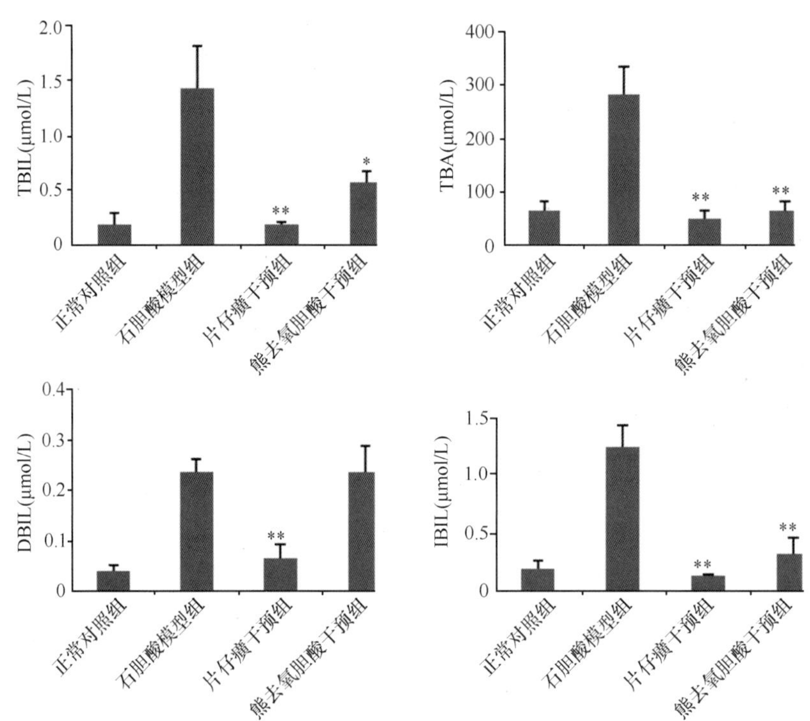

图 5-3-26 片仔癀对动物 TBIL、TBA、DBIL、IBIL 的检测（*n*=27/3 批次实验）

与石胆酸模型组相比，$*P < 0.05$，$**P < 0.01$

（5）不同干预对胆囊炎豚鼠胆囊病理损伤的影响

豚鼠胆囊炎模型的胆囊 HE 染色结果发现，胆囊细胞发生脂肪变性，部分见水样变性和炎症细胞浸润。胆囊黏膜轻度慢性炎症，黏膜上皮增生，上皮中杯状细胞和黏液细胞多，黏膜间质水肿和淋巴细胞浸润现象较为常见。与石胆酸诱导的模型组相比，片仔癀干预组和熊去氧胆酸干预组水样变性明显改善、炎症细胞浸润减少，黏膜间质水肿和淋巴细胞浸润现象明显改善，且两组相比几乎没有显著性差异，见图 5-3-27。

（6）不同干预对胆囊炎豚鼠胆囊组织中炎症因子表达的影响

促炎细胞因子在炎症性疾病中发挥着重要作用，特别是 TNF-α 和 IL-1β 在胆囊炎的发生、发展，以及胆结石的形成过程中承担着关键作用。研究表明，与正常对照组相比，石胆酸诱导的胆囊炎模型组血清中的 TNF-α 和 IL-1β 均显著高表达，表明炎症因子在石胆酸诱导的豚鼠胆囊炎模型中承担着重要作用；与石胆酸模型组相比，无论是 TNF-α 还是 IL-1β，片仔癀干预组和熊去氧胆酸干预组显著低于石胆酸模型组。以上结果说明，片仔癀干预组和熊去氧胆酸干预组均对石胆酸诱导的胆囊炎具有较好的抗炎作用，见图 5-3-28。

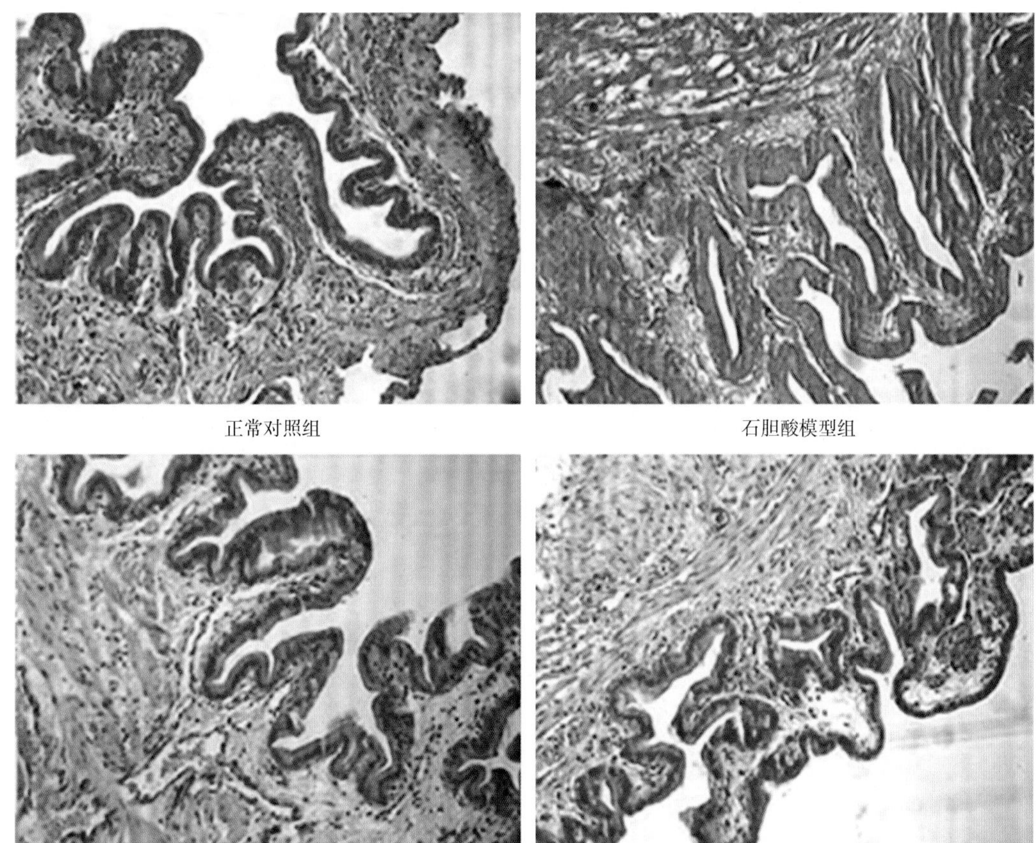

图 5-3-27　片仔癀对豚鼠胆囊病理损伤的影响

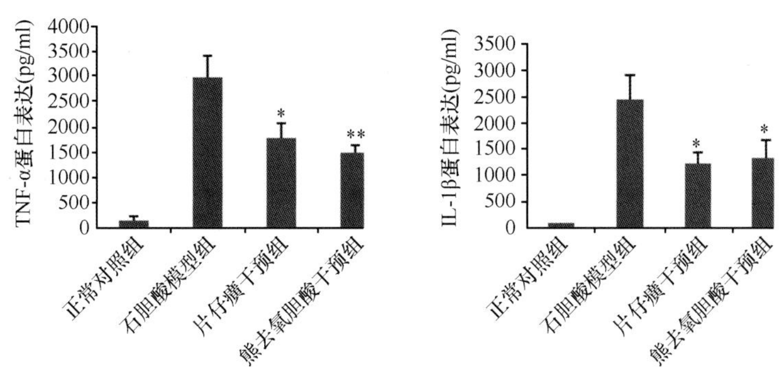

图 5-3-28　片仔癀对 TNF-α 和 IL-1β 蛋白表达的影响（n=27/3 批次实验）

与石胆酸模型组相比，*$P < 0.05$，**$P < 0.01$

（7）不同干预对胆囊炎豚鼠胆囊微观结构的影响

电镜结果显示，与正常对照组相比，胆囊炎豚鼠胆囊组织中上皮实质细胞数目减少，细胞间距增宽；细胞膜破坏，破损处有大量髓鞘样小体形成及组织碎屑，有的细胞坏死凋落；微绒毛稀少；细胞质减少，电子密度降低，核浆比例增大；对于线粒体微观结构，可见到多种形态的病理性线粒体，或肿大扩张或破坏形成膜样小体及同心圆样结构，或凝集，电子密度增高，嵴变短；对于内质网微观结构，内质网肿胀、脱落，高尔基体扩张。与石胆酸模型组相比，片仔癀干预组和熊去氧胆酸干预组胆囊微观结构明显改善：破损细胞减少、微绒毛结构明显增多。对于内质网微观结构，片仔癀干预组和熊去氧胆酸干预组的内质网结构显著改善；对于线粒体微观结构，片仔癀干预组和熊去氧胆酸干预组的线粒体数量接近正常对照组水平，见图 5-3-29。

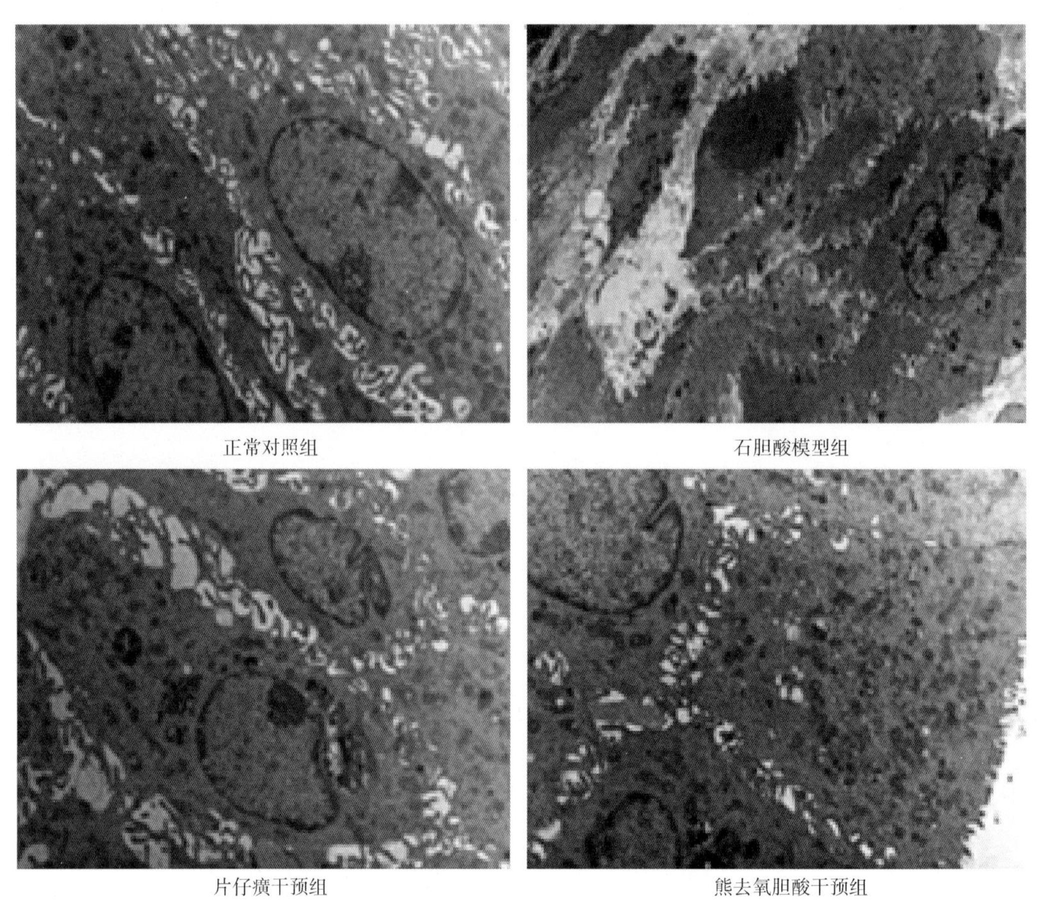

图 5-3-29　片仔癀对胆囊微观结构的电镜观察（12 000×）

（8）不同干预对豚鼠胆囊细胞自噬的影响

以上结果发现，片仔癀干预组和熊去氧胆酸干预组对石胆酸诱导的豚鼠胆囊炎模型均具有较好的改善作用，但其具体的保护机制还不是很清楚。为了探讨片仔癀干预的保护作用，对其保护机制进行了初步探索。

自噬是广泛存在于真核细胞内的一种溶酶体依赖性的细胞自我降解过程，受损或多余的蛋白质和细胞器被双层膜的囊泡包裹形成自噬体，随后与溶酶体融合形成自噬溶酶体（autolysosome）降解被包裹的物质，而降解产物被释放到细胞质中重新用于物质合成和能量代谢，使细胞在外界应激因素的作用下能够存活下来，属于细胞在不良应激情况下的自我保护机制。

研究结果显示，片仔癀对细胞自噬也发挥着重要的调节作用。对于胆囊炎模型组，细胞自噬相关蛋白标志物 LC3 蛋白的表达显著减少，而对于片仔癀干预组 LC3 蛋白的表达显著增加（图 5-3-30）。因此本研究结果表明，片仔癀对胆囊炎的保护作用可能通过对细胞自噬的调节而发挥，但其具体的保护分子机制还需要深入研究和探讨。

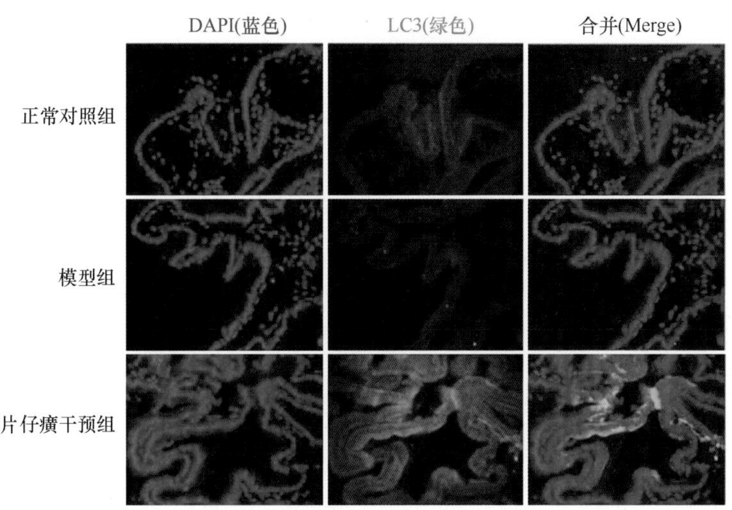

图 5-3-30　片仔癀对细胞自噬相关蛋白 LC3 表达的影响

（二）片仔癀对豚鼠胆汁排泄的影响[12]

1. 方法

50 只豚鼠，雌雄各半，分为三组：对照组、片仔癀组（140mg/kg）、熊去氧胆酸组（22.5mg/kg）。以灌胃方式给药 4 天，豚鼠麻醉后固定，打开腹腔，插入引流管，引流胆汁，每隔 30min 收集胆汁 1 次，共 6 次，精确记录流量，计算给药后胆汁流量的变化。实验重复四次。

2. 结果

（1）各时间段各组动物胆汁分泌量

随着时间的延长，对照组和片仔癀组豚鼠胆汁的相对排泄量和绝对排泄量呈现下降趋势，而熊去氧胆酸组在 90min 后，胆汁量逐渐分泌上升；在胆汁分泌累积总量上，实验组都略高于对照组（图 5-3-31）。但从整体上看 90min 之前无论胆汁相对排泄量还是绝对排泄量，片仔癀组都和熊去氧胆酸组相差不大。在各个时间段，片仔癀组和熊去氧胆酸组胆汁排泄总量都高于对照组。

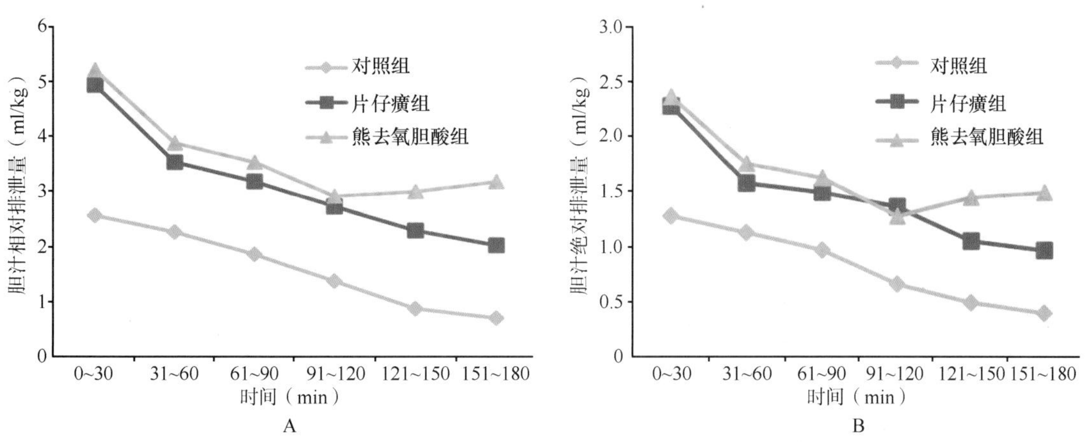

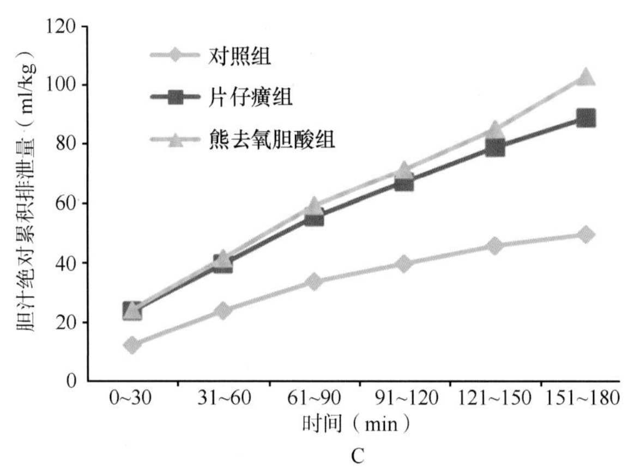

图 5-3-31 药物对胆汁排泄的影响

A. 各时间段各组动物胆汁相对排泄量；B. 各时间段各组动物胆汁绝对排泄量；C. 各时间段胆汁绝对累积排泄量

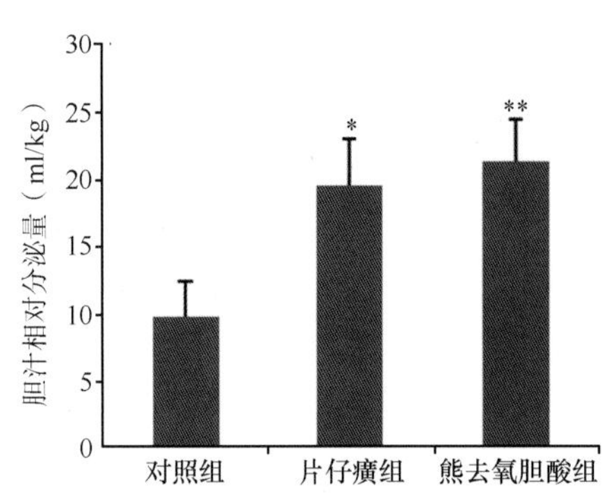

图 5-3-32 片仔癀对豚鼠胆汁 3h 相对分泌量的影响比较（n=10/ 每组）

与对照组相比，$^*P<0.05$，$^{**}P<0.01$

（2）豚鼠胆汁 3h 相对分泌量的比较

收集 3h 内所有胆汁分泌量，与对照组相比，片仔癀组和熊去氧胆酸组胆汁分泌量明显上升，具有明显的促胆汁分泌作用。而片仔癀与熊去氧胆酸作用相当，见图 5-3-32。

（三）结论

a. 石胆酸灌胃法和盐酸林可霉素皮下注射法相比，石胆酸灌胃法构建豚鼠胆囊炎模型更佳。

b. 片仔癀对石胆酸诱导的豚鼠胆囊炎有显著保护作用，与熊去氧胆酸组相比，片仔癀对胆囊炎的保护作用相差不大。

c. 片仔癀通过抑制炎症反应对石胆酸诱导的豚鼠胆囊炎发挥保护作用。

d. 片仔癀可能通过对细胞自噬的调控而发挥对石胆酸诱导的豚鼠胆囊炎的保护作用。

e. 片仔癀组和熊去氧胆酸组均促进豚鼠胆汁分泌，并且两组之间没有显著性差异。

六、片仔癀对小鼠关节炎的保护作用及机制研究 [13]

类风湿关节炎（rheumatoid arthritis，RA）是一种慢性、炎症性的自身免疫病，主要攻击滑膜和关节，病理表现为大量的炎症细胞浸润、滑膜增生、血管翳形成、关节软骨及软骨下骨的破坏等，患者严重时会出现关节畸形甚至功能丧失。类风湿关节炎的发病机制复杂，难以治愈，目前广泛使用的非甾体抗炎药、糖皮质激素和几种生物制剂均不能完全治愈 RA，且副作用大。香港浸会大学吕爱平教授通过构建胶原诱导关节炎（CIA）小鼠模型，发现片仔癀对 CIA 小鼠具有良好的治疗作用，其机制与调节 NF-κB 信号通路和 NLRP3 炎症小体有关，进一步明确片仔癀的临床应用依据和临床定位 [12]。

（一）方法

用 100μl（含 100μg 牛Ⅱ型胶原蛋白）乳剂经尾皮内注射免疫雄性 DBA/1J 小鼠，第 21 天加强免疫。第一次免疫后 28 ～ 32 天可观察到 CIA 发病。将诱导成功的 CIA 模型小鼠分为正常组、模型组、片仔癀低剂量组［0.078g/（kg・d）］、片仔癀中剂量组［0.234g/（kg・d），与临床剂量相等］、片仔癀高剂量组［0.702g/（kg・d）］、甲氨蝶呤组［MTX，0.3mg/（kg・d）］，每天分别灌胃纯水、片仔癀和甲氨蝶呤，体积为 1ml/100g，连续 4 周。每周进行 2 次关节炎评分，每个踝关节的关节炎评分由相同的观察者记录，这些观察者对前面描述的动物所接受的治疗一无所知。评分按 0 ～ 4 分进行，评分标准：0= 无变化；1= 爪单肢轻度肿胀；2= 多爪伴肿胀；3= 全爪肿胀、明显红斑；4= 全爪严重肿胀。给药结束后收集血清，采用 ELISA 法测定小鼠血清中 IL-1β、IL-6 和 IL-17 的水平；对小鼠踝关节进行 HE 染色，观察病理变化；采用 Western blot 法检测小鼠关节 p65、p-p65、IκBα、NLRP3、ASC、Caspase-1 p20 和 A20 蛋白水平。

（二）结果

1. 片仔癀可改善 CIA 小鼠的症状

如图 5-3-33A 所示，CIA 小鼠后爪红斑和肿胀明显可见，片仔癀治疗可改善 CIA 小鼠关节炎症状，抑制 CIA 小鼠后爪肿胀，且片仔癀治疗的 CIA 小鼠关节炎评分明显低于模型组（图 5-3-33B）。组织学结果显示模型组小鼠踝关节出现炎症细胞浸润、滑膜增生、关节破坏，而片仔癀治疗可以减轻这些组织病理学变化（图 5-3-33C、图 5-3-33D）。

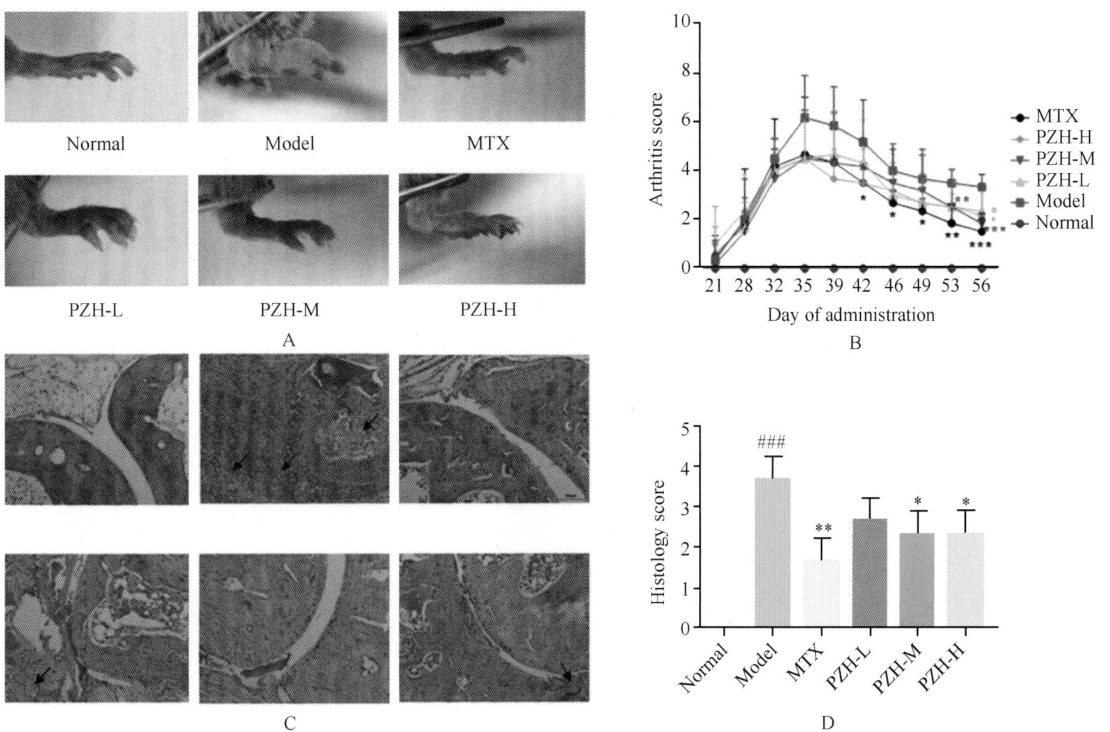

图 5-3-33　片仔癀可改善 CIA 小鼠的症状

A. 各组踝关节代表性照片；B. 各组关节炎评分；C. 踝关节 HE 染色代表性病理切片（200×，比例尺 =100μm），黑色箭头表示炎症部位；D. 各组组织学评分。n=6，与正常组比较，###$P < 0.001$；与模型组比较，*$P < 0.05$，**$P < 0.01$，***$P < 0.001$

2. 片仔癀可抑制 CIA 小鼠血清和滑膜中促炎因子的产生

与正常组相比，模型组 CIA 小鼠血清（图 5-3-34）和滑膜（图 5-3-35）中 IL-1β、IL-6、IL-17 水平显著升高，片仔癀能显著降低这些促炎因子的水平。

3. 片仔癀对 CIA 小鼠关节 NF-κB 信号通路有抑制作用

如图 5-3-36 所示，与正常组相比，模型组小鼠 p-p65 水平明显升高，片仔癀治疗组 p-p65 水平较模型组明显降低。与正常组相比，模型组小鼠血清 IκBα 水平降低，片仔癀组小鼠血清 IκBα 水平升高。

4. 片仔癀可抑制 CIA 小鼠关节 NLRP3 炎症小体

如图 5-3-37 所示，与正常组相比，模型组小鼠 NLRP3、ASC 和 Caspase-1 p20 水平显著升高，而片仔癀治疗组降低了这些蛋白的水平。

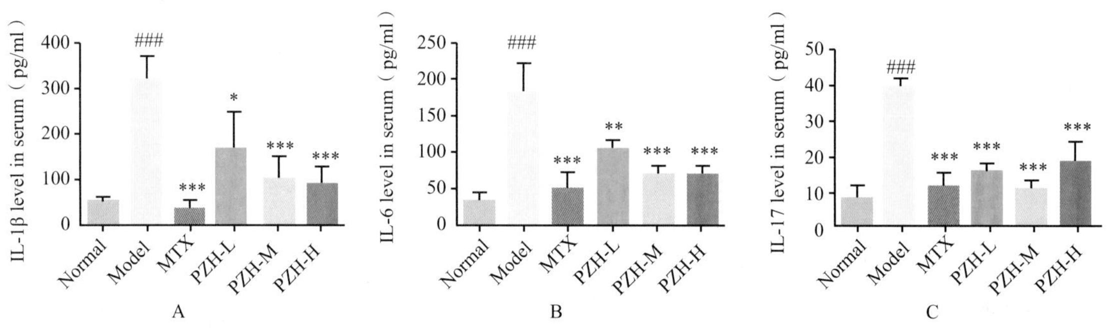

图 5-3-34　片仔癀可抑制 CIA 小鼠血清中促炎细胞因子的产生（n=6）

与正常组比较，###$P < 0.001$；与模型组比较，*$P < 0.05$，**$P < 0.01$，***$P < 0.001$

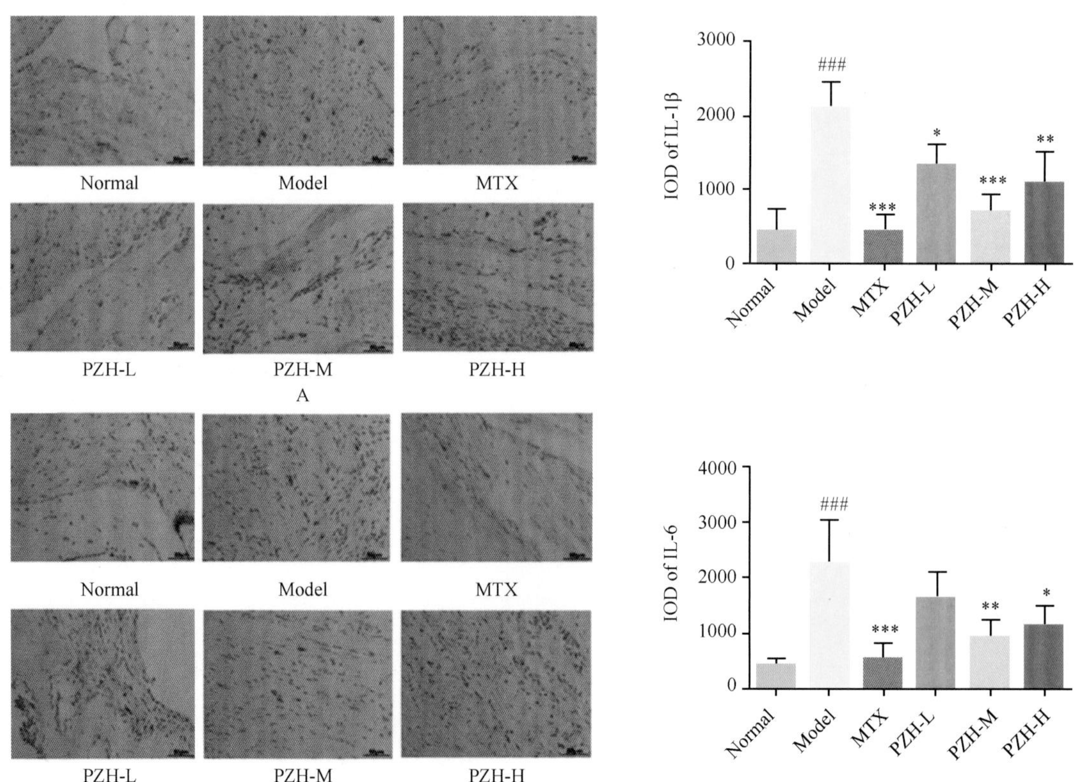

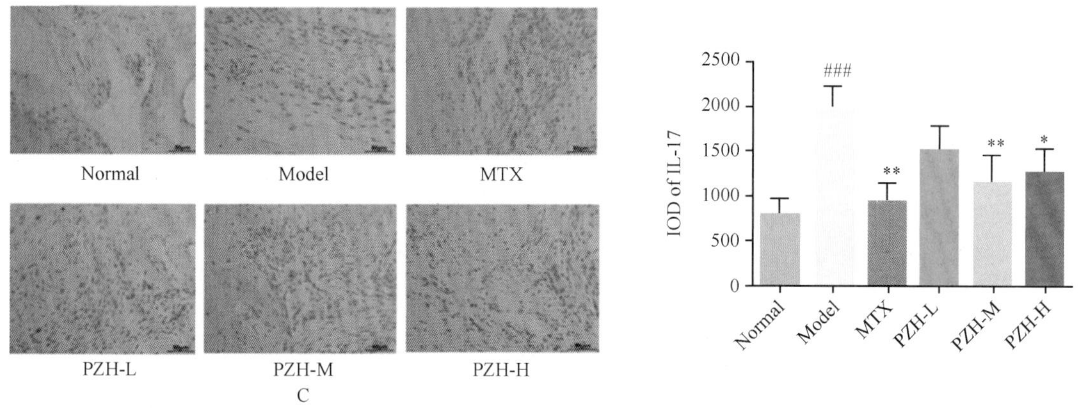

图 5-3-35　片仔癀可降低 CIA 小鼠关节内促炎细胞因子水平

踝关节滑膜 IL-1β（A）、IL-6（B）和 IL-17（C）的代表性免疫组化图像（左）和 IOD 均值（右）（400×，比例尺 =50μm，n=6）

与正常组比较，###P < 0.001；与模型组比较，*P < 0.05，**P < 0.01，***P < 0.001

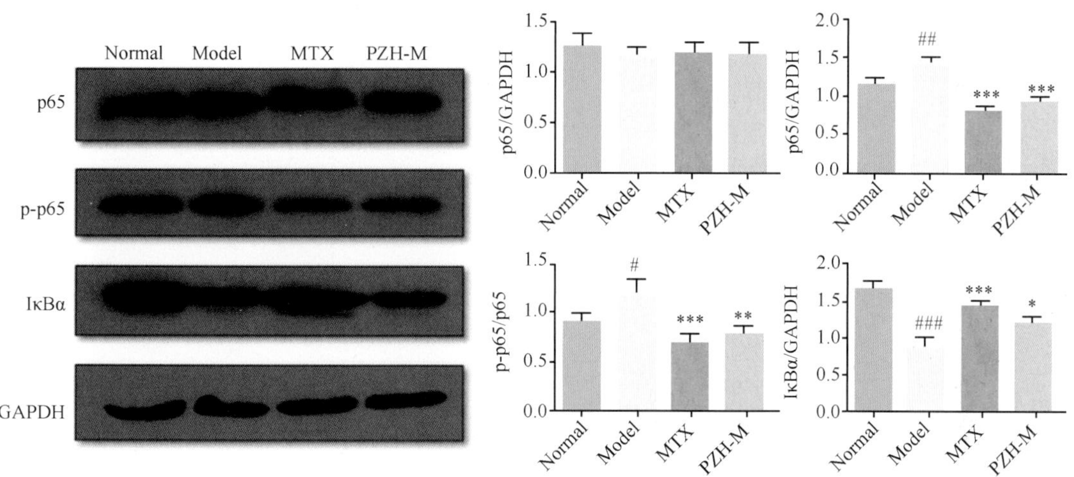

图 5-3-36　片仔癀可抑制 CIA 小鼠关节中的 NF-κB 信号通路

与正常组比较，#P < 0.05，##P < 0.01，###P < 0.001；与模型组比较，*P < 0.05，**P < 0.01，***P < 0.001

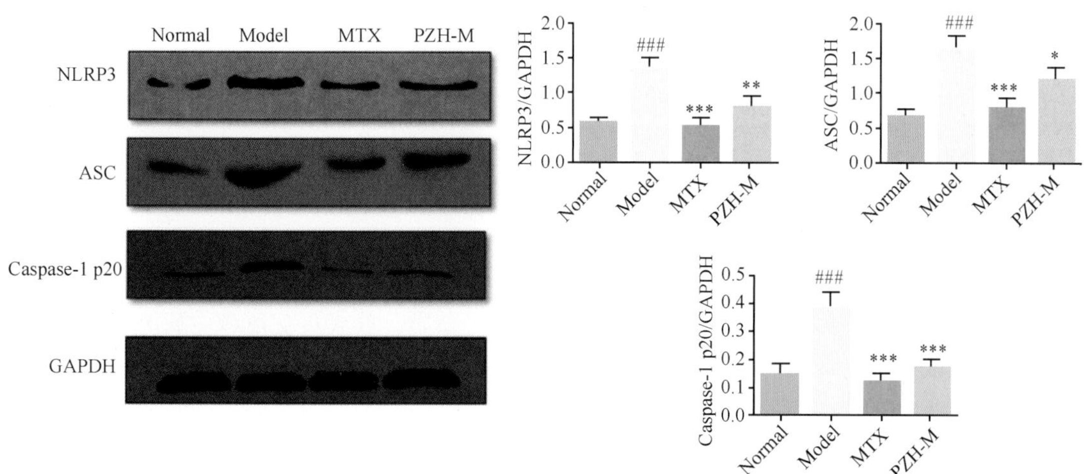

图 5-3-37　片仔癀对 CIA 小鼠关节 NLRP3 炎症小体有抑制作用（所有实验均进行了三次）

与正常组比较，###P < 0.001；与模型组比较，*P < 0.05，**P < 0.01，***P < 0.001

5. 片仔癀可增加 CIA 小鼠关节中 A20 蛋白的表达

如图 5-3-38 所示，与正常组相比，模型组 A20 水平明显降低，片仔癀处理显著提高了 A20 的水平。

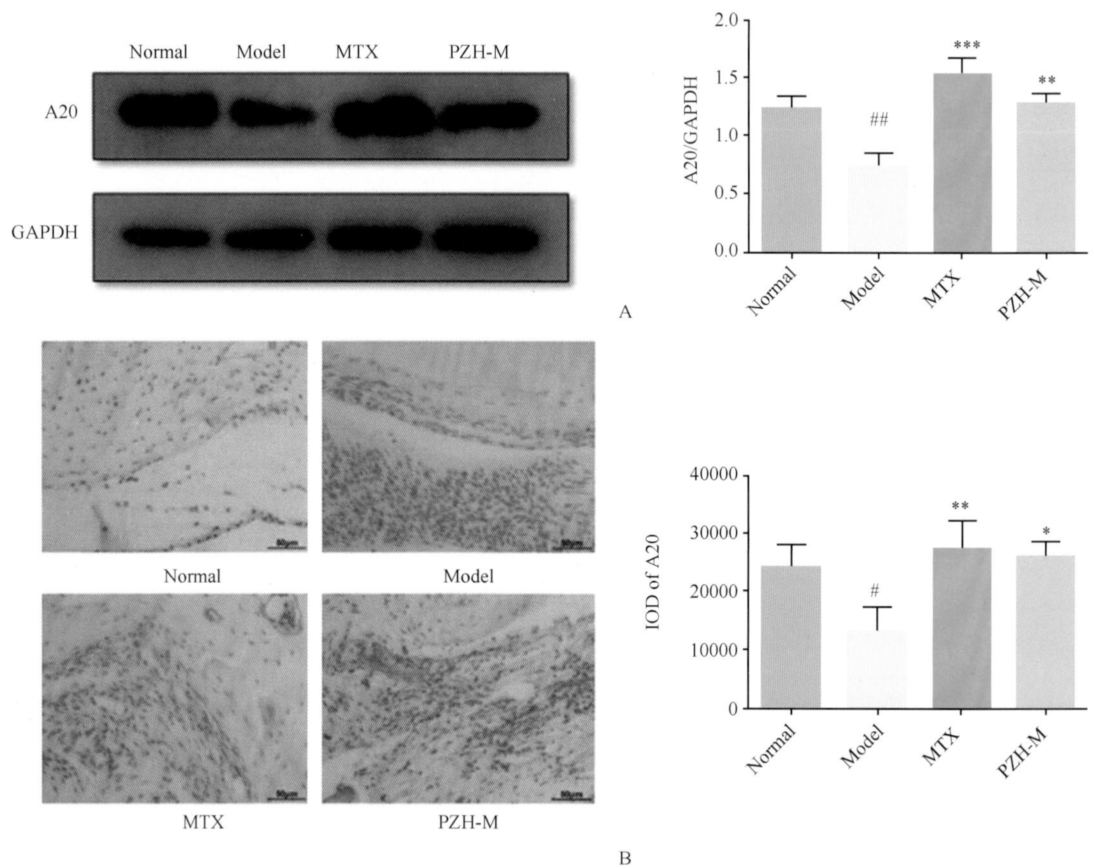

图 5-3-38 片仔癀对 CIA 小鼠关节中 A20 蛋白表达的影响

A. A20 的代表性 Western blot 条带（左）和 A20 相对于 GAPDH 的水平（右）；B. 踝关节滑膜 A20 的代表性免疫组化图像（左）和 IOD 平均值（右）（400×，比例尺 =50μm，所有实验均进行了三次）

与正常组比较，#$P < 0.05$，##$P < 0.01$；与模型组比较，*$P < 0.05$，**$P < 0.01$，***$P < 0.001$

（三）讨论与结论

本研究发现片仔癀能明显缓解 CIA 小鼠后爪的红斑和肿胀，改善其踝关节的病理状况，减轻 CIA 小鼠炎症细胞浸润、滑膜炎症及关节损伤，提示片仔癀可用于治疗类风湿关节炎。类风湿关节炎的主要病理现象为滑膜炎，细胞因子（如 IL-1β、IL-6 和 IL-17）可使 T 细胞、B 细胞、单核细胞和中性粒细胞聚集在病变关节内，使滑膜细胞增殖纤维化，刺激滑膜细胞产生更多集落刺激因子、趋化因子、促炎因子等炎症介质，放大炎症反应。研究发现片仔癀可以抑制 CIA 小鼠促炎因子 IL-1β、IL-6 和 IL-17 的表达，这也反映了片仔癀对 CIA 小鼠的治疗作用。NF-κB 信号通路是类风湿关节炎最经典的信号转导通路之一，NLRP3 炎症小体也参与了类风湿关节炎的发病过程，A20 是 NLRP3 炎症小体和 NF-κB 信号通路的有效负调控因子。类风湿关节炎患者外周血单核细胞和关节滑液中 A20 的表达明显低于正常水平。基于此进行相关检测，发现片仔癀可以抑制 CIA 小鼠踝关节组织 NF-κB 信号通路的活性和

NLRP3 炎症小体，提高 A20 的水平。

综上所述，片仔癀对 CIA 小鼠具有良好的治疗作用，其机制可能与调节 NF-κB 信号通路和 NLRP3 炎症小体有关。

参考文献

[1] Li B，Zhang Y，Liu X Y，et al. Traditional Chinese medicine Pien-Tze-Huang ameliorates LPS-induced sepsis through bile acid-mediated activation of TGR5-STAT3-A20 signalling. Journal of Pharmaceutical Analysis，2024，14（4）：100915.

[2] Chen Z L. Pien tze Huang（PZH）as a multifunction medicinal agent in traditional Chinese medicine（TCM）：a review on cellular，molecular and physiological mechanisms. Cancer Cell Int，2021，21（1）：146.

[3] Cai Z Y，Yuan S X，Zhong Y，et al. Amelioration of endothelial dysfunction in diabetes：role of takeda G protein–coupled receptor 5. Front Pharmacol，2021，12：637051.

[4] Li L，Shen A L，Chu J F，et al. Pien Tze Huang ameliorates DSS-induced colonic inflammation in a mouse colitis model through inhibition of the IL-6/STAT3 pathway. Mol Med ReP，2018，18（1）：1113-1119.

[5] Liu L X，Zhang X M，Zhu L Q，et al. Effect of Pien Tze Huang on amount of IL-6，IL-1β of focal cerebral infarction rats. Chin Arch Tradit Chin Med，2014，32（3）：515-517.

[6] Zhang X Q，Zhang Y P，Tang S Q，et al. Pien-Tze-Huang protects cerebral ischemic injury by inhibiting neuronal apoptosis in acute ischemic stroke rats. J Ethnopharmacol，2018，219：117-125.

[7] 黄贞伟，张庆，黄莉莉，等. 片仔癀通过抑制 TLR4/MAPK 信号通路减轻 LPS 诱导的 BV2 小胶质细胞神经炎症损伤研究. 康复学报，2021，31（1）：44-51.

[8] 舒海洋，樊丹采，赵宁，等. 基于 BV2 小胶质细胞极化探索片仔癀抗炎机制. 中国实验方剂学杂志，2020，26（5）：48-53.

[9] Qiu X M，Luo H，Liu X，et al. Therapeutic potential of pien tze Huang on experimental autoimmune encephalomyelitis rat. J Immunol Res，2018，2018：2952471.

[10] Qiu X M，Guo Q Q，Liu X，et al. Pien tze Huang alleviates relapsing-remitting experimental autoimmune encephalomyelitis mice by regulating Th1 and Th17 cells. Front Pharmacol，2018，9：1237.

[11] 任彩瑗，任锋，李俊峰，等. 片仔癀治疗石胆酸灌胃诱导胆囊炎豚鼠模型的效果观察. 临床肝胆病杂志，2017，33（5）：905-908.

[12] 李俊峰，任锋，丁美，等. 片仔癀对实验动物胆汁排泄的影响及镇痛作用观察. 临床肝胆病杂志，2019，35（3）：570-573.

[13] Deng Y Q，Luo H，Shu J，et al. Pien Tze Huang alleviate the joint inflammation in collagen-induced arthritis mice. Chin Med，2020，15：30.

第四节　片仔癀调节免疫作用研究

一、片仔癀对自身免疫病的治疗作用和机制研究 [1-3]

许多以扶正固本为主的中草药，均有增强机体免疫功能的作用，有些尚可促进恶性肿瘤患者免疫功能的恢复。林素文等 [1] 就片仔癀对实验动物免疫功能的影响进行了研究，结果表明片仔癀在体内能明显增强小鼠脾淋巴细胞对有丝分裂原刀豆球蛋白 A（ConA）的刺激反应，且片仔癀能增强巨噬细胞、中性粒细胞的吞噬功能，提高血清溶菌酶的水平。此外，自身免疫性肝炎是由自身免疫反应介导的慢性进行性肝脏炎症性疾病，以淋巴细胞浸润和自身抗体产生为主要特征。相关文献报道，片仔癀可以通过调节小鼠体内免疫细胞和肠道菌群紊乱来对自身免疫性肝炎产生保护作用，研究结果为片仔癀的进一步利用提供了实验依据 [2-3]。

（一）片仔癀对实验动物免疫功能的影响[1]

1. 方法

将小鼠随机分为实验组和对照组，实验组小鼠每只每天肌内注射10%片仔癀药液0.3ml，连续4天。末次注射后1～4h将小鼠处死，取出脾脏，制成细胞悬液，加ConA 10μg，或不加Con A作为对照，处理后于液闪（FJ-2101双道液体闪烁计数器）测每分钟脉冲数（cpm），检测片仔癀对小鼠脾脏淋巴细胞转化的影响。另取小鼠每天喂食10%片仔癀药液0.3ml，连续4天，在处死前于每只小鼠腹腔内注射5%水解淀粉液1ml，采集腹腔渗出细胞，加入热灭活白色念珠菌悬液处理，而后进行瑞氏（Wright）染色镜检，计算巨噬细胞吞噬百分率及吞噬指数；另加入热灭活金黄色葡萄球菌的菌液0.25ml进行处理，瑞氏染色镜检，计算中性粒细胞吞噬百分率及吞噬指数。

在溶壁微球菌平皿上于直径3mm孔中加入15μl或20μl样品（或标准溶菌酶），37℃或培养箱孵育24h，测量溶菌环直径，在半对数坐标纸上以标准溶菌酶绘制标准曲线。同法于标准曲线上求出未知样品溶菌酶含量，换算成μg/ml。

2. 结果

（1）片仔癀对小鼠脾脏淋巴细胞转化的影响

给药的小鼠脾细胞加入有丝分裂原ConA 10μg刺激后所测得的cpm绝对值，高于未给药小鼠脾脏淋巴细胞cpm绝对值。两组细胞cpm绝对值经t值检验有明显差异（$P < 0.05$），见表5-4-1。

表5-4-1　片仔癀对小鼠脾脏淋巴细胞转化的影响

组别	鼠数	cpm绝对值（$\bar{x} \pm s$）	P值
实验组	10	43 665.20±7097.46	＜0.05
对照组	10	21 740.60±5913.33	

（2）片仔癀对小鼠腹腔巨噬细胞吞噬功能的影响

实验组小鼠经每天喂食片仔癀后其腹腔巨噬细胞对热灭活的白色念珠菌吞噬能力与喂食生理盐水的对照组小鼠腹腔巨噬细胞的吞噬能力见表5-4-2。结果表明，给药组小鼠腹腔巨噬细胞的吞噬百分率及吞噬指数明显高于未给药小鼠（$P < 0.001$）。

表5-4-2　片仔癀对小鼠腹腔巨噬细胞吞噬功能的影响

组别	鼠数	吞噬百分率（$\bar{x} \pm s$，%）	P值	吞噬指数（$\bar{x} \pm s$）	P值
实验组	40	22.15±8.8	＜0.001	0.33±0.05	＜0.001
对照组	42	16.36±7.1		0.21±0.01	

（3）片仔癀对小鼠腹腔中性粒细胞吞噬功能的影响

实验组（给药法同巨噬细胞吞噬试验）小鼠腹腔中性粒细胞吞噬金黄色葡萄球菌的吞噬功能与对照组的吞噬功能比较见表5-4-3。结果表明实验组吞噬金黄色葡萄球菌的能力远高于对照组，存在显著差异（$P < 0.05$）。

表 5-4-3　片仔癀对小鼠腹腔中性粒细胞吞噬功能的影响

组别	鼠数	吞噬百分率（$\bar{x}\pm s$，%）	P 值*	吞噬指数（$\bar{x}\pm s$）	P 值
实验组	16	27.31±4.90	＜ 0.05	1.34±0.18	＜ 0.05
对照组	16	19.31±2.69		0.87±0.10	

（4）片仔癀对小鼠血清溶菌酶水平的影响

检测 51 只实验组（给药法同巨噬细胞吞噬试验）小鼠和 52 只未给药组小鼠血清溶菌酶的水平，结果显示实验组小鼠血清溶菌酶含量为（407.84±41.57）μg/ml，对照组小鼠血清溶菌酶含量为（282.12±23.25）μg/ml。两组小鼠血清溶菌酶的水平有明显差异（$P < 0.01$）（表 5-4-4）。

表 5-4-4　片仔癀对小鼠血清溶菌酶水平的影响

组别	鼠数	溶菌酶（$\bar{x}\pm s$，μg/ml）	P 值
实验组	51	407.84±41.57	＜ 0.01
对照组	52	282.12±23.25	

3. 讨论与结论

片仔癀体内给药能增强小鼠脾淋巴细胞对 Con A 的增殖反应，在体外试验中片仔癀也有微弱的刺激淋巴细胞转化作用；片仔癀不仅有增强巨噬细胞吞噬功能和提高血清溶菌酶水平的作用，还可促进中性粒细胞的吞噬功能。片仔癀在临床上用于治疗各种急性炎症起消炎、消肿等作用，显然除与促进巨噬细胞的吞噬、提高血清溶菌酶水平有关外，与中性粒细胞吞噬功能的增强也有很大关系。上述研究结果表明，片仔癀有促进机体细胞免疫的作用。

（二）片仔癀对自身免疫性肝炎的保护作用

1. 片仔癀对自身免疫性肝炎小鼠巨噬细胞 - 肠道菌群交互的调控作用[2]

（1）方法

40 只雄性 BALB/c 小鼠随机分为正常组、模型组、片仔癀组和地塞米松（DXM）组，每组 10 只。按体表面积换算，片仔癀组给予 0.8g/kg 片仔癀灌胃给药，DXM 组给予 3mg/kg 腹腔注射给药，正常组与模型组小鼠灌胃等体积的 0.9% 氯化钠溶液，每天 1 次，共 10 天。末次给药 3h 后，除正常组外，其余组小鼠每只给予 20mg/kg ConA 尾静脉注射，12h 后处死小鼠，分离肝脏，进行流式细胞术分析和肠道微生物多样性分析。

（2）结果与分析

1）片仔癀对自身免疫性肝炎小鼠 M1/M2 型巨噬细胞水平的影响

利用 $CD11b^+F4/80^+$ 对巨噬细胞进行标记。与正常组相比，模型组中 M1 型巨噬细胞 $iNOS^+$、$Tim\text{-}1^+$、$TLR4^+$ 水平显著上升，M2 型巨噬细胞 $CD163^+$、$CD206^+$ 水平显著下降，给药片仔癀和 DXM 后能明显回调（表 5-4-5、表 5-4-6）。结果表明片仔癀治疗可调节 M1/M2 型巨噬细胞水平失调的现象。

表 5-4-5 各组小鼠 M1 型巨噬细胞极化情况（$\bar{x}\pm s$，n=10，%）

组别	$CD11b^+F4/80^+$ $iNOS^+$	$CD11b^+F4/80^+$ $Tim\text{-}1^+$	$CD11b^+F4/80^+$ $TLR4^+$
正常组	59.79±7.48	59.51±7.18	37.53±10.39
模型组	72.54±5.30**	70.68±4.96**	58.56±3.53**
PZH 组	53.86±8.27△△	56.04±7.00△△	41.86±7.92△△
DXM 组	58.24±5.24△△	55.93±7.70△△	52.31±5.61△

注：与正常组比较，**$P<0.01$；与模型组比较，△ $P<0.05$，△△ $P<0.01$。

表 5-4-6 各组小鼠 M2 型巨噬细胞极化情况（$\bar{x}\pm s$，n=10，%）

组别	$CD11b^+F4/80^+$ $CD163^+$	$CD11b^+F4/80^+$ $CD206^+$
正常组	4.70±2.13	6.34±1.69
模型组	2.36±0.41**	3.79±0.63**
PZH 组	7.53±2.98△△	4.71±0.55△△
DXM 组	4.00±1.01△△	6.55±1.06△△

注：与正常组比较，**$P<0.01$；与模型组比较，△△ $P<0.01$。

2）片仔癀对自身免疫性肝炎小鼠肠道菌群多样性的影响

通过 *Wilcoxon* 秩和检验选择正常组与模型组、模型组与 PZH 组进行两两之间的评估（图 5-4-1）。在属水平上的 *Kruskal-Wallis* 秩和检验分析显示，与正常组比较，模型组中 *Lachnospiraceae*、*Muribaculaceae*、*Desulfovibrio*、*Lachnospirace_NK4A136_group* 和 *Lactobacillus*、*Prevotellaceae_UCG-001* 菌群相对丰度显著上升，*Bacteroides* 和 *Helicobacter* 菌群相对丰度有所下降。属水平上的 *Wilcoxon* 秩和检验显示，与模型组比较，片仔癀组中 *Muribaculaceae*、*Lachnospirace_NK4A136_group*、*Odoribacter* 和 *Jeotralicoccus* 菌群相对丰度有所下降，而 *Lachnospiraceae*、*Desulfovibrio*、*Bacteroides* 和 *Lactobacillus* 菌群相对丰度有所上升。以上数据表明，片仔癀改善了自身免疫性肝炎小鼠肠道菌群的多样性。

3）片仔癀对肝损伤小鼠肠道菌群与 M1 型巨噬细胞 TLR4 表达的关联性分析

将小鼠肠道菌群与 M1 型巨噬细胞进行关联性分析，以 $CD11b^+F4/80^+TLR4^+$ 作为环境因子，结果显示 M1 型巨噬细胞 TLR4 表达水平的相关性顺序为模型组≈ DXM 组＞ PZH 组＞正常组（图 5-4-2），说明 ConA 诱导后的 M1 型巨噬细胞 TLR4 表达水平与样本菌群分布的相关性较大，片仔癀可能通过肠道微环境来影响巨噬细胞的分化和数量。

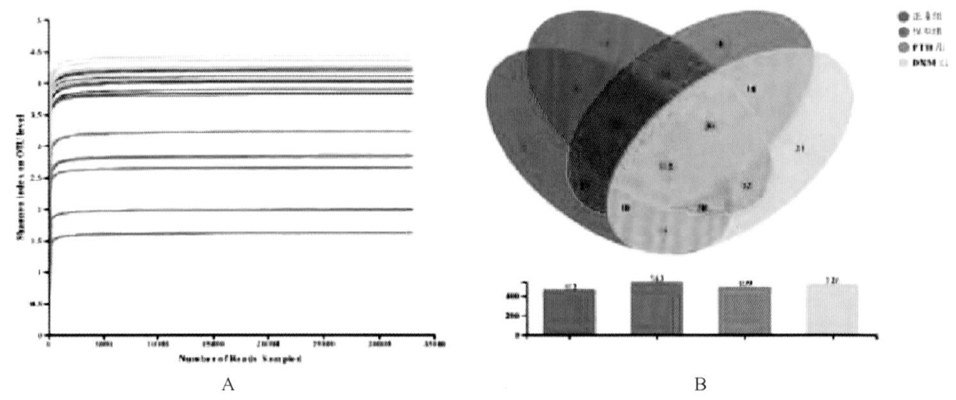

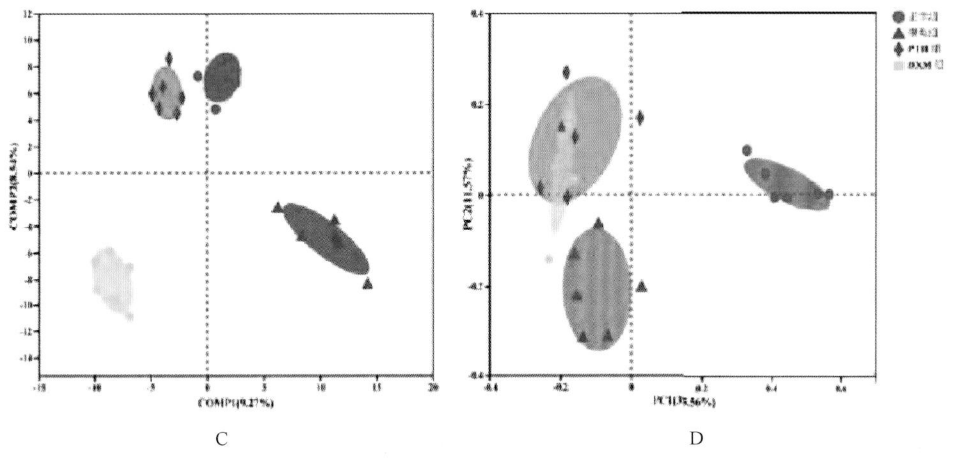

图 5-4-1　各组小鼠肠道菌群分析

A. 稀释曲线；B. 样本 OTU 分布韦恩图；C. 样本 OTU 水平 PLS-DA 图；D. 样本 OTU 水平 PCoA 图

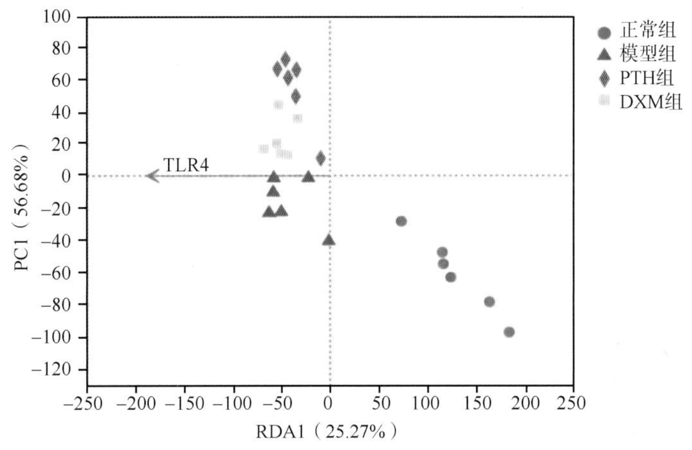

图 5-4-2　TLR4 与肠道菌群在属水平上关联性分析

（3）讨论与结论

肝脏中巨噬细胞优先定位在门静脉周围，可保护肝脏免受感染，控制宿主微生物共生，并维持肝脏稳态。肠道菌群失调并发生移位，可引起肝脏 TLR4 表达增加，并导致巨噬细胞的异常活化，使其极化发生异常。M1/M2 型巨噬细胞水平的不平衡可影响包括自身免疫性肝炎在内的炎症性疾病的发展进程。本研究结果证实了经片仔癀预防性给药后，自身免疫性肝炎小鼠的肠道菌群结构被明显调整，TLR4 的表达水平明显下降，M1/M2 型巨噬细胞水平失调的现象也被明显逆转。在片仔癀治疗肝系疾病方面，本研究提供了从肠道菌群和巨噬细胞之间的相关性筛选药物的实验依据。

2. 片仔癀通过调节肠道菌群和记忆 T 细胞减轻 ConA 诱导的自身免疫性肝炎[3]

（1）方法

雄性 C57BL/6J 小鼠随机分为 6 组：对照组、Con A 组（模型组）、Con A+ 片仔癀低剂量组（PTH-L）、Con A+ 片仔癀中剂量组（PTH-M）、Con A+ 片仔癀高剂量组（PTH-H）、Con A+ 地塞米松组（DXM）。Con A 组、给药组小鼠尾静脉注射 15mg/kg Con A。Con A+PTH-L、Con A+PTH-M、Con A+PTH-H 组分别给予片仔癀 117mg/（kg · d）、234mg/（kg · d）、

468mg/（kg·d）灌胃，连续 10 天。对照组、Con A 组给予等量的正常饮水。DXM 组每天腹腔注射地塞米松（3mg/kg），连续 10 天。用 2% 戊巴比妥钠（20mg/kg，腹腔注射）麻醉后收集肝脏，称重并进行 HE 染色。脾组织用于流式分析。分离粪便菌群进行 16S rRNA 基因测序分析。小鼠实验过程时间表见图 5-4-3A。

（2）结果与分析

1）片仔癀可减轻 Con A 所致的小鼠肝损伤

与对照组比较，Con A 组肝脏呈暗红色、肿胀。与 Con A 组比较，给药片仔癀和 DXM 后肝脏呈鲜红色，表面光滑（图 5-4-3B）。与对照组相比，Con A 组小鼠肝脏重量和肝脏重量指数均显著增加，给药片仔癀和 DXM 均显著降低了肝脏重量和肝脏重量指数（图 5-4-3C、图 5-4-3D）。与对照组相比，Con A 组小鼠肝脏发生界面性肝炎，肝细胞大量死亡，肝小叶结构紊乱，炎症细胞浸润增加，局灶性（或斑点性）溶解性坏死或凋亡，肝纤维化 Ishak 评分升高，给药片仔癀和 DXM 能改善小鼠的肝脏病变（图 5-4-3E、图 5-4-3F）。以上结果表明片仔癀能有效缓解 Con A 诱导的自身免疫性肝炎小鼠的病理性肝损伤。

2）片仔癀可调节自身免疫性肝炎小鼠中枢记忆 T 细胞的数量及其向效应 T 细胞的转化

中枢记忆 T 细胞（central memory T cell，TCM 细胞）主要存在于淋巴器官，经抗原刺激后，TCM 细胞可迅速转化为效应 T 细胞（TEM），其长期存在于外周，产生 IFN-γ、IL-17 等炎症因子。本研究使用淋巴结归巢受体 $CD45RA^-$、$CD45RA^+$ 和趋化因子 CC 受体 7（CCR7）来识别和计数记忆 T 细胞。与对照组相比，Con A 组小鼠 $CD4^+CD45RA^+CCR7^+$、$CD4^+CD45RA^+CCR7^-$、$CD4^+CD45RA^-CCR7^+$（TCM）和 $CD4^+CD45RA^-CCR7^-$（TEM）细胞

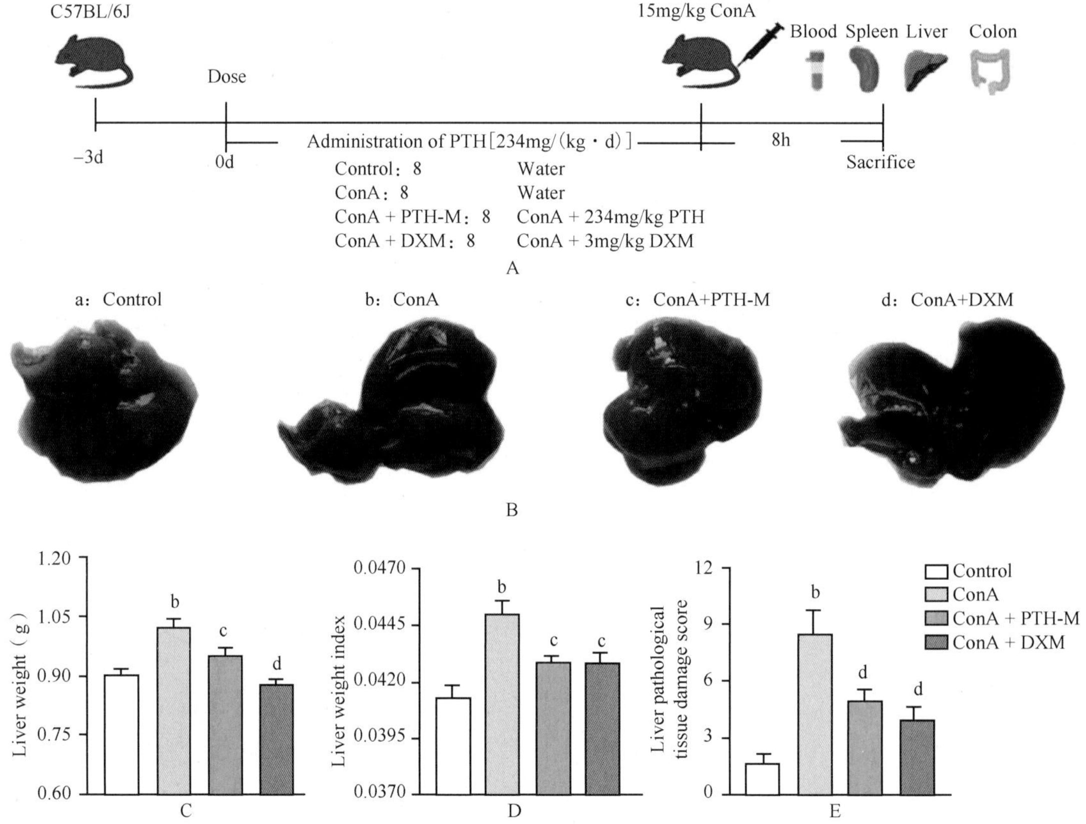

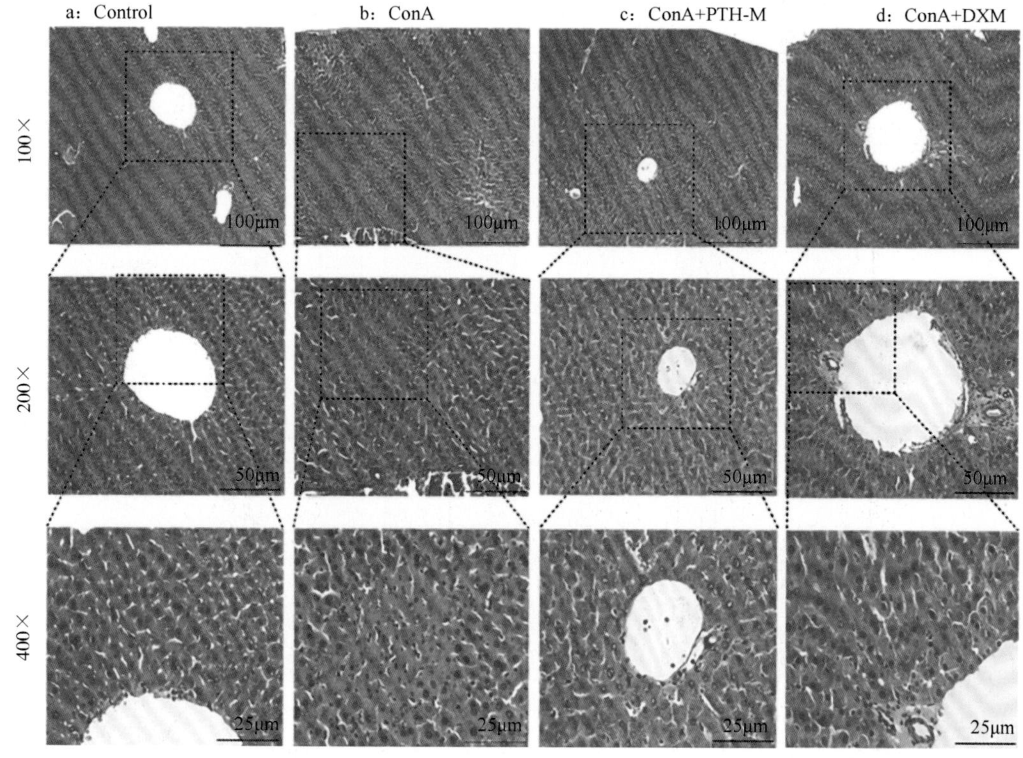

F

图 5-4-3　片仔癀减轻刀豆蛋白 A 所致小鼠肝损伤

A. 小鼠治疗及自身免疫性肝炎诱导实验过程时间表。B-E. 不同组小鼠肝脏图像（B）、肝脏重量（C）、肝脏重量指数（D）和肝损伤评分（E）。采用肝纤维化 Ishak 评分系统，根据门静脉和肝小叶内炎症、碎片性坏死和桥式坏死程度对肝损伤进行评分。病理程度评分从 0（无病理）到 4（严重病理）。F. 肝脏切片 HE 染色的代表性照片。与对照组相比，b $P < 0.01$；与 Con A 组相比，c $P < 0.05$，d $P < 0.01$

数量均显著降低，经片仔癀治疗后，这些细胞数量均显著升高（图 5-4-4）。结果表明片仔癀能够调节自身免疫性肝炎小鼠的 TCM 细胞和 TEM 细胞的数量，增强其免疫功能。

3）片仔癀可改善自身免疫性肝炎小鼠肠道菌群的组成

如图 5-4-5 所示，Con A 组 *Alloprevotella*、*Rikenellaceae-RC9-gut group* 和 *Prevotellaceae-NK3B31-group* 的致病菌数量明显多于对照组和片仔癀给药组。以上结果表明片仔癀可以改善 Con A 诱导的自身免疫性肝炎小鼠肠道微生物的组成。

（3）讨论与结论

在本研究中，片仔癀的作用与 DXM 相似，有明显的免疫调节作用，并且可以增强结肠的屏障作用和肠道菌群多样性，阻止潜在有害肠道物质向肝脏移动，改善自身免疫性肝炎的炎症损伤。这说明片仔癀可能是通过调节肠道菌群平衡，调节记忆 T 细胞分化来保护免疫性肝炎，可能可以作为免疫性肝炎的天然替代疗法。

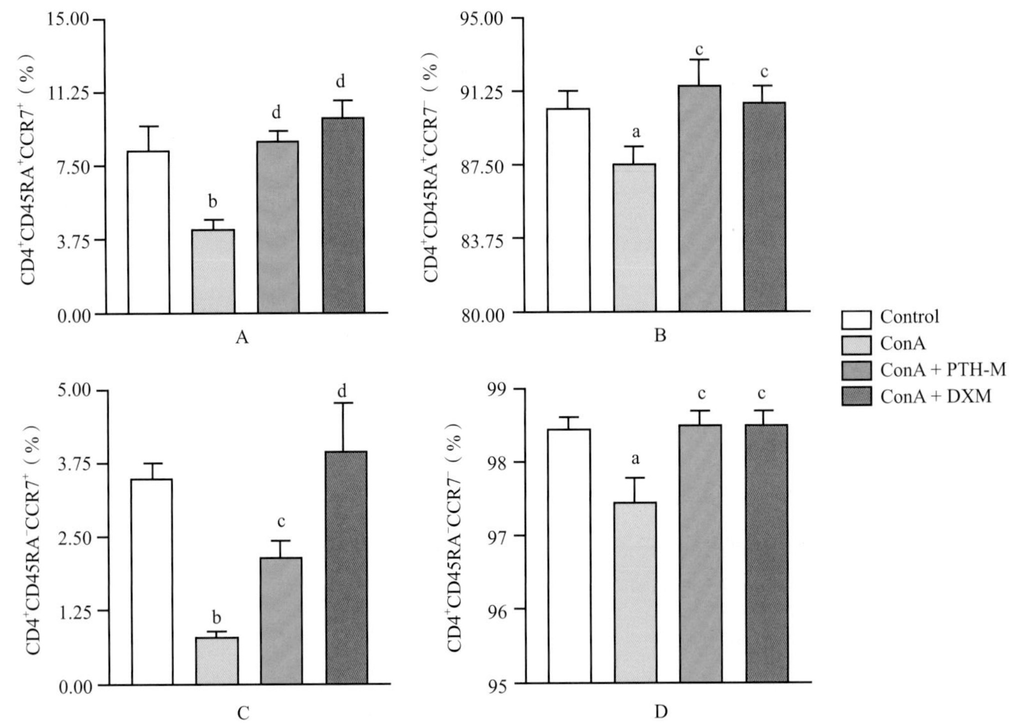

图 5-4-4 片仔癀可调节自身免疫性肝炎小鼠记忆 T 细胞的数量

$CD4^+CD45RA^+CCR7^+$（A）、$CD4^+CD45RA^+CCR7^-$（B）、$CD4^+CD45RA^-CCR7^+$（C）、$CD4^+CD45RA^-CCR7^-$（D）细胞的统计分析。与对照组相比，a $P < 0.05$，b $P < 0.01$；与 Con A 组相比，c $P < 0.05$，d $P < 0.01$

二、片仔癀扶正作用研究[4]

《黄帝内经》有云“正气存内，邪不可干”“邪或有缺，则气必虚”，现代医学研究认为清热解毒、活血化瘀中药具有免疫调节作用，片仔癀有扶正固本，调节机体免疫力的功效，张壬鑫[4]通过观察片仔癀胶囊对机体免疫功能的影响，以探讨片仔癀胶囊的免疫调节作用，证明无论是亢进还是低下的免疫功能，片仔癀胶囊均显示出了促进免疫功能恢复的作用，这为其作为癌症治疗的免疫调节提供了药效学依据。

（一）方法

将小鼠随机分组，组别为正常对照组、模型组（2, 4- 二硝基氟苯，DNFB）、阳性对照药醋酸泼尼松组、片仔癀胶囊各剂量组。醋酸泼尼松（5mg/kg）及片仔癀胶囊（1.0g/kg、0.5g/kg、0.25g/kg）灌胃 6 天，每天 1 次。第 1 天除正常对照组外，每只鼠腹部去毛，将 1% DNFB 溶液均匀涂于去毛处，第 6 天用 1% DNFB 溶液均匀涂于小鼠右耳进行刺激。24h 后处死小鼠，剪下双耳，用打孔器取下直径 1cm 的耳片，称重。左右耳重量之差为肿胀度，并比较脾脏指数和胸腺指数。

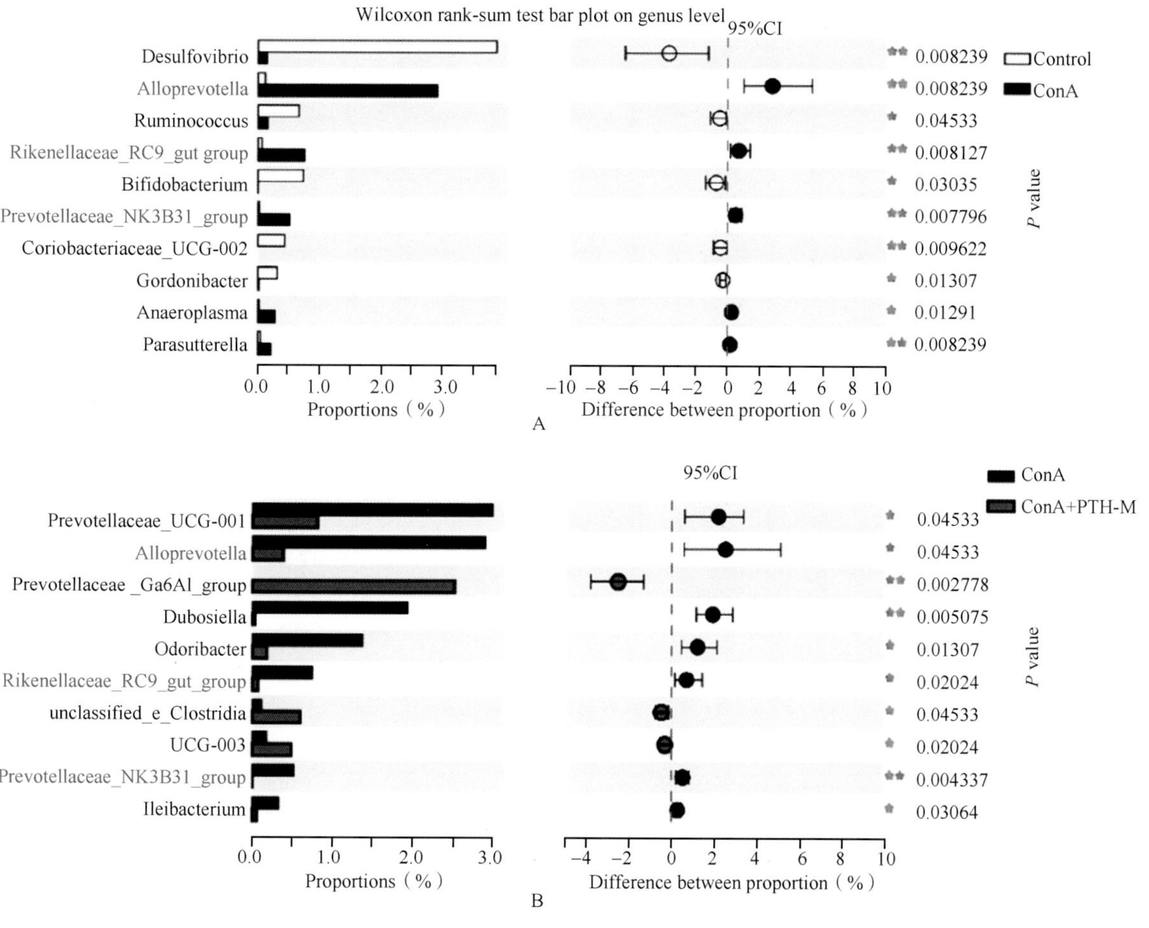

图 5-4-5　肠道菌群的物种差异及相关分析

（A）在属水平上，对照组和 Con A 组之间的种型差异；（B）在属水平上，Con A 组与中剂量片仔癀组的种型差异

另取雄性小鼠随机分组，包括正常对照组、环磷酰胺预处理对照组、左旋咪唑组、片仔癀胶囊各剂量组，左旋咪唑及片仔癀胶囊灌胃 6 天，每天 1 次，除正常对照组外各组第 2 天腹腔注射环磷酰胺 80mg/kg，第 7 天放血处死取小鼠脾细胞，加入 Con A 进行处理，检测淋巴细胞的增殖能力；另取小鼠在处死前 3 天腹腔注射 2% 绵羊红细胞（SRBC）0.5ml/ 只，第 7 天摘除眼球取血，收集血清，测定血清溶血素含量；另取小鼠在第 7 天每只鼠尾静脉注射印度墨汁（用生理盐水稀释 4 倍）0.1ml/10g，眼眶静脉取血测光密度，计算廓清指数 K 值及吞噬指数 α 值。

（二）结果

1. 对小鼠特异性细胞免疫 - 迟发型变态反应的影响

模型组小鼠右耳耳郭水肿、充血明显，脾及胸腺重量无明显变化。醋酸泼尼松不仅可明显减轻右耳肿胀度，且使小鼠的脾及胸腺明显萎缩。就抑制肿胀度而言，片仔癀胶囊呈现剂量 - 效应关系；且片仔癀胶囊 1.0g/kg、0.5g/kg 剂量组小鼠胸腺重量明显减轻，说明片仔癀胶囊可能通过抑制胸腺细胞增殖而减轻迟发型变态反应，结果见表 5-4-7。以上结果表明片仔癀胶囊可抑制 DNFB 诱发的迟发型超敏反应。

表 5-4-7　片仔癀胶囊对小鼠迟发型变态反应的影响

组别	肿胀度	脾脏指数	胸腺指数
正常对照组	1.02±0.56	47.5±16.6	30.6±5.4
模型组	8.81±2.73##	48.6±12.4	31.8±6.4
醋酸泼尼松 5mg/kg 组	4.60±2.15**	23.3±8.1**	20.2±7.0**
片仔癀胶囊 1.0g/kg 组	5.36±2.52*	35.6±12.9*	21.9±8.9**
片仔癀胶囊 0.5g/kg 组	6.56±3.19	39.0±7.2	25.9±5.7*
片仔癀胶囊 0.25g/kg 组	7.59±3.23	38.5±9.0	26.8±8.9

注：与正常对照组比较，##$P < 0.01$；与模型组比较，*$P < 0.05$，**$P < 0.01$。

2. 对小鼠特异性细胞免疫 - 淋巴细胞转化能力的影响

结果显示环磷酰胺使小鼠淋巴细胞的转化能力显著受抑。无论有无 Con A 的存在，左旋咪唑均显示了促淋巴细胞增殖的能力。不加 Con A 刺激时，与环磷酰胺预处理对照组比较，片仔癀胶囊各剂量组淋巴细胞增殖能力均明显增强。在 Con A 存在时，仅片仔癀胶囊 1.0g/kg 及 0.5g/kg 剂量组呈明显协同刺激作用（表 5-4-8）。以上结果表明片仔癀胶囊具有增强免疫低下鼠淋巴细胞转化能力的作用。

表 5-4-8　片仔癀对淋巴细胞转化实验的影响

组别	生理盐水	ConA（8μg/ml）
正常对照组	0.254±0.01	0.488±0.021
环磷酰胺预处理对照组	0.203±0.008##	0.369±0.019##
左旋咪唑 2mg/kg 组	0.244±0.005**	0.456±0.027**
片仔癀胶囊 1.0g/kg 组	0.228±0.009**	0.421±0.015**
片仔癀胶囊 0.5g/kg 组	0.222±0.01*	0.416±0.019*
片仔癀胶囊 0.25g/kg 组	0.224±0.015*	0.369±0.012

注：与正常对照组比较，##$P < 0.01$；与环磷酰胺预处理对照组比较，*$P < 0.05$，**$P < 0.01$。

3. 对小鼠特异性体液免疫 - 血清溶血素的影响

结果显示环磷酰胺可显著抑制小鼠血清溶血素的产生，左旋咪唑显示了促免疫恢复作用。片仔癀胶囊 1.0g/kg 及 0.5g/kg 可部分对抗环磷酰胺的抑制作用，且抗体产生量较环磷酰胺组相比有明显升高（表 5-4-9）。以上结果表明片仔癀胶囊可增强机体的体液免疫功能，恢复免疫低下鼠的抗体形成能力。

表 5-4-9　片仔癀胶囊对血清溶血素的影响

组别	HC_{50}
正常对照组	152.3±41.7
环磷酰胺预处理对照组	16.0±0.9
左旋咪唑 2mg/kg 组	32.9±8.1##
片仔癀胶囊 1.0g/kg 组	22.6±1.8**
片仔癀胶囊 0.5g/kg 组	18.2±2.6*
片仔癀胶囊 0.25g/kg 组	15.7±1.7

注：与正常对照组比较，##$P < 0.01$；与环磷酰胺预处理对照组比较，*$P < 0.05$，**$P < 0.01$。

4. 对小鼠非特异性免疫 - 碳廓清能力的影响

结果显示，环磷酰胺使小鼠碳廓清能力显著受抑。左旋咪唑可增强小鼠碳廓清能力。片仔癀胶囊 1.0g/kg 剂量组小鼠的碳廓清指数及吞噬指数升高明显，0.5g/kg 剂量组对碳廓清能力呈现增强趋势，但其差别无统计学意义（表 5-4-10）。以上结果表明片仔癀胶囊可提高免疫低下鼠碳廓清能力。

表 5-4-10　片仔癀胶囊对小鼠碳廓清能力的影响

组别	*K* 值	α 值
正常对照组	0.078±0.025	7.012±0.917
环磷酰胺预处理对照组	0.040±0.022##	5.824±0.876##
左旋咪唑 2mg/kg 组	0.069±0.012**	7.070±0.535**
片仔癀胶囊 1.0g/kg 组	0.059±0.012*	6.796±1.022*
片仔癀胶囊 0.5g/kg 组	0.061±0.023*	6.660±1.117
片仔癀胶囊 0.25g/kg 组	0.049±0.028	5.568±1.48

注：与正常对照组比较，##$P < 0.01$；与环磷酰胺预处理对照组比较，*$P < 0.05$，**$P < 0.01$。

（三）讨论与结论

以上实验结果提示片仔癀胶囊具有免疫调节效应。在一定剂量下，片仔癀胶囊可抑制亢进的免疫反应；而对低下的免疫功能，片仔癀胶囊也可显示不同程度的促进恢复作用，通过实验验证片仔癀胶囊作为免疫调节剂应用于癌症的放化疗，以调整患者机体免疫功能，提高患者生活质量是可行的。

参 考 文 献

[1] 林素文，刘延深，林宜衍，等 . 片仔癀对实验动物免疫功能的影响 . 福建医学院学报，1985，19（1）：11-15.

[2] 刘妙华，潘源乐，熊祎，等 . 片仔癀对自身免疫性肝炎小鼠巨噬细胞 - 肠道菌群交互的调控作用 . 中华中医药杂志，2022，37（5）：2887-2892.

[3] Zeng X，Liu M H，Xiong Y，Zheng L X，Guo K E，Zhao H M，Yin Y T，Liu D Y，Zhou B G. Pien Tze Huang alleviates Concanavalin A-induced autoimmune hepatitis by regulating intestinal microbiota and memory regulatory T cells. World J Gastroenterol，2023，29（45）：5988-6016.

[4] 张壬鑫 . 片仔癀胶囊扶正作用研究 . 世界中医药，2007，S2：62-65.

第五节　其　　他

一、片仔癀治疗病毒感染相关疾病药效研究

（一）片仔癀抗登革病毒活性作用检测

登革病毒是一种属于黄病毒科登革病毒属的虫媒病毒，通过蚊虫叮咬后进入血液，在婴幼儿中有较高的致死率，且目前尚无有效治疗药物[1]。片仔癀被列入《登革热诊疗指南（2014 年第 2 版）》[2]，说明片仔癀可用于登革热的治疗。中国科学院上海药物研究所左建平等使用一株Ⅱ型登革病毒感染人肝癌细胞株 Huh7，通过 qRT-PCR 方法检测和 MTT 染色法综合评

价受试化合物的抗病毒活性和细胞毒效应，结果显示在体外登革病毒感染实验中片仔癀具有显著的抗登革病毒感染复制的活性作用。

1. 方法

Huh7 细胞铺 96 孔板，37℃培养箱中培养过夜，次日，每孔加入 50μl 含有 2×10^3PFU 登革病毒的感染液，病毒细胞感染比（MOI）为 0.1，置于培养箱中感染 4h。随后，用培养基洗去未感染病毒，加入含有不同浓度的药物处理细胞 48h。随后收集上清用于病毒 RNA 的提取和 qRT-PCR 的检测，培养皿细胞用于 MTT 法检测细胞毒效应。以无化合物对照孔设置为 100%，以此来计算 IC_{50} 数值。

2. 结果与分析

结果显示片仔癀具有抗登革病毒复制活性（表 5-5-1）。片仔癀在两次实验中的 IC_{50} 分别为 79.05μg/ml 和 94.16μg/ml；其有效抗病毒活性选择指数（SI）分别为大于 8.1 和 6.96。

表 5-5-1 片仔癀抗病毒作用的影响

样品	浓度	OD 值	细胞存活率（%）	病毒复制数	病毒含量水平
片仔癀（μg/ml）（PBS）	1280	0.009	3.31%	0	0.00%
	640	0.150	55.11%	2252	0.01%
	320	0.299	109.85%	254 203	1.18%
	160	0.307	112.78%	980 158	4.56%
	80	0.310	113.89%	14 922 742	69.43%
	40	0.292	107.27%	17 855 458	83.08%
	20	0.299	109.85%	18 746 662	87.22%
	10	0.294	108.01%	24 707 860	114.96%
	5	0.259	95.15%	18 363 930	85.44%
2MeA（μmol/L）	80	0.231	84.86%	24 409	0.11%
	20	0.305	112.05%	16 527	0.08%
	5	0.331	121.60%	3 819 319	17.77%
	1.25	0.307	112.78%	14 002 864	65.15%
	0.3125	0.274	100.66%	20 064 848	93.36%
	0	0.272	100.00%	21 492 920	100.00%

3. 结论

实验结果表明，片仔癀在体外登革病毒感染实验中具有显著的抗登革病毒感染复制的活性作用。

（二）片仔癀抗 EV71 感染的评价及机制研究[3, 4]

肠道病毒 71 型（enterovirus type 71，EV71）是一种单链 RNA 病毒，是引起婴幼儿手足口病（hand，foot and mouth disease，HFMD）的主要病原体之一。EV71 相关 HFMD 在亚太地区长期流行，给我国儿童生命健康带来严重威胁[5]。前期药效研究表明片仔癀可通过抑制 EV71、干扰病毒结构蛋白 VP1 而发挥抗病毒的作用[3-4]。

1. 方法

（1）体外抗病毒活性检测

将 Vero 或 RD 细胞接种于 96 孔黑色培养板中，分别感染或不感染 EV-A71（MOI = 0.01），

1h 后利用片仔癀或利巴韦林（Ribavirin，RBV）处理 24h，而后进行相关因子的 Western blot（WB）、实时逆转录 -PCR（qRT-PCR）检测和体外病毒滴度测定。

将 Vero 细胞接种于 96 孔细胞培养板中，采用 $TCID_{50}$ 法检测片仔癀抗 EV71 感染性病毒颗粒产生水平。通过 Karber 法计算 $TCID_{50}$，绘制抑制率曲线，计算药物的 EC50，抑制率 = 1– 药物组病毒滴度 / 病毒对照组病毒滴度 ×100%。

（2）动物造模与给药

为了在体内评估死亡率和发病率，11 日龄的 ICR 小鼠通过腹腔内接种 EV-A71-H-MA（20 000 $TCID_{50}$）感染，1h 后，感染小鼠灌胃不同剂量片仔癀（170mg/kg、56.7mg/kg 和 18.9mg/kg）。阳性对照组小鼠腹腔注射 50mg/kg RBV，每天 1 次，共 7 天。正常组小鼠注射等量 PBS，作为感染对照组。每组 10 只。每天监测感染小鼠的症状和存活率，持续 2 周。根据临床评分系统对临床疾病的严重程度评分如下：健康为 0 分，毛发分散为 1 分，四肢抖动无力为 2 分，后肢瘫痪为 3 分，濒死或死亡动物为 4 分。另将小鼠的肌肉组织作病毒滴度测定、免疫组化分析及相关因子的 WB 检测。

2. 结果与分析

（1）片仔癀可抑制 EV-A71 的复制

利用细胞外和细胞内 WB 检测 VP1 蛋白的表达。结果显示，片仔癀处理使得 Vero 和 RD 细胞中 VP1 蛋白的表达呈剂量依赖性减少，在细胞内 WB 分析中也观察到了一致的结果（图 5-5-1A、图 5-5-1B）。经片仔癀处理后，Vero 和 RD 细胞中的 EV-A71-VP1 的 RNA 水平也显示出剂量依赖性的降低（图 5-5-1C）。此外，经片仔癀处理后，Vero 和 RD 细胞中的病毒量也均下降（图 5-5-1D）。给药 RBV 也显示出了对 VP1 蛋白表达、细胞内病毒 RNA 和 EV-A71 病毒量的抑制作用（图 5-5-1）。综上，片仔癀具有较强的抗 EV-A71 复制活性。

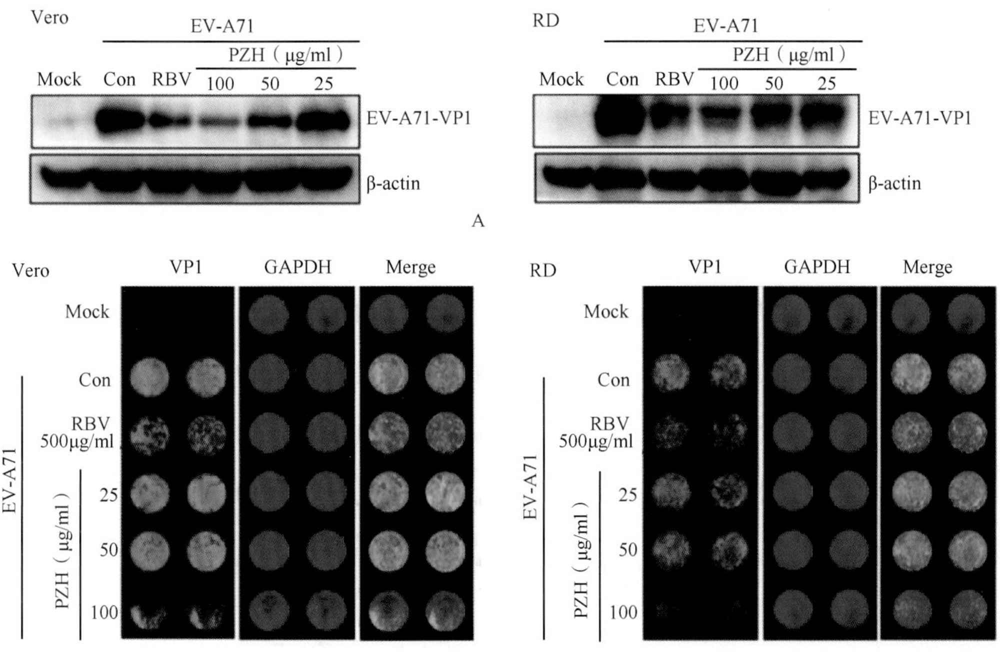

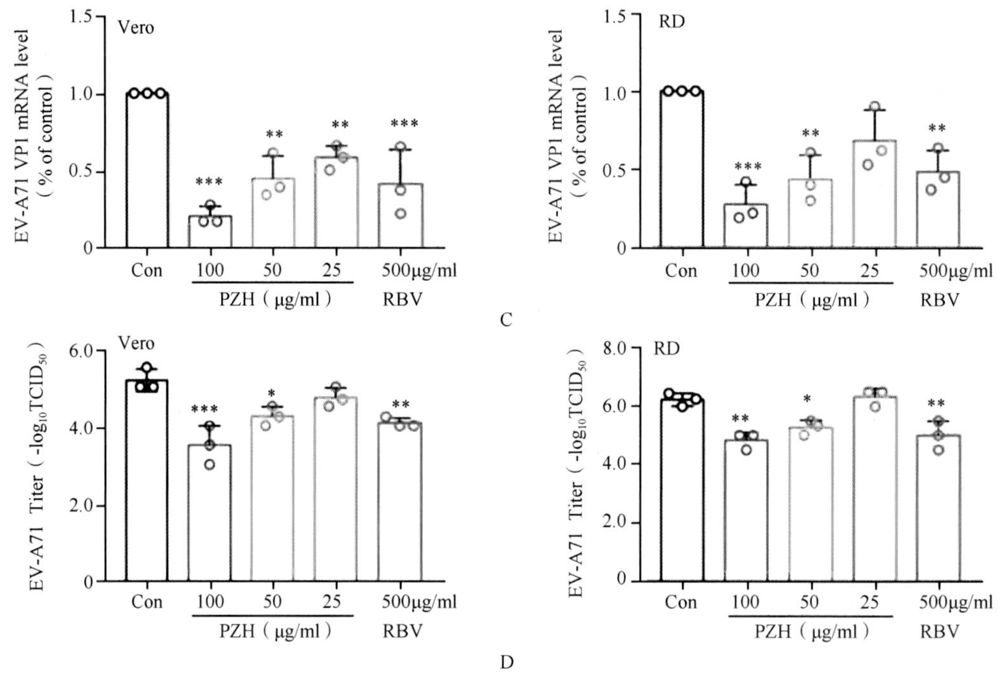

图 5-5-1　片仔癀可抑制 EV-A71 复制

用 EV-A71（MOI=0.01）模拟感染 Vero 细胞和 RD 细胞 1h 后，用片仔癀或 RBV 处理细胞 24h，收集细胞进行 WB 检测（A）、细胞内 WB 检测（B）、qRT-PCR 检测（C）（n=3）和病毒滴度检测（$TCID_{50}$）（D）

与对照组相比，$*P < 0.05$，$**P < 0.01$，$***P < 0.001$

（2）片仔癀可抑制 EV71 感染性子代病毒颗粒的产生

在一定的浓度范围内，随着片仔癀浓度的逐渐升高，病毒抑制率逐渐提高。结果显示，片仔癀可以剂量依赖地抑制 EV71 感染性子代病毒颗粒的产生，见图 5-5-2。

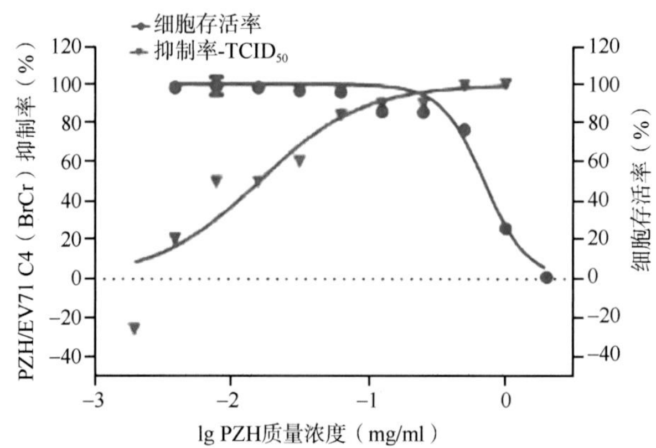

图 5-5-2　片仔癀对 EV71 C4（BrCr）的感染性病毒颗粒产生的抑制

（3）片仔癀对小鼠感染 EV-A71 的保护作用

体内实验结果显示，对照组小鼠因感染 EV-A71 而死亡，平均存活时间（MST）为（9.0±3.6）天，给予高剂量（170mg/kg）片仔癀其 MST 为（14.0±0）天，提高了感染病毒小鼠的存活率（图 5-5-3A、图 5-5-3B）。与其他片仔癀治疗组相比，170mg/kg 片仔癀治疗显著改善了感染 EV-A71 小鼠的临床表现评分，接近正常小鼠的水平（图 5-5-3C）。研究者还检测了 EV-A71-VP1 蛋白在后肢肌肉组织中的表达和病毒产量，发现片仔癀能够呈剂量依赖性地降低小鼠感染肌肉中 EV-A71 的产量（图 5-5-3D），并抑制了 EV-A71-VP1 蛋白在后肢肌肉组织中的表达及改善了肌肉病理（图 5-5-3E、图 5-5-3F）。综上所述，片仔癀对感染 EV-A71 病毒小鼠具有显著的保护作用。

（4）片仔癀的抗病毒作用与 PI3K/Akt/mTOR 和 NF-κB 信号通路有关

为了探究片仔癀抗 EV-A71 病毒的作用机制，研究者探究了 PI3K/Akt/mTOR 和 NF-κB 信号通路在片仔癀抗病毒中所起的作用。如图 5-5-4 所示，EV-A71 感染能够引起细胞中 Akt、mTOR、JNK、p65、PI3K 的蛋白表达提高，给药片仔癀后能显著下调这些通路蛋白的表达，部分蛋白甚至恢复到了正常对照的水平。因此，片仔癀可能通过抑制 PI3K/Akt/mTOR 和 NF-κB 信号通路从而发挥抗病毒活性。

3. 讨论与结论

研究结果显示，片仔癀的治疗能够显著提高幼龄小鼠的存活率，降低小鼠肌肉组织中 EV-A71 的病毒量，显著缓解了感染小鼠的临床症状，揭示其可能是一种抗 EV-A71 的儿童药物。从机制上分析，片仔癀能够下调 mTOR 信号通路和 NF-κB 信号通路蛋白，可能与其发挥抗炎作用和抗病毒活性有关。综上所述，本研究有助于扩大片仔癀的临床适应证，并为进一步研究片仔癀治疗 EV-A71 感染的疗效奠定基础。

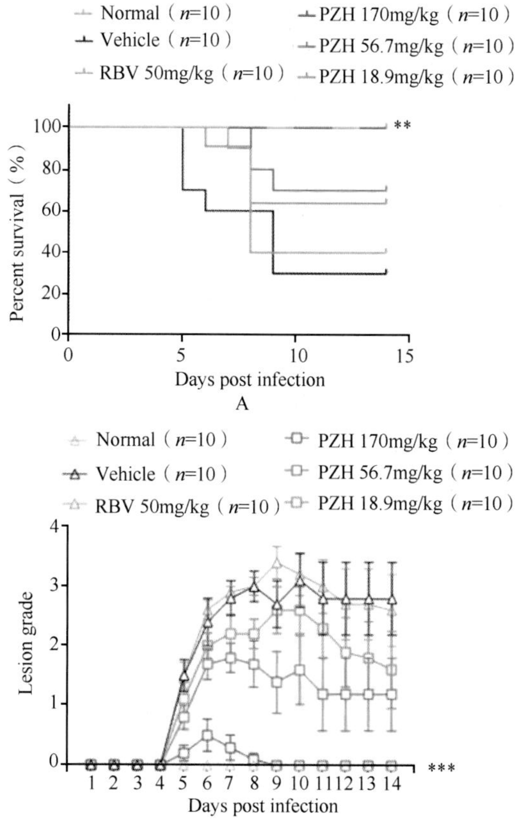

The effect of PZH on survival rates and MST of mice infected with EV-A71

Group	Dose（mg/kg）	Survival rates（%）	MST（days）
PZH	170	100**	14.0±0**
	56.7	70	12.3±2.6
	18.9	60	11.4±3.2
RBV	50	40	10.3±3.0
Vehicle		30	9.0±3.6
Normal		100	14.0±0.0

Note: n=10; MST value represents mean ± SD; $^{**}P<0.01$ versus Vehicle

B

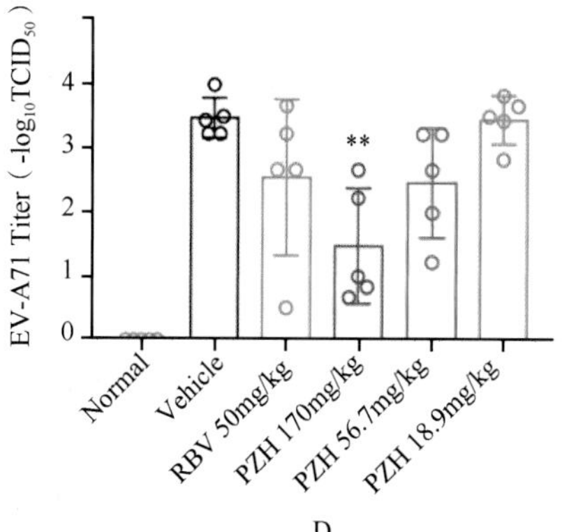

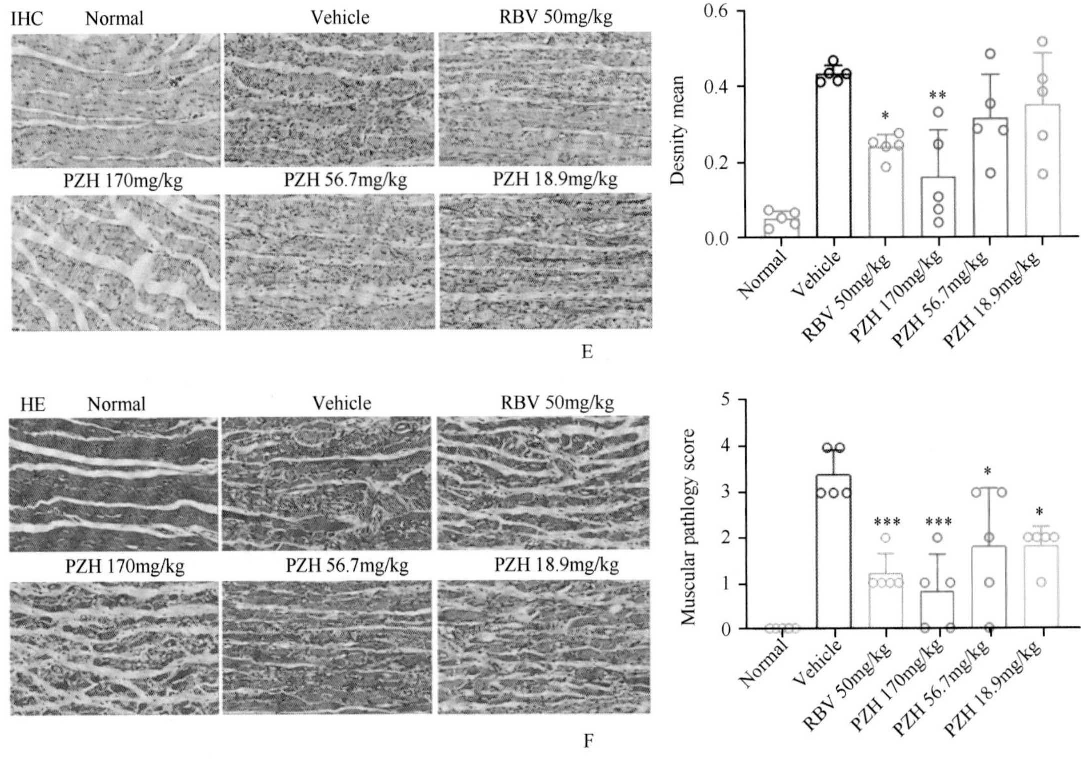

图 5-5-3 片仔癀可保护小鼠免受 EV-A71 感染

每天监测小鼠存活率（A、B），持续 14 天，并在同一时间内记录临床评分（C）。D-F. 感染后第 5 天解剖小鼠。肌肉组织进行病毒滴度测定［（D），*n*=5］。采用 EV-A71-VP1 抗体对肌肉组织切片进行免疫组化分析［（E），*n*=5］。制备肌肉组织石蜡包埋切片，HE 染色检测［（F），*n*=5］

与对照组相比，$*P < 0.05$，$**P < 0.01$，$***P < 0.001$

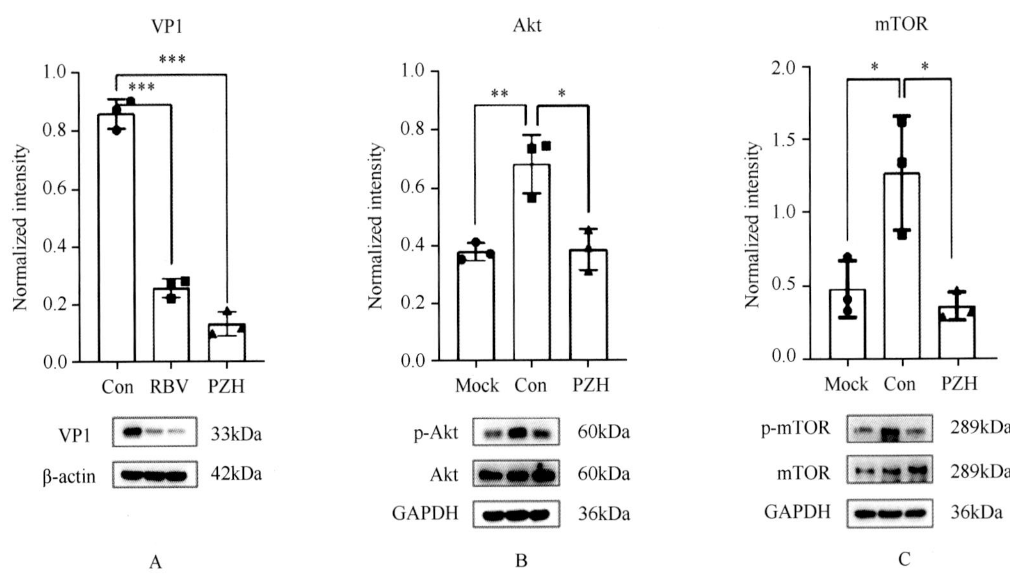

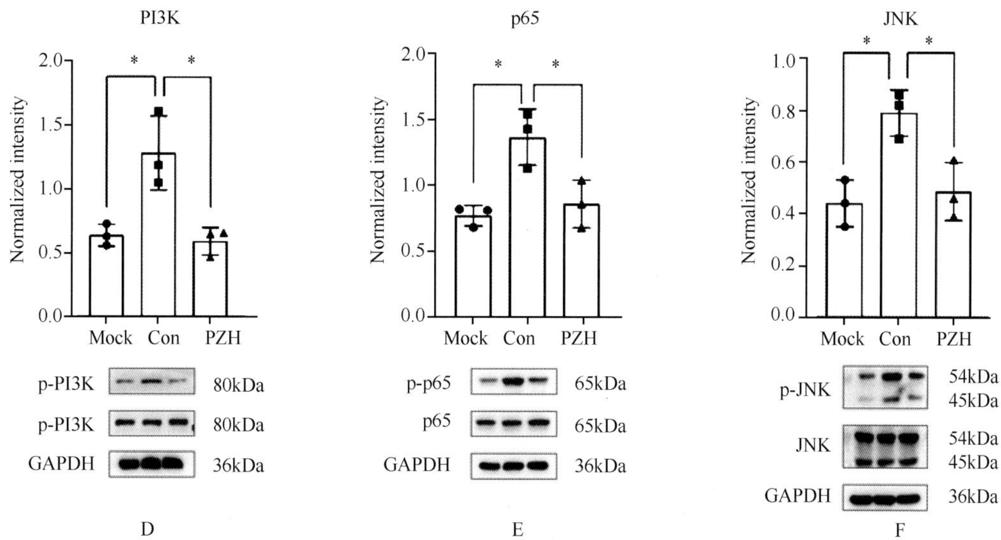

图 5-5-4　片仔癀治疗抑制 PI3K/Akt/mTOR 和 NF-κB 信号通路蛋白表达

将 RD 细胞感染 EV-A71（H，MOI = 0.01），1h 后将细胞用片仔癀或 RBV 处理 24h，收集细胞，用 Western blot 检测 VP1（A）、p-Akt（B）、p-mTOR（C）、p-PI3K（D）、p-p65（E）、p-JNK（F）的表达

与对照组相比，$*P < 0.05$，$**P < 0.01$，$***P < 0.001$

（三）片仔癀对情志内热诱导流感病毒易感性的作用研究[6]

病毒性肺炎以气促、发热、痰壅等为主要临床症状，归属于中医温病范畴，是外感温邪引起的急性热病。肺主气机，对情志的反应较为敏感，过度的悲伤、忧虑、愤怒等情绪，容易使肺气失调，形成肺热的病理状态，降低肺脏抵御病毒等外邪因子的能力，增加感染的风险。暨南大学何蓉蓉教授团队[6]利用急性拘束构建情志内热诱导流感病毒易感模型有效评价了片仔癀对病毒性肺炎具有较好的药效，从氧化磷脂代谢变化初步探讨其可能的作用机制，为临床上清热类中成药抗病毒作用的应用提供了实验支持。

1. 方法

对 C57BL/6 小鼠进行随机分组，包括正常组、病毒组、拘束 + 病毒组、片仔癀低剂量组、片仔癀高剂量组、磷酸奥司他韦组（Oseltamivir）。给药组小鼠采用灌胃给药，其余组小鼠灌胃等量蒸馏水，连续 8 天。除正常组与病毒组小鼠外，其余组小鼠于第 2 天给药 1h 后予以 18h 的拘束应激处理（50ml 通风离心管约束）。解除拘束后第 3 天，给除正常组以外的所有小鼠进行滴鼻感染病毒。每日记录体重和发病率，取小鼠肺组织进行 Western blot 和 ELISA 检测。

2. 结果与分析

（1）片仔癀可降低情志应激诱导的流感病毒易感小鼠发病率

本研究首先在中医情志致病理论指导下，利用情志应激（内因）和流感病毒（外因）建立小鼠流感病毒易感模型，基于该模型评价清热中药片仔癀对流感易感小鼠的影响。病毒易感模型构建步骤和药物干预如图 5-5-5A 所示。对小鼠感染期间的体重进行监测，结果表明在感染期间病毒组小鼠体重逐渐下降，拘束 + 病毒组小鼠体重下降最明显，各给药组小鼠体重均有一定程度的增加（图 5-5-5B）。根据流感的发病症状对感染 5 天期间小鼠发病率进行统计，结果显示病毒组的发病率为低于 40%，拘束 + 病毒组小鼠的发病率为 75%，片仔癀低剂量组小鼠发病率为 37.5%，片仔癀高剂量组小鼠发病率为 40%，磷酸奥司他韦组小鼠发病率为 12.5%（图 5-5-5C）。以上结果说明，片仔癀和磷酸奥司他韦能够有效降低流感易感小鼠的发病率。

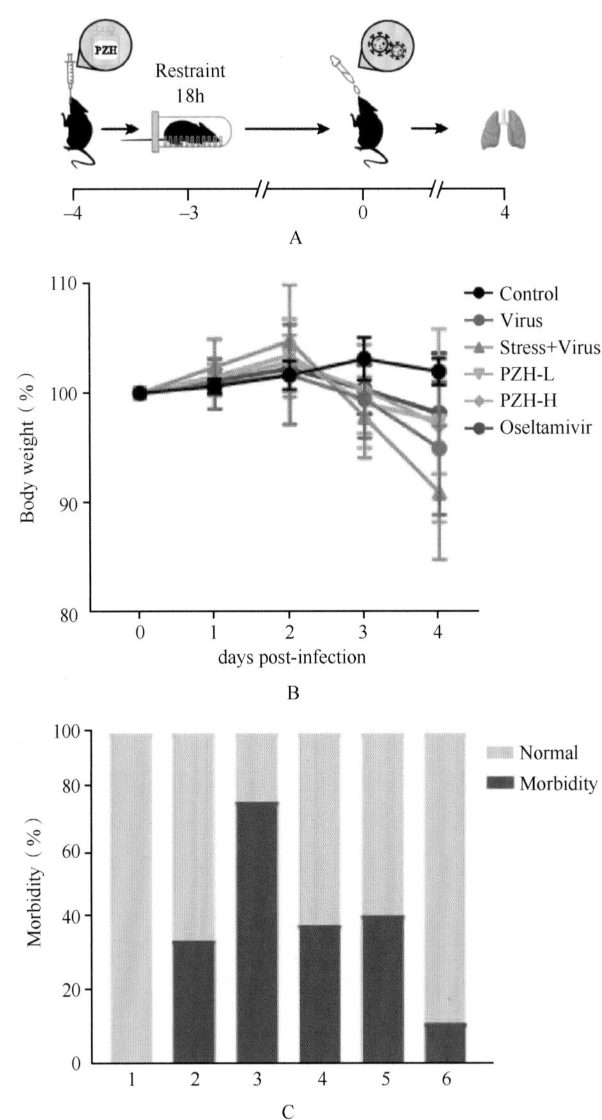

图 5-5-5 片仔癀对情志应激流感易感小鼠发病率的影响

A. 实验设计示意图；B. 记录各组小鼠的体重，并以感染前（第 0 天）体重的百分比来表示；C. 感染后小鼠的发病率（1：正常组；2：病毒组；3：拘束 + 病毒组；4：片仔癀低剂量组；5：片仔癀高剂量组；6：磷酸奥司他韦组）

（2）片仔癀可减少情志应激与流感病毒感染引起的肺组织中脂质过氧化产物堆积

为了进一步探究片仔癀能否通过调控脂质过氧化改善病毒性肺炎，通过 Western blot、MDA 试剂盒检测了感染病毒后肺组织的脂质过氧化相关指标。实验结果表明：与病毒组相比，拘束 + 病毒组小鼠肺组织 MDA 和 4-HNE 累积增加，片仔癀能有效缓解情志应激诱导流感病毒易感小鼠肺组织中脂质过氧化产物堆积，降低脂质过氧化水平（图 5-5-6）。

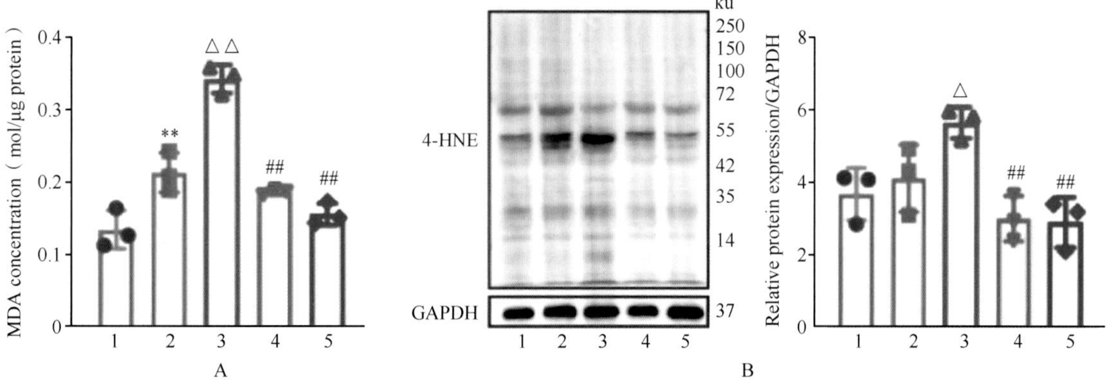

图 5-5-6　片仔癀对情志应激流感易感小鼠肺磷脂氧化产物的影响

A. 肺组织中 MDA 的浓度；B. 4-HNE 蛋白表达。与对照组比较，$^{**}P < 0.01$；与病毒组比较，$\triangle P < 0.05$，$\triangle\triangle P < 0.01$。与拘束 + 病毒组比较，$^{\#\#}P < 0.01$。

（1：正常组；2：病毒组；3：拘束 + 病毒组；4：片仔癀低剂量组；5：片仔癀高剂量组）

3. 讨论与结论

本研究利用情志应激附加流感病毒感染构建的肝郁肺热模型，评价名优清热中成药片仔癀对病毒性肺炎的改善作用，发现片仔癀可能通过调节磷脂过氧化，改善情志应激诱导的流感病毒易感。在该模型中，片仔癀不仅能有效缓解感染小鼠的发病率，还可通过抑制炎症反应和调节免疫功能，促进情志与气血的平衡，契合中医“平肝息风、清热解毒”的治疗原则。本研究为片仔癀改善流感病毒性肺炎提供了实验参考，但更深入的分子机制仍有待进一步探讨。

（四）片仔癀治疗新型冠状病毒、单纯疱疹病毒感染相关疾病药效研究

新型冠状病毒感染是由新型冠状病毒（SARS-CoV-2）引起的全球暴发性传染病，严重危害人类的生命安全。单纯疱疹病毒在全球范围内广泛流行，其包含两种血清型，即Ⅰ型单纯疱疹病毒（HSV-1）和Ⅱ型单纯疱疹病毒（HSV-2）：HSV-1 是一类具有神经嗜性的病毒，与口腔周围的感染和脑炎有关，通常以潜伏态存在于人体的神经细胞中，无法被根治；HSV-2 是复发性生殖器疱疹的主要病因，其通过周期性复发，导致生殖器反复溃烂，严重影响患者正常的生活。此两种病毒亟需开发相关的疫苗及新型的治疗性药物。本研究结果显示片仔癀具有一定的治疗 SARS-CoV-2、HSV 感染的作用，具有广谱抗病毒的潜能，为片仔癀的应用拓展提供了科学依据与理论基础。

1. 方法

叙利亚金黄地鼠（简称仓鼠）进行随机分组，分为生理盐水组、模型对照组、片仔癀（双天然来源）高中低剂量组（2500mg/kg、250mg/kg、50mg/kg）、体外培育牛黄天然麝香来源片仔癀组（250mg/kg）、复方片仔癀含片组（650mg/kg）（漳州片仔癀药业股份有限公司独家产品）、清热止咳颗粒组（4700mg/kg）（漳州片仔癀药业股份有限公司独家产品），每组 6 只，每组含 3 只雌性和 3 只雄性，采用直接滴鼻攻毒方式，即麻醉仓鼠后由鼻孔处滴入 50μl SARS-CoV-2 Beta 株病毒（1×10^4 PFU），在攻毒 24h 后进行待测药物灌胃给药，每日 1 次，连续给药 3 天，记录仓鼠体重和生存率。各组仓鼠给药结束后使用异氟烷麻醉安乐死，解剖观察完整肺部和气管器官大体（拍照）。

在 6 孔细胞培养板中铺人骨肉瘤细胞（U2OS 细胞），以 MOI=0.1 感染 HSV-1 或 HSV-2，6h 后，加入不同剂量的片仔癀或抗病毒药物阿昔洛韦（ACY）作为阳性对照，以及 PBS 组作为阴性对照，24h 后收集细胞对病毒滴度进行测定。采取小鼠颅内攻毒 HSV-1 的方式来构建单纯疱疹病毒性脑炎模型，并利用病毒经阴道接种感染小鼠来构建 HSV-2 阴道感染模型，以模拟 HSV 真实感染的情况，两个模型均分为空白对照组、片仔癀高中低剂量组（2500mg/kg、250mg/kg、50mg/kg）、体外培育牛黄天然麝香来源片仔癀组（250mg/kg）、阿昔洛韦组、PBS 组，攻毒后 1 天开始给药，给药一次，记录小鼠生存期。

2. 结果与分析

（1）片仔癀治疗新型冠状病毒感染的药效研究

结果如图 5-5-7 所示，生理盐水组及模型对照组动物在攻毒后第 4 天开始死亡，在实验终点时全部死亡，而不同受试药物治疗组均存活部分动物，其中片仔癀低剂量治疗组动物生存率为 83%，仅 1 只动物死亡，体外培育牛黄天然麝香来源片仔癀、复方片仔癀含片和清热止咳颗粒的治疗亦具有显著效果（图 5-5-7A）。从动物的体重变化来看，无论是对照组还是受试药物治疗组，动物攻毒后体重均呈显著下降趋势，治疗组动物最大体重降幅与对照组均无显著差异（图 5-5-7B）。上述结果表明，与生理盐水组及模型对照组相比，双天然来源片仔癀、体外培育牛黄天然麝香来源片仔癀、复方片仔癀含片和清热止咳颗粒在降低 SARS-CoV-2 感染导致的死亡上具有显著治疗效果，但在减缓攻毒后体重下降上无显著效果。

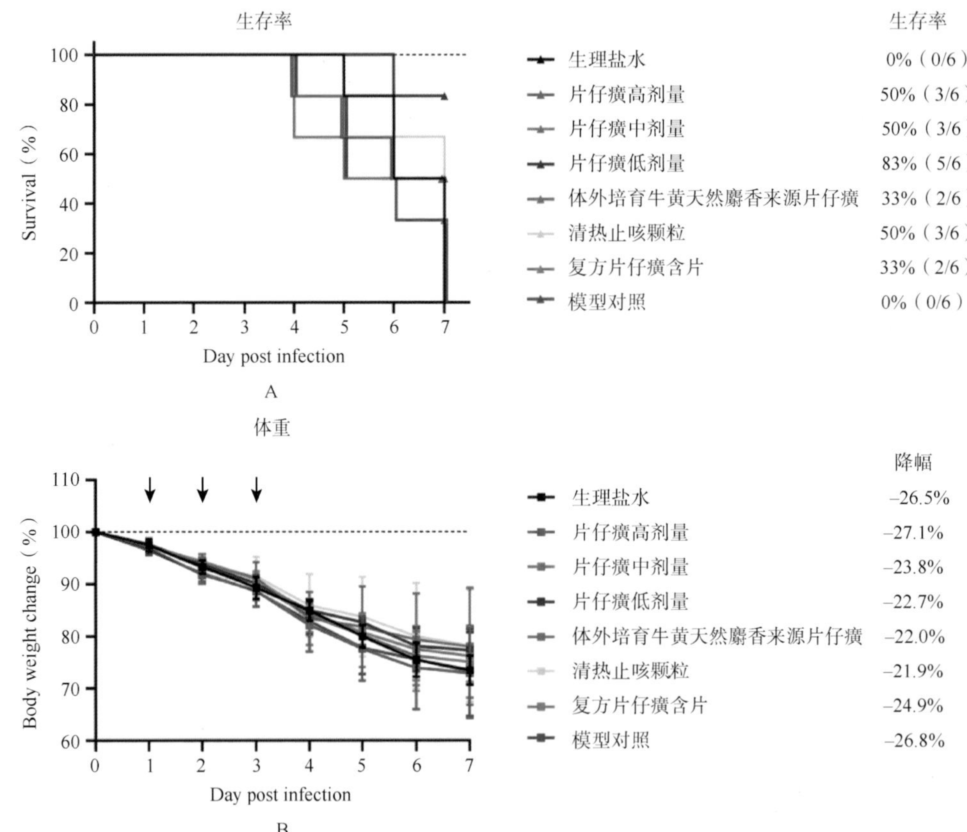

图 5-5-7 SARS-CoV-2 Beta 株攻毒后各组仓鼠的生存率和体重变化

A. 攻毒后仓鼠生存率，每组动物的生存率数值及存活动物占总动物数比值标于每组右侧；B. 攻毒后仓鼠的体重变化百分比，每组动物实验终点体重相比攻毒前体重评价降幅百分比标于每组右侧，箭头所示为治疗时间点如图 5-5-8 所示，生理盐水组及模型对照组所有动物肺部均可观察到弥漫或多发性肉眼可见的出血、病变样表观，发生率均为 100%；受试药物治疗组动物存活的动物均表现出显著减轻的肺部组织损伤，其中片仔癀低剂量组部分动物（N120、N121）、体外培育牛黄天然麝香来源片仔癀组部分动物（N126）、清热止咳颗粒组部分动物（N131）仅表现出轻微的病变损伤。上述结果提示，双天然来源片仔癀、体外培育牛黄天然麝香来源片仔癀、复方片仔癀含片和清热止咳颗粒在降低 SARS-CoV-2 感染导致的肺组织损伤上具有一定的治疗效果。

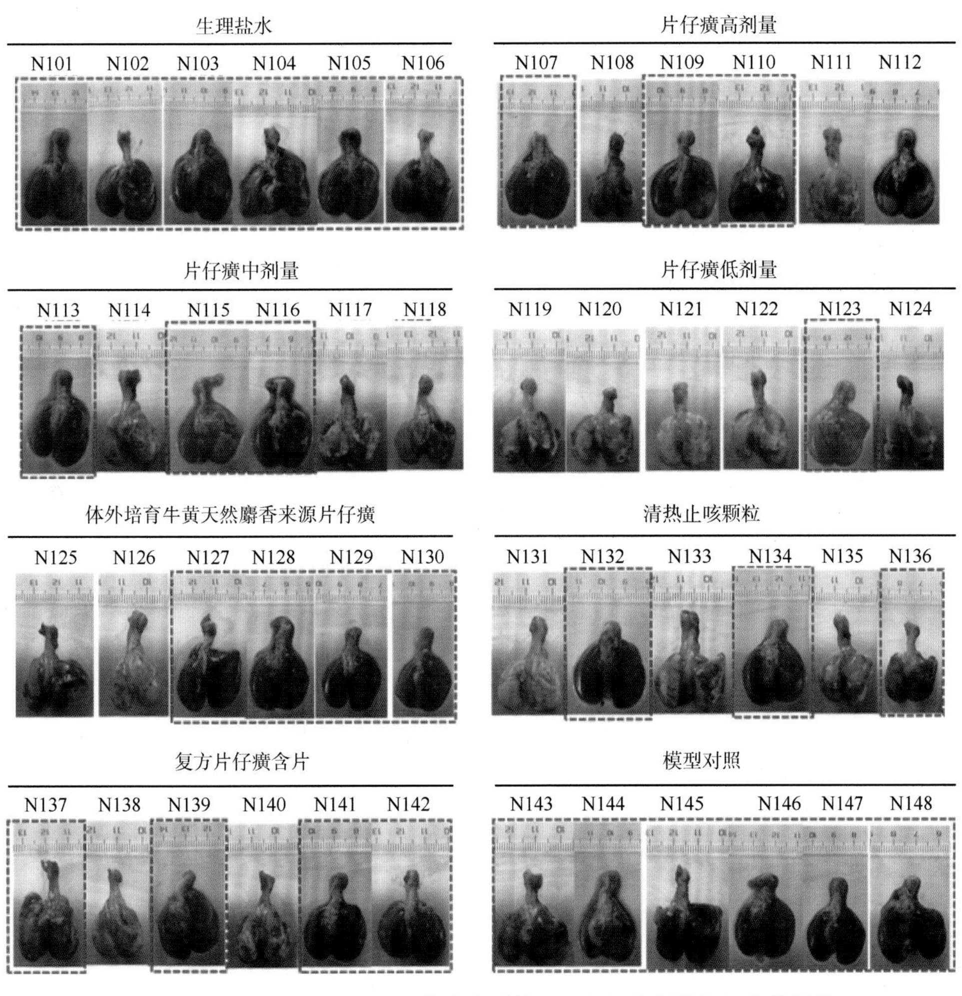

图 5-5-8 SARS-CoV-2 Beta 株攻毒后第 7 天各组仓鼠肺组织大体照片

各组受试动物个体编号标注于照片上方，红色虚线框表示该动物在实验终点前死亡，其余动物为第 7 天主动安乐死

（2）片仔癀用于 HSV 治疗研究

体外细胞水平实验评价片仔癀对 HSV 复制能力的影响。结果表明，片仔癀对 HSV-1 在 U2OS 细胞中的复制有显著抑制作用，抑制效果与片仔癀剂量呈现剂量依赖的关系，高剂量片仔癀（500μg/ml）的抑制效果与阿昔洛韦组相近，相比空白对照组病毒抑制超过 2 个数量级（图 5-5-9）。片仔癀对 HSV-2 在 U2OS 细胞中的复制有明显抑制作用，且抑制效果与片仔癀剂量有关，高剂量片仔癀（500μg/ml）的抑制效果显著优于阿昔洛韦组，相比空白对照组病毒抑制约 2 个数量级（图 5-5-10）。

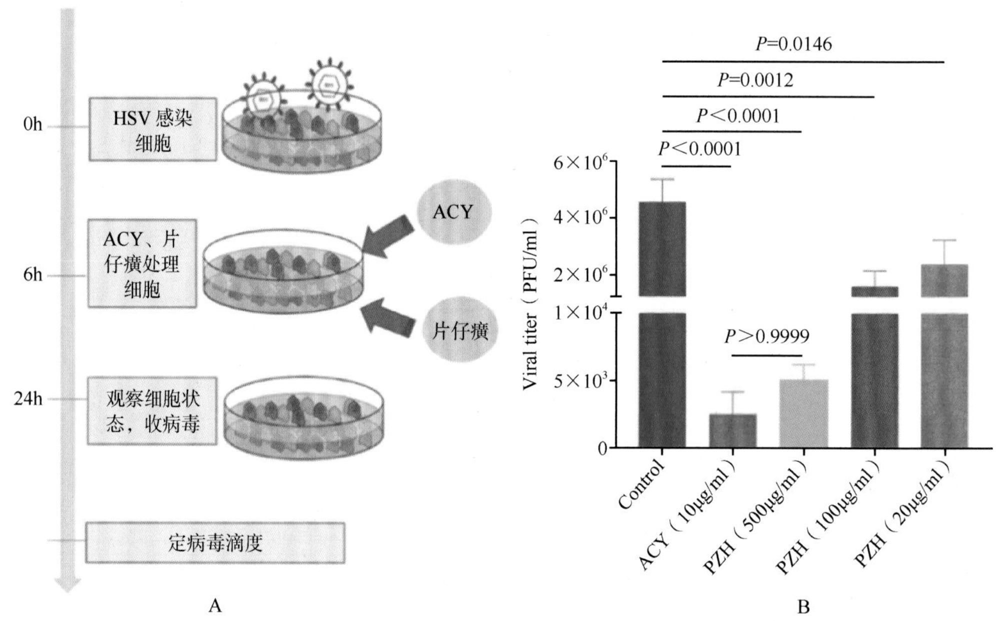

图 5-5-9　不同剂量的片仔癀对 **HSV-1** 复制的影响

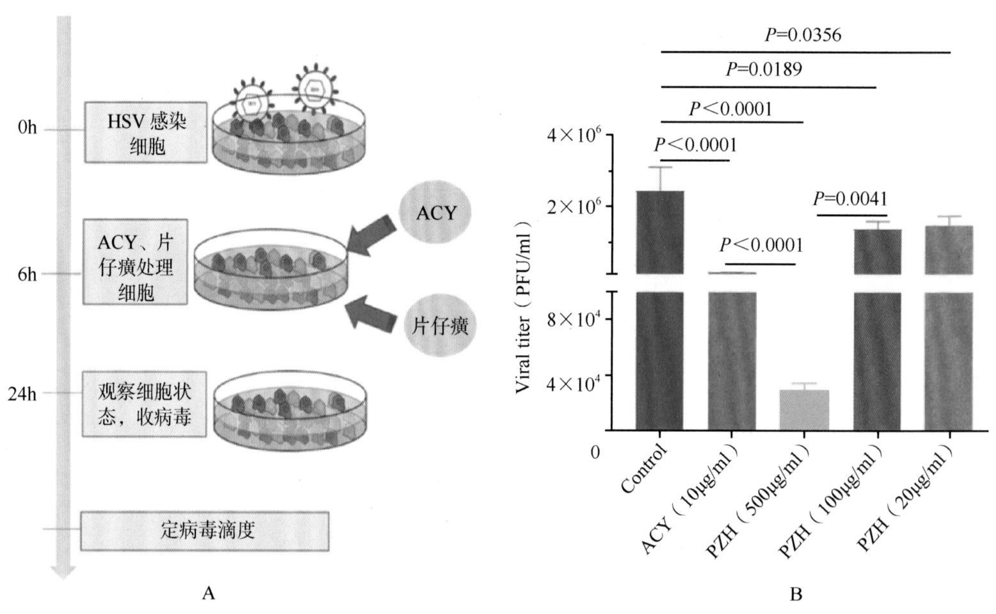

图 5-5-10　不同剂量的片仔癀对 **HSV-2** 复制的影响

体内评估片仔癀抗 HSV-1 颅内攻毒的效果，中剂量片仔癀组（250mg/kg）对小鼠颅内 HSV-1 攻毒有一定的保护效果，可明显延长小鼠颅内攻毒后的生存期，部分小鼠可以被完全治愈，其效果与 ACY 组相当；低剂量片仔癀组（100mg/kg）对小鼠颅内 HSV-1 攻毒也有保护效果，能将小鼠的中位生存期延长 1 天，而体外培育牛黄人工麝香来源片仔癀（250mg/kg）和高剂量片仔癀（2500mg/kg）的生存期与 PBS 组相近，表明这两组无明显治疗效果，结果如图 5-5-11 所示。

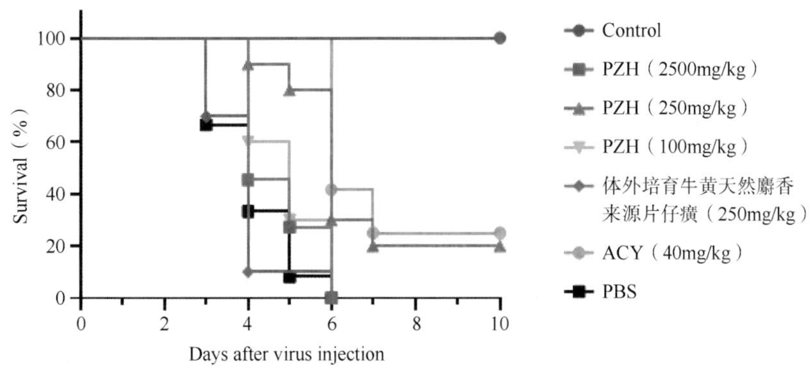

图 5-5-11　HSV-1 感染小鼠治疗后生存期统计

通过观测记录小鼠生存期可见阿昔洛韦组对于 HSV-2 阴道感染小鼠具有一定的保护效果，能延长小鼠的中位生存期，其他治疗方案无明显效果，结果如图 5-5-12 所示。

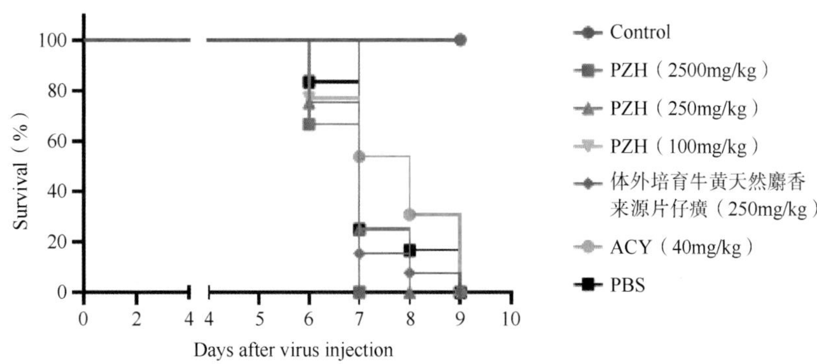

图 5-5-12　HSV-2 感染小鼠治疗后生存期统计

3. 结论

仓鼠感染模型治疗结果显示，双天然来源片仔癀、体外培育牛黄人工麝香来源片仔癀、复方片仔癀含片和清热止咳颗粒在降低SARS-CoV-2感染导致的死亡上具有显著的治疗效果，其中双天然来源片仔癀低剂量治疗具有最高的生存率（83%），仅 1 只动物死亡，但在减缓攻毒后体重下降上无显著效果。体外实验表明片仔癀对 HSV 的复制能力具有较好的抑制作用，在体内对小鼠颅内 HSV-1 攻毒有一定的保护效果，而未观察到片仔癀对体内 HSV-2 阴道攻毒具有明显治疗效果。

二、片仔癀治疗糖尿病溃疡及血管内皮功能障碍的作用

糖尿病为当前临床最常见的慢性疾病之一。糖尿病溃疡是糖尿病常见而且严重的并发症，可导致患者的肢体功能下降、感染、血液循环障碍、坏死、截肢甚至死亡。目前糖尿病溃疡的治疗方法包括药物治疗、负压引流、手术清创、伤口敷料等方法，然而这些方法均昂贵且难以达到理想的治疗效果。片仔癀已被证明在链脲佐菌素诱导的糖尿病小鼠中具有促进伤口愈合的功效[7-8]，且无论是通过灌胃或是外敷片仔癀对于糖尿病创面均具有很好的疗效[9-10]，

可能可以作为治疗糖尿病溃疡的候选药物。此外，内皮功能障碍是糖尿病等慢性疾病最常见的病理特征之一，香港浸会大学吕爱平教授团队[11]通过构建 db/db 糖尿病小鼠模型发现片仔癀可能具有血管保护作用，并可能通过保持内皮功能来预防糖尿病血管病变。

（一）灌胃片仔癀促进糖尿病创面愈合[8]

1. 方法

（1）动物模型的建立与给药

雄性 Sprague-Dawley 大鼠（105g±15g）以 60% 高脂饲料（high fat diet，hfd）喂养 28 天后，腹腔注射 35mg/kg 链脲佐菌素（streptozotocin，STZ）。注射后第 3、7 天空腹血糖均高于 16.7mmol/L、低于 33.3mmol/L 的大鼠为糖尿病大鼠。非糖尿病大鼠给予低脂饮食和柠檬酸钠缓冲剂注射，作为对照组。利用戊巴比妥钠麻醉大鼠后，在大鼠背部创出直径为 2cm 的全厚圆形创面。将糖尿病大鼠随机分为 hfdSTZ（灌胃纯净水）、hfdSTZ+ 贝前列素钠片（BST，12.6μg/kg，灌胃）、hfdSTZ+PZH-L（0.054g/kg，灌胃片仔癀）、hfdSTZ+PZH-M（0.162g/kg，灌胃片仔癀）、hfdSTZ+PZH-H（0.486g/kg，灌胃片仔癀），其中 hfdSTZ+ BST 为阳性药物组。

（2）创面闭合率、创面边缘胶原蛋白生长情况及相关因子检测

在创面形成后第 0、6、10、13 天拍摄创面，用 ImageJ 分析创面愈合率，计算公式：创面愈合率 =（第 0 天创面面积 – 给药后创面面积）/ 第 0 天创面面积 ×100%。给药结束后，利用戊巴比妥钠麻醉大鼠，用双光子显微镜观察创面边缘胶原蛋白的合成情况，并利用 HE 染色和 Masson 染色检测创面胶原生成情况。利用 ELISA 法检测转化生长因子 -β1（TGF-β1）、MMP-9 表达水平。利用免疫荧光检测 8-OHdG、TGF-β1、MMP-9、Cleaved Caspase-3 水平。

2. 结果与分析

（1）灌胃片仔癀可促进糖尿病大鼠创面愈合，促进细胞外基质合成

实验流程图如图 5-5-13A 所示。利用 STZ 和高脂饮食诱导的糖尿病大鼠创面闭合率在术后第 6、10、13 天均显著低于正常大鼠，片仔癀和 BST 给药在第 10、13 天均明显促进创面闭合（图 5-5-13B）。

细胞外基质（extracellular matrix，ECM）分泌和重塑的平衡参与糖尿病溃疡患者的伤口愈合。如图 5-5-14A、图 5-5-14B 所示，利用 HE 染色和 Masson 染色对糖尿病大鼠创面进行检测的结果显示，灌胃片仔癀和给药 BST 能够促进 ECM 生成，尤其是胶原分泌。进一步分析表明，片仔癀能够促进糖尿病大鼠创面的 ECM 分泌和再上皮化，给药后毛细血管数明显增加（图 5-5-14C ～图 5-5-14E）。综上所述，灌胃片仔癀能够促进糖尿病溃疡大鼠的创面愈合，促进 ECM 合成。

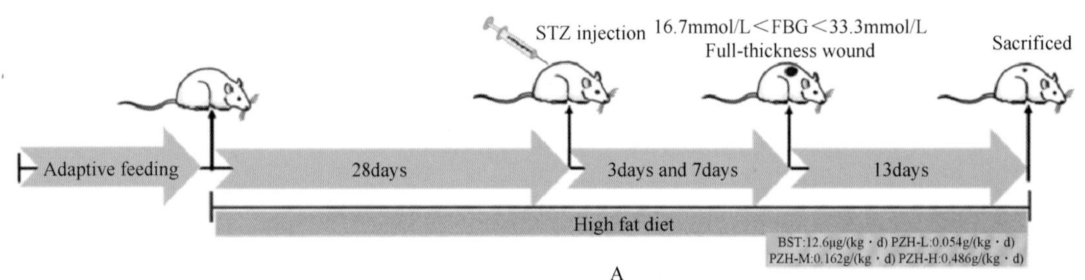

A

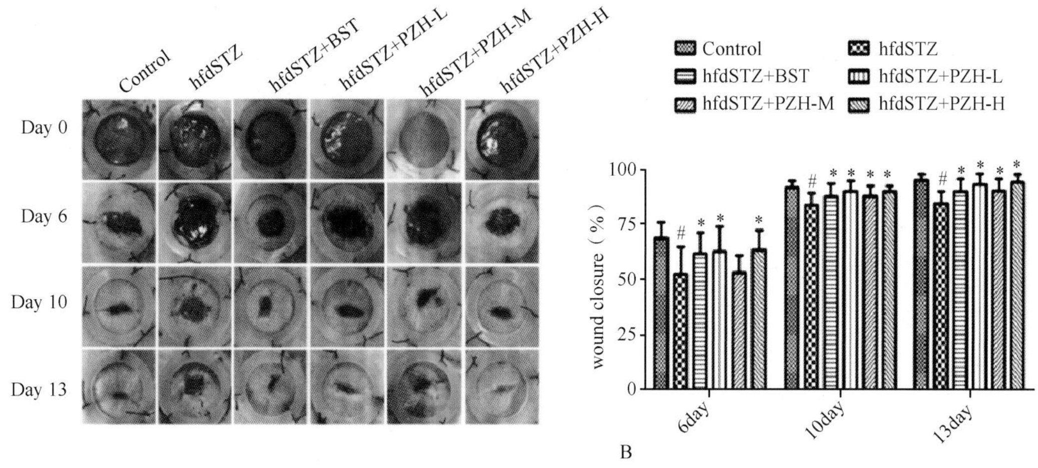

图 5-5-13　灌胃片仔癀促进糖尿病大鼠创面愈合

（A）糖尿病创面实验设计及给药；（B）灌胃片仔癀后第 0、6、10 和 13 天伤口的图像

与对照组相比，#$P < 0.05$；与 hfdSTZ 组相比，*$P < 0.05$

（2）灌胃片仔癀可促进糖尿病创面胶原合成，抑制细胞凋亡、炎症和氧化损伤

为探究灌胃片仔癀促进糖尿病创面的生物过程，研究者检测了大鼠创面的胶原合成，与模型组相比，灌胃片仔癀和给药 BST 均明显促进了创面的胶原合成（图 5-5-15A）。在糖尿病溃疡大鼠的创面中 TGF-β1 表达水平降低，MMP-9 水平较高，给药后明显发生逆转（图 5-5-15B）。此外，糖尿病溃疡与 8OHdG 和 Cleaved Caspase-3 表达增加有关，而给药片仔癀能显著抑制这些因子的表达（图 5-5-15C）。综上所述，片仔癀通过影响组织重塑和氧化应激，进而促进糖尿病溃疡伤口的愈合。

3. 讨论与结论

TGF-β1 和 MMP-9 是 ECM 的重要调节因子，TGF-β1 的低表达和 MMP-9 的高表达会导致 ECM 降解，最终延缓糖尿病创面的愈合。本研究中，灌胃片仔癀治疗后糖尿病大鼠创面中 TGF-β1 的高表达和 MMP-9 的低表达促进了 ECM 分泌。综上所述，灌胃片仔癀能够促进糖尿病溃疡大鼠的创面愈合，与 ECM 的分泌增加及抑制糖尿病创面细胞凋亡、炎症和氧化损伤有关。

（二）外用片仔癀治疗糖尿病创面的药效和作用机制 [10]

1. 方法

（1）动物模型的建立与给药

雄性 Sprague-Dawley 大鼠（105g±15g）给予高脂肪饮食，并自由饮水 4 周。禁食 12h 后，在大鼠腹膜内注射 35mg/kg STZ 以诱导糖尿病。空腹血糖（FBG）水平高于 16.7mmol/L 且低于 33.3mmol/L 确定为糖尿病大鼠。在大鼠背面（前肢后部）的每一侧都创出直径为 2cm 的全厚圆形创面。将大鼠分为 5 组：对照组、模型组、片仔癀低高剂量组（PZH-L、PZH-H）和阳性药物组。对照组和模型组分别给予生理盐水。PZH-L 和 PZH-H 组分别以 0.05g/cm^2 和 0.15g/cm^2 的剂量敷用片仔癀。rhEGF 作为阳性对照，剂量为 40U/cm^2。

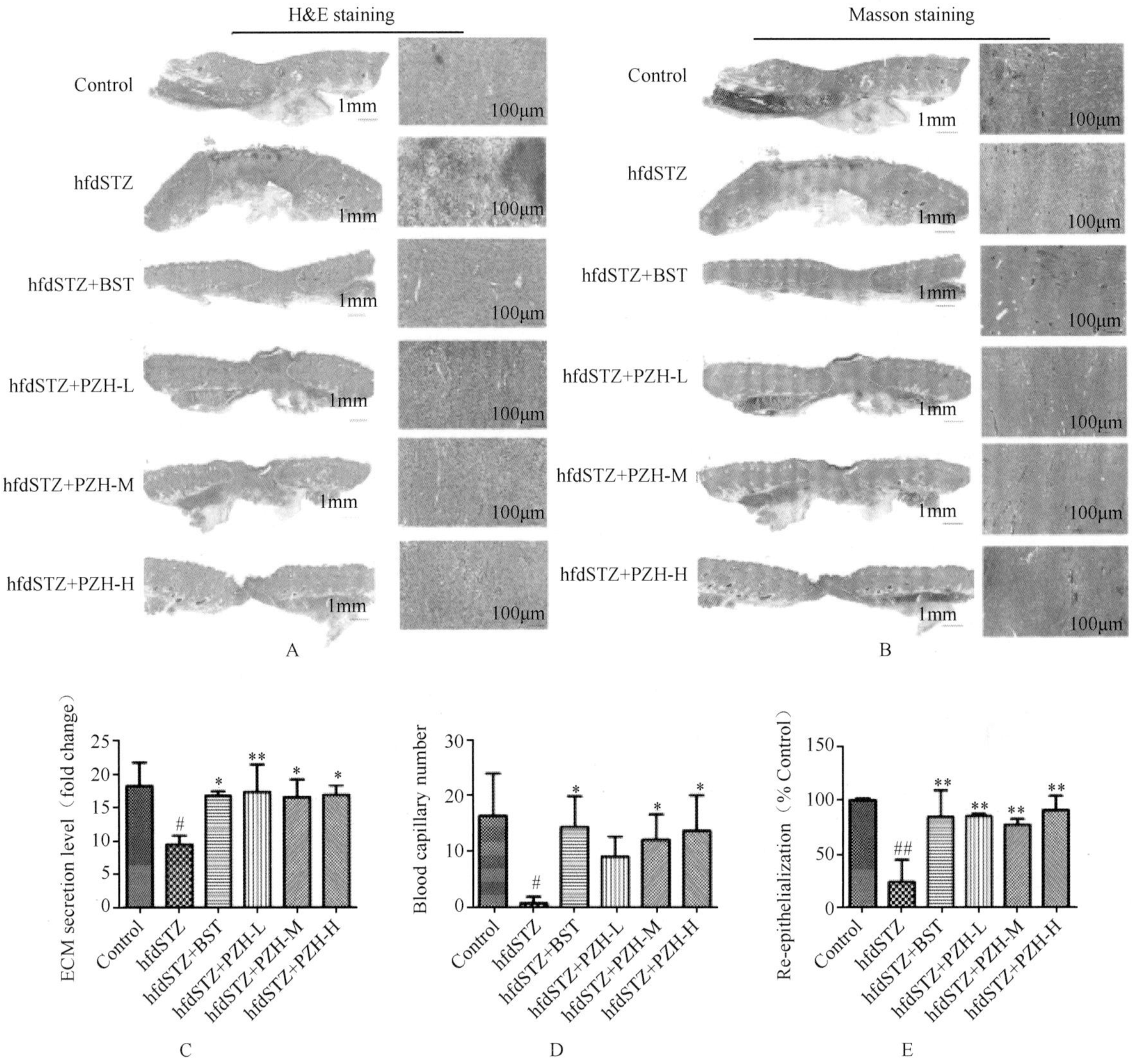

图 5-5-14　灌胃片仔癀可促进糖尿病大鼠创面 ECM 分泌

A. HE 染色；B. Masson 染色；C. 定量 ECM 合成（n=3 ～ 4）；D. 定量毛细血管数（n=3 ～ 4）；E. 定量再上皮化（n=3 ～ 4）；数据以 $\bar{x} \pm s$ 表示

与对照组相比，#$P < 0.05$，##$P < 0.01$；与 hfdSTZ 组相比，*$P < 0.05$，**$P < 0.01$

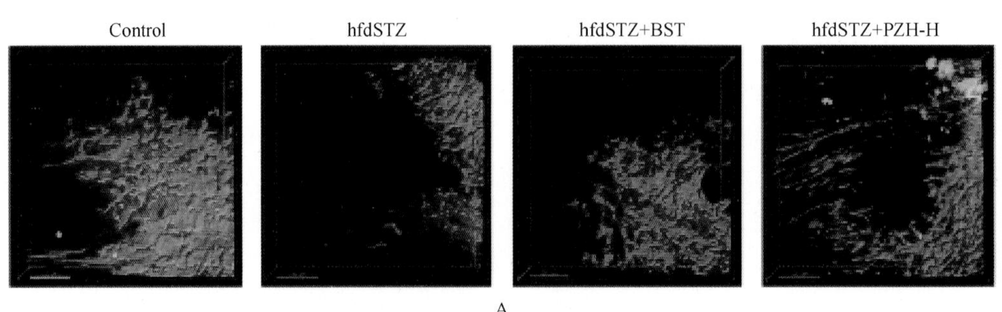

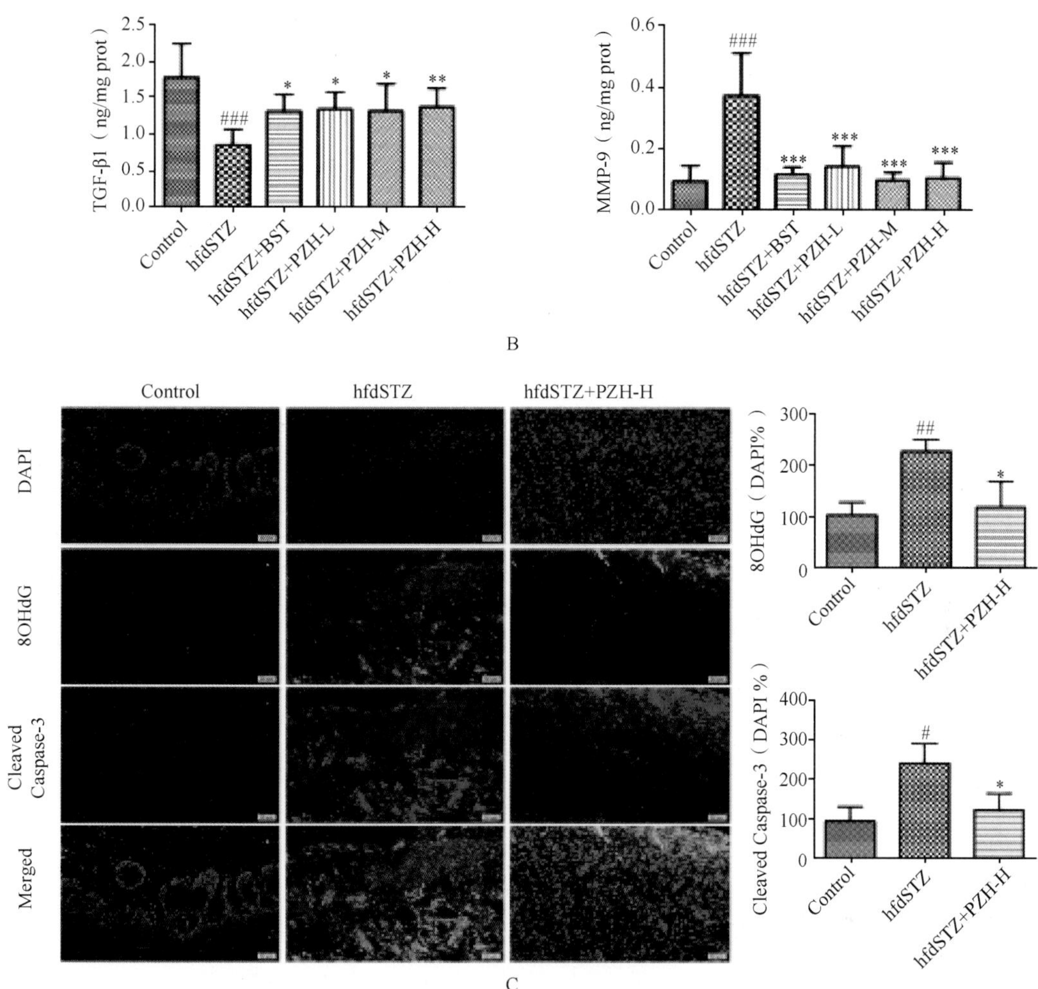

图 5-5-15　灌胃片仔癀促进胶原合成，抑制糖尿病创面细胞凋亡、炎症和氧化损伤

A. 创面边缘胶原蛋白（红色）分泌，比例尺：100μm；B. TGF-β1、MMP-9 酶联免疫吸附试验结果（n=6～8）；C. 8OHdG（绿色）和 Cleaved Caspase-3（红色）的免疫荧光染色及其定量结果（n=3），比例尺：50μm

与对照组相比，#$P < 0.05$，##$P < 0.01$，###$P < 0.001$；与 hfdSTZ 组相比，*$P < 0.05$，**$P < 0.01$，***$P < 0.001$

（2）创面闭合率、创面边缘胶原蛋白生长情况及相关因子检测

分别于给药第 0、6、10、14 天拍摄创面，计算创面闭合率：A=（B–C）/B×100%。其中 A 是创伤后第 0、6、10、14 天的伤口闭合减少率，B 是伤口的初始面积，C 表示测量时的伤口面积。然后麻醉大鼠，放在双光子显微镜下观察创面边缘胶原生长情况，并利用 HE 染色和 Masson 染色检测创面胶原生成情况。利用 ELISA 法检测 TGF-β1、MMP-9、IL-1β 表达水平。利用免疫荧光检测 Cleaved Caspase-3、MMP-9、TGF-β1、血小板内皮细胞黏附分子 -1（CD31）表达水平。

2. 结果与分析

（1）外用片仔癀可提高糖尿病大鼠创面愈合率及胶原蛋白表达

实验流程如图 5-5-16A 所示。利用 STZ 和高脂饮食诱导的糖尿病大鼠的创面闭合率在术后第 6、10、14 天显著低于正常大鼠，片仔癀和 rhEGF 给药后均显著提高了大鼠的创面闭合率（图 5-5-16B、图 5-5-16C）。此外，双光子显微镜检测结果显示片仔癀和

rhEGF 给药的愈合创面边缘胶原表达明显增加（图 5-5-16D）。综上所述，外用片仔癀可以促进糖尿病大鼠创面的愈合。

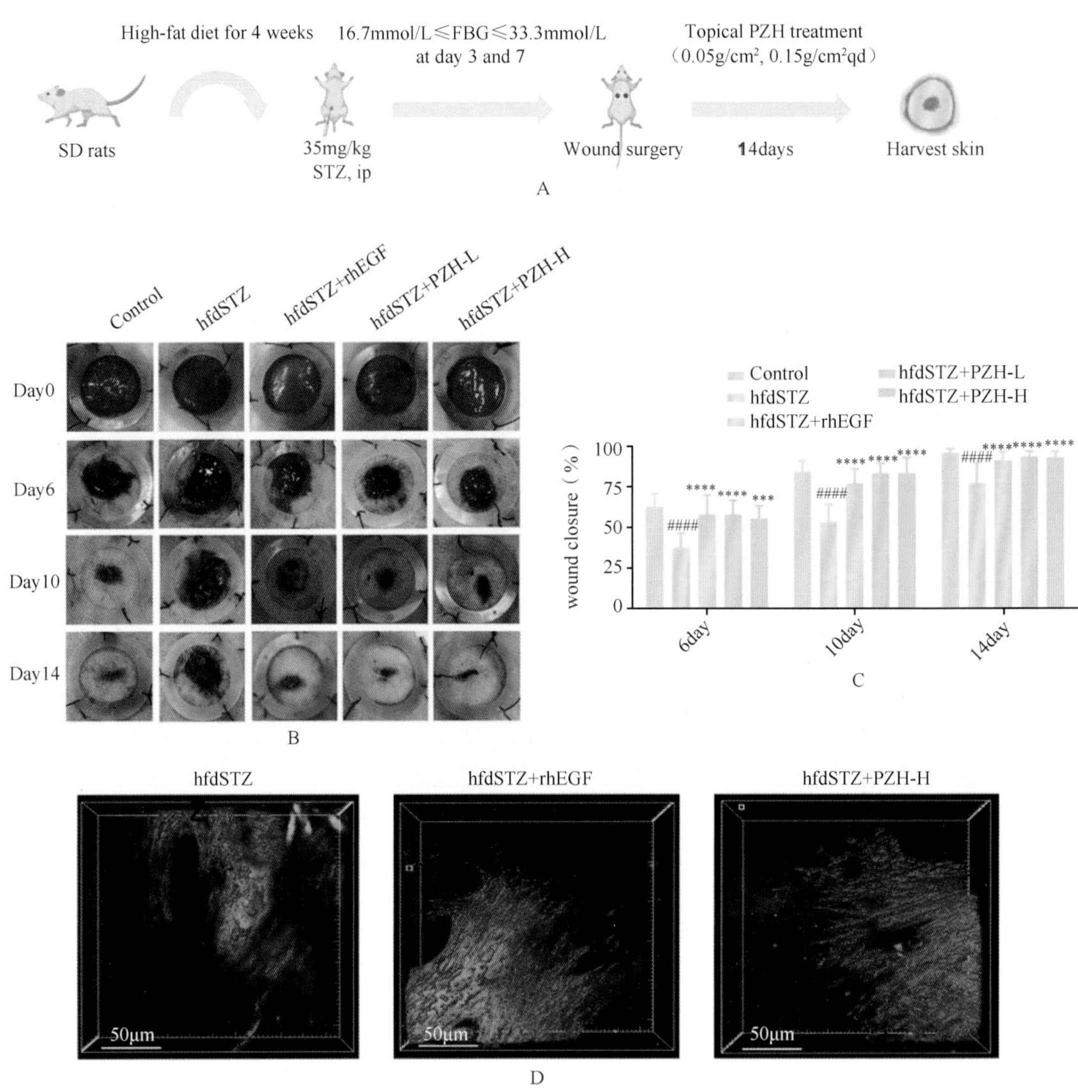

图 5-5-16　片仔癀对糖尿病创面愈合的影响

A. 模型建立和治疗情况概述；B. 术后第 0、6、10、14 天的代表性伤口的图像；C. 通过 ImageJ 软件对伤口闭合率进行量化（n=10）；D. 伤口边缘的胶原蛋白生长

与对照组相比，####P < 0.0001；与 hfdSTZ 组相比，***P < 0.001，****P < 0.0001

（2）外用片仔癀可促进糖尿病创面的细胞外基质分泌和胶原生长

通过 HE 染色和 Masson 染色评估 ECM 分泌和胶原表达对片仔癀给药的影响。HE 染色结果表明，hfdSTZ 组的再上皮化程度低于对照组（红色箭头），而用片仔癀和 rhEGF 治疗后，再上皮化增加（黑色箭头）（图 5-5-17A、图 5-5-17C）。此外，研究结果表明，PZH-L 组、PZH-H 组和 rhEGF 组糖尿病大鼠的毛细血管数量显著高于 hfdSTZ 组（黑色三角形）（图 5-5-17A、图 5-5-17D）。hfdSTZ 组的 ECM 分泌低于对照组，但在用片仔癀治疗的糖尿病大鼠中，ECM 分泌显著增加（图 5-5-17A、图 5-5-17E）。如图 5-5-17B 所示，与未经处理的 hfdSTZ 创面相比，Masson 染色显示 PZH 处理的伤口中胶原表达量最大。综上所述，外用片仔癀能

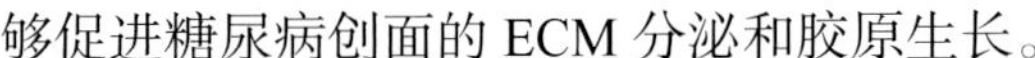

够促进糖尿病创面的 ECM 分泌和胶原生长。

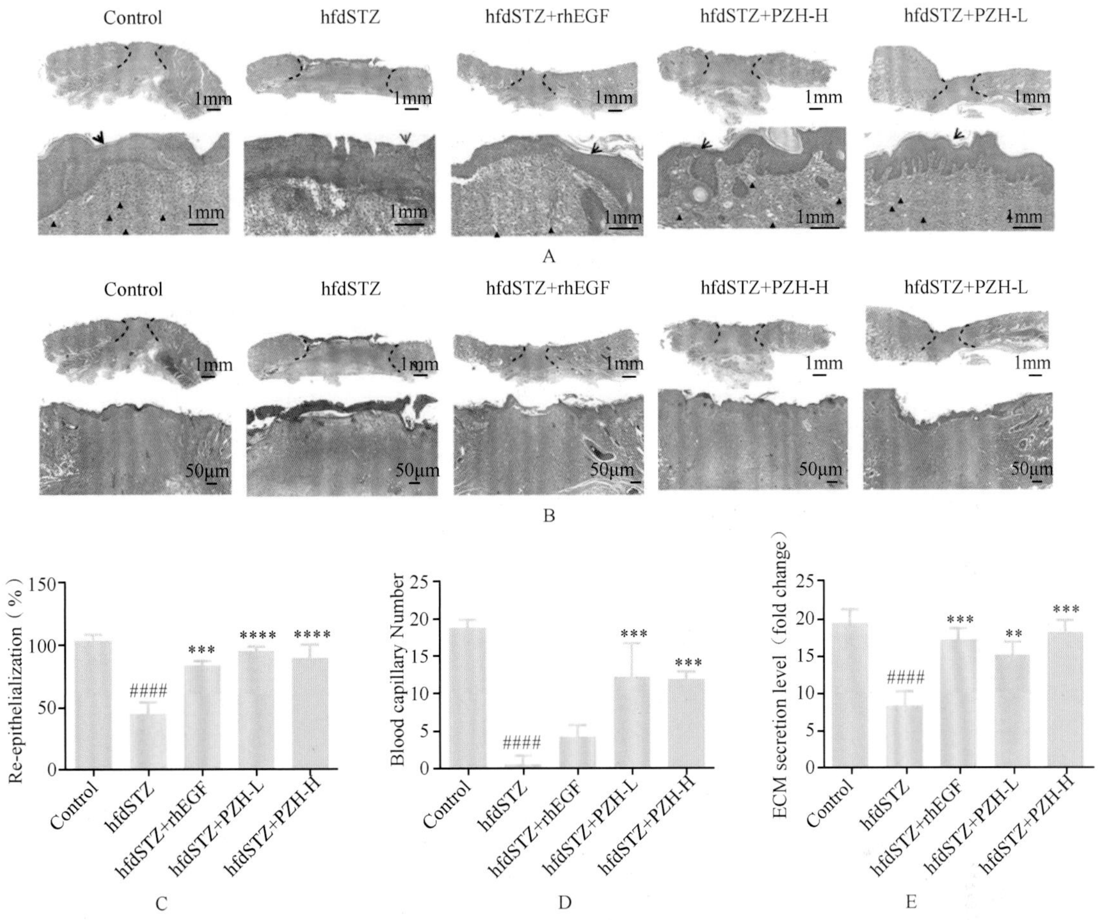

图 5-5-17　片仔癀治疗对糖尿病创面的细胞外基质分泌和胶原生长的影响

A. 具有代表性的 HE 染色图像；B. Masson 染色的代表性图像；C. 再上皮化量化结果（n=3）；D. 毛细血管数定量结果（n=3）；E. 细胞外基质分泌定量结果（n=3）

与对照组相比，####P < 0.0001；与 hfdSTZ 组相比，**P < 0.01，***P < 0.001，****P < 0.0001

（3）外用片仔癀影响糖尿病创面愈合的多个生物学过程

为探究外用片仔癀促进糖尿病创面愈合的生物学过程，研究者检测了与糖尿病溃疡相关的关键生物学过程。结果显示，糖尿病大鼠 TGF-β1 和 CD31 表达显著降低，而 MMP-9 和 Cleaved Caspase-3 的表达水平显著升高。外用片仔癀后，糖尿病大鼠的组织中 TGF-β1 和 CD31 的表达显著增加，MMP-9 和 Cleaved Caspase-3 的表达显著降低（图 5-5-18A ～图 5-5-18H）。此外，与对照组相比，hfdSTZ 组 IL-1β 的表达水平显著升高。与 hfdSTZ 组比较，PZH-L 组和 PZH-H 组的 IL-1β 水平显著降低（图 5-5-18I）。综上所述，外用片仔癀可抑制创面的细胞凋亡和炎症反应，促进 ECM 重塑和血管生成，促进创面愈合。

3. 结论

外用片仔癀可显著促进高脂饮食和 STZ 诱导的糖尿病溃疡大鼠的创面愈合，如通过抑制细胞凋亡和炎症，增加 ECM 的分泌和血管生成。综上所述，本研究不仅揭示了外用片仔癀抗糖尿病创口的关键机制，而且对糖尿病溃疡治疗策略的制订也有重要的促进作用。

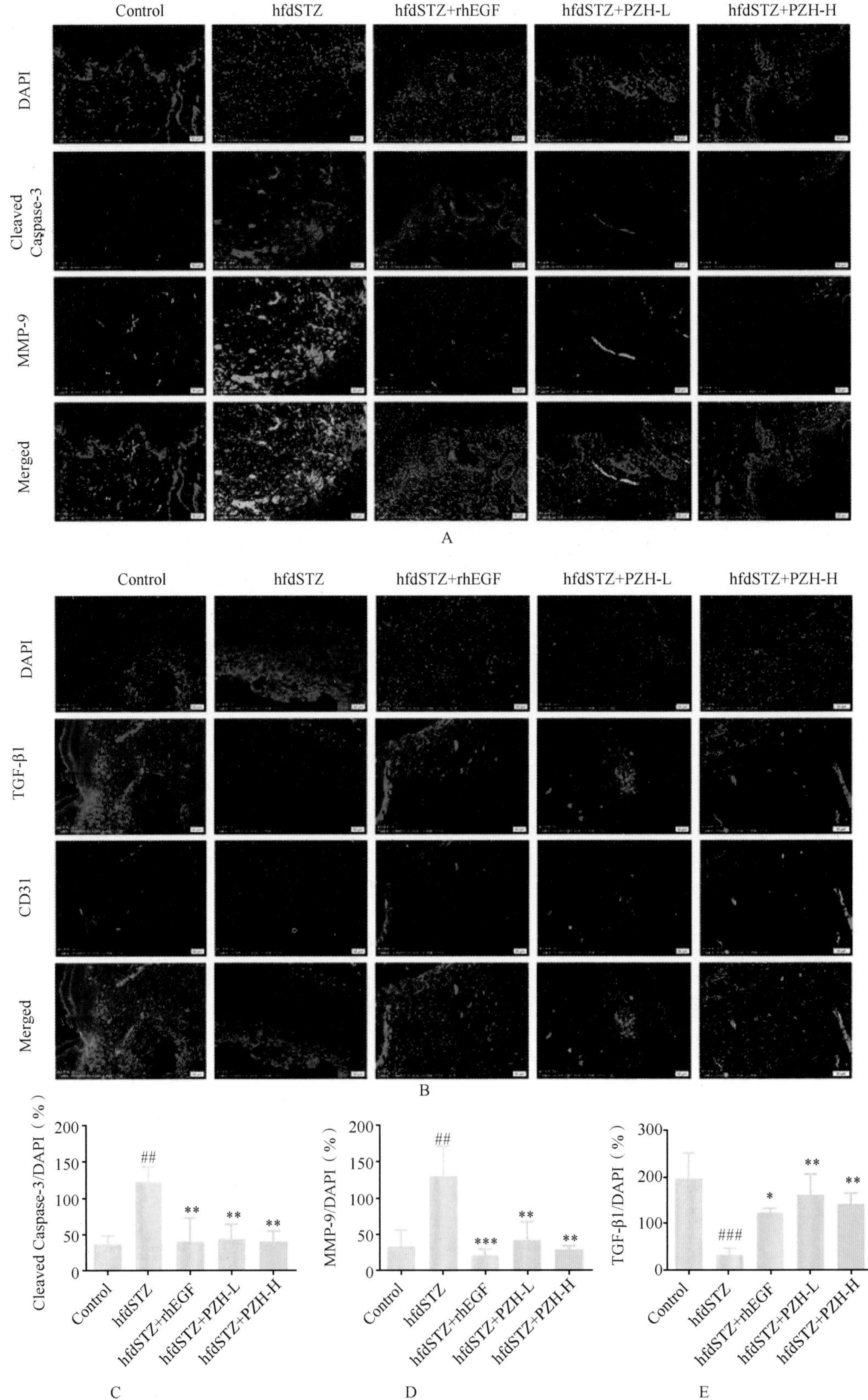
Control
hfdSTZ
hfdSTZ+rhEGF
hfdSTZ+PZH-L
hfdSTZ+PZH-H
DAPI
Cleaved Caspase-3
MMP-9
Merged
A
TGF-β1
CD31
B
Cleaved Caspase-3/DAPI（%）
MMP-9/DAPI（%）
TGF-β1/DAPI（%）
##
###
C
D
E

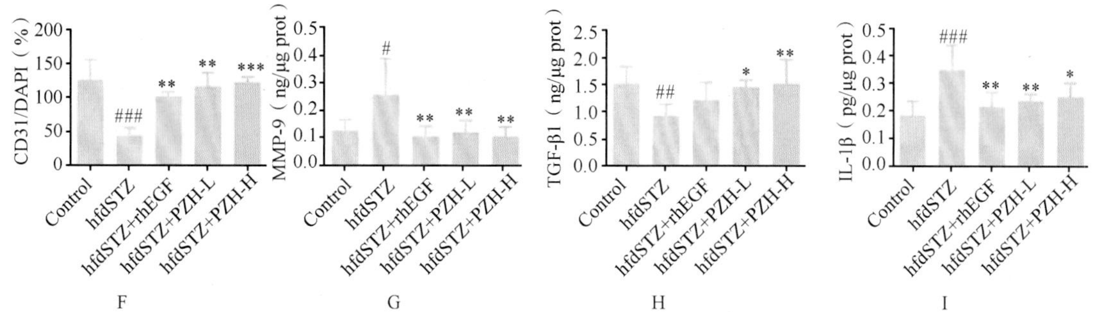

图 5-5-18　外用片仔癀可抑制糖尿病创面细胞凋亡和炎症反应，促进 ECM 重塑和血管生成

A. Cleaved Caspase-3（红色）和 MMP-9（绿色）染色。比例尺：50μm。B. TGF-β1（红色）和 CD31（绿色）染色。标尺：50μm。C. Cleaved Caspase-3（*n*=3）免疫荧光染色定量结果。D. MMP-9 免疫荧光染色定量结果（*n*=3）。E. TGF-β1 免疫荧光染色定量结果（*n*=3）。F. CD31 免疫荧光定量结果（*n*=3）。G. MMP-9 酶联免疫吸附试验结果（*n*=6）。H. TGF-β1 酶联免疫吸附试验结果（*n*=6）。I. IL-1β 酶联免疫吸附试验结果（*n*=6）

与对照组相比，##$P < 0.01$，###$P < 0.001$；与 hfdSTZ 组相比，*$P < 0.05$，**$P < 0.01$，***$P < 0.001$

（三）片仔癀对糖尿病小鼠内皮功能的保护作用研究[11]

1. 方法

db/*m*$^+$ 小鼠作为对照组，*db*/*db* 小鼠随机分为三组：片仔癀低高剂量 [250mg/（kg・d）或 750mg/（kg・d）] 组、模型组，片仔癀组灌胃片仔癀 3 或 5 周，测量小鼠体重和脂质水平。小鼠空腹 8h 后进行口服葡萄糖耐量试验和腹腔胰岛素耐量试验。给药结束后处死小鼠，分离主动脉，进行 qPCR 和 Western blot 检测。此外以不同浓度的片仔癀处理人脐静脉内皮细胞（HUVECs），研究片仔癀对内皮细胞的影响。

2. 结果与分析

（1）片仔癀可降低糖尿病小鼠的胰岛素抵抗和空腹血糖水平

胰岛素抵抗和血管内皮功能障碍都是糖尿病的标志。此外，糖尿病患者空腹血糖浓度显著升高。为了评估片仔癀对糖尿病小鼠血管系统的潜在作用，研究者给 *db*/*db* 小鼠灌胃片仔癀 [250mg/（kg・d）]5 周（图 5-5-19A）。结果表明，片仔癀给药不影响 *db*/*db* 小鼠的体重（图 5-5-19B）或脂质谱（图 5-5-19C 和图 5-5-19D）。*db*/*db* 糖尿病小鼠出现葡萄糖耐受不良和胰岛素抵抗，片仔癀给药显示出了缓解作用（图 5-5-19E 和图 5-5-19F）。片仔癀治疗的糖尿病小鼠的葡萄糖耐量没有得到明显改善（图 5-5-19G 和图 5-5-19H），但小鼠的空腹血糖水平（图 5-5-19I）和血浆胰岛素水平（图 5-5-19J）显著降低。

（2）片仔癀可抑制血管和内皮炎症

慢性炎症在心血管和代谢性疾病进展过程的内皮细胞的激活和功能障碍中起重要作用，也是治疗糖尿病血管功能障碍的重要靶点。本研究检测了糖尿病小鼠主动脉（体内）和 HUVECs（体外）中炎症标志物的表达。结果显示，TNF-α 和 IL-1β 处理后的 *db*/*db* 小鼠的主动脉及 HUVECs 的炎症标志物水平上调（图 5-5-20A ～图 5-5-20C）。在体内片仔癀的给药抑制了促炎基因的 mRNA 表达，包括 Vcam1、Icam1 和 Sele（图 5-5-20A）。同样，在体外片仔癀的给药逆转了 TNF-α 和 IL-1β 诱导的 HUVECs 中 TNFA 和 VCAM1 mRNA 的表达，但对 MCP1 和 ICAM1 的表达没有显著影响（图 5-5-20B 和图 5-5-20C）。此外，片仔癀逆转了 IL-1β 诱导的 VCAM1 蛋白水平的升高（图 5-5-20D 和图 5-5-20E）。

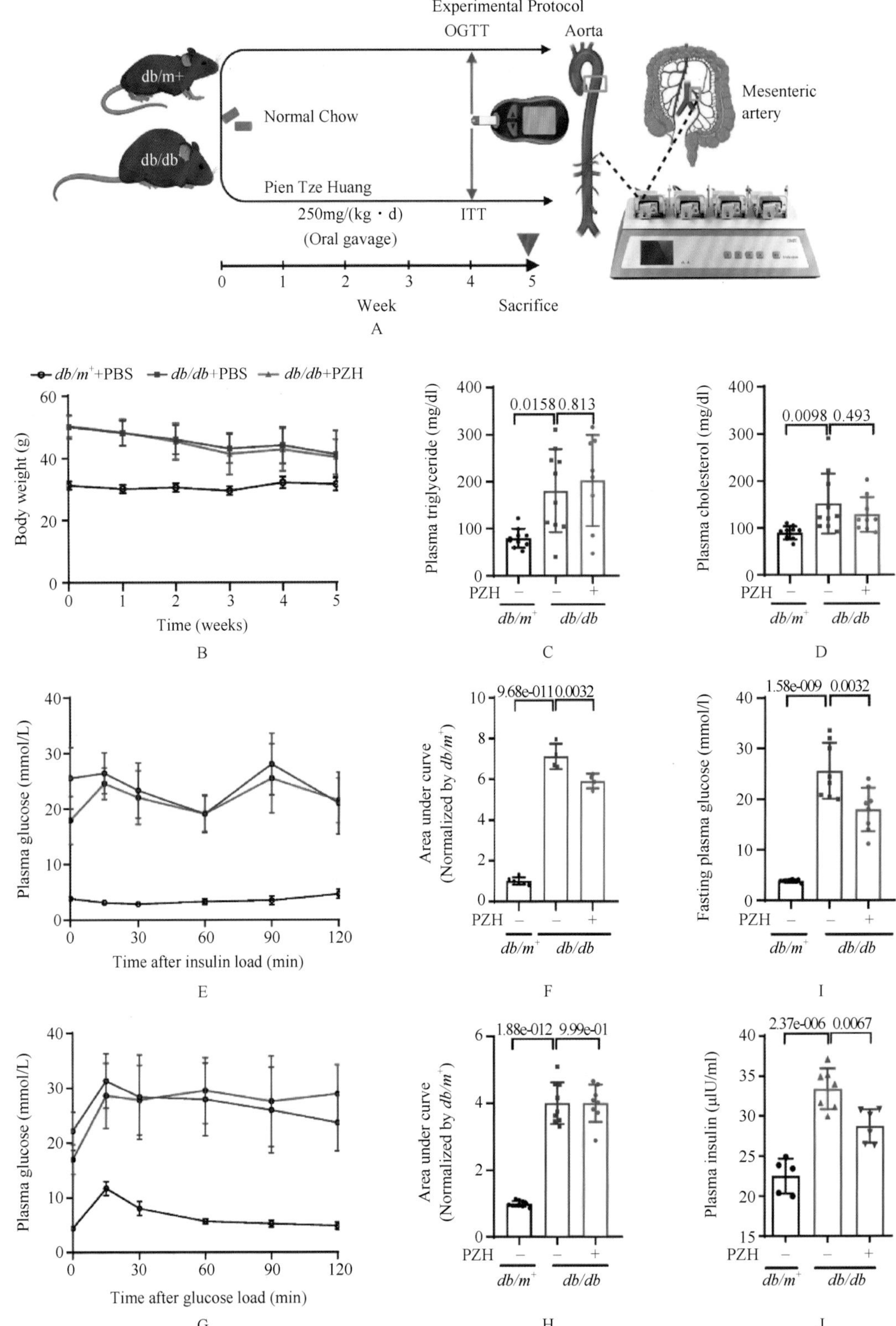

图 5-5-19　片仔癀可改善糖尿病小鼠的葡萄糖耐量，降低空腹血糖水平

A. 片仔癀对 *db/db* 小鼠的治疗方案；B. 小鼠体重；C-D. 给药 5 周后，收集血浆测量血脂；E-F. 第 4 周进行胰岛素耐量试验；第 5 周进行口服葡萄糖耐量（G 和 H）和空腹葡萄糖浓度（I）试验；J. 给药结束时血浆胰岛素水平。*P* 值标于柱形图上方

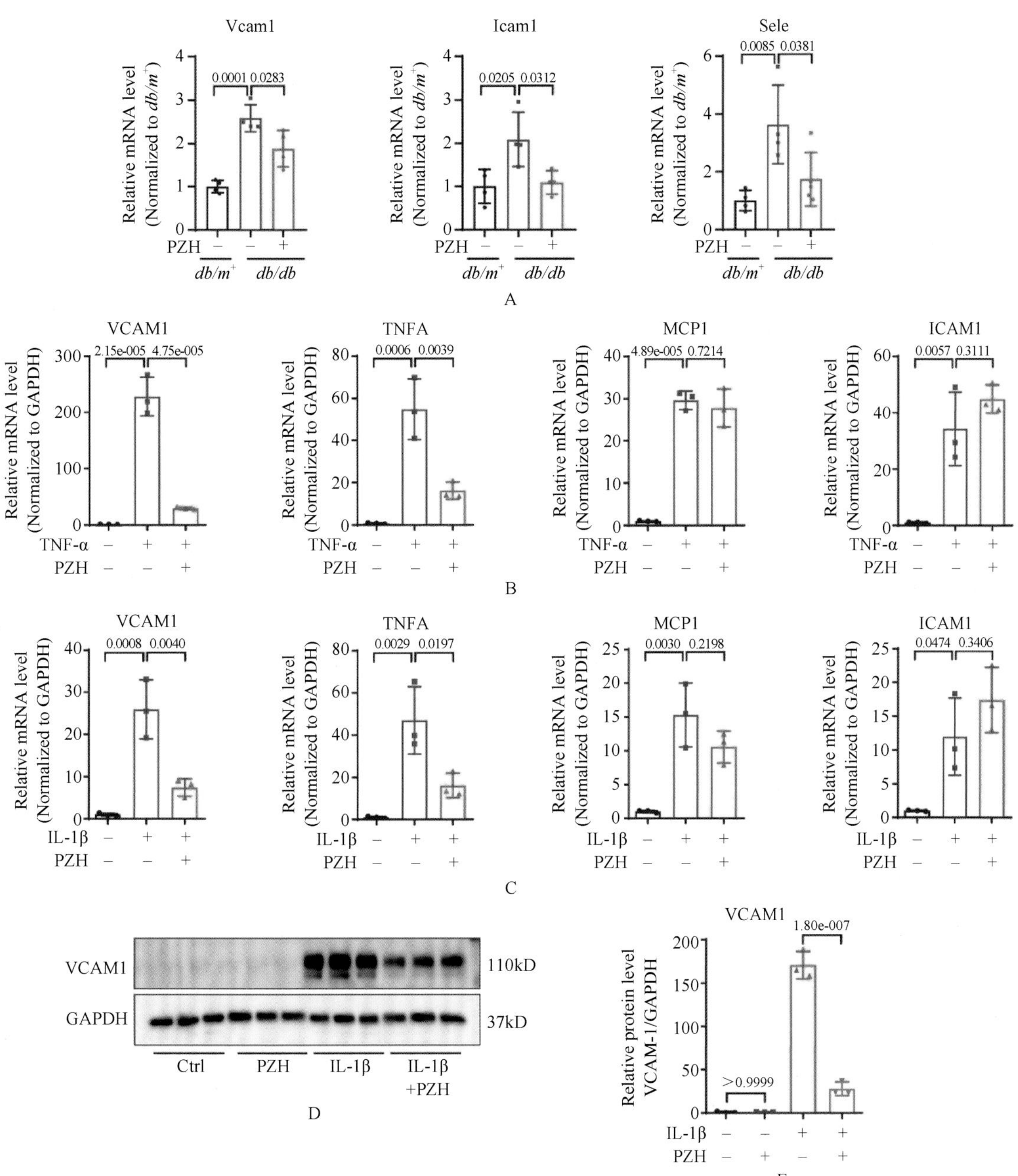

图 5-5-20　片仔癀可抑制血管和内皮炎症

A. 不同组糖尿病小鼠的主动脉 Vcam1、Icam1 和 Sele mRNA 表达水平；HUVECs 细胞分别用 TNF-α、IL-1β 处理后（B、C）各组 VCAM1、TNFA、MCP1、ICAM1 的 mRNA 表达水平，（D、E）各组 HUVECs 细胞 VCAM-1 蛋白水平。*P* 值标于柱形图上方

3. 讨论与结论

本研究结果证明了片仔癀给药逆转了糖尿病 *db/db* 小鼠胰岛素敏感性的下降和空腹血糖水平的升高。此外，片仔癀能够抑制血管氧化应激和炎症，这是内皮功能改善的机制之一。以上表明片仔癀可能对糖尿病相关的胰岛素抵抗和血管功能障碍具有潜在的治疗作用，这些结果有待在糖尿病患者的临床研究中进一步证实。

三、片仔癀促进伤口修复药效学研究

溃疡创面愈合不良是糖尿病患者最常见的并发症，且预后较差，严重时可导致患者截肢甚至死亡。糖尿病创面的治疗仍然是一个全球性的挑战，迫切需要新的治疗策略。研究表明，片仔癀可通过抑制异常成纤维细胞凋亡，调节 Nrf2/ARE、Keap1/Nrf2 等抗氧化信号通路促进链脲佐菌素诱导的糖尿病小鼠伤口的愈合[7, 8, 12]，可能为糖尿病创面难以愈合的患者带来福音。

（一）片仔癀通过抑制链脲佐菌素诱导的糖尿病小鼠异常成纤维细胞凋亡而促进创面愈合[7]

1. 方法

（1）体外抗氧化活性测定

在 DMEM 培养基中加入 13.5g/L 葡萄糖（DMEM 高糖培养基的 3 倍），同时加入片仔癀处理表皮成纤维细胞 1（HFF-1）。孵育 24h 后收获细胞，DHE 染色测定 ROS 的生成，利用分析试剂盒测定总抗氧化活性、DPPH 自由基活性、羟基自由基活性和超氧阴离子自由基活性。

（2）动物模型的建立与给药

40 只 6 周龄的雄性 C57BL/6J 小鼠，每天腹腔注射 70mg/kg STZ 诱导糖尿病，连续 4 天。然后，在正常饮食喂养 10 天后，血糖水平超过 13.5mmol/L 的小鼠用阿维汀麻醉，并在背中部切除全层皮肤形成创面（0.9cm×0.9cm）。将小鼠随机分为 4 组，分别外用片仔癀（5.0mg/ml）、云南白药（PC，1.0mg/ml）、PBS 缓冲液各 15μl 和灌胃片仔癀（100μl，5mg/ml）治疗。术后 8 天，用水凝胶伤口敷料敷在创面上，用无纺布固定。

2. 结果与分析

（1）片仔癀可减轻高浓度葡萄糖损伤的成纤维细胞的氧化应激

为了确定片仔癀对高浓度葡萄糖损伤的成纤维细胞是否具有保护作用，研究者利用高浓度葡萄糖处理细胞，并给予片仔癀处理后，定量检测 ROS 的产生。结果显示，阴性对照组的荧光强度比空白组显著增强，而片仔癀组的荧光强度显著降低（图 5-5-21A）。流式细胞仪荧光定量分析证明，片仔癀呈剂量依赖性地减少 ROS 的产生（图 5-5-21B）。在此基础上，进行了 FRAP 法、ABTS 法、DPPH 清除率和 OFR 法等抗氧化实验，以确定片仔癀的体外抗氧化活性，结果表明片仔癀具有较强的抗氧化作用（图 5-5-21C ～图 5-5-21F），可抑制溃疡成纤维细胞 ROS 的产生，这可能是其抑制高浓度葡萄糖引起的细胞损伤和程序性死亡的关键作用。

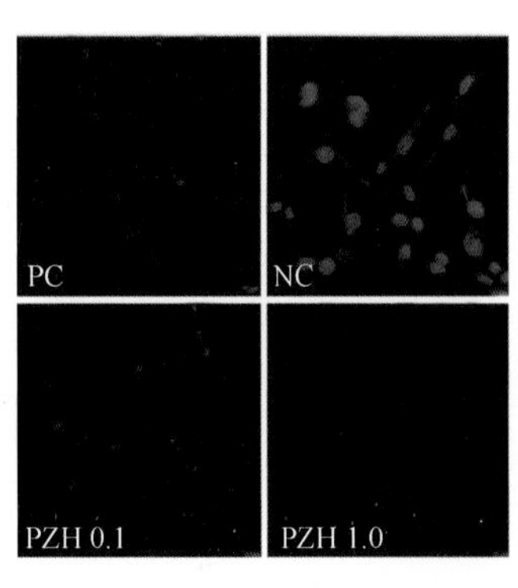

A

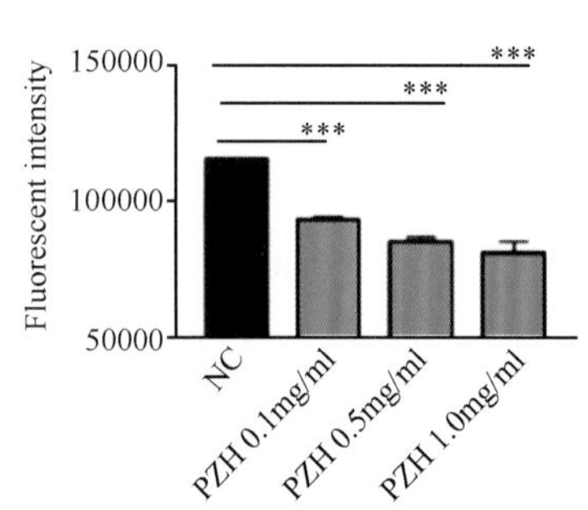

B

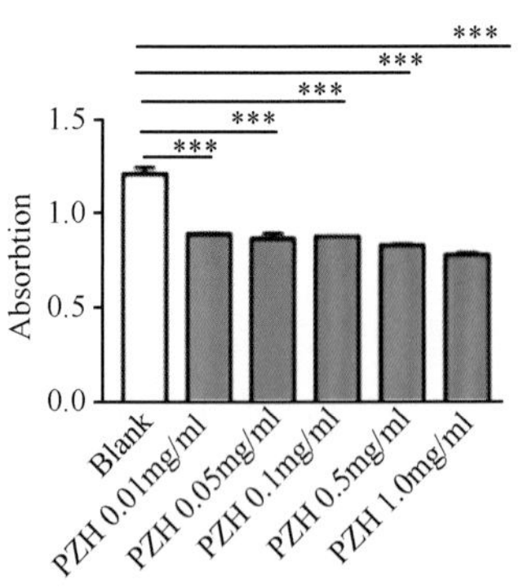

C

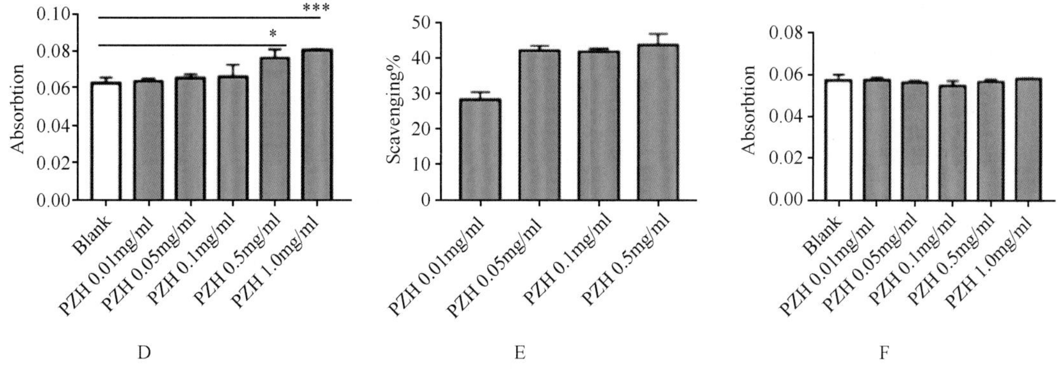

图 5-5-21　片仔癀的抗氧化活性测定

A. 用 DHE 染色检测 HFF-1 细胞中 ROS 生成的典型共聚焦显微镜图像。比例尺：20μm。B. DHE 染色定量。C. 片仔癀在 FRAP 分析中的抗氧化活性；D. 片仔癀清除 DPPH 自由基的活性；E. 片仔癀清除羟基自由基的活性；F. 片仔癀清除超氧阴离子自由基的活性

$*P < 0.05$，$***P < 0.001$

（2）片仔癀促进链脲佐菌素诱导的糖尿病小鼠创面愈合

以云南白药为阳性对照，比较口服片仔癀和外用片仔癀组的疗效。结果表明，两个药物组的伤口缩小的速度都比对照组快得多（图 5-5-22）。而外用片仔癀组在 14 天疗程后达到完全愈合状态，其愈合率明显高于 PC 组。此外，外用片仔癀组的创面愈合率显著高于口服片仔癀组，可能是因为外用片仔癀与口服相比损伤部位的药物浓度显著增加，具有更强的抗细胞凋亡作用。因此，外用片仔癀可能是一种更好的治疗伤口愈合的方法。

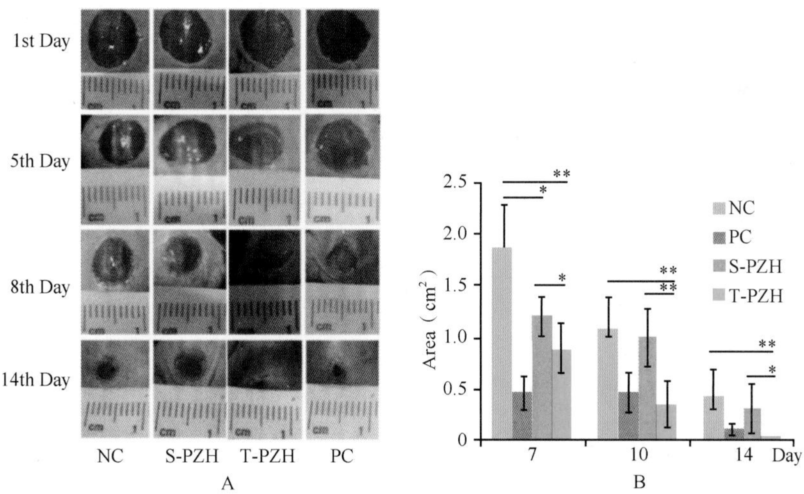

图 5-5-22　片仔癀对 STZ 糖尿病小鼠创面愈合的初步疗效评价

A. 伤口的代表性数码照片概览；B. 创面大小的定量测量，$*P < 0.05$，$**P < 0.01$。S-PZH：灌胃片仔癀，T-PZH：外用片仔癀

3. 结论

综上所述，片仔癀在分子水平上具有显著的抗氧化能力，能抑制溃疡成纤维细胞 ROS 的产生。利用 STZ 诱导的糖尿病小鼠检测片仔癀的疗效，结果表明外用片仔癀在促进伤口愈合和提高愈合质量方面均优于口服给药。因此，本研究为开发外用片仔癀作为临床治疗糖尿病溃疡的新型药物提供了坚实的理论基础。

（二）片仔癀通过 Nrf2/ARE 信号通路改善氧化应激从而促进链脲佐菌素诱导的糖尿病模型创面愈合[8]

1. 方法

雄性 SD 大鼠（8 ～ 10 周龄，体重 350g±50g）以 35mg/kg 注射 STZ 建立 1 型糖尿病模型。雄性 C57BL/6 小鼠（10 ～ 12 周龄，体重 20g±5g）喂食高脂饲料 8 周，然后连续 5 天腹腔注射 35mg/kg STZ 建立 2 型糖尿病模型。1 个月后对糖尿病大鼠 / 小鼠用异氟醚麻醉，在背部皮肤上建立全层切除创面，每 2 天检查创面闭合情况。糖尿病大鼠根据创面大小外用片仔癀，约 $0.05g/cm^2$，观察 10 天；糖尿病小鼠每天灌胃片仔癀（0.234g/kg），创面用常规医用敷料处理，连续治疗 10 天。术后第 0、2、4、6、8、10 天用相机记录大鼠和小鼠的创面，用 ImageJ 软件测量创面面积，观察愈合情况，计算创面愈合率（%）=（1– 未愈合创面面积 / 原始创面面积）×100%，利用 Western blot 检测创面组织中 Nrf2/ARE 信号通路蛋白表达水平。

2. 结果与分析

（1）给药片仔癀可促进糖尿病大鼠 / 小鼠伤口愈合

如图 5-5-23 所示，在 1 型糖尿病大鼠和 2 型糖尿病小鼠中，糖尿病模型组的创面愈合率均明显低于正常对照组，外用 / 灌胃片仔癀可显著改善大鼠 / 小鼠的创面愈合，第 4 ～ 10 天的创面愈合明显加快。综上所述，片仔癀外用治疗和灌胃均能促进糖尿病创面愈合。

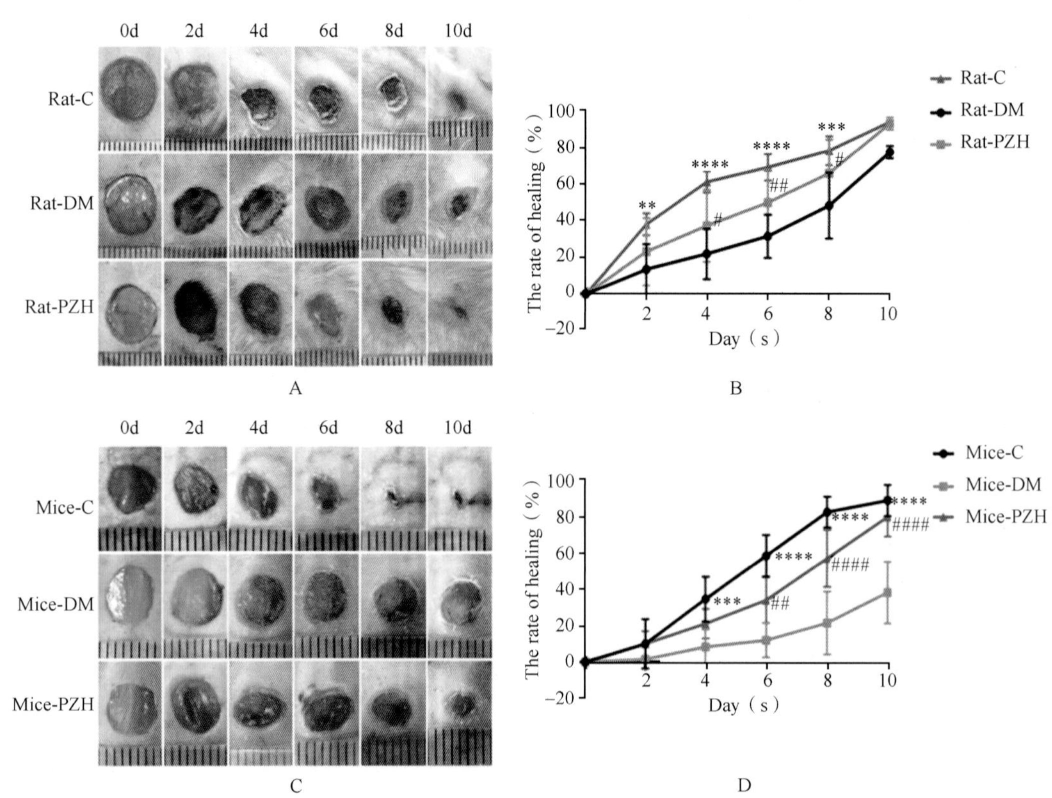

图 5-5-23　片仔癀可促进糖尿病（DM）模型伤口愈合

A. 各组大鼠（Rat）伤口愈合过程的代表性照片；B. 各组大鼠伤口愈合率；C. 各组小鼠（Mice）创面愈合过程代表性照片；D. 各组小鼠伤口愈合率。C vs. DM：$^{**}P < 0.01$，$^{***}P < 0.001$，$^{****}P < 0.0001$；PZH vs. DM：$^{\#}P < 0.05$，$^{\#\#}P < 0.01$，$^{\#\#\#\#}P < 0.0001$。C：正常对照组，DM：模型组，PZH：片仔癀治疗组

（2）片仔癀可激活伤口组织中 Nrf2/ARE 信号通路

为探索片仔癀对糖尿病创面愈合疗效的潜在机制，研究者检测了片仔癀治疗后创面组织中 Nrf2/ARE 通路的水平。结果显示，与对照组相比，外用和灌胃片仔癀后糖尿病模型创面组织中 Nrf2 及其下游靶标 HO-1 和 SOD-1 的蛋白表达水平均上调（图 5-5-24），表明片仔癀治疗激活了伤口组织中 Nrf2/ARE 信号通路的表达。

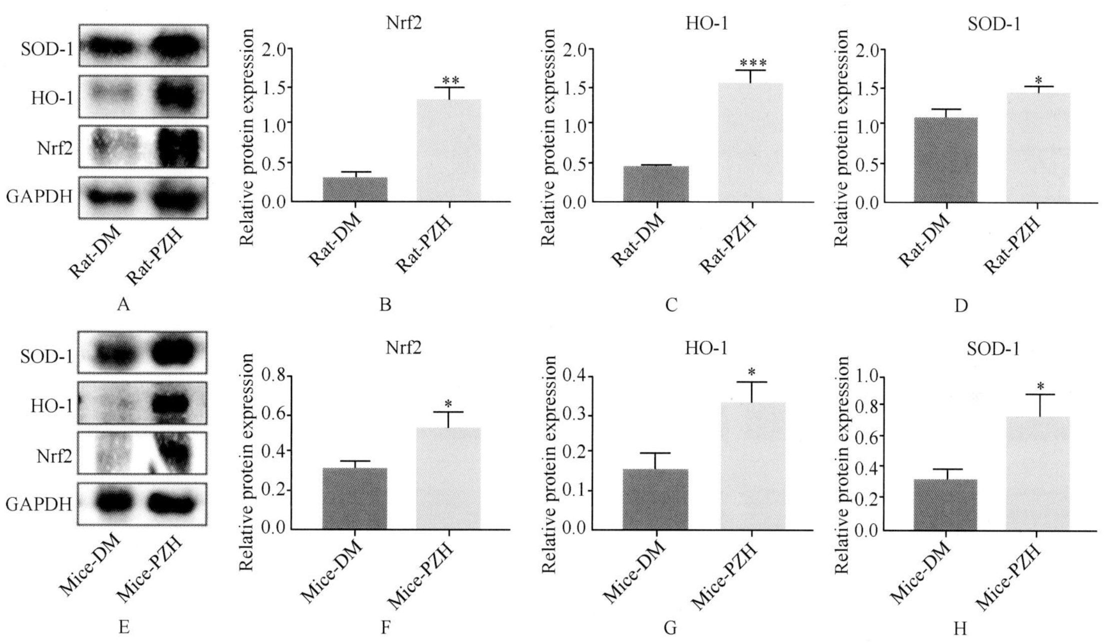

图 5-5-24　片仔癀可激活糖尿病小鼠创面组织 Nrf2/ARE 信号通路

糖尿病大鼠（Rat）（A-D）或小鼠（Mice）（E-H）创面组织中 Nrf2、HO-1、SOD-1 的蛋白表达水平检测和定量

与 DM 组比较，$^{*}P < 0.05$，$^{**}P < 0.01$，$^{***}P < 0.001$。DM：模型组，PZH：片仔癀治疗组

3. 讨论与结论

前期研究表明，Nrf2/ARE 通路在促进伤口修复中起着关键作用，SOD-1 或 HO-1 水平的下调会延缓小鼠的伤口愈合过程。本研究中，片仔癀能够促进糖尿病创面愈合，外用或灌胃片仔癀处理的糖尿病模型创面组织中 Nrf2、HO-1 和 SOD-1 的表达均上调，表明片仔癀可以通过激活 Nrf2/ARE 通路从而促进糖尿病模型小鼠的伤口愈合。本研究结果为片仔癀治疗糖尿病创面愈合提供了实验依据。同时，由于片仔癀的组成复杂，哪些成分在激活 Nrf2 中起作用，仍需在未来的研究中进一步探究。

（三）片仔癀对糖尿病牙周炎大鼠 Keap1/Nrf2 通路及牙槽骨丢失的影响[12]

1. 方法

SD 雄性大鼠以 65mg/kg STZ 腹腔注射给药构建糖尿病大鼠模型。然后用结扎丝结扎糖尿病大鼠上颌第一磨牙近远中颈部，并于结扎处涂布牙龈卟啉单胞菌，每周涂布 3 ～ 4 次，持续 4 周，构建糖尿病牙周炎大鼠模型。

糖尿病牙周炎大鼠随机分为模型组、牙周基础治疗组、片仔癀低剂量 + 牙周基础治疗组、片仔癀中剂量 + 牙周基础治疗组、片仔癀高剂量 + 牙周基础治疗组，每组 12 只，另取 12 只腹腔注射等剂量生理盐水，不做其他处理，设为对照组。牙周基础治疗组以 10ml/kg 的剂量灌胃生理盐水；以生理盐水溶解片仔癀，制备质量分数为 0.075g/ml、0.150g/ml、0.300g/ml 的药液，片仔癀低剂量 + 牙周基础治疗组、片仔癀中剂量 + 牙周基础治疗组、片仔癀高剂量 + 牙周基础治疗组大鼠做牙周基础治疗的同时，以 10ml/kg 剂量灌胃片仔癀药液；对照组与模型组以 10ml/kg 的剂量灌胃生理盐水，每天上午治疗 1 次，共治疗 14 天。利用锥形束 CT 扫描检测大鼠牙槽骨吸收情况，采用 Western blot 检测各组大鼠牙周组织 Keap1/Nrf2 通路相关蛋白表达。

2. 结果与分析

（1）片仔癀对大鼠牙槽骨吸收值的影响

结果显示，与对照组相比，模型组大鼠牙槽骨吸收值明显升高，与模型组相比牙周基础治疗组，片仔癀低、中、高剂量治疗组大鼠牙槽骨吸收值均降低，且片仔癀各组治疗效果呈剂量依赖性（图 5-5-25），表明片仔癀能缓解牙槽骨吸收，对糖尿病牙周炎具有较好的疗效。

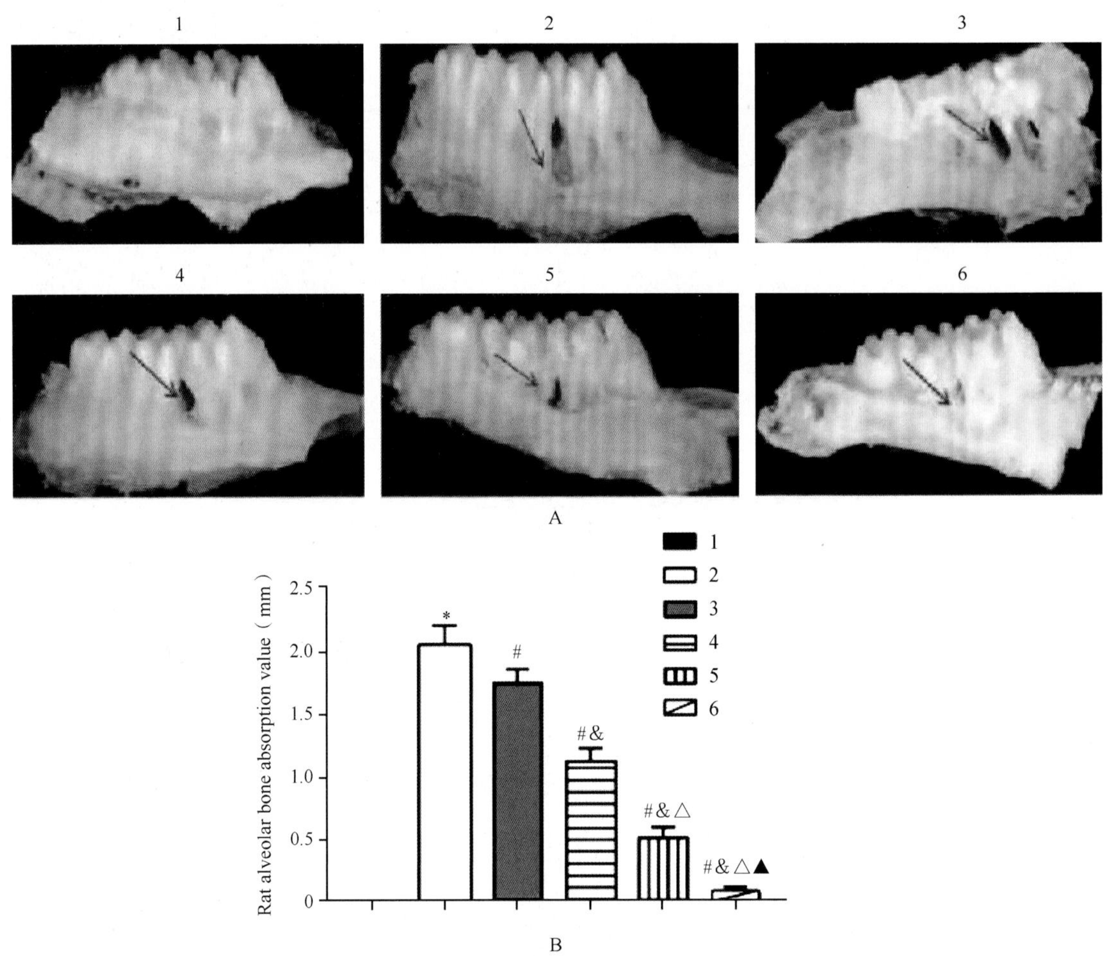

图 5-5-25 CBCT 检测各组大鼠牙槽骨吸收情况

1. 对照组；2. 模型组；3. 牙周基础治疗组；4. 片仔癀低剂量 + 牙周基础治疗组；5. 片仔癀中剂量 + 牙周基础治疗组；6. 片仔癀高剂量 + 牙周基础治疗组

与对照组相比，$*P < 0.05$；与模型组相比，$\#P < 0.05$；与牙周基础治疗组相比，$\&P < 0.05$；与片仔癀低剂量 + 牙周基础治疗组相比，$\triangle P < 0.05$；与片仔癀中剂量 + 牙周基础治疗组相比，$\blacktriangle P < 0.05$

（2）片仔癀对大鼠牙周组织 Keap1/Nrf2 通路表达的影响

与对照组相比，模型组大鼠牙周组织 Keap1 蛋白表达水平明显升高，同时 Nrf2 蛋白表达水平明显降低；与模型组相比，低、中、高剂量片仔癀治疗后大鼠牙周组织 Keap1 蛋白表达水平均降低，同时 Nrf2 蛋白表达水平均升高，且片仔癀各组治疗效果呈剂量依赖性，见图 5-5-26。

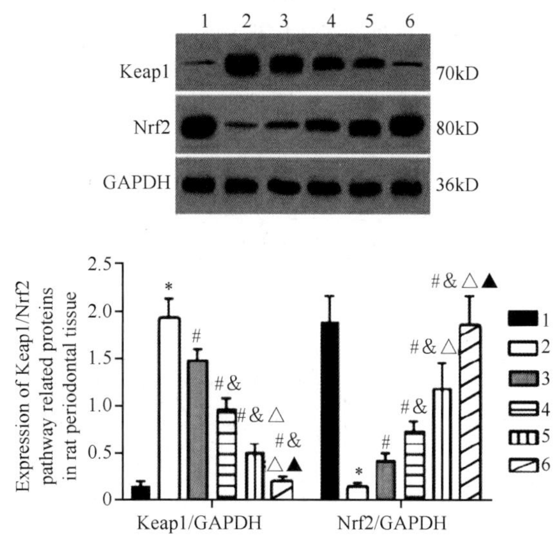

图 5-5-26　各组大鼠牙周组织 Keap1/Nrf2 通路相关蛋白表达

1. 对照组；2. 模型组；3. 牙周基础治疗组；4. 片仔癀低剂量 + 牙周基础治疗组；5. 片仔癀中剂量 + 牙周基础治疗组；6. 片仔癀高剂量 + 牙周基础治疗组

与对照组相比，$^{*}P < 0.05$；与模型组相比，$^{\#}P < 0.05$；与牙周基础治疗组相比，$^{\&}P < 0.05$；与片仔癀低剂量 + 牙周基础治疗组相比，$^{\triangle}P < 0.05$；与片仔癀中剂量 + 牙周基础治疗组相比，$^{\blacktriangle}P < 0.05$

3. 结论

综上所述，片仔癀可下调 Keap1 蛋白表达，促进 Nrf2 蛋白表达，减轻牙周组织损伤，减弱骨吸收，改善糖尿病牙周炎诱导的牙槽骨丢失，为糖尿病合并牙周炎的临床治疗提供了新的策略，调控 Keap1/Nrf2 通路可能是其作用机制。

四、片仔癀保护神经作用研究

缺血性脑卒中是一种突发、急性的脑血管疾病，发病率最高，已成为全球第二大致死原因及成年人长期致残的主要原因。目前可用于治疗这种疾病的药物有限，临床疗效不佳，因此迫切需要更有效、更安全的治疗药物来预防或治疗缺血性脑卒中。香港中文大学姚大卫院士团队[13-16]、北京中医药大学东直门医院朱陵群教授团队[17-25]、福建中医药大学黄鸣清教授团队[26-30]等专家团队从氧化应激，抑制炎症反应，调控 MAPK/mTOR、Keap-1/Nrf2/ARE 信号通路等多种机制深入研究片仔癀对缺血性脑卒中的保护作用，动物给药后症状得到明显改善，为片仔癀开发治疗缺血性脑卒中提供了实验依据，扩大了其临床应用范围，为中医药在脑血管病领域药效及机理研究等方面提供了更丰富的理论基础。

（一）片仔癀对脑卒中的预防和神经保护作用的研究[15]

1. 方法

将自发性高血压大鼠（SHR）随机分组：片仔癀预防组和片仔癀治疗组，相应的缺血对照组和假手术组。对片仔癀组大鼠和对照组大鼠行双侧颈总动脉阻断术造成脑缺血状态，片仔癀预防组大鼠在手术前连续给药 3 个月（每天 1 次，每次 18mg/kg），片仔癀治疗组大鼠在手术后连续给药 2 周（每天 1 次，每次 18mg/kg），相应的缺血对照组大鼠则相应地给予生理盐水；假手术组大鼠除了不阻断颈总动脉以外，其他的手术过程与另外两组相同，而且不给予任何其他处理。在手术后 2 周，完成行为学测试（通过水迷宫实验）和功能性磁共振成像（fMRI）实验，然后处死动物，将脑组织取出分别做免疫组化、细胞死亡 ELISA、Western blot 等实验研究。将 SHR 随机分为 2 组：片仔癀预防组和对照组，片仔癀预防组大鼠从出生第 7 周开始给予片仔癀直到发生卒中（每天 1 次，每次 18mg/kg），对照组给予生理盐水。

共有 6 组大鼠用于研究片仔癀对脑缺血和脑卒中的预防与治疗作用。实验方法包括行为学、免疫组化、ELISA、Western blot 等，动物分组及实验方法概要见表 5-5-2。

表 5-5-2　动物分组和实验方法概要

组别	动物	年龄	亚组	数量	片仔癀给药*	动脉阻断	片仔癀给药**	实验方法	备注
1	SHR	3 月	1A	15	是	是	否	Western blot	片仔癀预防组
			1B	15	是	是	否	行为学 / 免疫组化	片仔癀预防组
			1C	15	是	是	否	蛋白质组学	片仔癀预防组
2	SHR	3 月	2A	10	否	是	否	Western blot	1A 缺血对照组
			2B	10	否	是	否	行为学 / 免疫组化	1B 缺血对照组
			2C	10	否	是	否	蛋白质组学	1C 缺血对照组
3	SHR	3 月	3A	15	否	是	是	Western blot	片仔癀治疗组
			3B	10	否	是	否	Western blot	3A 缺血对照组
			3C	6	是	是	否	细胞死亡 ELISA	片仔癀预防组
			3D	6	否	是	否	细胞死亡 ELISA	3C 缺血对照组
			3E	6	否	否	否	细胞死亡 ELISA	3C 假手术对照组
			3F	5	是	是	否	fMRI	片仔癀预防组
			3G	5	否	是	否	fMRI	3F 缺血对照组
			3H	5	否	否	否	fMRI	3F 假手术对照组
4	SHR	6 月	4A	15	是	是	否	Western blot	片仔癀预防组
			4B	10	否	是	否	Western blot	4A 缺血对照组
5	WKY	3 月	5A	15	是	是	否	Western blot	片仔癀预防组
			5B	10	否	是	否	Western blot	5A 缺血对照组
			5C	6	是	是	否	细胞死亡 ELISA	片仔癀预防组
			5D	6	否	是	否	细胞死亡 ELISA	5C 缺血对照组
			5E	6	否	否	否	细胞死亡 ELISA	5C 假手术对照组
6	SHR-sp	7 周	6A	14	是#	不适用	不适用	评分和细胞死亡 ELISA	片仔癀预防组
			6B	30	否	不适用	不适用	评分和细胞死亡 ELISA	6A 缺血对照组

* 在双侧颈总动脉阻断手术前给予片仔癀 3 个月（第 6 组除外），** 在双侧颈总动脉阻断手术后给予片仔癀治疗 2 周（第 6 组除外）。# 给予片仔癀治疗直到脑卒中发生。

2. 结果与分析

（1）片仔癀对脑缺血的预防作用 - 水迷宫实验

应用水迷宫实验对 SHR 进行行为学测试，以评价其记忆能力。结果显示，与缺血对照组大鼠比较，片仔癀预防组大鼠训练 5 天后的逃避潜伏期显著改善（22.3s±6.1s ： 56.0s±15.8s，$P < 0.05$）（图 5-5-27），表明片仔癀具有保护 SHR 由于脑缺血而引起的记忆功能受损的功能。

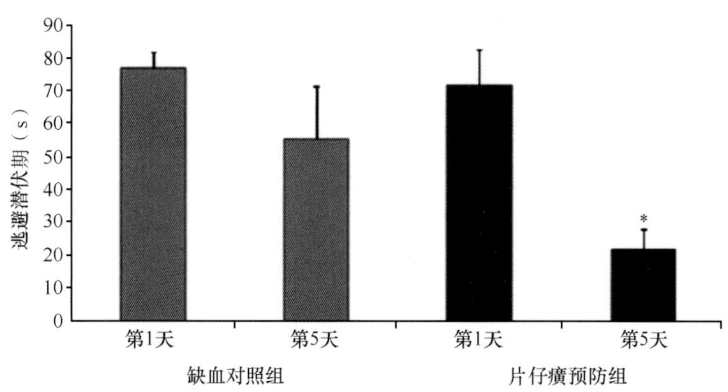

图 5-5-27　片仔癀预防组及其对照组大鼠水迷宫实验结果

与缺血对照组比较，$^*P < 0.05$

（2）片仔癀对脑缺血的预防作用 -fMRI

应用 fMRI 观察对 SHR 尾部给予 500g 重量刺激时脑功能的变化情况，与假手术组大鼠相比，片仔癀预防组大鼠和缺血对照组大鼠的脑激活体积显著增大（115.2mm^3±70.0mm^3 ：35.1mm^3±17.3mm^3；135.8mm^3±118.5mm^3 ：35.1mm^3±17.3mm^3，$P < 0.05$）（图 5-5-28）；而片仔癀预防组大鼠和缺血对照组相比，脑激活体积无明显改变，初步表明片仔癀对脑缺血引起的脑功能损伤没有预防作用。然而，对于脑激活体积的增大可能与脑的可塑性有关。如果我们沿着这个方向解释，就意味着在片仔癀治疗后脑的可塑性增加了。

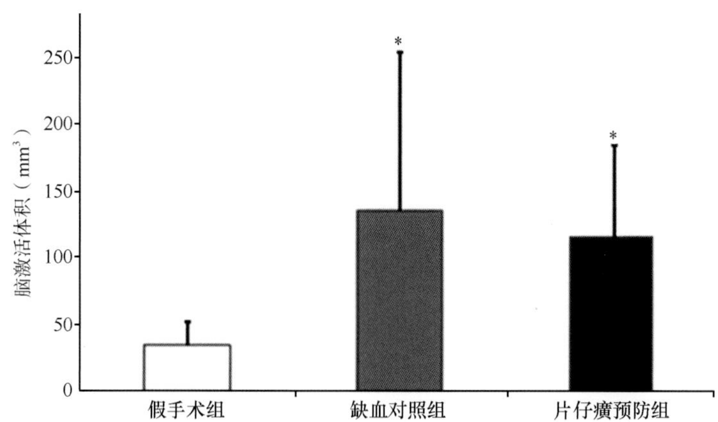

图 5-5-28　片仔癀对 SHR 大鼠在手术后 2 周脑激活体积的 fMRI 的影响

与假手术组比较，$^*P < 0.05$

综上所述，水迷宫实验和 fMRI 的结果揭示，片仔癀对阻断了双侧颈总动脉的 SHR，也就是高血压合并脑缺血大鼠具有明显的脑保护作用。

（3）片仔癀保护作用的分子机制 - 细胞死亡的检测

通过细胞死亡 ELISA 检测脑细胞整体死亡情况。检测 SHR（3C、3D 和 3E 组）、WKY（5C、5D 和 5E 组）和 SHR-sp（6A 和 6B 组）三种大鼠的海马在不同处理因素下的细胞死亡情况。与假手术组大鼠相比，SHR 和 WKY 的缺血对照组大鼠海马的细胞死亡量均显著升高（SHR，0.814±0.162 ：0.405±0.099，$P < 0.05$；WKY，0.508±0.148 ：0.336±0.085，$P < 0.05$）（图 5-5-29A）。SHR 和 WKY 两种大鼠的片仔癀预防组的细胞死亡量（0.305±0.066 和 0.265±0.085）与各自的假手术组比较无明显改变（图 5-5-29A）；换言之，片仔癀能够降低缺血海马的细胞死亡量，无论是否合并高血压，片仔癀都能保护 SHR 和 WKY 两种大鼠由于缺血导致的海马损伤。SHR 和 WKY 两种大鼠的片仔癀预防组、缺血对照组和假手术组小脑的细胞死亡量无明显改变（图 5-5-29B），主要原因是小脑可以通过椎基底动脉系统供血，结扎双侧颈总动脉对小脑的缺血影响不大。

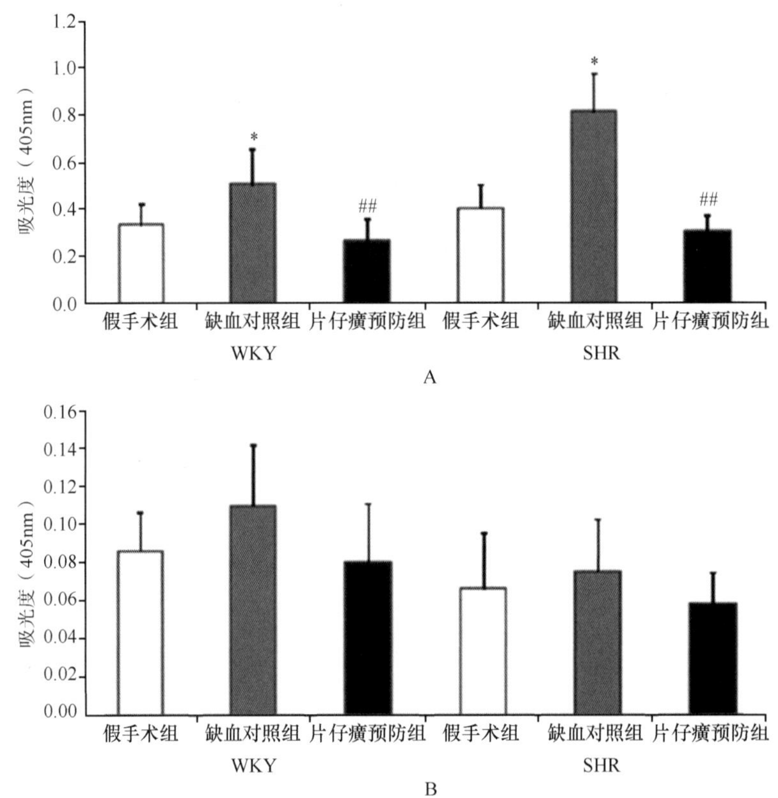

图 5-5-29　WKY、SHR 在术后 2 周时片仔癀对动物海马（A）和小脑（B）细胞死亡检测结果

WKY、SHR 两种大鼠的海马细胞死亡量缺血对照组明显高于假手术组大鼠（$*P < 0.05$），而片仔癀预防组大鼠则明显低于缺血对照组（$\#\#P < 0.05$）

SHR-sp 的实验结果显示：如图 5-5-30 所示，片仔癀预防组（6A 组）大鼠的海马和小脑细胞死亡量均显著低于各自的缺血对照组（6B 组）（海马，1.17±0.44 ：2.16±0.54，$P < 0.05$；小脑，0.63±0.30 ：0.92±0.37，$P < 0.05$），表明片仔癀预防性治疗可以降低 SHR-sp 卒中后海马和小脑组织的细胞死亡程度。

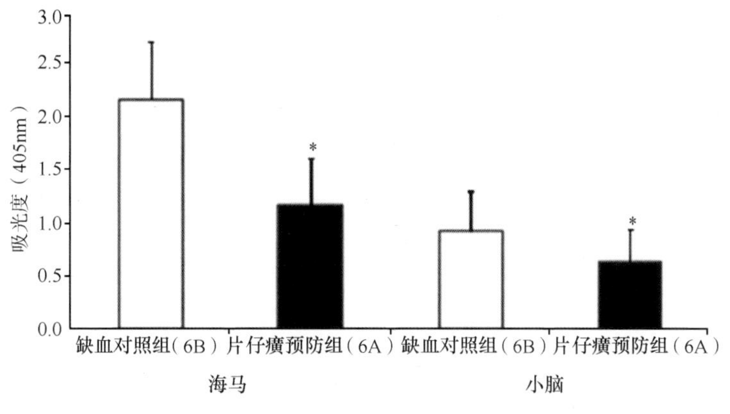

图 5-5-30　海马和小脑细胞死亡情况

与缺血对照组比较，$^*P < 0.05$

（4）片仔癀保护作用的分子机制 - 免疫组化染色

用 Western blot 检测凋亡相关蛋白的水平；用免疫组化法对凋亡相关蛋白进行定位。活化的 Caspase-3 的表达在片仔癀预防组大鼠（1B 组）的海马和小脑中显著低于缺血对照组（2B 组）（海马，3.06±1.97 ∶ 14.1±2.93mm^2；小脑，7.97±1.38 ∶ 10.7±1.44mm^2，$P < 0.05$）（图 5-5-31）。在 2B 组大鼠的小脑，Caspase-3 阳性细胞主要存在于浦肯野细胞层和其内侧紧邻的颗粒细胞层，而在 1B 组大鼠的小脑则几乎没有阳性细胞表达（图 5-5-32A ～图 5-5-32C）。同样，在 2B 组大鼠的海马，大量的 Caspase-3 阳性细胞存在于分子层、锥体细胞层和多形细胞层，而在 1B 组大鼠则几乎没有阳性细胞表达或仅在锥体细胞层看到（图 5-5-32D、图 5-5-32E）。虽片仔癀预防组和其缺血对照组在 Western blot 的结果上没有明显区别，但是免疫组化染色可以反映出片仔癀对细胞类型的影响及它们的位置。综上所述，片仔癀可以明显地预防由于缺血而引起的海马和小脑的细胞凋亡，并能判断这些细胞的特定位置和功能。进一步的研究需要确定这些细胞的具体特征。

3. 结论

本研究阐释了片仔癀对记忆功能的保护作用（通过水迷宫实验）和脑缺血后对脑功能完整性的维护作用（通过 fMRI），以及片仔癀能有效地保护 SHR 和 WKY 大鼠海马和小脑的细胞死亡，特别是对两种大鼠和细胞培养中细胞凋亡的保护作用并能够延缓卒中后大鼠的死

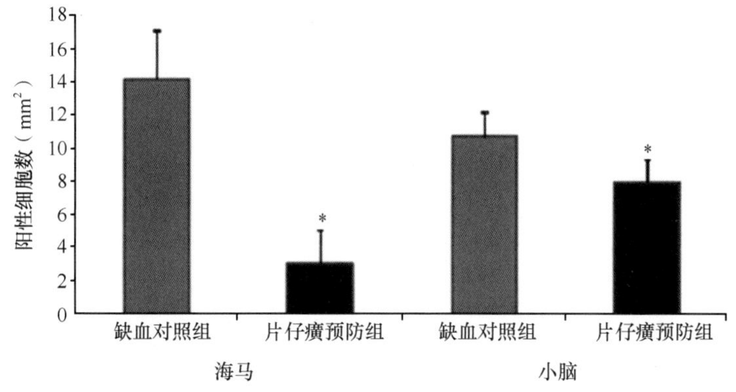

图 5-5-31　活化的 Caspase-3 在 SHR 1B 和 2B 组海马和小脑的表达

与缺血对照组比较，$^*P < 0.05$

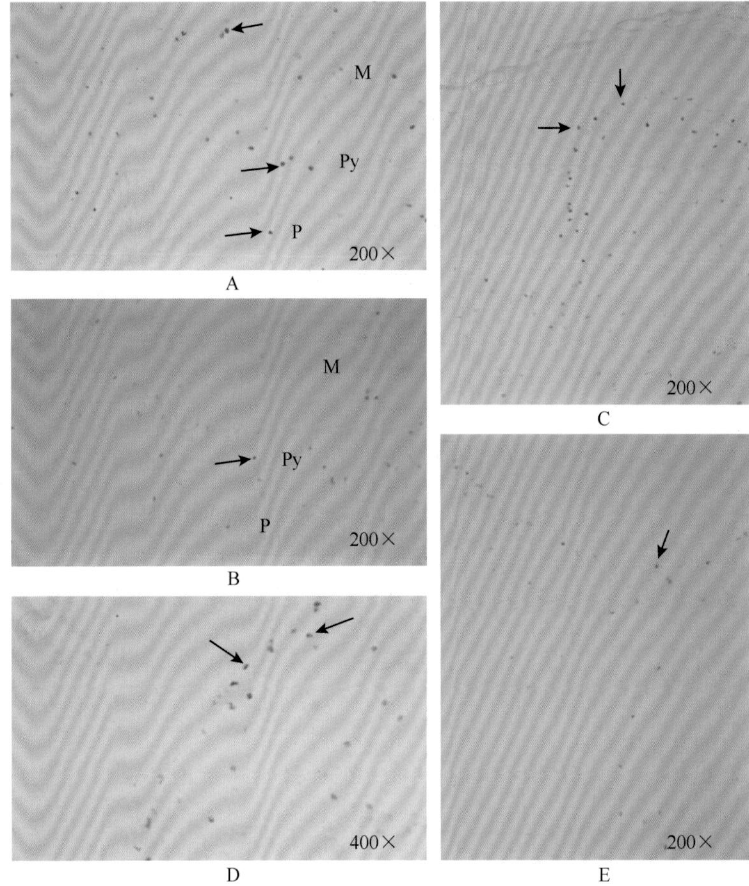

图 5-5-32 Caspase-3 阳性细胞在 SHR 1B 和 2B 组海马和小脑的表达

亡时间和降低卒中的严重程度。通过对本研究的生化、免疫组化、fMRI 和水迷宫实验等所有结果进行综合分析，发现片仔癀可以预防大鼠的海马和小脑缺血引起的氧化应激反应所造成的细胞死亡。

（二）片仔癀治疗缺血性脑卒中药效学实验研究

1. 片仔癀对大鼠动 - 静脉旁路血栓形成的影响

（1）方法

将雌雄大鼠随机分组：片仔癀高剂量组（0.0486g/ml）、中剂量组（0.0162g/ml）、低剂量组（0.0054g/ml），中药对照组脑得生组（0.0486g/ml），西药阳性药物对照组阿司匹林组（0.9mg/ml），给药量为 1ml/100g。

大鼠腹腔麻醉，形成动 - 静脉旁路血栓，称取血栓湿重（mg），然后于 60℃烤箱干燥 60min 后称质量，为血栓干重。

（2）结果与分析

片仔癀高中低剂量、脑得生及阿司匹林能明显抑制大鼠血栓形成，减轻动 - 静脉旁路血栓干重，与生理盐水组比较均有显著性差异（$P < 0.01$）（图 5-5-33）。

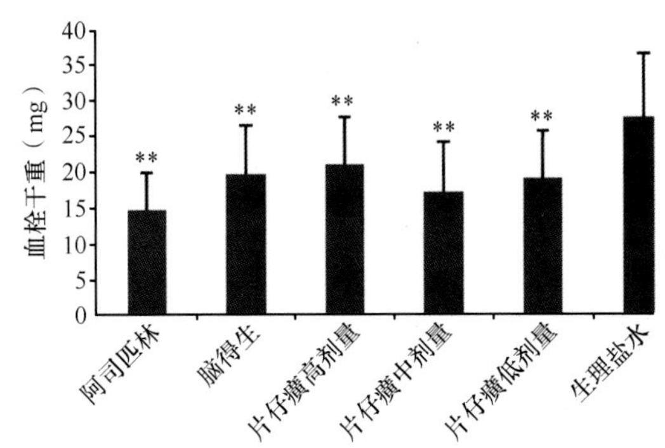

图 5-5-33　片仔癀对大鼠动 - 静脉旁路血栓形成的影响

与生理盐水组比较，$^{**}P < 0.01$

2. 片仔癀胶囊对小鼠急性脑缺血的影响

（1）方法

小鼠按体重随机分为七组，每组 12 只，包括：①生理盐水组（NS）；②片仔癀高剂量组（PZH-H，0.702g/kg）；③片仔癀中剂量组（PZH-M，0.234g/kg）；④片仔癀低剂量组（PZH-L，0.078g/kg）；⑤脑得生组 [NDS，0.702g/（kg · d）]；⑥尼莫地平组（0.0156g/kg）；⑦假手术组，采用灌胃给药，各组均于测试前连续给药 6 天，第 7 天给药后 40min 造模。

各组动物末次灌胃给药 40min（生理盐水组和假手术组给予等体积生理盐水灌胃），然后腹腔注射 10% 水合氯醛（0.3ml/100g）麻醉，构建急性脑缺血模型，记录各组小鼠的存活时间（每分钟呼吸少于或等于 5 次作为死亡标准）。

（2）结果与分析

假手术组小鼠无死亡，因此不做如下统计，其余组别分析统计结果如下。

研究结果表明（图 5-5-34），片仔癀可显著延长小鼠双侧颈总动脉结扎后的存活时间，剂量依赖性地提高小鼠抗脑缺血能力，对小鼠急性脑缺血有保护作用。

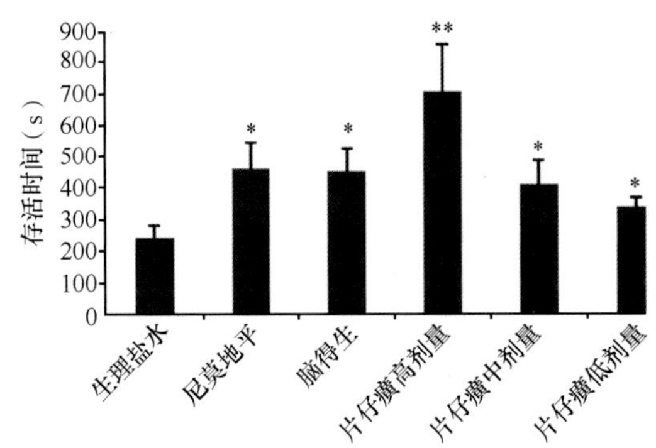

图 5-5-34　片仔癀对双侧颈总动脉结扎后小鼠存活时间的影响

与生理盐水组比较，$^{*}P < 0.05$，$^{**}P < 0.01$

3. 结论

片仔癀能够减轻实验动物的动 - 静脉旁路血栓，提高抗脑缺血能力，对于缺血性脑卒中具有显著的保护作用。

（三）片仔癀对大鼠大脑中动脉阻断所致局灶性脑梗死的影响研究[17]

1. 方法

大鼠随机分为手术组和正常组，采用经典的线栓法制备大鼠大脑中动脉阻塞（middle cerebral artery occlusion，MCAO）模型，手术组根据术后Longa评分将纳入标准者随机分为模型组、片仔癀高剂量组（486mg/kg）、片仔癀中剂量组（162mg/kg）、片仔癀低剂量组（54mg/kg）、阳性对照组 - 尼莫地平组（10.8mg/kg）与脑得生组（486mg/kg）及假手术组。以上各组均于造模前灌胃给药 3 天，第 4 天灌胃给药后 30min 造模，造模后给药观察至第 7 天，取材。假手术组和模型组分别给予等体积生理盐水灌胃。脑得生组及尼莫地平组予以混悬液灌胃，研成粉末后溶于双蒸水中配制，模型组和非手术组每日腹腔注射等体积生理盐水。

模型制备后，于术后 2h 对大鼠进行神经功能学评分，并对其活动度等一般状态进行动态观察。采用免疫组化染色法检测脑源性神经营养因子（BDNF）、IL-6 的表达；采用 ELISA 法检测片仔癀对大脑中动脉阻断所致局灶性脑梗死大鼠炎性损伤相关因子 IL-6、IL-1β、TNF-α 的影响；采用 qRT-PCR 法检测片仔癀对大脑中动脉阻断所致局灶性脑梗死大鼠 ZO-1、MMP-9 mRNA 表达的影响；采用 Western blot 法检测片仔癀保护大脑中动脉阻断所致局灶性脑梗死大鼠 MMP-9、ZO-1 蛋白的影响研究。

2. 结果

（1）采用免疫组化法检测片仔癀对大脑中动脉阻断所致局灶性脑梗死大鼠 BDNF、IL-6 表达的影响

1）BDNF 的表达

由表 5-5-3 可见，梗死周边区：模型组较假手术组显著升高（$P < 0.05$），各用药组 BDNF 表达均高于模型组，其中片仔癀高剂量组、片仔癀中剂量组、尼莫地平组较模型组差异显著（$P < 0.01$），片仔癀高剂量组与片仔癀低剂量组相比差异显著（$P < 0.05$）。梗死中心区：模型组 BDNF 表达显著低于假手术组（$P < 0.01$），用药组均高于模型组，脑得生组、尼莫地平组及片仔癀高剂量组与模型组相比差异显著（$P < 0.01$ 或 $P < 0.05$）。梗死对侧正常区：模型组 BDNF 表达较假手术组升高，除片仔癀中剂量组外，各用药组均高于模型组，但各组间差异无统计学意义，结果见表 5-5-3。

表 5-5-3　BDNF 免疫组化 OD 值分析（$\bar{x} \pm s$）

组别	梗死周边区	梗死中心区	正常区
假手术组	0.113±0.006	0.113 ± 0.006	0.113±0.006
模型组	0.138±0.005*	0.053±0.007**	0.131±0.007
脑得生组	0.162±0.013	0.074±0.011#	0.139±0.008
尼莫地平组	0.201±0.017##	0.101±0.008##	0.154±0.014
片仔癀高剂量组	0.188±0.017##	0.091±0.010##	0.147±0.011
片仔癀中剂量组	0.173±0.010##	0.065±0.009	0.128±0.011
片仔癀低剂量组	0.162±0.012	0.059±0.008	0.134±0.010

注：与假手术组相比，*$P < 0.05$，**$P < 0.01$；与模型组相比，#$P < 0.05$，##$P < 0.01$。

2）IL-6 的表达

由表 5-5-4 可见，梗死周边区：模型组较假手术组显著升高（$P < 0.01$），各用药组

IL-6 表达均低于模型组，其中片仔癀高剂量组、脑得生组、尼莫地平组较模型组差异显著（$P < 0.05$），片仔癀高剂量组与片仔癀低剂量组相比差异显著（$P < 0.05$）。梗死中心区：模型组 IL-6 表达显著低于假手术组（$P < 0.01$），各用药组均高于模型组，尼莫地平组、脑得生组及片仔癀高剂量组与模型组相比差异显著（$P < 0.01$）。梗死对侧正常区：模型组 IL-6 表达较非手术组升高，各用药组均低于模型组，尼莫地平组表达最低，其次为脑得生组、片仔癀高剂量组、片仔癀中剂量组、片仔癀低剂量组，但均未显示出统计学差异（$P > 0.05$），结果见表 5-5-4。

表 5-5-4　IL-6 免疫组化 OD 值分析（$\bar{x} \pm s$）

组别	梗死周边区	梗死中心区	正常区
假手术组	0.126±0.011	0.126±0.011	0.126±0.011
模型组	0.233±0.016**	0.043±0.015**	0.144±0.017
脑得生组	0.183±0.015#	0.081±0.011##	0.131±0.012
尼莫地平组	0.178±0.015#	0.114±0.010##	0.125±0.011
片仔癀高剂量组	0.181±0.013#	0.083±0.0160##	0.138±0.008
片仔癀中剂量组	0.208±0.011	0.062±0.013	0.140±0.011
片仔癀低剂量组	0.201±0.019	0.059±0.008	0.142±0.010

注：与假手术组相比，*$P < 0.05$，**$P < 0.01$；与模型组相比，#$P < 0.05$，##$P < 0.01$。

（2）采用 ELISA 法检测片仔癀对大脑中动脉阻断所致局灶性脑梗死大鼠炎性损伤相关因子 IL-6、IL-1β、TNF-α 的影响

由结果可见，与假手术组比较，模型组 IL-6 表达显著升高（$P < 0.01$）；与模型组比较，片仔癀高剂量组、脑得生组、尼莫地平组 IL-6 表达显著降低（$P < 0.01$ 或 $P < 0.05$）。片仔癀各组之间无统计学差异。与假手术组比较，模型组 IL-1β 表达显著升高（$P < 0.01$）；与模型组比较，片仔癀高剂量组、片仔癀中剂量组、片仔癀低剂量组、脑得生组及尼莫地平组 IL-1β 表达均显著降低（$P < 0.01$ 或 $P < 0.05$）。片仔癀各组之间无统计学差异。与假手术组比较，模型组 TNF-α 表达显著升高（$P < 0.01$）；与模型组比较，片仔癀高剂量组、片仔癀中剂量组、片仔癀低剂量组、脑得生组及尼莫地平组 TNF-α 表达均显著降低（$P < 0.01$ 或 $P < 0.05$）。片仔癀各组之间无统计学差异。结果见图 5-5-35。

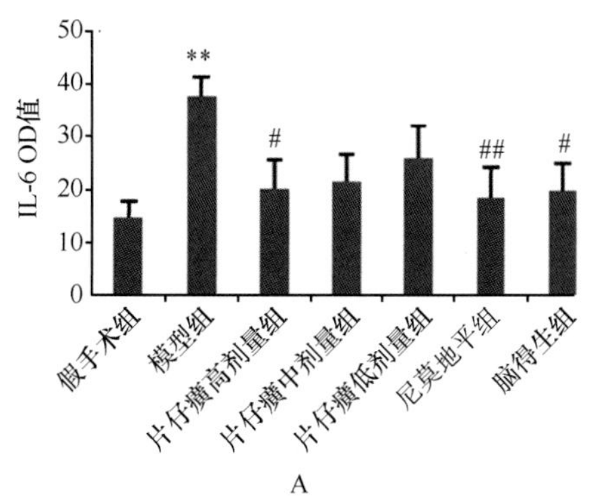

A

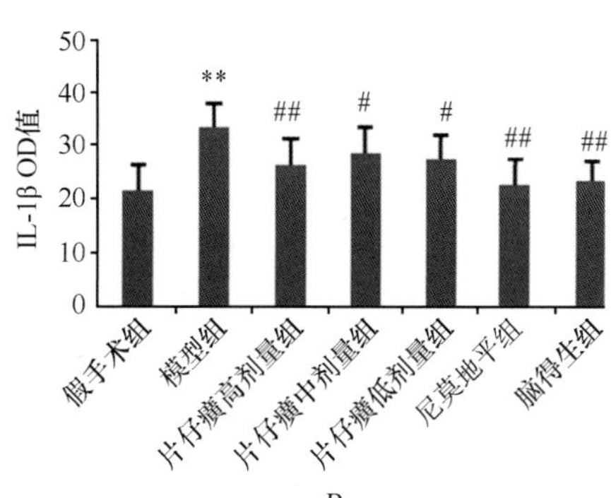

B

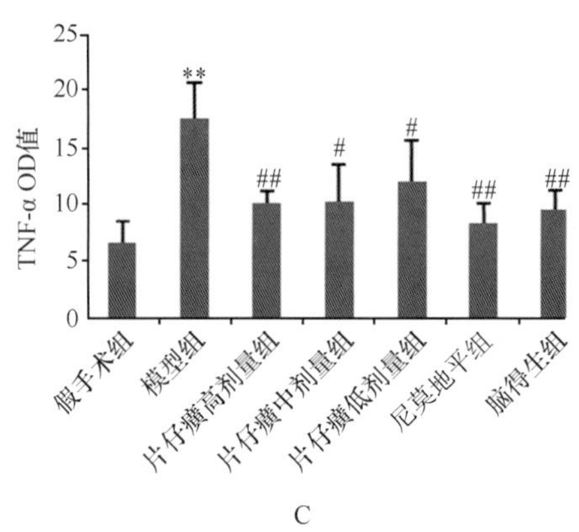

图 5-5-35　ELISA 法检测 IL-6、IL-1β、TNF-α 的分析

与假手术组相比，**$P < 0.01$；与模型组相比，#$P < 0.05$，##$P < 0.01$

（3）采用 qRT-PCR 法检测片仔癀对大脑中动脉阻断所致局灶性脑梗死大鼠 ZO-1、MMP-9 mRNA 表达的影响

由结果可见，与假手术组比较，模型组 MMP-9 mRNA 表达显著升高（$P < 0.01$）；与模型组比较，片仔癀高剂量组、片仔癀中剂量组、片仔癀低剂量组、尼莫地平组及脑得生组显著降低（$P < 0.01$ 或 $P < 0.05$）。结果见图 5-5-36A。与假手术组比较，模型组 ZO-1 mRNA 表达显著降低（$P < 0.01$）；与模型组比较，片仔癀高剂量组、片仔癀中剂量组、尼莫地平组及脑得生组显著升高（$P < 0.01$）。结果见图 5-5-36B。

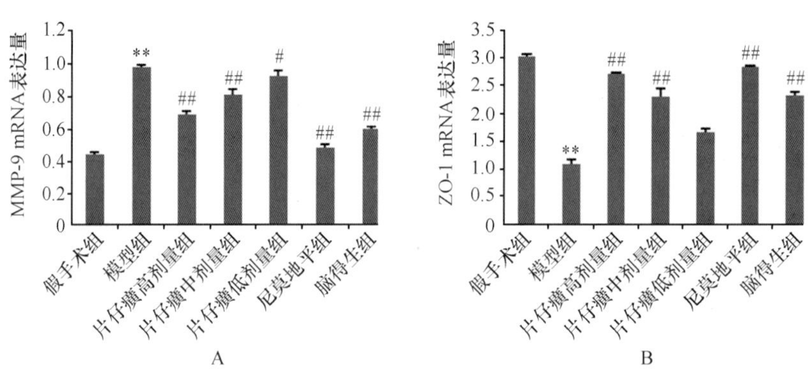

图 5-5-36　采用 qRT-PCR 法检测片仔癀对 MCAO 大鼠术后 MMP-9 和 ZO-1 mRNA 表达的影响

与假手术组相比，**$P < 0.01$；与模型组相比，#$P < 0.05$，##$P < 0.01$

（4）采用 Western blot 法检测片仔癀保护大脑中动脉阻断所致局灶性脑梗死大鼠 MMP-9、ZO-1 蛋白的影响研究

由结果可见，与假手术组相比，模型组 MMP-9 表达显著升高（$P < 0.01$）；与模型组相比，片仔癀高剂量组、尼莫地平组及脑得生组 MMP-9 表达显著降低（$P < 0.01$ 或 $P < 0.05$），结果见图 5-5-37A。与假手术组相比，模型组 ZO-1 表达显著降低（$P < 0.01$）；与模型组相比，片仔癀高剂量组、片仔癀中剂量组、尼莫地平组及脑得生组 ZO-1 表达显著升高（$P < 0.01$ 或 $P < 0.05$），结果见图 5-5-37B。

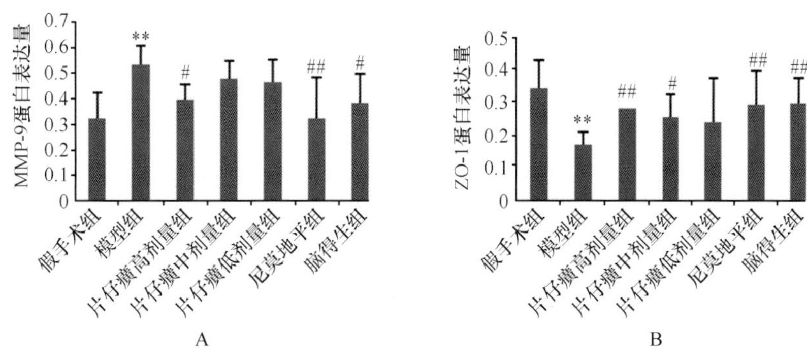

图 5-5-37　片仔癀对 MCAO 大鼠术后 MMP-9、ZO-1 蛋白表达的影响

与假手术组相比，$**P < 0.01$；与模型组相比，$\#P < 0.05$，$\#\#P < 0.01$

3. 结论

脑缺血缺氧后导致血脑屏障的破坏，从而出现一系列的病理损害，加重脑损伤。本研究表明，片仔癀可以在体内保护大脑不受缺血再灌注损伤，改善神经缺损，减弱炎症反应，显著下调 MMP-9 mRNA 的表达，上调 ZO-1 mRNA 的表达，揭示片仔癀可以减轻脑梗死后血脑屏障的损伤程度，具有脑保护作用，为片仔癀治疗急性脑缺血中风提供了实验依据，这将为其预防和治疗缺血性中风提供新的见解。

（四）片仔癀对缺血性脑卒中的保护作用研究

缺血性脑卒中是一种突发、急性的脑血管疾病，发病率最高，已成为全球第二大致死原因及成年人长期致残的主要原因。目前可用于治疗这种疾病的药物有限，临床疗效不佳，因此迫切需要更有效、更安全的治疗药物来预防或治疗缺血性脑卒中。福建中医药大学黄鸣清教授团队从多种机制深入研究片仔癀对缺血性脑卒中的保护作用，为片仔癀开发治疗缺血性脑卒中提供了实验依据，扩大了其临床应用范围。

1. 片仔癀通过 TLR4/NF-κB/MAPK 通路减轻大鼠脑缺血再灌注损伤的神经炎症[27]

（1）方法

采用雄性 SD 大鼠构建脑缺血再灌注（MCAO）大鼠模型。将大鼠随机分为 3 组（n=12）：假手术组、MCAO 模型组、MCAO+ 片仔癀组，MCAO+ 片仔癀组按 180mg/kg 的剂量每天灌胃 1 次，持续 4 天。给药结束后用 5% 异氟醚麻醉大鼠，采用磁共振成像（MRI）方法测定脑梗死体积和评估神经功能缺损，采用 Western blot 检测相关蛋白表达。

（2）结果与分析

1）片仔癀可减小 MCAO 大鼠脑梗死体积和改善神经功能缺失

MRI 结果显示，与假手术（Sham）组相比，MCAO 模型组脑梗死体积显著增加（20.97%），而片仔癀治疗组的脑梗死体积显著减小（10.27%）（图 5-5-38A、图 5-5-38B）。如图 5-5-38C 所示，与假手术组相比，MCAO 模型组大脑有更严重的神经功能缺损（2.79），而片仔癀治疗后这种缺陷明显被改善（1.86）。综上所述，片仔癀可减轻脑缺血大鼠的脑损伤。

2）片仔癀可抑制 NF-κB 和 MAPK 信号通路的表达

通过检测 NF-κB 和 MAPK 通路中几个关键蛋白的表达水平，进一步探究片仔癀对 MCAO 大鼠模型大脑保护的影响。结果显示，与对照组相比，MCAO 大鼠 NF-κB p65 水平显著升高，IκBα 水平显著降低。给药片仔癀明显抑制了这些变化（图 5-5-39）。此外，与假手术组相比，模型组大鼠 p-ERK1/2、p-JNK、p-p38 显著升高，给药片仔癀后能明显抑制这些蛋白的表达（图 5-5-40）。综上所述，片仔癀可能通过抑制 NF-κB 和 MAPK 信号通路的表达来保护 MCAO 大鼠。

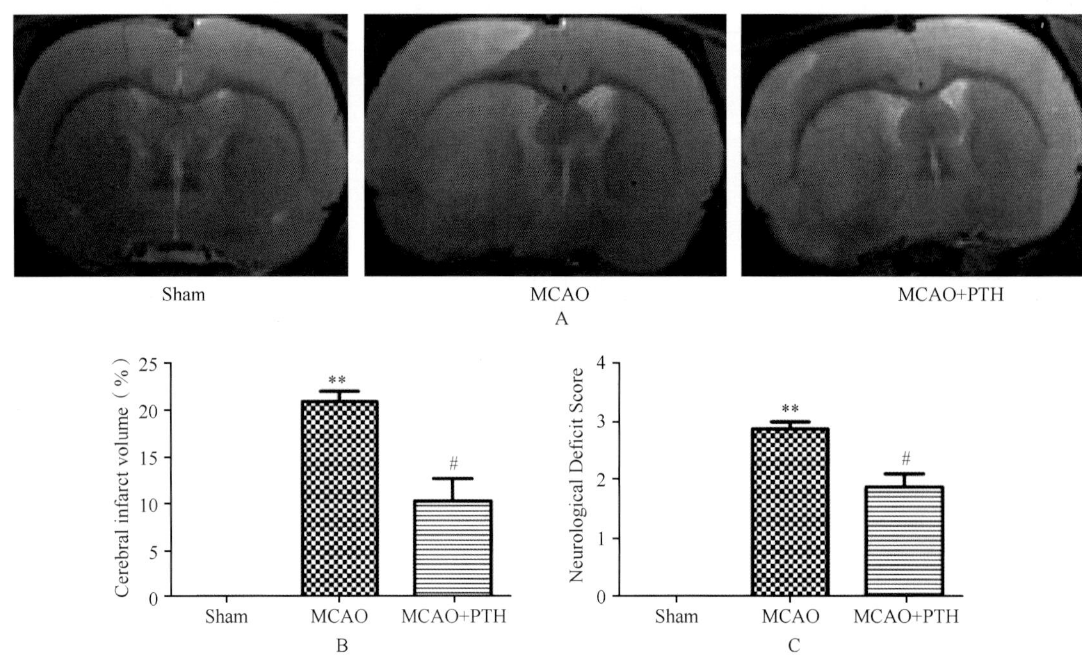

图 5-5-38　片仔癀对 MCAO 大鼠梗死面积和神经功能缺损的影响

A. 不同组脑切片代表性图像；B. 各组梗死面积定量分析；C. 各组神经功能缺损的定量分析
与假手术组相比，**$P < 0.01$；与 MACO 模型组相比，#$P < 0.05$

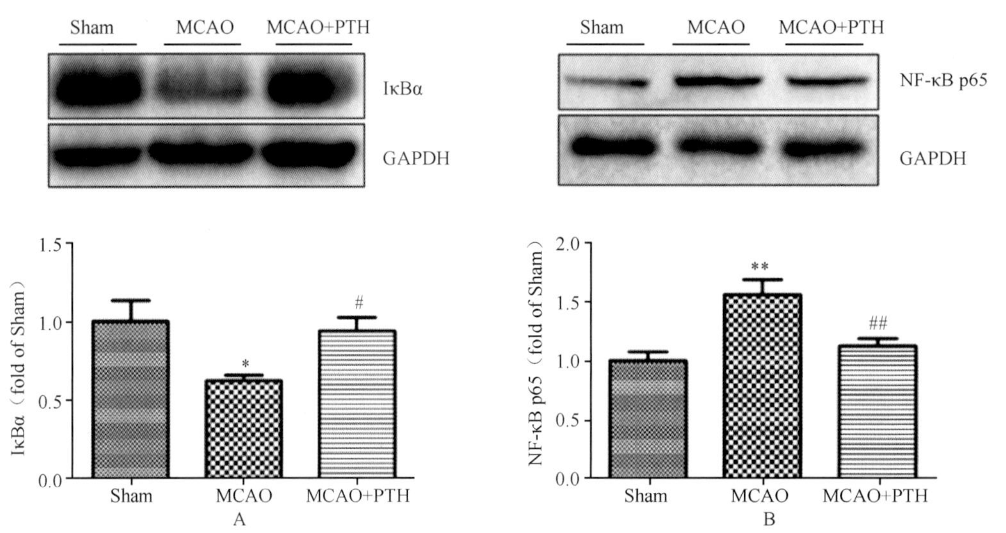

图 5-5-39　片仔癀对 MCAO 大鼠 NF-κB p65 通路的影响（*n*=3）

A. 不同组中 IκBα 的 Western blot 和定量分析；B. 不同组中 NF-κB p65 的 Western blot 和定量分析
与假手术组相比，*$P < 0.05$，**$P < 0.01$；与 MACO 模型组相比，#$P < 0.05$，##$P < 0.01$

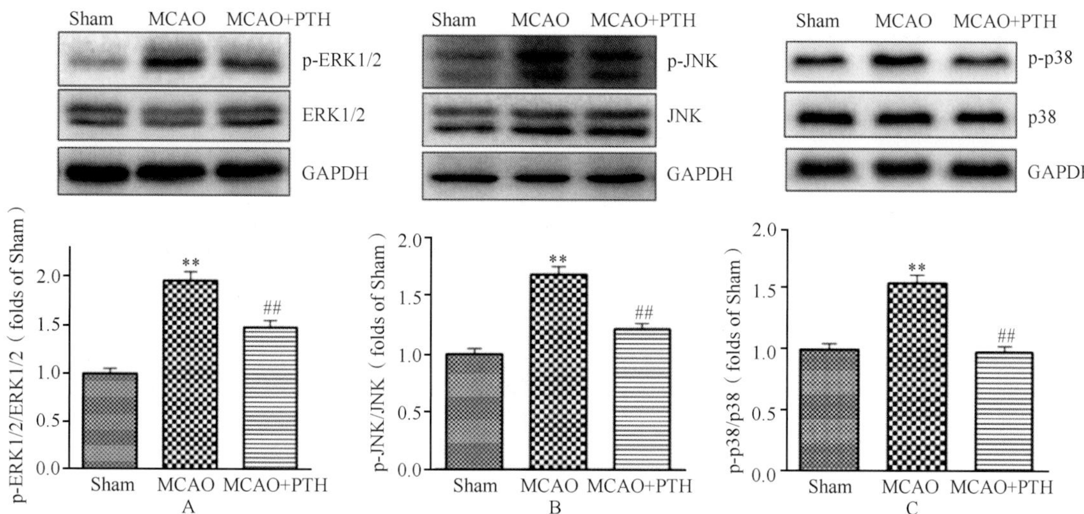

图 5-5-40 片仔癀对 MCAO 大鼠 p-ERK1/2 和 ERK1/2（A）、p-JNK/JNK（B）和 p-p38/p-38（C）蛋白表达的影响（*n*=3）

与假手术组相比，**$P < 0.01$；与 MACO 模型组相比，##$P < 0.01$

2. 片仔癀通过 AMPK/mTOR/ULK1 信号通路增强自噬，从而减轻 NLRP3 相关的神经炎症[28]

（1）方法

雄性 Sprague-Dawley 大鼠（*n*=18）随机分为 3 组：假手术组、脑缺血再灌注（MCAO）模型组、MCAO+ 片仔癀组（灌胃每天 1 次，连续 4 天，180mg/kg）。各组大鼠再灌注 24h 后处死，取脑组织进行 MRI、免疫荧光分析、神经功能缺陷评估和脑梗死体积测量，采用 Western blot 法检测相关蛋白表达。

（2）结果与分析

1）片仔癀可抑制 MCAO 大鼠的小胶质细胞活化

实验结果显示，片仔癀在减少 MCAO 大鼠的梗死体积和神经元缺失方面具有保护作用（图 5-5-41A、图 5-5-41C 和图 5-5-41D）。采用免疫荧光染色检测片仔癀给药后 MCAO 大鼠脑内小胶质细胞的活化情况。如图 5-5-41B、图 5-5-41E 所示，与假手术组相比，MCAO 组 Iba-1 阳性细胞明显增多，表明急性缺血性卒中 / 再灌注损伤后激活的小胶质细胞数量显著增加，给药片仔癀后显著减少了激活的小胶质细胞的数量。

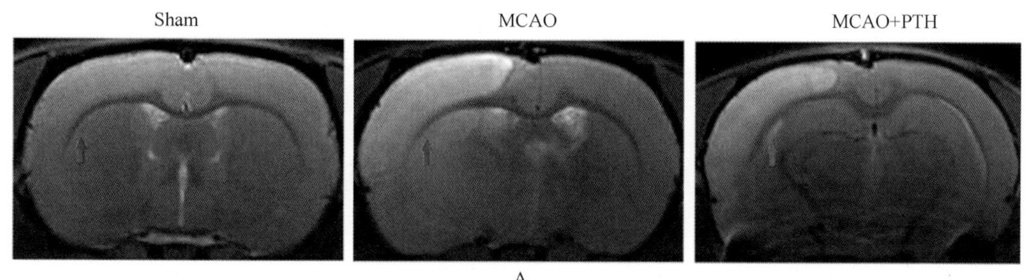

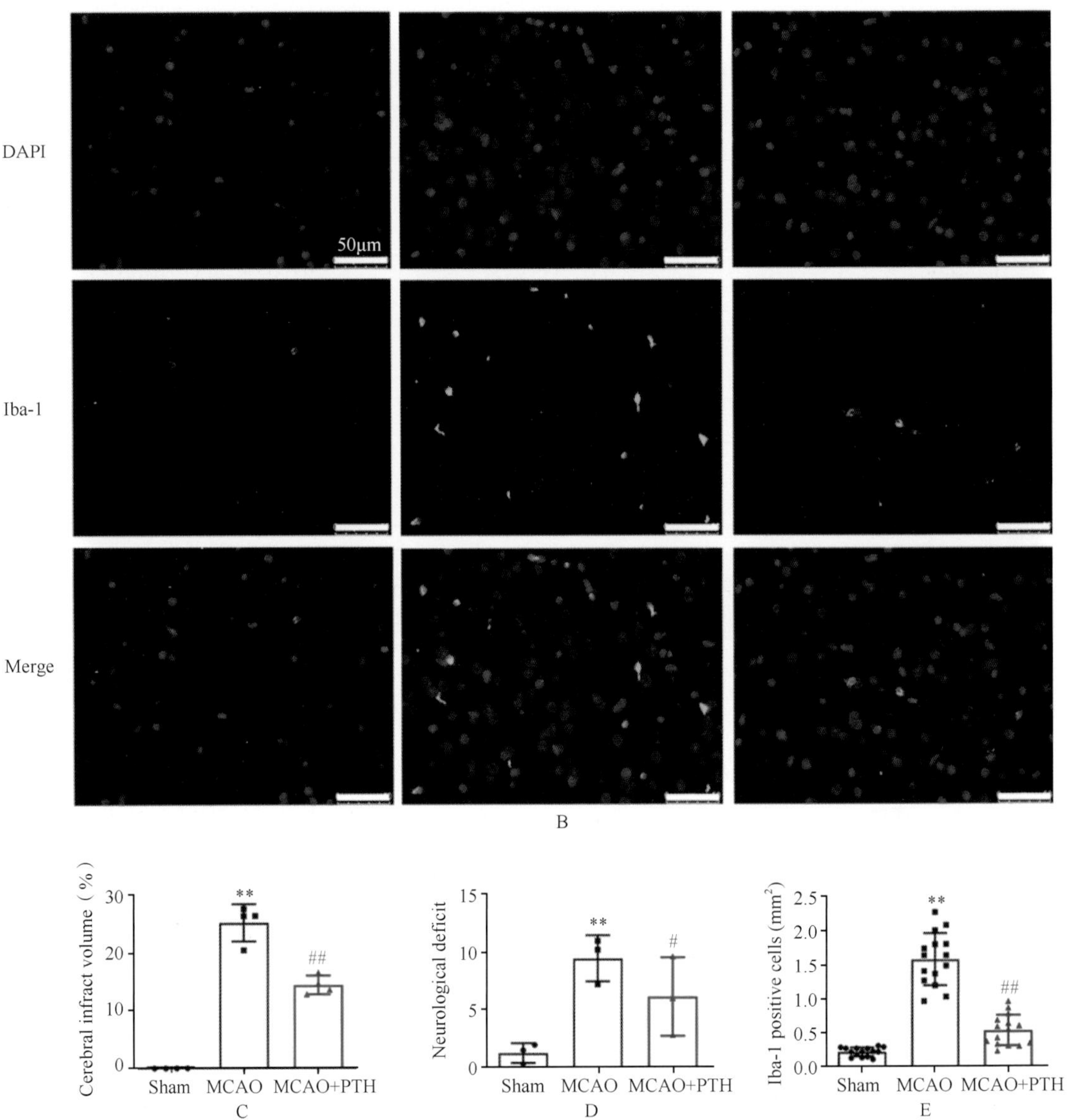

图 5-5-41　片仔癀可减少 MCAO 大鼠脑梗死面积，抑制小胶质细胞活化

A. 各组脑切片代表性图像；B. 各组 Iba-1 染色代表性脑切片；C. 各组脑梗死体积定量分析；D. 各组神经功能缺损定量分析；E. 各组 Iba-1 阳性细胞定量分析

与假手术组相比，$^{**}P < 0.01$；与模型组相比，$^{\#}P < 0.05$，$^{\#\#}P < 0.01$

2）片仔癀的抗神经炎症作用与抑制 NLRP3 炎症小体和促进自噬有关

利用 Western blot 法检测片仔癀对 MCAO 大鼠中炎症小体和自噬蛋白表达的影响，图 5-5-42 的结果显示，MCAO 大鼠模型的 mTOR-NLRP3 轴被激活，与假手术组相比，模型组 mTOR、NLRP3 和 IL-18 蛋白水平显著上调，LC3-Ⅱ/LC3-Ⅰ 和 Beclin1 表达降低，表明 MCAO 大鼠自噬受到抑制。片仔癀治疗后能降低 mTOR 水平并提高 LC3-Ⅱ/LC3-Ⅰ 和 Beclin1 表达，NLRP3、IL-18 水平也明显降低。综上所述，片仔癀能够通过促进自噬起到调节炎症小体介导的神经炎症的作用。

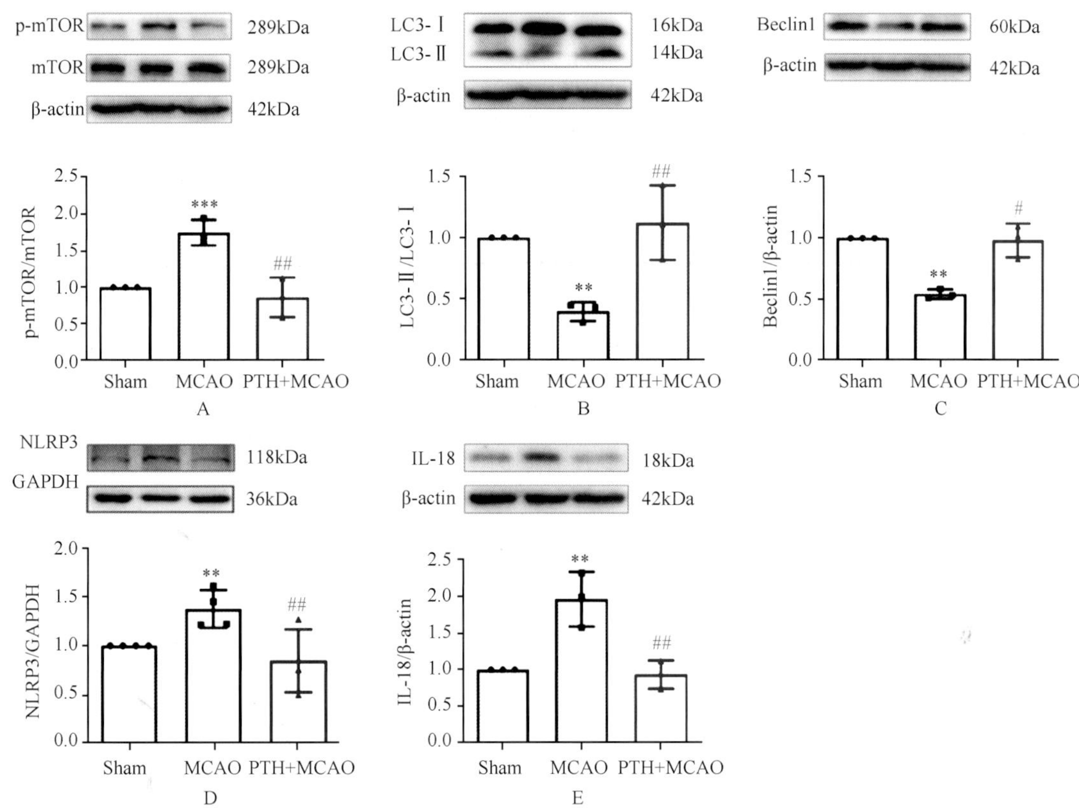

图 5-5-42　片仔癀对 MCAO 大鼠脑内 p-mTOR/mTOR（A）、LC3-Ⅱ/LC3-Ⅰ（B）、Beclin1（C）、NLRP3（D）和 IL-18（E）蛋白表达的影响

与假手术组相比，$^{**}P < 0.01$，$^{***}P < 0.001$；与模型组相比，$^{\#}P < 0.05$，$^{\#\#}P < 0.01$

3. 片仔癀对局灶性脑缺血再灌注大鼠皮质中 NMDAR1 和 GluR2 表达的影响[29]

（1）方法

用线栓法建立局灶性脑缺血再灌注大鼠模型（MCAO），随机分为假手术组、模型对照组和片仔癀预给药组（MCAO+PZH），每组 12 只。于造模前 4 天开始灌胃给药：MCAO+PZH 组灌胃片仔癀药液（180mg/kg），每天早晚各 1 次，末次给药为造模前 30min。Sham 组及 MCAO 组同法给予等量双蒸水。采用 qPCR 法检测大鼠缺血侧脑组织皮质 NMDAR1、GluR2 的 mRNA 表达，采用 Western blot 法检测大鼠缺血侧脑组织皮质 NMDAR1、GluR2 的蛋白表达。

（2）结果与分析

qPCR 结果显示，与假手术组相比，MCAO 模型组 NMDAR1、GluR2 的 mRNA 表达水平明显降低，片仔癀治疗后 NMDAR1、GluR2 的 mRNA 表达水平明显升高（图 5-5-43）。Western blot 结果显示，与假手术组相比，MCAO 模型组 NMDAR1、GluR2 的蛋白表达水平明显降低，片仔癀预给药组 NMDAR1、GluR2 蛋白表达水平明显提高（图 5-5-44），与 mRNA 呈现一致的变化趋势。

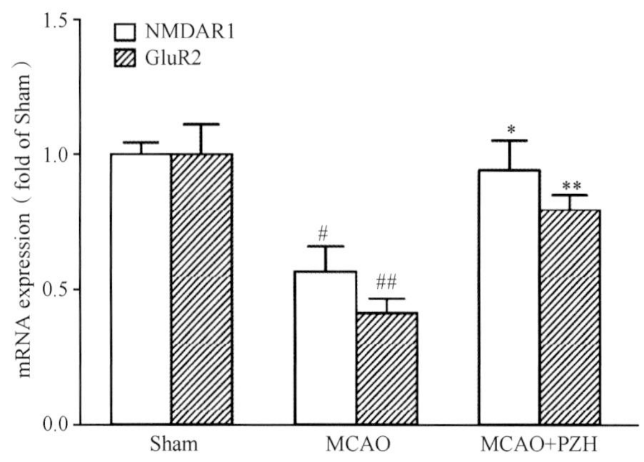

图 5-5-43　片仔癀对 MCAO 大鼠 NMDAR1、GluR2 的 mRNA 表达水平的影响

与假手术组相比，#$P < 0.05$，##$P < 0.01$；与模型对照组相比，*$P < 0.05$，**$P < 0.01$

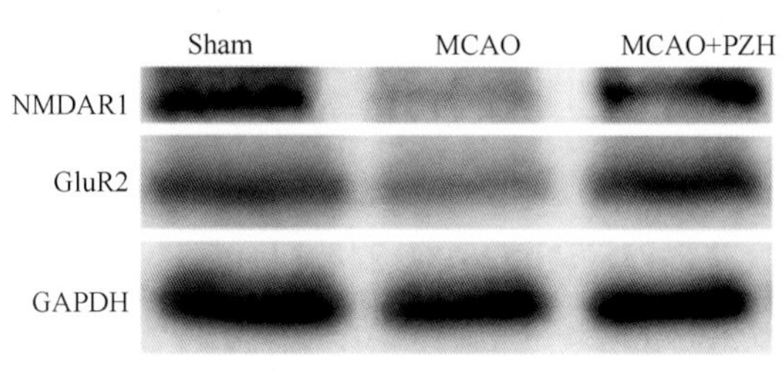

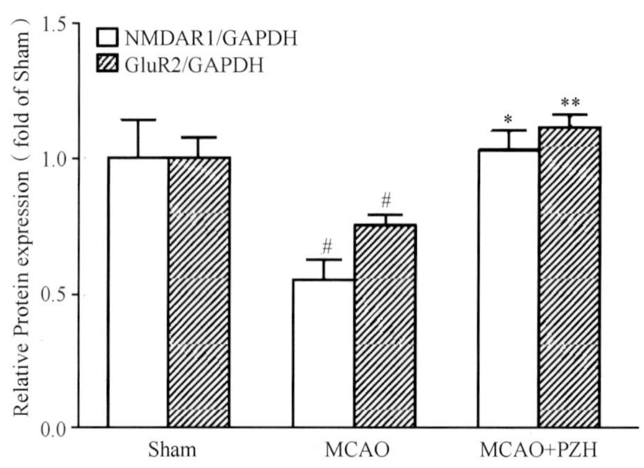

图 5-5-44　片仔癀对 MCAO 大鼠 NMDAR1、GluR2 的蛋白表达水平的影响

与假手术组相比，#$P < 0.05$；与模型对照组相比，*$P < 0.05$，**$P < 0.01$

4. 基于 Keap-1/Nrf2/ARE 信号通路探讨片仔癀改善 MCAO 大鼠氧化应激损伤的作用 [30]

（1）方法

用线栓法建立脑缺血再灌注损伤大鼠模型（MCAO），随机分为假手术组、模型组和片仔癀（180mg/kg）治疗组，每组 12 只。片仔癀治疗组于造模前 4 天进行灌胃，末次给药为造模前 30min。大鼠再灌注 24h 后，深度麻醉进行心脏灌注，HE 染色观察大鼠脑组织病理形态，采用 Western blot 法检测缺血侧脑组织 Keap-1/Nrf2/ARE 通路相关蛋白表达。

（2）结果与分析

1）片仔癀对 MCAO 大鼠脑组织病理形态学的影响

如图 5-5-45 所示，假手术组大鼠缺血侧皮层神经细胞结构清晰，排列整齐，细胞核结构圆润且完整，处于细胞中央；模型组大鼠缺血侧皮层神经细胞数量减少，细胞肿胀、细胞核发生固缩且被挤压至边缘，有明显的神经元变性坏死及空泡现象；片仔癀治疗组大鼠的病理形态得到较大的改善。

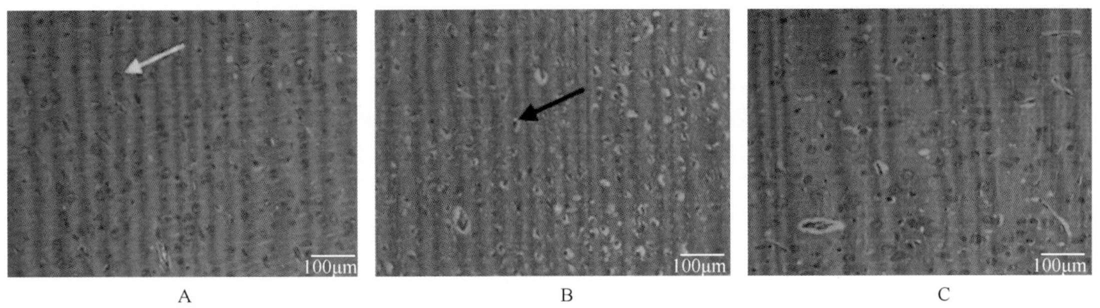

图 5-5-45　片仔癀对 MCAO 大鼠脑组织病理形态学的影响（HE×200）

黄色箭头指示为假手术组大鼠神经细胞典型形态，黑色箭头指示为模型组大鼠神经细胞核发生固缩且被挤压至边缘的形态。A. 假手术组；B. 模型组；C. 片仔癀治疗组

2）片仔癀对 MCAO 大鼠缺血侧脑组织 Keap-1/Nrf2/ARE 信号通路蛋白的影响

如图 5-5-46 所示，与假手术组比较，模型组大鼠缺血侧脑组织 Keap-1、胞浆 Nrf2 蛋白表达显著升高，HO-1、NQO-1 和核内 Nrf2 蛋白表达显著下降；与模型组比较，片仔癀治疗组大鼠缺血侧脑组织 Keap-1、胞浆 Nrf2 蛋白表达水平显著下降，而核内 Nrf2、HO-1、NQO-1 蛋白表达水平显著上升。说明 Keap-1/Nrf2/ARE 信号通路参与片仔癀治疗脑缺血再灌注的作用。

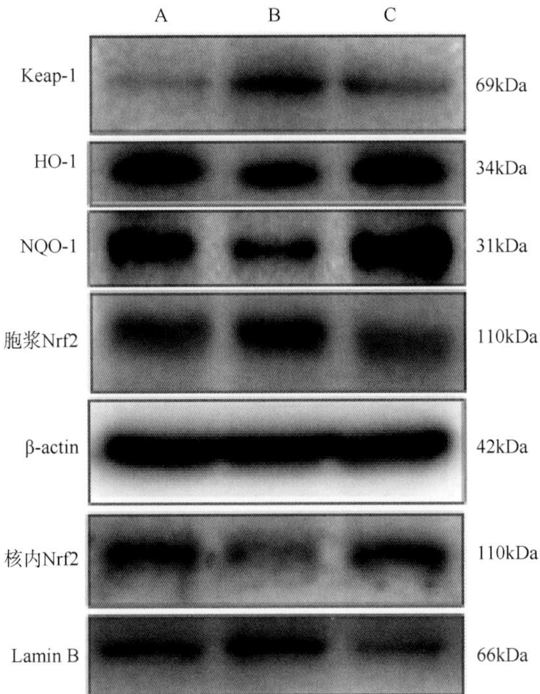

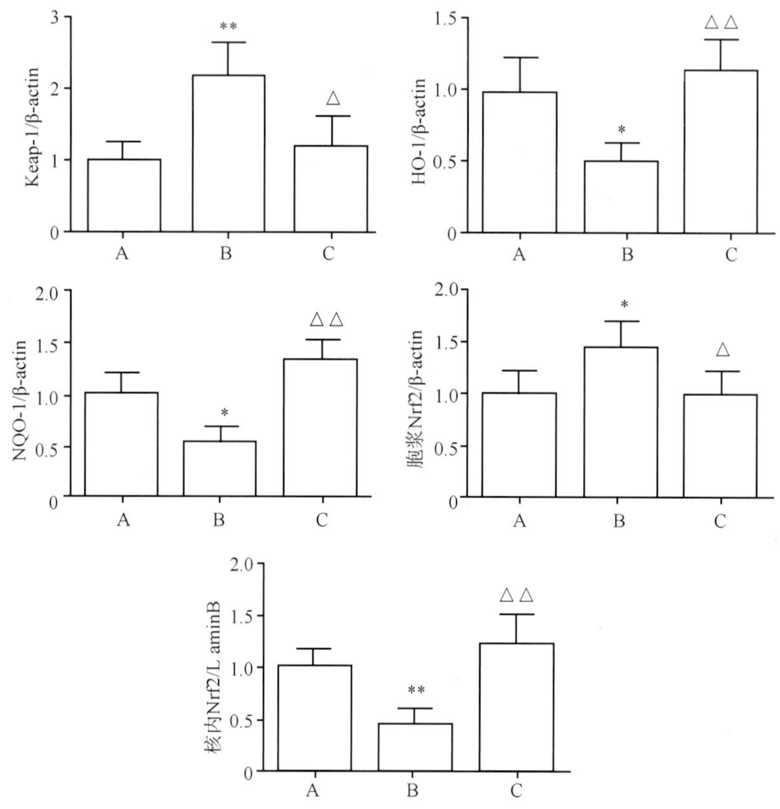

图 5-5-46　片仔癀对 MCAO 大鼠缺血侧脑组织 Keap-1/Nrf2/ARE 信号通路相关蛋白表达的影响

A. 假手术组；B. 模型组；C. 片仔癀治疗组

与假手术组相比，$*P < 0.05$，$**P < 0.01$；与模型组相比，$\triangle P < 0.05$，$\triangle\triangle P < 0.01$

5. 结论

以上实验结果证明了片仔癀对缺血性脑卒中具有较好的保护作用，多种机制通路会参与到片仔癀治疗缺血性脑卒中等疾病进程中。

a. 片仔癀可抑制 MCAO 大鼠的神经炎症，改善神经功能，减轻脑损伤。这些作用的潜在机制与 TLR4/NF-κB/MAPK 信号通路密切相关。

b. 片仔癀可抑制 MCAO 大鼠的神经炎症反应，其机制可能与抑制 NLRP3 炎症小体活化和通过 AMPK/mTOR/ULK1 信号通路促进自噬有关。

c. 预先给予一定量的片仔癀能有效改善 MCAO 大鼠的神经功能损伤，减小 MCAO 大鼠梗死体积，这可能与其促进 NMDAR1、GluR2 mRNA 及蛋白表达有关。

d. 片仔癀可有效改善 MCAO 大鼠神经功能损伤，减小脑梗死体积，其机制主要与激活 Keap-1/Nrf2/ARE 信号通路，抑制 Keap-1 的升高，激活 Nrf2 的核转录，促进 HO-1 和 NQO-1 的蛋白表达有关。

（五）片仔癀保护小鼠局灶性脑缺血再灌注后血脑屏障的分子机制研究 [31]

1. 方法

将 SPF 级健康成年雄性 C57BL/6J 小鼠随机分为假手术组和造模组。造模组按照线栓法建立小鼠 MCAO/R 模型。假手术组不插入线栓，其余手术操作与造模组一致。将造模成功的小鼠随机分为模型组、丁苯酞组（120mg/kg）、片仔癀低剂量组（370mg/kg）、片仔癀高剂量组（740mg/kg）和片仔癀（740mg/kg）+LY294002（20mg/kg）组。LY294002 是 PI3K/Akt 通路的特异性抑制剂，可抑制 Akt 的磷酸化激活，本研究在给予高剂量片仔癀的同时给予 LY294002，以探究片仔癀是否通过激活 Akt 发挥脑保护作用。

各给药组于再灌注后 2h 给药，连续 3 天。末次给药后对小鼠进行安乐死，采用伊文思蓝（EB）法检测血脑屏障通透性；分离缺血侧大脑皮质组织，采用 Western blot 法检测 p-Akt、磷酸化糖原合酶激酶 -3β（p-GSK3β）、ZO-1 和闭合蛋白 5（Claudin-5）的表达水平，另提取核蛋白用于检测 β- 连环蛋白（β-catenin）的核转位水平。

2. 结果与分析

（1）各组小鼠脑组织 EB 渗漏量比较

血脑屏障通透性检测可以反映血脑屏障中血管形态的改变和血脑屏障损伤的程度。如表 5-5-5 所示，模型组小鼠脑组织 EB 渗漏量显著高于假手术组；丁苯酞组和片仔癀高剂量组小鼠脑组织 EB 渗漏量显著低于模型组；片仔癀 +LY294002 组小鼠脑组织 EB 渗漏量显著高于片仔癀高剂量组。综上所述，高剂量片仔癀给药能保护小鼠局灶性脑缺血再灌注后的血脑屏障损伤。

表 5-5-5　各组小鼠脑组织 EB 渗漏量比较（$\bar{x} \pm s$）

组别	动物数（只）	脑组织 EB 渗漏量（μg/g）
假手术组	6	7.97±1.78
模型组	6	15.57±3.66$^{\triangle\triangle}$
丁苯酞组	6	10.47±1.87*
片仔癀低剂量组	6	11.82±3.35
片仔癀高剂量组	6	9.11±2.38**
片仔癀 +LY294002 组	6	14.17±3.05$^{\$\$}$

注：与假手术组比较，△△ $P < 0.01$；与模型组比较，*$P < 0.05$，**$P < 0.01$；与片仔癀高剂量组比较，\$\$$P < 0.01$。

（2）各组小鼠缺血大脑皮质 p-Akt、p-GSK3β、ZO-1、Claudin-5 蛋白表达及 β-catenin 核转位水平比较

如图 5-5-47 所示，与假手术组比较，模型组小鼠脑缺血再灌注后，缺血侧皮质脑组织 p-Akt、p-GSK3β、ZO-1、Claudin-5 蛋白表达水平均显著降低，β-catenin 核转位水平显著降低。丁苯酞组与片仔癀低、高剂量组小鼠上述指标表达均显著高于模型组，其中以片仔癀高剂量组改善更为明显；片仔癀 +LY294002 组上述指标表达均显著低于片仔癀高剂量组，且与模型组接近。综上所述，片仔癀可能通过调控 Akt/GSK3β/β-catenin 途径保护血脑屏障的完整性，从而减轻脑缺血再灌注损伤。

3. 结论

脑缺血再灌注模型小鼠呈现显著的神经功能缺陷，脑组织发生明显的梗死，血脑屏障的渗漏性显著升高，而给予片仔癀治疗后由缺血再灌注造成的脑组织损伤和神经行为缺陷得到改善，其机制可能与激活 Akt/GSK3β/β-catenin 途径，上调 ZO-1 和 Claudin-5 的表达，维持血脑屏障的完整性相关。

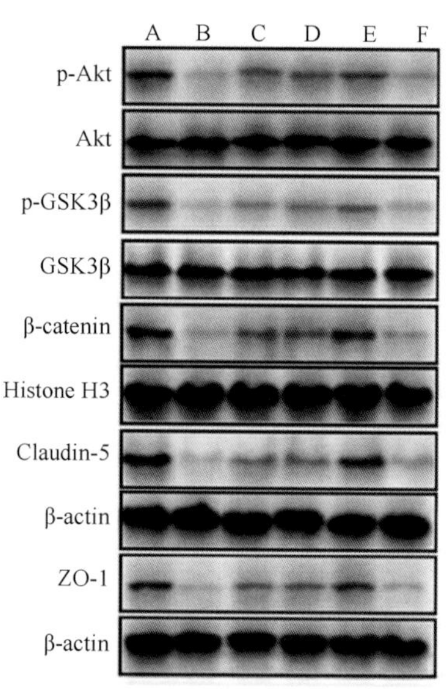

图 5-5-47　各组小鼠缺血大脑皮质 p-Akt、p-GSK3β、β-catenin、Claudin-5、ZO-1 蛋白电泳图

A. 假手术组；B. 模型组；C. 丁苯酞组；D. 片仔癀低剂量组；E. 片仔癀高剂量组；F. 片仔癀 +LY294002 组

五、片仔癀对乙醇代谢的影响研究 [32]

调查结果显示，4% 的全球疾病致病率可归因于不适当的饮酒，其比例近乎高血压和吸烟导致的致死率。过量饮酒可引起包括口腔、食管、咽喉、乳腺和肝脏等部分的肿瘤，神经系统性疾病，肝硬化，酒精成瘾等超过 60 种医学问题。因此研究能够加快乙醇在体内代谢的药物有十分重要的意义。研究发现，片仔癀对灌胃酒精大鼠具有良好的解酒作用。

1. 方法

SD 雄性大鼠 48 只，随机分为 6 组：正常对照组、模型组、片仔癀组（高、中、低剂量）、海王金樽对照组。正常对照组：大鼠给予与给药组等体积的生理盐水经口灌胃，0.5h 后予生理盐水 5ml/kg 经口灌胃；模型组：大鼠给予与给药组等体积的生理盐水经口灌胃，0.5h 后予红星二锅头 5ml/kg 经口灌胃；海王金樽对照组：大鼠给予海王金樽 300mg/kg 经口灌胃，0.5h 后予红星二锅头 5ml/kg 经口灌胃；片仔癀组：大鼠给予片仔癀高、中、低剂量分别为 360mg/kg、180mg/kg、90mg/kg 经口灌胃，0.5h 后予红星二锅头 5ml/kg 经口灌胃。分不同时间点眼眶取血 500μl（乙醇灌胃开始 0.5h、1h、2h、3h、5h）。末次采血后处死大鼠，全血 –20℃保存，利用气相色谱 - 质谱法测定血液中的乙醇含量。

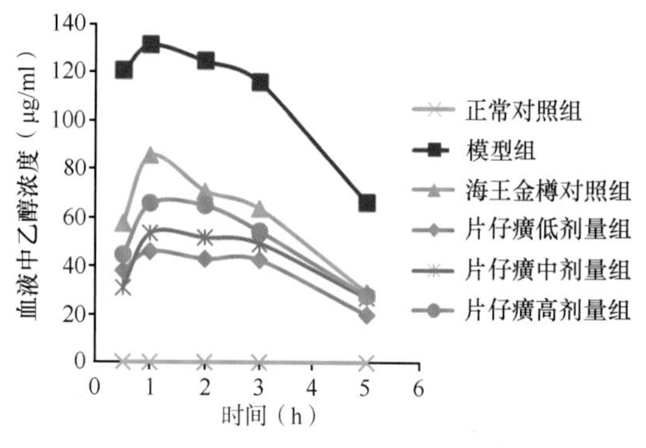

图 5-5-48　片仔癀对乙醇代谢的影响

2. 结果

乙醇被生物体吸收入血液后进行代谢，在血液中的含量随时间推移不断减少，通过检测不同时间点血液中乙醇的浓度，可以观察到乙醇在大鼠体内的代谢过程，其变化过程可反映药物对乙醇代谢的影响。结果表明，在乙醇灌胃后 1h，乙醇在大鼠血液中的浓度达到最高，不同处理组血液中乙醇含量差异有统计学意义，给药组的乙醇含量显著低于模型组（$P < 0.05$，图 5-5-48）。

3. 讨论与结论

本研究表明，片仔癀各剂量组均能加快乙醇在大鼠体内的代谢，从而达到解酒的目的。由于片仔癀的许多成分尚未公开，其解酒作用可能是多成分、多途径、多靶点共同作用的结果，其解酒的有效成分和作用机制尚需进一步研究。

参考文献

[1] Diamond M S，Pierson T C. Molecular insight into dengue virus pathogenesis and its implications for disease control. Cell，2015，162（3）：488-492.

[2] 中华人民共和国国家卫生和计划生育委员会 . 登革热诊疗指南（2014 年第 2 版）. 传染病信息，2014，27（5）：262-265.

[3] Wang H Q，Chen F B，Wang S C，Li Y，Liu T，Li Y，Deng H，Dong J，Pang J，Song D，Zhang D，Yu J，Wang Y. Evaluation and mechanism study of pien tze Huang against EV-A71 infection. Front Pharmacol，2023，14：1251731.

[4] 林锦霞，于娟，陈志亮，等 . 片仔癀抗 EV71 型肠道病毒的研究 . 中国中药杂志，2022，47（5）：1343-1349.

[5] 安志杰，刘艳，廖巧红，等 . 肠道病毒 71 型灭活疫苗使用技术指南 . 中国疫苗和免疫，2016，22（4）：458-464.

[6] 王容，陈新星，黄睿婷，等 . 片仔癀对情志内热诱导流感病毒易感性的作用研究 [J]. 中国药理学通报，2024，40（08）：1565-1572.

[7] Yan Y S，Liu X N，Zhuang Y C，Zhai Y，Yang X，Yang Y，Wang S，Hong F，Chen J. Pien Tze Huang accelerated wound healing by inhibition of abnormal fibroblast apoptosis in Streptozotocin induced diabetic mice. J Ethnopharmacol，2020，261：113203.

[8] Liu Y，Mo J K，Liang F，Jiang S，Xiong J，Meng X，Mo Z. Pien-tze-Huang promotes wound healing in streptozotocin-induced diabetes models associated with improving oxidative stress *via* the Nrf2/ARE pathway. Front Pharmacol，2023，14：1062664.

[9] Zhang J J，Cao G Z，Tian L L，Hou J，Zhang Y，Xu H，Wang M，Jia Q，Wang L，Yang H. Intragastric administration of Pien Tze Huang enhanced wound healing in diabetes by inhibiting inflammation and improving energy generation. Phytomedicine，2023，109：154578.

[10] Cao G Z，Tian L L，Hou J Y，Zhang Y，Xu H，Yang H J，Zhang J J. Integrating RNA-sequencing and network analysis to explore the mechanism of topical Pien Tze Huang treatment on diabetic wounds. Front Pharmacol，2024，14：1288406.

[11] Chen Q，Hao H，Guo Z，Zuo Y，Cheng CK，Zhang CL，Wang L，Lu A，Huang Y，He L. Pien Tze Huang（PZH）protects endothelial function in diabetic mice. Life Sci. 2024 Jul 15；349：122723.

[12] 武芊芊，刘璐，张颖 . 片仔癀对糖尿病牙周炎大鼠 Keap1/Nrf2 通路及牙槽骨丢失的影响 . 中国免疫学杂志，2023，39（5）：966-972.

[13] Liu C S，Chen Z L，Wu S L Y，Chow T C H，Cheng R S Y，Lee J T C，Yew D T. Comparative review of effects of pien tze Huang and AnGong NiuHuang pill and their potential on treatment of central nervous system diseases. Mini Rev Med Chem，2022，22（18）：2350-2360.

[14] Lü L H，Wai M S M，Yew D T，et al. Pien Tze Huang，a composite Chinese traditional herbal extract，affects survival of neuroblastoma cells. The International Journal of Neuroscience，2009，119（2）：255-262.

[15] Zhang L H，Lam W P，Lü L H，et al. Protective effects and potential mechanisms of Pien Tze Huang on cerebral chronic ischemia and hypertensive stroke. Chinese Medicine，2010，5：35.

[16] Zhang L H.Changes in the central nervous system after bilateral occlusion of the common carotid arteries in the hypertensive rats and the effect of Pien Tze Huang. Hong Kong：Chinese University Of Hong Kong，2010.

[17] 黄希艳 . 片仔癀对大鼠大脑中动脉阻断所致局灶性脑梗死的影响研究 . 北京：北京中医药大学，2012.

[18] 李倩 . 片仔癀对大脑中动脉局灶性梗死大鼠的影响及机理研究 . 北京：北京中医药大学，2012.

[19] 李倩，黄希艳，朱陵群 . 片仔癀对局灶性脑梗死大鼠神经生长因子表达的影响 . 神经解剖学杂志，2012，28（5）：464-468.

[20] 李倩，黄希艳，朱陵群 . 片仔癀对局灶性脑梗死大鼠水通道蛋白 4（AQP4）表达的影响 . 中西医结合心脑血管病杂志，2013，11（1）：59-61.

[21] 黄希艳，李倩，朱陵群 . 片仔癀对脑梗死大鼠 ZO-1、MMP-9 蛋白及 mRNA 表达的影响 . 中西医结合心脑血管病杂志，2013，11（3）：342-343.

[22] 孟佳，黄希艳，李倩，等 . 片仔癀对局灶性脑梗死大鼠 BDNF 和 IL-6 蛋白表达的影响 . 中西医结合心脑血管病杂志，2015，13（6）：754-757.

[23] 刘丽星，朱陵群，黄希艳，等 . 片仔癀对局灶性脑梗死大鼠肿瘤坏死因子 -α、细胞间黏附分子 -1 及血管细胞黏附分子 -1 含量的影响 . 河北中医，2014，36（9）：1382-1384.

[24] 刘丽星，刘炜，朱陵群，等 . 片仔癀对局灶性脑梗死大鼠 AQP4 及 claudin-5 表达的影响 . 中华中医药杂志，2014，29（5）：1706-1710.

[25] 刘丽星，张晓萌，朱陵群，等．片仔癀对局灶性脑梗死大鼠炎性相关因子 IL-6、IL-1β 含量的影响．中华中医药学刊，2014，32（3）：515-517.
[26] Zhang X Q，Zhang Y P，Tang S Q，et al. Pien-Tze-Huang protects cerebral ischemic injury by inhibiting neuronal apoptosis in acute ischemic stroke rats. J Ethnopharmacol，2018，219：117-125.
[27] Zhang X Q，Zhang Q，Huang L L，Liu M，Cheng Z，Zheng Y，Xu W，Lu J，Liu J，Huang M. *Pien-Tze-Huang* attenuates neuroinflammation in cerebral ischaemia-reperfusion injury in rats through the TLR4/NF-κB/MAPK pathway. Pharm Biol，2021，59（1）：828-839.
[28] Huang Z W，Zhou X，Zhang X Q，Huang L，Sun Y，Cheng Z，Xu W，Li CG，Zheng Y，Huang M. Pien-Tze-Huang，a Chinese patent formula，attenuates NLRP3 inflammasome-related neuroinflammation by enhancing autophagy *via* the AMPK/mTOR/ULK1 signaling pathway. Biomed Pharmacother，2021，141：111814.
[29] 张小琴，侯丽颖，强国芳，等．片仔癀对局灶性脑缺血 / 再灌注大鼠皮质中 NMDAR1 和 GluR2 表达的影响．中国药理学通报，2019，35（2）：288-292.
[30] 张小琴，赵优琴，黄莉莉，等．基于 Keap-1/Nrf2/ARE 信号通路探讨片仔癀改善 MCAO 大鼠氧化应激损伤的作用．中华中医药杂志，2022，37（11）：6466-6470.
[31] 高骁君，田珊，管敏，等．片仔癀保护小鼠局灶性脑缺血再灌注后血脑屏障的分子机制研究．江苏中医药，2023，55（3）：66-71.
[32] 洪绯．片仔癀对乙醇代谢的影响．安徽中医药大学学报，2015，34（6）：72-74.

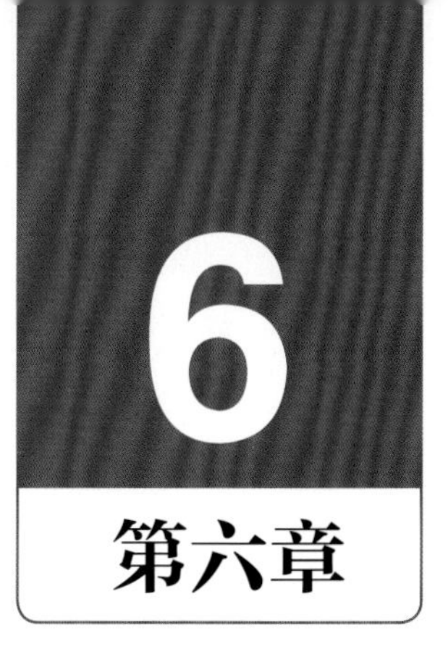

第六章　片仔癀的临床应用研究

片仔癀的大品种培育以“夯实中医理论、深化基础研究、突破临床疗效、完善质控体系”为研究路径，其中突破临床疗效是中药大品种培育的核心，也是为阐明中药作用特点和疗效优势提供高级别循证证据的关键。片仔癀产品说明书上的功能主治为用于热毒血瘀所致急慢性病毒性肝炎，痈疽疔疮，无名肿毒，跌打损伤及各种炎症。为了挖掘片仔癀的作用特点和临床优势，拓展临床应用，我们对片仔癀在治疗肝脏疾病不同进展阶段包括肝炎、肝纤维化、肝癌等开展了规范化临床研究，均取得良好的结果，临床试验结果显示片仔癀具有保肝降酶，改善肝纤维化的作用，片仔癀治疗肝癌的临床结果也在2020年获得增加治疗中晚期原发性肝癌临床试验批件。片仔癀的处方组成结合中医理论及多年临床应用的数据显示片仔癀在治疗消化道肿瘤，特别是肝癌和结肠癌方面具有明显的疗效优势，因此我们聚焦肿瘤、消化系统疾病等中医临床优势病种，开展了片仔癀治疗中晚期原发性肝癌、片仔癀用于肝癌术后减少复发及片仔癀与治疗肝癌一线靶免药物联用、片仔癀治疗结肠癌的探索试验等系列临床研究，为拓展片仔癀治疗肿瘤的领域奠定基础。同时，近年来还开展了片仔癀治疗带状疱疹、新型冠状病毒感染、口腔黏膜疾病、急性软组织损伤、静脉炎等临床应用研究，取得了良好的临床研究成果，为片仔癀临床应用提供了依据。现将部分已完成的研究成果整理如下。

第一节　片仔癀治疗肝病的临床研究

一、片仔癀治疗慢性乙型肝炎的临床研究

乙型肝炎病毒（HBV）感染是严重威胁人类健康的全球性公共卫生问题。据WHO报道，2019年全球约2.96亿慢性HBV感染者，82万人死于HBV感染所致的肝衰竭、肝硬化或肝细胞癌（HCC）等相关疾病[1]。慢性HBV感染是导致肝衰竭、肝硬化、肝癌发生的最主要原因，及时干预治疗能够延缓疾病的进展。目前慢性乙型肝炎主要通过干扰素和（或）核苷（酸）类似物进行抗病毒治疗，但是慢性乙型肝炎、肝硬化患者经常合并肝区胀满不适、持续或间断疼痛、口苦等症状，以及脂肪肝、胆囊炎等情况，单纯抗病毒治疗可能无法解决这些问题。段钟平等[2]通过片仔癀治疗慢性乙型肝炎随机对照的前瞻性研究，评价片仔癀治疗慢性乙型肝炎的疗效作用，为慢性乙型肝炎的治疗提供一种新的参考。

本研究由首都医科大学附属北京佑安医院牵头，中国人民解放军第三〇二医院和天津市传染病医院全国3家研究中心共同开展，采用随机对照、开放性临床设计，试验组：片仔癀，对照组：多烯磷脂酰胆碱，连续用药3个月，纳入94例病例（试验组与对照组各47例）。

试验围绕临床症状、肝脏功能、病毒学指标进行疗效观察。研究结果发现，片仔癀对于慢性乙型肝炎患者的治疗，可在一定程度上改善患者的消化道症状，并具有保肝、降酶及抑制病毒复制的作用。

（一）方法

本试验采用多中心、随机、开放、阳性药对照的研究方法，研究对象为慢性乙型肝炎患者，诊断标准参照慢性乙型肝炎诊疗指南。以症状缓解率及肝脏功能改善率为主要疗效指标，对入组的患者进行随访，记录治疗前及治疗开始后 1 个月、2 个月、3 个月的临床症状及肝功能情况。

试验组口服片仔癀胶囊，每次 2 粒（0.6g），每日 3 次，连续用药 3 个月；对照组口服多烯磷脂酰胆碱胶囊，每次 2 粒，每日 3 次，连续用药 3 个月。采用 SPSS 19.0 软件对数据进行统计分析，$P < 0.05$ 表示具有统计学差异。

（二）结果

1. 片仔癀治疗前后症状变化

经片仔癀治疗 3 个月后，患者乏力、纳差、恶心呕吐、腹胀和肝区不适等评分较治疗前下降，症状较治疗前减轻，见图 6-1-1。

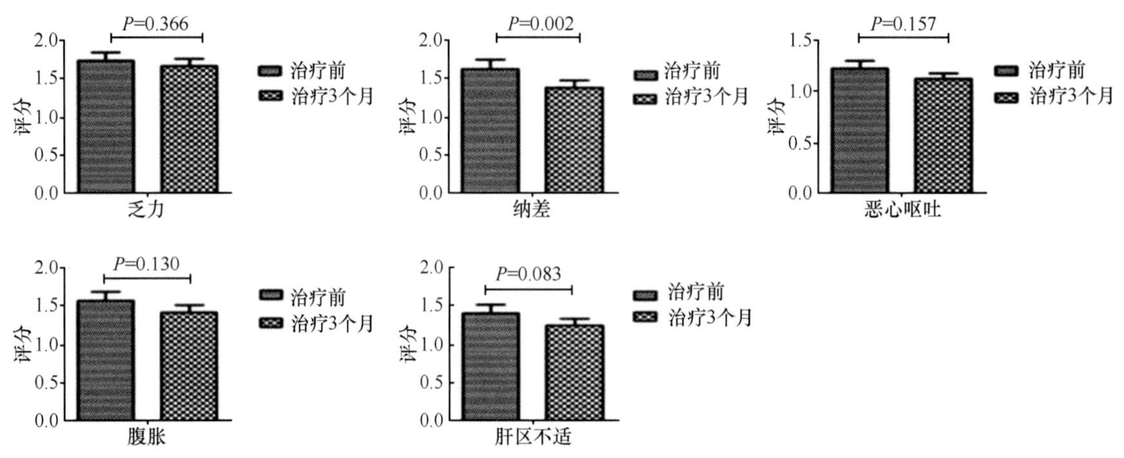

图 6-1-1　片仔癀治疗前后症状评分变化

2. 片仔癀治疗前后肝功能、病毒学等指标变化

分别对肝功能指标、乙肝五项及病毒学指标进行统计学分析，见表 6-1-1、表 6-1-2，结果显示转氨酶在治疗 1 个月后、2 个月后、3 个月后较治疗前均有下降趋势，其中 ALT、AST 在治疗 3 个月后与治疗 2 个月后比较，差异有统计学意义；ALP 在治疗 1 个月后与治疗 3 个月后较治疗前显著下降，差异有统计学意义；在病毒学指标方面，HBeAg 在治疗 2 个月后和治疗 3 个月后较治疗前有下降趋势；治疗 3 个月后 HBV-DNA 较治疗前、治疗 1 个月后、治疗 2 个月后显著下降，差异有统计学意义。综上所述，片仔癀治疗可改善患者肝功能、抑制病毒复制。

表 6-1-1　片仔癀治疗前后肝功能变化

	ALT（U/L）（中位数）（Q25 ～ Q75）	AST（U/L）（中位数）（Q25 ～ Q75）	ALP（U/L）（$\bar{x}\pm s$）
治疗前	67.0（50.9 ～ 111.3）	49.2（31.0 ～ 60.5）	87.5±21.0
治疗 1 个月	56.3（38.5 ～ 86.0）	41.2（27.0 ～ 72.3）	83.5±18.6$^{\triangle}$
治疗 2 个月	54.8（40.3 ～ 110.5）	37.8（27.5 ～ 74.5）	88.1±32.6
治疗 3 个月	55.0（40.3 ～ 80.8）*	35.1（27.7 ～ 54.9）*	84.5±22.9$^{\triangle}$

注：与治疗 2 个月组比较，$^{*}P < 0.05$；与治疗前比较，$^{\triangle}P < 0.05$。

表 6-1-2　片仔癀治疗前后病毒学指标的变化

	HBsAg（中位数）（Q25 ～ Q75）	HBeAg（中位数）（Q25 ～ Q75）	logHBV-DNA（U/ml）（$\bar{x}\pm s$）
治疗前	7523.0（1107.0 ～ 21 254.0）	360.6（0.1 ～ 1400.0）	6.7±1.7*
治疗 1 个月	6006.0（1508.0 ～ 21 588.0）	213.2（0.1 ～ 1317.0）	6.4±1.9*
治疗 2 个月	4166.5（1108.3 ～ 21 561.0）	223.7（0.1 ～ 1379.8）	6.5±1.9*
治疗 3 个月	4534.0（1145.8 ～ 17 951.0）	12.4（0.1 ～ 1290.0）	5.9±1.9

注：与治疗 3 个月组比较，$^{*}P < 0.05$。

3. 片仔癀与多烯磷脂酰胆碱两组间比较

治疗前两组基线资料无统计学差异，治疗 3 个月后，治疗组与对照组在症状改善和实验室指标改善方面均未见统计学差异，表明片仔癀对慢性乙型肝炎的治疗效果与多烯磷脂酰胆碱相当。

（三）讨论

根据我国传统中医理论分型标准，慢性乙型肝炎可以分为肝郁脾虚证、湿热蕴结证、瘀血阻络证、脾肾阳虚证、肝肾阴虚证五种证型。中医辨证施治重点在于解毒通络、活血祛瘀法，用药常用活血通络、清热解毒利湿之品，以改善肝脏微循环，促进肝功能恢复及肝细胞再生。片仔癀的主要成分包括三七、麝香、牛黄、蛇胆，其中三七散瘀止血、行滞通脉，蛇胆清热解毒，牛黄泄火清热，麝香活血开窍、消肿止痛，与慢性乙型肝炎治疗思路和机制较吻合。

本研究利用随机、对照的多中心试验阐明，对于慢性乙型肝炎患者，经片仔癀治疗，临床症状上，患者乏力、纳差、恶心呕吐、腹胀、肝区不适和较治疗前减轻，尤其是在纳差方面改善更为明显；实验室检查上，治疗后患者转氨酶 ALT、AST、ALP 较治疗前下降，说明片仔癀具有保肝、降酶作用；病毒学方面，经治疗后患者的 HBV-DNA 显著下降，且 HBeAg 有下降趋势，说明片仔癀具有抑制病毒复制作用。此外，对照组多烯磷脂酰胆碱组具有明确的保肝、稳定肝细胞膜作用，临床上广泛用于慢性乙型肝炎、丙型肝炎、酒精性肝病及中毒性肝损伤的治疗，本研究发现其在症状、体征、肝功能指标改善方面与片仔癀作用相当，从另一个方面证实了片仔癀的保肝作用。

本研究结果表明：片仔癀对于慢性乙型肝炎患者的治疗，可在一定程度上改善患者的消化道症状，并有保肝、降酶及抑制病毒复制的作用；片仔癀治疗慢性乙型肝炎患者在症状、体征、肝功能指标改善方面与多烯磷脂酰胆碱作用相当。

王颜斌等[3]应用片仔癀胶囊联合富马酸替诺福韦二吡呋酯片治疗102例慢性乙型肝炎患者，对照组和治疗组各51例。对照组患者口服富马酸替诺福韦二吡呋酯片，治疗组患者在对照组基础上口服片仔癀胶囊，疗程4个月。结果显示对照组总有效率为82.35%，显著低于治疗组的98.04%。治疗后，治疗组HBV-DNA和HBeAg转阴率均显著高于对照组。治疗后，两组患者肝功能指标ALT、AST、TBIL、TBA显著降低，且治疗组降低更明显。

徐武英等[4]对136例各类急慢性病毒性肝炎患者服用片仔癀后的疗效进行观察，结果显示136例各类肝炎患者服片仔癀胶囊14天后，46例主症全部消失、肝功能恢复正常，45例主症基本消失、肝功能明显好转，33例主症、肝功能一定程度好转，另有11例无效，临床痊愈及显效者合计91例。通过对不同肝炎的疗效比较发现，片仔癀对甲肝、乙肝、甲乙混合肝的疗效大致相同。其中甲肝显效率为80.60%，总有效率为96.77%，乙肝显效率为85.71%，总有效率为96.42%，甲乙混合肝显效率为77.77%，总有效率为96.29%。

黄周师[5]应用小柴胡汤加味合片仔癀胶囊辅助治疗急慢性乙型肝炎甲胎蛋白升高者，对照组和治疗组各26例，治疗3个月后观察肝功能、甲胎蛋白指标和临床症状，综合制订疗效评定标准，结果显示治疗组总有效率为100%，对照组总有效率为76.9%。

杨钊斌等[6]应用片仔癀治疗糖尿病并脓毒症肝损伤患者46例，对照组给予常规对症支持治疗，观察组在对照组基础上联合片仔癀治疗，治疗10天后，比较两组临床疗效，观察组有效缓解率（83.61%）显著高于对照组（69.57%），观察组治疗后肝功能指标血清ALT、AST、ALP水平显著低于对照组，观察组治疗后血糖及炎症指标FPG、2hPG、HbAlc水平明显低于对照组。

庄毅超[7]应用片仔癀治疗慢性乙型肝炎（热毒血瘀型）患者20例，治疗4周后，比较治疗前后的变化情况。结果显示片仔癀可显著改善慢性乙型肝炎患者中医证候（治疗前证候总积分：5.33±1.63，治疗后证候总积分：1.80±1.70，$P < 0.01$），降低血清中HBV-DNA载量（治疗前7.15±1.51，治疗后6.31±1.87，$P < 0.05$），降低血清中肝细胞生长因子（HGF）水平（治疗前275.01±160.09，治疗后154.33±56.73，$P < 0.05$），提高血清中IFN-γ水平（治疗前1.30±0.75，治疗后1.48±1.24，$P < 0.05$）。

二、片仔癀治疗慢性乙型肝炎合并胆囊炎的临床研究

在慢性肝病如慢性肝炎、肝硬化患者中，胆囊炎患病率可达50%～80%。临床上本病病程较长且反复发作，严重影响患者生活质量。此外，临床慢性肝病的不少症状可能由胆囊炎症引起而非肝病本身引起，“肝胆兼治”是慢性肝病治疗的必然选择。

本研究由首都医科大学附属北京佑安医院段钟平[8]牵头，河南中医药大学第一附属医院、河北医科大学第三附属医院3家研究中心合作开展，对慢性乙型肝炎合并胆囊炎患者共119例，采用随机、阳性药对照、多中心研究设计，试验组口服片仔癀胶囊、对照组口服茴三硫胶囊，

连续用药 2 周，观察片仔癀治疗前后临床症状及辅助检查的变化。研究结果发现，片仔癀对于慢性乙型肝炎合并慢性胆囊炎患者的治疗，可减轻消化道症状，使疼痛持续时间缩短、24h 发作次数减少，并能改善胆囊壁的毛糙程度。

（一）研究方法

本试验采用多中心、随机、阳性药对照的研究方法，研究对象为慢性乙型肝炎合并慢性胆囊炎患者，诊断标准符合《慢性乙型肝炎诊疗指南》及中华中医药学会脾胃病分会制订的《胆囊炎中医诊疗专家共识意见》。以临床症状为主要疗效指标，按 1 ∶ 1 的比例安排片仔癀试验组和茴三硫对照组例数。对入组的患者进行随访，记录治疗前、治疗开始后每天及治疗结束后 2 周的临床症状。

试验组口服片仔癀胶囊，每次 2 粒（0.6g），每日 3 次，连续用药 2 周，停药后随访 2 周；对照组口服茴三硫胶囊，每次 1 粒，每日 3 次，连续用药 2 周，停药后随访 2 周。

（二）统计方法

采用 SPSS19.0 统计分析试验数据，$P < 0.05$ 表示具有统计学意义。

（三）结果

1. 片仔癀治疗胆囊炎的疗效

（1）片仔癀治疗前后症状变化

治疗组经片仔癀治疗 14 天后，患者乏力、腹胀、纳差、恶心呕吐、肝区不适评分均较治疗前显著下降，差异具有统计学意义；通过比较治疗结束后 14 天与治疗结束时症状的改变，发现乏力症状较治疗结束时有所反弹，余症状均未见反弹，且纳差持续缓解。综上所述，片仔癀治疗可明显改善慢性乙型肝炎合并胆囊炎患者的临床症状，且停药后症状无反弹，见图 6-1-2。

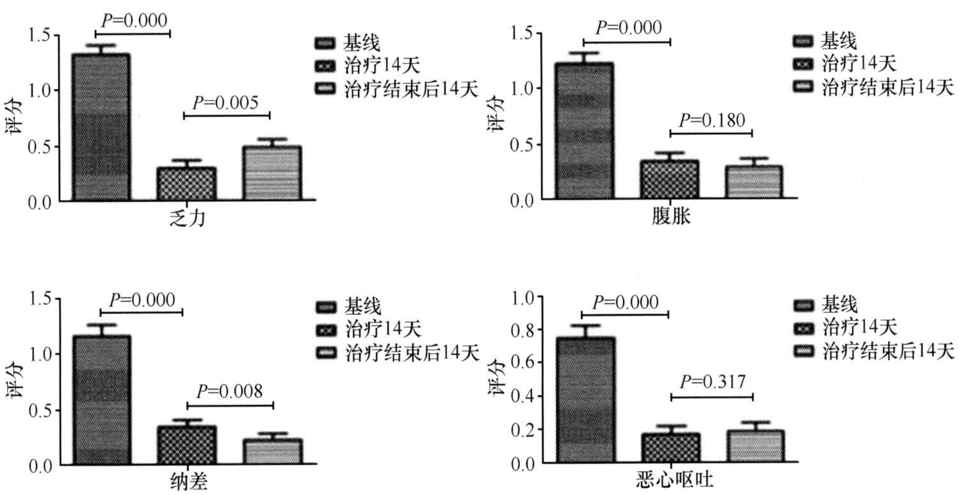

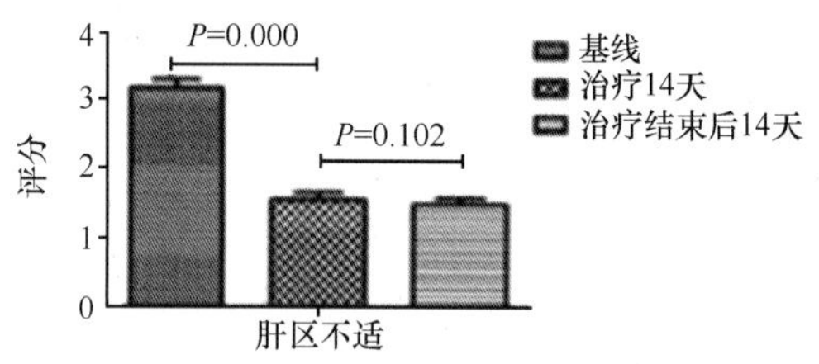

图 6-1-2　片仔癀治疗前后评分变化

（2）片仔癀治疗前后疼痛持续时间及 24h 疼痛发作次数变化

经片仔癀治疗 14 天后，患者疼痛持续时间及 24h 疼痛发作次数均较治疗前显著下降，差异具有统计学意义；通过比较治疗结束后 14 天与治疗结束时的变化，结果发现，两者无显著性差异，即治疗结束后 14 天疼痛持续时间持续缩短及 24h 疼痛发作次数持续减少。此结果表明，片仔癀治疗可明显缩短疼痛持续时间及减少 24h 疼痛发作次数，且停药后症状无反弹，见图 6-1-3。

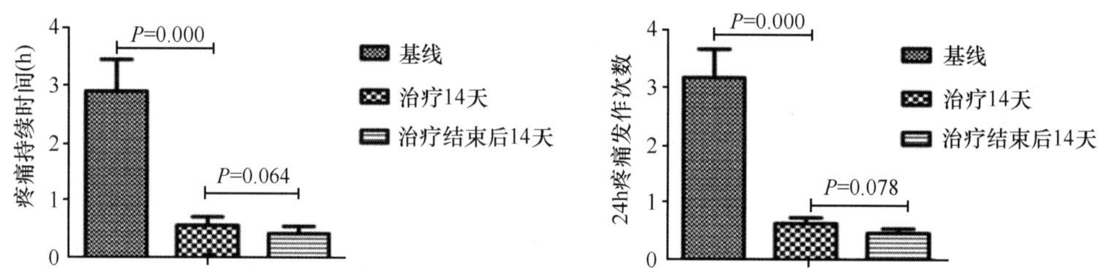

图 6-1-3　治疗前后疼痛持续时间及 24h 疼痛发作次数变化

（3）片仔癀治疗前后胆囊壁变化

通过对比治疗前后胆囊壁毛糙程度改善的情况，发现治疗前与治疗 14 天比较，毛糙率由 100% 下降至 84.7%，具有显著性差异；治疗结束后 14 天与治疗结束时比较，胆囊壁毛糙率亦下降，此结果表明片仔癀可改善胆囊壁毛糙程度，见图 6-1-4。

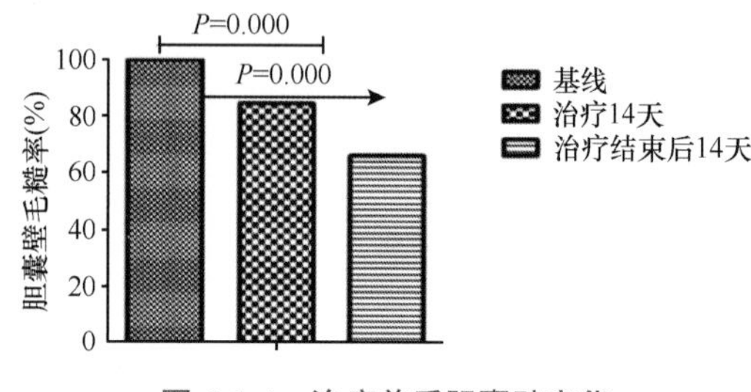

图 6-1-4　治疗前后胆囊壁变化

（4）片仔癀治疗前后肝功能指标及超声影像学变化

分别对血常规中 WBC，肝功指标 ALT、AST、TBIL、DBIL、GGT、ALP、TBA，以及超声胆囊长径、横径、胆囊壁厚度进行分析，结果显示 AST 在治疗 14 天较治疗前显著降低，DBIL、胆囊壁厚度（mm）在治疗结束后 14 天较治疗前比较显著降低，其他指标均有不同程度的降低。

2. 片仔癀与茵三硫两组间比较

片仔癀治疗慢性乙型肝炎合并慢性胆囊炎患者在症状、体征、肝功能指标改善方面与茵三硫作用相当，组间比较无显著性差异。

（四）讨论

慢性胆囊炎是患者的胆囊因结石或者是纤维组织而导致的炎症反应，一般患者的高发年龄在 50 岁左右，女性多于男性，肥胖患者的发病率较高[9]。临床上常采用具有解痉、镇痛、抗菌、抗炎等作用的西药来治疗本病，中医辨证分型将本病分为 7 个证型，分别为肝胆气滞证、肝胆湿热证、胆热脾寒证、气滞血瘀证、肝郁脾虚证、肝阴不足证、脾胃气虚证[10]。治疗重点在于疏肝解郁，祛瘀活血，对胆囊血液循环予以改善，促使胆囊收缩能力增强，加快胆汁排泄速度。片仔癀具有清热解毒、活血化瘀、消肿止痛的功效，与中医治疗胆囊炎的祛瘀活血原理相符。

本研究结果显示，对于慢性乙型肝炎合并胆囊炎患者，服用片仔癀治疗 14 天后，临床症状明显改善，且停药后症状无反弹；疼痛持续时间显著缩短及 24h 疼痛发作次数显著减少，影像学显示胆囊壁毛糙程度得到改善，与动物实验中观察到的减轻胆囊壁水肿、改善胆囊微观结构一致。本研究为慢性肝病合并胆囊疾病的治疗提供了一种有效的治疗方法。

任彩瑗等[11]通过构建豚鼠的胆囊炎模型观察片仔癀的治疗作用，结果显示片仔癀可改善豚鼠的一般状态，降低 ALT、AST、TBIL、DBIL、TBA 等指标；减轻胆囊壁水肿，改善胆囊微观结构，使其破损细胞减少、微绒毛结构明显增多，内质网结构显著改善；减少豚鼠扭体反应次数；促进豚鼠胆汁分泌，从而证实片仔癀对治疗胆囊炎具有减轻症状、改善肝功能、镇痛利胆等作用。他们同时还发现片仔癀可使 TNF 和 IL-1β 显著降低，从而发挥较好的抗炎作用。

三、片仔癀治疗慢性乙型肝炎肝纤维化临床研究

慢性乙型肝炎（chronic hepatitis B，CHB）是由 HBV 持续感染引起的慢性肝脏炎症性疾病。肝纤维化的基本治疗策略是病因治疗联合抗肝纤维化治疗。截至目前，尚无明确可用于临床的抗纤维化化学或生物药物。

片仔癀治疗慢性乙型肝炎肝纤维化的临床研究由上海中医药大学附属曙光医院牵头，全国 10 家中心共同参与开展，试验采用安慰剂平行对照、加载、随机、双盲、多中心的研究设计，试验组：基础用药 + 片仔癀，对照组：基础用药 + 片仔癀模拟剂，基础用药为恩替卡韦，疗程为 48 周，共纳入 144 例受试者。围绕肝组织病理学改变（Ishak 炎症分级评分、肝纤维化分期）、肝脏硬度值等进行疗效观察。结果显示，在总体人群上，与安慰剂相比，片仔癀在改善纤维化分期、碱性磷酸酶方面具有明显的临床优势（$P < 0.05$）。在改善 Ishak 炎症分级、提高抗肝纤维化有效率、改善肝脏硬度值、改善肝功能其他指标（间接胆红素、直接胆红素、总胆红素）方面有优于对照组的趋势；对于初治和早期肝纤维化（2+3 期）患者，试验组在提高抗肝纤维化有效率、改善 Ishak 炎症分级方面具有明显的临床优势。

（一）方法

试验采用安慰剂平行对照、随机、双盲、多中心的研究设计。试验组：基础用药 + 片仔癀，对照组：基础用药 + 片仔癀模拟剂，基础用药为恩替卡韦，共纳入 144 例受试者（试验组：对照组 =1 ： 1）。研究对象为慢性乙型肝炎肝纤维化患者，诊断标准参考《慢性乙型肝炎防治指南（2022 年版）》《肝纤维化诊断及治疗共识（2019 年）》《慢性乙型肝炎中医诊疗指南（2018 年版）》。根据诊疗指南和经验，以肝组织病理学改变（Ishak 炎症分级评分、肝纤维化分期）、肝脏硬度值为主要疗效指标，按 1 ： 1 比例安排片仔癀试验组和片仔癀安慰剂对照组例数，每位受试者均服用基础治疗药物恩替卡韦片，进行为期 48 周的观察。

基础治疗药物恩替卡韦，0.5mg/ 片，1 片 / 次，1 次 / 日，睡前服用；试验组在恩替卡韦

的基础上口服片仔癀，每次 0.6g，每日 3 次，连续用药 48 周；对照组在恩替卡韦的基础上口服片仔癀模拟剂，每次 0.6g，每日 3 次，连续用药 48 周；随访期 24 周继续进行基础药物治疗。采用 SAS9.4 统计专业软件进行数据的统计学处理，$P < 0.05$ 表示具有统计学差异。

（二）结果

本研究共入组 144 例受试者（对照组 72 例，试验组 72 例），其中有 13 例受试者未完成试验，对照组脱落 5 例，脱落率为 6.94%，试验组脱落 8 例，脱落率为 11.11%。142 例受试者纳入全分析集（FAS），对照组和试验组各 71 例；114 例受试者纳入符合方案集（PPS），对照组和试验组各 57 例。

1. 总体人群研究结果

（1）治疗后肝组织病理学改变

分别对两组受试者治疗前后 Ishak 炎症分级评分、肝纤维化分期变化及治疗后抗纤维化有效率进行统计学分析，见表 6-1-3、表 6-1-4，结果显示：对照组和试验组 Ishak 评分给药后 48 周相对基线变化，组间差异无统计学意义，但试验组在改善 Ishak 炎症分级方面有优于对照组的趋势；而试验组在给药 48 周后肝纤维化分期对比基线的变化优于对照组，FAS 和 PPS 中两组差异均有统计学意义；给药 48 周后，FAS 中试验组和对照组抗纤维化有效率分别为 81.67%、67.21%，PPS 中试验组和对照组抗纤维化有效率分别为 82.46%、70.18%，组间差异均无统计学意义，但试验组的抗肝纤维化有效率有优于对照组的趋势。

表 6-1-3　给药后 48 周 Ishak 炎症分级评分、纤维化分期相对基线变化分析

	FAS	PPS
Ishak 炎症分级评分		
对照组差数最小二乘均数（95%CI）	−0.72（−0.93 ～ −0.51）	−0.68（−0.90 ～ −0.46）
试验组差数最小二乘均数（95%CI）	−0.99（−1.20 ～ −0.77）	−0.93（−1.16 ～ −0.71）
P 值	0.0774	0.1135
纤维化分期		
对照组差数最小二乘均数（95%CI）	0.06（−0.15 ～ 0.27）	0.01（−0.21 ～ 0.23）
试验组差数最小二乘均数（95%CI）	−0.31（−0.52 ～ −0.10）	−0.34（−0.56 ～ −0.12）
P 值	0.0152	0.0259

注：采用协方差分析模型比较治疗后相对基线变化值的组间差异。模型中以相对基线变化值为因变量，基线值为协变量，治疗组别为固定效应。

表 6-1-4　给药后 48 周抗肝纤维化疗效分析

访视点	统计描述	FAS		PPS	
		对照组（*N*=71）	试验组（*N*=71）	对照组（*N*=57）	试验组（*N*=57）
治疗第 48 周后	*n*（缺失）	61（10）	60（11）	57（0）	57（0）
	有效，*n*（%）	41（67.21）	49（81.67）	40（70.18）	47（82.46）
	无效，*n*（%）	20（32.79）	11（18.33）	17（29.82）	10（17.54）
	P 值		0.0686		0.1231

注：有效 = 逆转 + 稳定。采用卡方检验或 Fisher 精确概率法比较组间差异。采用 Newcombe-Wilson 法计算两组间有效率差（试验组 − 对照组）及 95%CI。

（2）治疗后肝脏硬度值（LSM）较基线的变化

研究结果见表 6-1-5，FAS 和 PPS 中，对照组和试验组肝脏硬度值给药后 48 周相对基线变化，组间差异无统计学意义，但试验组在改善肝脏硬度值方面有优于对照组的趋势。

表 6-1-5　给药后 48 周肝脏硬度值相对基线变化分析

	FAS	PPS
对照组差数最小二乘均数（95%CI）	–0.74（–1.19 ～ –0.30）	–0.95（–1.38 ～ –0.52）
试验组差数最小二乘均数（95%CI）	–1.28（–1.73 ～ –0.82）	–1.37（–1.80 ～ –0.95）
P 值	0.0989	0.1653

注：采用协方差分析模型比较治疗后相对基线变化值的组间差异。模型中以相对基线变化值为因变量，基线值为协变量，治疗组别为固定效应。

（3）治疗后肝功能指标较基线的变化

分别对两组受试者治疗前后谷氨酰转肽酶、天门冬氨酸氨基转移酶、间接胆红素、直接胆红素、总胆红素、碱性磷酸酶进行统计学分析，见表 6-1-6，FAS 和 PPS 中结果显示：对照组和试验组谷氨酰转肽酶、天门冬氨酸氨基转移酶、间接胆红素、直接胆红素、总胆红素给药后 48 周相对基线变化，组间差异无统计学意义（$P > 0.05$）；而对照组和试验组碱性磷酸酶给药后 48 周相对基线变化，组间差异有统计学意义（$P < 0.05$）；说明片仔癀在改善碱性磷酸酶方面优于对照组，在改善肝功能其他指标（间接胆红素、直接胆红素、总胆红素）方面有优于对照组的趋势。

表 6-1-6　给药后 48 周肝功能指标相对基线变化分析

	FAS	PPS
谷氨酰转肽酶		
对照组差数最小二乘均数（95%CI）	–13.18（–16.69 ～ –9.67）	–10.91（–14.87 ～ –6.95）
试验组差数最小二乘均数（95%CI）	–15.95（–19.59 ～ –12.31）	–13.34（–17.30 ～ –9.38）
P 值	0.2813	0.3917
天门冬氨酸氨基转移酶		
对照组差数最小二乘均数（95%CI）	–6.75（–8.57 ～ –4.93）	–5.67（–7.77 ～ –3.56）
试验组差数最小二乘均数（95%CI）	–7.66（–9.55 ～ –5.77）	–6.33（–8.43 ～ –4.22）
P 值	0.4951	0.6600
间接胆红素		
对照组差数最小二乘均数（95%CI）	0.90（–0.15 ～ 1.95）	0.90（–0.30 ～ 2.09）
试验组差数最小二乘均数（95%CI）	–0.39（–1.47 ～ 0.69）	–0.30（–1.48 ～ 0.89）
P 值	0.0925	0.1643
直接胆红素		
对照组差数最小二乘均数（95%CI）	0.33（0.01 ～ 0.65）	0.41（0.03 ～ 0.79）
试验组差数最小二乘均数（95%CI）	–0.07（–0.40 ～ 0.26）	0.00（–0.37 ～ 0.38）
P 值	0.0849	0.1340
总胆红素		
对照组差数最小二乘均数（95%CI）	1.25（0.07 ～ 2.44）	1.34（–0.02 ～ 2.69）

续表

	FAS	PPS
试验组差数最小二乘均数（95%CI）	−0.40（−1.63 ～ 0.83）	−0.23（−1.59 ～ 1.13）
P 值	0.0582	0.1085
碱性磷酸酶		
对照组差数最小二乘均数（95%CI）	0.22（−2.68 ～ 3.13）	1.25（−2.12 ～ 4.62）
试验组差数最小二乘均数（95%CI）	−6.12（−9.13 ～ −3.10）	−5.88（−9.26 ～ −2.51）
P 值	0.0033	0.0038

注：采用协方差分析模型比较治疗后相对基线变化值的组间差异。模型中以相对基线变化值为因变量，基线值为协变量，治疗组别为固定效应。

2. 亚组人群研究结果

（1）初治患者的抗肝纤维化有效率和 Ishak 炎症分级评分方面

分别对初治患者治疗前后的抗肝纤维化有效率和 Ishak 炎症分级进行统计学分析，见表 6-1-7、表 6-1-8，FAS 和 PPS 中结果显示，经片仔癀 48 周治疗后，试验组在改善 Ishak 炎症分级方面显著优于对照组，组间差异有统计学意义；给药 48 周后，FAS 中试验组和对照组抗肝纤维化有效率分别为 83.33%、60.47%，组间差异有统计学意义。

（2）早期肝纤维化患者（2+3 期）的抗纤维化有效率和 Ishak 炎症分级评分方面

分别对早期肝纤维化患者（2+3 期）治疗前后的抗纤维化有效率和 Ishak 炎症分级进行统计学分析，见表 6-1-7、表 6-1-8，FAS 和 PPS 中结果显示，经片仔癀 48 周治疗后，试验组在改善 Ishak 炎症分级方面显著优于对照组，组间差异有统计学意义；给药 48 周后，FAS 中试验组和对照组抗纤维化有效率分别为 78.43%、59.57%，组间差异有统计学意义。

表 6-1-7　初治患者、2+3 期肝纤维化患者 Ishak 炎症分级相对基线变化分析

	初治患者		2+3 期患者	
	FAS	PPS	FAS	PPS
Ishak 炎症分级				
对照组差数最小二乘均数(95%CI)	−0.75(−1.03 ～ −0.48)	−0.68(−0.97 ～ −0.39)	−0.45(−0.71 ～ −0.20)	−0.40(−0.67 ～ −0.14)
试验组差数最小二乘均数(95%CI)	−1.18(−1.46 ～ −0.91)	−1.11(−1.40 ～ −0.82)	−0.84(−1.08 ～ −0.60)	−0.76(−1.01 ～ −0.50)
P 值	0.0305	0.0408	0.0319	0.0592

注：采用协方差分析模型比较治疗后相对基线变化值的组间差异。模型中以相对基线变化值为因变量，基线值为协变量，治疗组别为固定效应。

表 6-1-8　初治患者、2+3 期肝纤维化患者抗肝纤维化有效率分析

分层	统计描述	FAS		PPS	
		对照组（*N*=71）	试验组（*N*=71）	对照组（*N*=57）	试验组（*N*=57）
初治	*n*（缺失）	43（28）	42（29）	39（18）	40（17）
	有效，*n*（%）	26（60.47）	35（83.33）	25（64.10）	33（82.50）
	无效，*n*（%）	17（39.53）	7（16.67）	14（35.90）	7（17.50）
	P 值		0.0192		0.0642

续表

分层	统计描述	FAS		PPS	
		对照组（N=71）	试验组（N=71）	对照组（N=57）	试验组（N=57）
2+3 期	n（缺失）	47（24）	51（20）	44（13）	48（9）
	有效，n（%）	28（59.57）	40（78.43）	28（63.64）	38（79.17）
	无效，n（%）	19（40.43）	11（21.57）	16（36.36）	10（20.83）
	P 值		0.0430		0.0984

注：有效 = 逆转 + 稳定。按经治和初治对受试者进行分层；层内采用卡方检验或 Fisher 精确概率法比较组间差异。

（三）讨论

肝纤维化是肝脏对自身慢性疾病的一种损伤修复，主要表现为肝脏细胞外基质的合成与降解，是临床常见的病理改变。积极有效的治疗措施是预防肝纤维化发展成肝硬化、肝癌的关键。

本研究通过开展片仔癀治疗慢性乙型肝炎肝纤维化（瘀血阻络兼湿热未尽证）的多中心、随机、双盲、安慰剂平行对照临床试验，评价片仔癀治疗慢性乙型肝炎肝纤维化（瘀血阻络兼湿热未尽证）的疗效作用。研究结果表明：在总体人群上，试验组治疗慢性乙型肝炎肝纤维化（瘀血阻络兼湿热未尽证）在改善纤维化分期、碱性磷酸酶方面优于对照组。在改善 Ishak 炎症分级、提高抗肝纤维化有效率、改善肝脏硬度值、改善肝功能其他指标（间接胆红素、直接胆红素、总胆红素）方面有优于对照组的趋势。在亚组分析时，对于初治和早期肝纤维化（2+3 期）患者，试验组在提高抗肝纤维化有效率、改善 Ishak 炎症分级方面具有明显的临床优势。综上所述，片仔癀具有治疗慢性乙型肝炎肝纤维化的作用。

除了上述一系列已完成的研究，正在开展片仔癀治疗非酒精性脂肪性肝炎、片仔癀治疗慢性乙型肝炎合并黄疸等多项临床研究，以期进一步挖掘片仔癀在肝病领域的疗效作用和特色。

第二节　片仔癀治疗肿瘤的临床研究

一、片仔癀治疗肝癌的临床研究

原发性肝癌是我国第 4 位常见恶性肿瘤及第 2 位肿瘤致死病因，严重威胁我国人民的生命和健康[12]。目前，肝癌常见治疗方法包括肝切除术、肝移植术、介入治疗（包括肝动脉灌注化疗和经动脉化疗栓塞）、消融治疗、放疗、系统抗肿瘤治疗、中医中药等多种手段。中医对原发性肝癌的治疗有丰富的临床经验，中医药治疗肝癌在改善症状、减少不良反应、延长生存期、改善生活质量等方面临床疗效显著。中成药片仔癀因其在联合放疗领域具有延长生存期、改善不良反应方面的疗效作用，作为攻邪抑瘤类推荐用药，被纳入 2024 年发布的《原发性肝癌中医诊疗指南》[13]。2015 年发布的《中药新药治疗恶性肿瘤临床研究技术指导原则》亦肯定了片仔癀在改善临床症状、抑制肿瘤生长方面的作用。

（一）片仔癀胶囊配合介入化疗治疗原发性肝癌患者临床观察研究[14]

片仔癀胶囊配合介入化疗治疗原发性肝癌患者临床观察研究[14]，旨在探讨片仔癀与介入治疗联合应用对肝癌治疗的确切疗效和作用。本研究由中国中医研究院广安门医院牵头，北京大学肿瘤医院、徐州医学院附属医院、广东省人民医院等中心共同开展，采用随机、双盲、安慰剂平行对照、多中心的研究设计，试验组：介入治疗＋片仔癀，对照组：介入治疗＋安慰剂，治疗 2 个疗程（4 周 / 疗程），纳入 240 例病例（试验组：对照组 =1 ：1）。试验围绕介入治疗前、中、后增效减毒作用进行观察。研究结果发现，试验组在缩小瘤体、提高患者的生活质量、止痛等方面及综合疗效明显优于对照组，而由化疗药物引起的白细胞减少、恶心呕吐、转氨酶升高等毒副作用明显较对照组轻。

1. 试验方法

本研究采用随机、双盲、安慰剂平行对照、多中心的研究方法，研究对象为明确诊断的初治原发性肝癌，瘤体＞ 2cm（CT 显示），不能手术或不愿手术，符合中医辨证毒热瘀结证，各项检查指标结果显示属介入治疗适应证的肝癌患者，记录治疗前、中和治疗 8 周时的增效效果（中医证候、生活质量、疼痛 VAS 评分及止痛药用药情况、实体瘤大小变化）和减毒效果（化疗毒副作用、肝功能）。共纳入 240 例原发性肝癌患者（试验组：对照组 =1 ：1），试验结束后符合统计要求的病例为试验组 102 例，对照组 105 例，两组患者的一般情况在治疗前无差别（$P > 0.05$），因此具有可比性，见表 6-2-1。

表 6-2-1 两组患者一般情况比较

级别	性别		年龄	生存质量	治疗前积分	临床分期		
	男	女	（$\bar{x}\pm s$，岁）	（$\bar{x}\pm s$）	（$\bar{x}\pm s$）	Ⅰ	Ⅱ	Ⅲ
试验组	89	13	52.92±11.8	80.00±8.79	8.68±3.37	47	53	2
对照组	91	14	52.10±10.73	80.38±10.55	9.04±3.80	56	48	1

2. 治疗方法

试验组给予介入治疗＋片仔癀胶囊，介入治疗当天服用片仔癀胶囊，连续服药 28 天，每次 2 粒，每天 3 次，口服；对照组给予介入治疗＋安慰剂，介入治疗当天服用安慰剂，连续服药 28 天，每次 2 粒，每天 3 次，口服。介入治疗方案：化疗用药为 PDD 60 ～ 80mg（＋水化）、HCPT 20 ～ 30mg、E-ADM 50 ～ 80mg 或 THP 50 ～ 60mg 或 ADM 40 ～ 50mg；栓塞剂为超液化碘油（进口）10 ～ 20ml，尽可能选择插管后使用。根据临床实际需要，周期之间可以有间隔，但必须小于 1 周。瘤体缓解有效病例在治疗后 4 周进行随访。分别在治疗前、中和治疗 8 周时进行中医证候评分及疼痛 VAS 评分，同时进行 CT 扫描，血常规检查，血液生化检查（血尿素氮，肌酐，总胆红素，ALT，AST，ALP，血清白蛋白等），AFP 检查；进行 WHO 化疗急性亚急性毒副作用记录和生存质量评估（卡氏评分）。

3. 统计学处理

采用 SAS 统计分析软件进行计算，P 值小于或等于 0.05 将被认为所检验的差别有统计意义。

4. 结果

（1）增效效果

1）中医证候疗效综合分析

经过 8 周治疗后，试验组的显效率和有效率明显高于对照组，见表 6-2-2。

表 6-2-2　中医证候疗效综合分析

组别	N	显效	有效	无效	显效率（%）	有效率（%）
试验组	102	40	47	15	39.2	85.3
对照组	105	24	38	43	22.9	59.0

2）中医证候总积分分析

组内比较两组治疗后的积分均比治疗前显著下降，组间比较，治疗前两组积分无显著差异，但治疗后试验组积分显著低于对照组，见图 6-2-1。

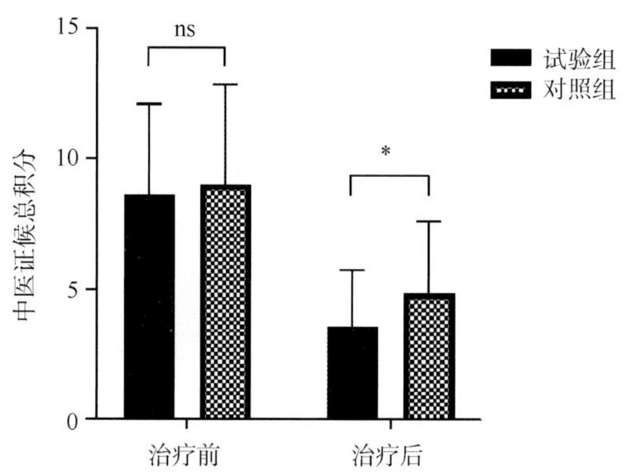

图 6-2-1　治疗前后两组中医证候总积分

两组间比较，ns 无统计学意义，$*P < 0.05$

3）生活质量（体力状况）卡氏评分比较

两组治疗后体力状况均比治疗前显著恢复，但试验组恢复比对照组更为显著（$P < 0.001$），见图 6-2-2。

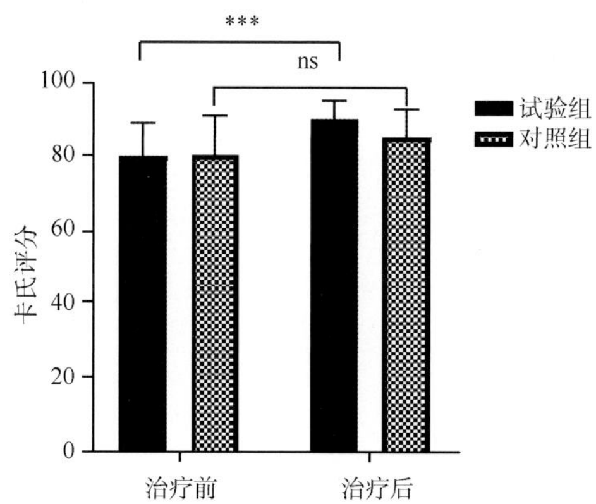

图 6-2-2　治疗前后两组体力状况疗效比较

每组治疗前后比较，ns 无统计学意义，$***P < 0.001$

4）止痛药用药情况分析

试验组的止痛药降低率远高于对照组，组间比较差异非常显著，见表 6-2-3。

表 6-2-3 治疗癌痛药物的药量

	试验组 N（%）	对照组 N（%）	统计量	P 值	方法
增加	2（7.7）	7（35）	6.387	0.011	CMH
不变	1（3.8）	2（10）			
降低	23（88.5）	11（55）			
合计	26	20			

5）治疗癌痛的药物阶梯变化（表 6-2-4）

表 6-2-4 治疗癌痛的药物阶梯变化

	试验组 N（%）	对照组 N（%）	统计量	P 值	方法
上升	1（3.8）	6（30）	7.188	0.007	CMH
不变	2（7.7）	3（15）			
降低	23（88.5）	11（55）			
合计	26	20			

6）实体瘤的横截面积变化

试验组的瘤体缩小比对照组显著，差异有统计学意义（P=0.018），见表 6-2-5。

表 6-2-5 实体瘤的横截面积变化

组别	试验组	对照组	t 值 /P 值
治疗前	33.11±39.68	30.43±40.96	1.433/0.152
治疗后	16.72±25.08	21.74±32.64	0.894/0.372
治疗后－治疗前	−16.47±33.69	−9.18±34.21	2.375/0.018

（2）减毒效果

1）化疗毒副作用积分

两组介入化疗后毒副作用积分均显著升高，说明化疗的毒副作用较大；但试验组升高幅度远较对照组低，说明片仔癀胶囊可以明显降低化疗的毒副作用，显示其减毒作用显著，见图 6-2-3。

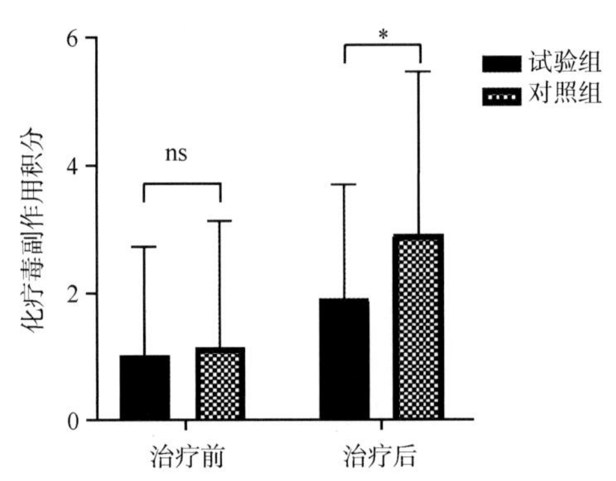

图 6-2-3 两组治疗前后化疗毒副作用积分比较

两组间比较，ns 无统计学意义，*P < 0.05

2）对肝功能的影响

经片仔癀胶囊治疗后，试验组的转氨酶显著降低，其自身前后比较或与对照组比较均具有显著性差异，表明片仔癀胶囊具有保护肝功能的作用，见图 6-2-4。

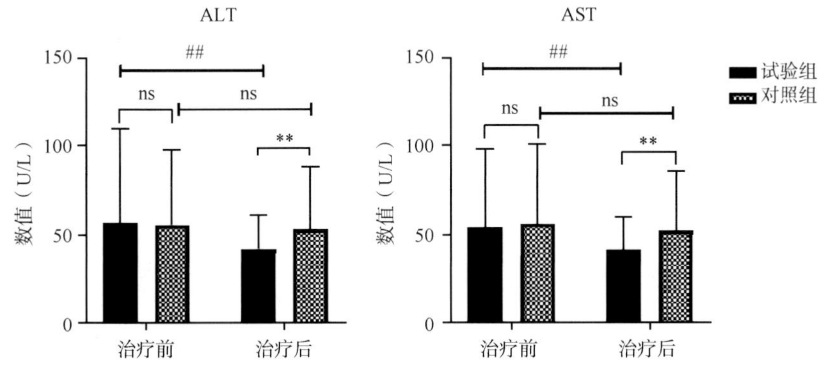

图 6-2-4　两组治疗前后 ALT、AST 的变化

ns 无统计学意义；两组间比较，$^{**}P < 0.01$；每组治疗前后比较，$^{\#\#}P < 0.01$

3）恶心呕吐发生率

治疗后，试验组恶心呕吐的发生率显著低于对照组，说明片仔癀胶囊可以减轻化疗药引起的恶心呕吐，见图 6-2-5、表 6-2-6。

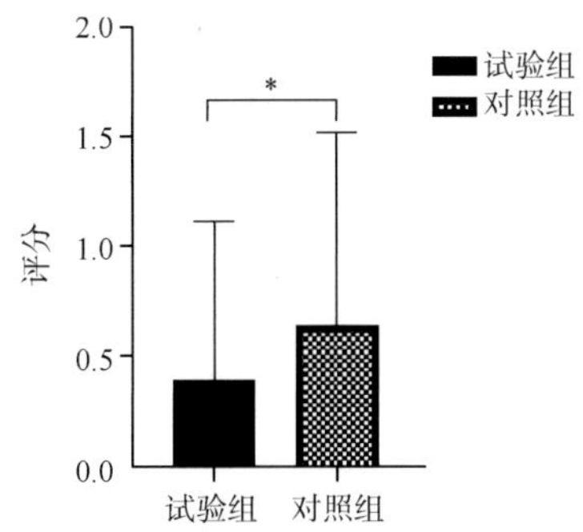

图 6-2-5　两组恶心呕吐毒副作用评分情况比较（治疗后 – 治疗前）

$^{*}P < 0.05$

表 6-2-6　两组恶心呕吐毒副作用情况比较（$\bar{x} \pm s$）

	N	治疗前					治疗后				
		0 度	Ⅰ度	Ⅱ度	Ⅲ度	Ⅳ度	0 度	Ⅰ度	Ⅱ度	Ⅲ度	Ⅳ度
试验组	102	102	0	0	0	0	73/71.6	19/18.6	8/7.8	2/2.0	0
对照组	105	105	0	0	0	0	60/57.1	26/24.8	15/14.3	4/3.8	0
统计量 / 值				0/1.000					4.814/0.028		

4）白细胞的变化

两组治疗后白细胞均显著下降，但试验组的下降幅度显著低于对照组，说明片仔癀胶囊可以对抗化疗药引起的白细胞减少，见图 6-2-6。

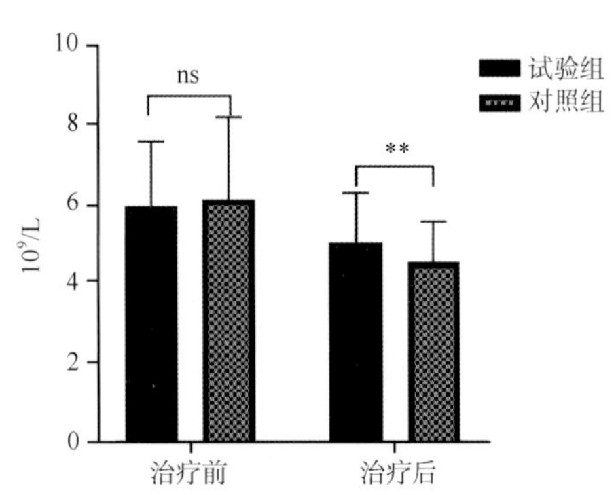

图 6-2-6　两组治疗前后白细胞变化情况

两组比较，ns 无统计学意义，$^{**}P < 0.01$

5. 讨论

原发性肝癌是我国三大癌症之一，每年约有 10 万人死于本病，占全国癌症死亡人数的 1/7。根据 GLOBOCAN 2020 公布的数据，2020 年全球肝癌新发病例约为 90.5 万例，中国是全球肝癌发病负担最重的国家，2020 年中国新发肝癌病例数为 41.0 万例，占全球新发肝癌病例的 45.3%[15]。由于肝癌在发现确诊时大多已到中晚期，临床上可采用介入化疗的手段，但由于化疗药物的选择性、抗药性及机体免疫机制的存在，使介入后有许多副作用产生，常见的有胃肠功能紊乱、骨髓抑制、白细胞减少、肝功能受损等。片仔癀为漳州片仔癀药业股份有限公司生产的国家一级中药保护品种，其由牛黄、麝香、蛇胆、三七等名贵中药组成，具有清热解毒、凉血化瘀、消肿止痛等功效，药理研究证实本品具有扶正固本、保肝、消炎镇痛作用，对癌症的化疗亦有增效减毒作用。

本研究结果表明，片仔癀胶囊可显著提高肝癌介入治疗患者生活质量，显著改善患者食少、纳呆、口干咽燥的证候，显著减少止痛药的服用量，使瘤体缩小更加显著，使介入治疗的总有效率显著提高，同时可以显著减轻化疗药引起的白细胞减少、肝功能受损，显著降低恶心呕吐的发生率，改善化疗药的毒副作用，证实片仔癀胶囊对癌症的化疗有显著的增效减毒效果。

（二）片仔癀治疗中晚期原发性肝癌（肝热血瘀型）的探索性研究

大多数情况下，肝癌确诊时已属于中晚期，错失手术切除根治的最佳时期，中晚期肝癌患者通常伴有肝功能贮备较差、剩余肝脏体积不足或存在肝外转移，极大限制了肝癌治疗方式的选择。目前除外科手术干预外，还有 TACE、局部消融、放疗、全身系统化疗、靶向治疗、免疫治疗等多种治疗方式，各有利弊，而在临床上中晚期肝癌更强调综合治疗，以补充单一治疗的不足。中医药学是中国古代科学的瑰宝，历史悠久，在治疗恶性肿瘤方面积累了丰富的临床经验，古代医家治疗肿瘤的经典方药 / 方剂也传承应用至今，如小金丹、西黄丸、大黄䗪虫丸、六神丸、片仔癀、桂枝茯苓丸等，这些传统药方多具有清热解毒、软坚散结的作用，在改善临床症状、抑制肿瘤生长方面显示出了一定疗效。同样，中西医结合治疗肝癌在增效减毒、稳定瘤体、提高生活质量、延长生存期等方面有着独特的优势和疗效。

片仔癀治疗中晚期原发性肝癌（肝热血瘀型）的探索性临床研究[16]客观评价了片仔癀治疗中晚期原发性肝癌的临床疗效，为临床用药提供了循证医学依据。

本研究由广州中医药大学第一附属医院牵头，广东省中医院、佛山市中医院、湖南省中医药研究院附属医院、广西中医药大学附属瑞康医院和四川省肿瘤医院共同开展，试验组：片仔癀，对照组：安替可胶囊，连续用药 12 周，纳入 122 例受试者（试验组 80 例，对照组 42 例）。试验围绕肝脏功能（主要疗效指标）、癌性疼痛（主要疗效指标）、总生存期、无进展生存期、临床症状等进行观察。研究结果发现，片仔癀能够稳定肝功能、改善临床症状，减轻患者疼痛，提高生活质量，同时具有延长患者总生存期及无进展生存期的作用趋势。

1. 研究方法

本研究采用开放性、随机对照、多中心的研究方法，研究对象为中晚期原发性肝癌患者，参照国家卫生健康委员会《原发性肝癌诊疗规范（2019 年版）》和国家中医药管理局医政司的《24 个专业 105 个病种中医临床路径（试行）》，根据纳排标准共纳入 122 例受试者，按 2 ∶ 1 随机分组至试验组（片仔癀胶囊）80 例，对照组（安替可胶囊）42 例。每 4 周进行一次随访评估，若经 12 周治疗后受试者病情稳定可继续服药，12 周后每 8 周进行一次随访，最长不超过 24 周。观察指标包括：①主要疗效指标：肝功能、癌性疼痛。②次要疗效指标：实体瘤疗效、总生存期（OS）及无进展生存期（PFS）、临床症状总评分、体力状况（PS）评分、肿瘤标志物、中性粒细胞与淋巴细胞比值（NLR）、肝功能分级单项、肝肾功能实验室检查指标。

治疗方案如下。试验组：片仔癀胶囊每次 2 粒，每天 3 次，口服；对照组：安替可胶囊，每次 2 粒，每天 3 次。用药治疗 12 周或直至受试者出现不能耐受、研究者认为疾病进展。治疗期间给予最佳支持治疗，包括三级阶梯止痛、控制癌性发热及恶病质等对症处理。

2. 研究结果

人口统计学分析和基线特征分析提示：两组在年龄、性别、身高、体重、BMI、民族、职业、婚姻、吸烟史、病例来源等人口统计学分析，以及病理分级、转移部位、血管侵犯、目标病灶、非目标病灶、区域淋巴结转移、远处转移、门静脉侵犯、巴塞罗那（BCLC）肝癌分期、既往抗肿瘤治疗、合并疾病或症状、妊娠试验、各系统体格检查和 BSC 分析、治疗依从性方面无统计学差异（$P > 0.05$），具有可比性。

（1）肝功能 Child-Pugh 分级

在各访视点，两组肝功能分级均稳定在 A 级和 B 级为主，两组差异无统计学意义。在访视 4，试验组与对照组的肝功能评分总分与基线变化值较小，分别为 0.27±1.16 和 0.52±1.17，差异无统计学意义，见表 6-2-7。

表 6-2-7　肝功能分级分析

分类	试验组 *N*（%）	对照组 *N*（%）	*P* 值
访视 1（–7 ～ 0 天）			
A 级：5 ～ 6 分	62（77.5）	34（81.0）	0.659
B 级：7 ～ 9 分	18（22.5）	8（19.0）	
C 级：≥ 10 分	0（0.0）	0（0.0）	
访视 2（第 4 周末 ±3 天）			
A 级：5 ～ 6 分	56（74.7）	28（77.8）	0.783
B 级：7 ～ 9 分	19（25.3）	7（19.4）	
C 级：≥ 10 分	0（0.0）	1（2.8）	
访视 3（第 8 周末 ±3 天）			
A 级：5 ～ 6 分	46（78.0）	23（88.5）	0.343
B 级：7 ～ 9 分	13（22.0）	1（3.8）	
C 级：≥ 10 分	0（0.0）	2（7.7）	
访视 4（第 12 周末 ±3 天）			
A 级：5 ～ 6 分	34（75.6）	18（85.7）	0.456
B 级：7 ～ 9 分	10（22.2）	1（4.8）	
C 级：≥ 10 分	1（2.2）	2（9.5）	
肝功能评分与基线变化值	0.27±1.16	0.52±1.17	0.404

（2）癌性疼痛

试验组在使用片仔癀胶囊治疗后简明疼痛量表中关于疼痛的评分项目如“过去 24h 内疼痛最剧烈的程度”“过去 24h 内疼痛最轻微的程度”“过去 24h 内疼痛的平均程度”“目前的疼痛程度”，试验组治疗后（访视 4）的评分比治疗前（访视 1）有降低，对照组治疗后（访视 4）的评分比治疗前（访视 1）有升高，但两组间的差异无统计学差异。简明疼痛量表中关于疼痛对生活影响的评分项目如“过去 24h 内疼痛，对情绪的影响”“过去 24h 内疼痛，对与他人关系的影响”“过去 24h 内疼痛，对睡眠的影响”“过去 24h 内疼痛，对生活兴趣的影响”，试验组受试者疼痛对生活影响较低，尤其在“过去 24h 内疼痛，对生活兴趣的影响”项目中，试验组疼痛对生活兴趣的影响降低，变化均值为 –0.05±0.97；对照组疼痛程度有所加重，对生活兴趣的影响升高，均值为 1.43±1.62，试验组与对照组的差异显著（P=0.0070），见表 6-2-8。表明试验组在缓解疼痛方面优于对照组。

表 6-2-8 治癌性疼痛治疗前后疗效分析（$\bar{x}\pm s$）

	试验组 N（%）	对照组 N（%）	P 值
过去 24h 内疼痛最剧烈的程度	0.35±0.88	0.57±1.13	0.5979
过去 24h 内疼痛最轻微的程度	0.19±0.87	0.71±0.95	0.1899
过去 24h 内疼痛的平均程度	0.19±0.87	0.57±0.79	0.3160
目前的疼痛程度	0.29±1.45	0.71±1.25	0.4924
过去的 24h 内，疼痛缓解的程度	0.20±3.65	1.60±4.67	0.5327
过去 24h 内疼痛，对日常生活的影响	0.48±1.60	0.86±1.46	0.5830
过去 24h 内疼痛，对情绪的影响	0.33±1.53	1.14±1.57	0.2388
过去 24h 内疼痛，对行走能力的影响	0.38±2.09	0.86±2.04	0.6032
过去 24h 内疼痛，对日常工作的影响	0.52±1.97	0.43±2.88	0.9221
过去 24h 内疼痛，对与他人关系的影响	0.29±0.56	1.00±1.53	0.2680
过去 24h 内疼痛，对睡眠的影响	0.43±1.43	1.43±1.62	0.1334
过去 24h 内疼痛，对生活兴趣的影响	–0.05±0.97	1.43±1.62	0.0070

（3）实体瘤疗效

根据实体瘤疗效评价标准，在访视 4 治疗结束后，试验组与对照组总缓解率（ORR）和总疾病控制率（DCR）组间比较，两组瘤体疗效无显著差异。

（4）生存期

试验组和对照组的中位 OS 分别为 13.4 个月和 10.9 个月，试验组中位 PFS 为 10.5 个月，对照组为 10 个月，试验组有延长中位 PFS 和中位 OS 的趋势，但组间比较均无统计学差异。试验组和对照组的死亡风险比为 0.662，组间比较无统计学差异，详见表 6-2-9。

表 6-2-9 总生存期（OS）、无进展生存期（PFS）分位数分布分析

分类	OS		PFS	
	试验组	对照组	试验组	对照组
样本量（缺失）	80（0）	42（0）	80（0）	42（0）
Censored（%）	31（38.75）	19（45.24）	29（36.25）	17（40.48）

续表

分类	OS		PFS	
	试验组	对照组	试验组	对照组
25%（95%CI）	4.3（3.0 ~ 5.1）	3.4（2.0 ~ 8.0）	3.1（2.5 ~ 5.0）	2.5（1.1 ~ 5.2）
50%（95%CI）	13.4（6.4 ~ 17.3）	10.9（5.2 ~ 18.6）	10.5（5.2 ~ 16.6）	10.0（3.2 ~ 15.6）
75%（95%CI）	23.4（18.4 ~）	NA（12.1 ~）	23.4（17.3 ~）	18.6（12.1 ~）

（5）中医临床症状总计分

在访视4治疗结束后，试验组的中医临床症状总计分在治疗前后较稳定，对照组变化较大，试验组与对照组比较差异具有统计学意义，详见表6-2-10。表明试验组改善中医临床症状总计分优于对照组。

表 6-2-10　中医临床症状总计分（第12周末 ±3天）**与基线变化值**（后 - 前）**汇总分析**（FAS）

	试验组 *N*（%）	对照组 *N*（%）	*P* 值	方法
N	46（34）	21（21）		
$\bar{x}\pm s$	0.35±3.14	2.29±3.54	0.0276	*t* 检验

（6）体力状况评分

试验组与对照组受试者治疗前后体力状况评分总体均以1分为主，治疗结束后两组体力状况评分无明显差异，详见表6-2-11。

表 6-2-11　体力状况评分（PS评分）**分析**

	访视1		访视2		访视3		访视4	
	试验组 *N*（%）	对照组 *N*（%）	试验组 *N*（%）	对照组 *N*（%）	试验组 *N*（%）	对照组 *N*（%）	试验组 *N*（%）	对照组 *N*（%）
0分	8（10.0）	3（7.1）	5（6.7）	7（18.4）	3（5.1）	5（19.2）	3（6.5）	1（4.8）
1分	63（78.8）	33（78.6）	60（80.0）	28（73.7）	52（88.1）	20（76.9）	36（78.3）	18（85.7）
2分	9（11.2）	6（14.3）	8（10.7）	2（5.3）	4（6.8）	0（0.0）	5（10.9）	2（9.5）
3分	0（0.0）	0（0.0）	2（2.7）	1（2.6）	0（0.0）	0（0.0）	2（4.3）	0（0.0）
4分	0（0.0）	0（0.0）	0（0.0）	0（0.0）	0（0.0）	1（3.9）	0（0.0）	0（0.0）
5分	0（0.0）	0（0.0）	0（0.0）	0（0.0）	0（0.0）	0（0.0）	0（0.0）	0（0.0）
合计	122		113		85		67	
P 值	0.5044		0.0709		0.0662		0.6877	

（7）肿瘤标志物与外周血NLR

在访视4治疗结束后，试验组与对照组的肿瘤标志物和外周血NLR组间比较差异均不具有统计学意义。

（8）肝功能分级单项

试验组与对照组受试者肝性脑病分级评分、腹水评分、TBIL评分、ALBm评分、PT延长评分在各访视点评分均以1分为主，治疗前后变化不显著。表明治疗结束后两组对肝功能分级单项无明显差异，详见表6-2-12。

表 6-2-12　肝功能分级单项分析

项目	访视 1		访视 2		访视 3		访视 4	
	试验组	对照组	试验组	对照组	试验组	对照组	试验组	对照组
	N（%）	N（%）	N（%）	N（%）	N（%）	N（%）	N（%）	N（%）
肝性脑病（级）评分								
1 分	60（75.0）	33（78.6）	58（77.3）	33（86.8）	45（76.3）	23（88.5）	32（69.6）	19（90.5）
2 分	18（22.5）	9（21.4）	16（21.3）	3（7.9）	14（23.7）	1（3.8）	13（28.3）	2（9.5）
3 分	2（2.5）	0（0.0）	1（1.3）	2（5.3）	0（0.0）	2（7.7）	1（2.2）	0（0.0）
P 值	0.615		0.285		0.275		0.0625	
腹水评分								
1 分	54（67.5）	30（71.4）	46（61.3）	28（73.7）	41（69.5）	21（80.8）	29（65.9）	18（85.7）
2 分	23（28.8）	10（23.8）	27（36.0）	7（18.4）	16（27.1）	4（15.4）	13（29.5）	2（9.5）
3 分	3（3.8）	2（4.8）	2（2.7）	3（7.9）	2（3.4）	1（3.8）	2（4.5）	1（4.8）
P 值	0.699		0.298		0.3093		0.118	
TBIL 评分								
1 分	74（92.5）	39（92.9）	66（88.0）	28（73.7）	52（88.1）	23（88.5）	39（86.7）	16（76.2）
2 分	3（3.8）	2（4.8）	7（9.3）	5（13.2）	4（6.8）	2（7.7）	4（8.9）	2（9.5）
3 分	3（3.8）	1（2.4）	2（2.7）	5（13.2）	3（5.1）	1（3.8）	2（4.4）	3（14.3）
P 值	0.929		0.043		0.9524		0.2559	
ALBm 评分								
1 分	60（75.0）	33（78.6）	58（77.3）	33（86.8）	45（76.3）	23（88.5）	31（68.9）	19（90.5）
2 分	18（22.5）	9（21.4）	16（21.3）	3（7.9）	14（23.7）	1（3.8）	13（28.9）	2（9.5）
3 分	2（2.5）	0（0.0）	1（1.3）	2（5.3）	0（0.0）	2（7.7）	1（2.2）	0（0.0）
P 值	0.0994		0.285		0.2751		0.0567	
PT 延长评分								
1 分	79（98.8）	41（97.6）	75（100）	36（100）	57（96.6）	25（96.2）	43（95.6）	19（90.5）
2 分	0（0.0）	1（2.4）	0（0.0）	0（0.0）	2（3.4）	1（3.8）	2（4.4）	1（4.8）
3 分	1（1.3）	0（0.0）	0（0.0）	0（0.0）	0（0.0）	0（0.0）	0（0.0）	1（4.8）
P 值	0.6504		1		0.9168		0.4052	

（9）肝肾功能实验室检查指标

通过广义相加混合模型（GAMM）分析发现，对照组的 TBIL 和 IBIL 随着时间的变化明显升高，与试验组有显著性差异；NH_3 在访视 2 试验组受试者均值为 57.23±35.17，低于对照组的 79.60±60.37，差异具有统计学意义，访视 3、访视 4 的差异不具有统计学意义；Cr 在访视 3 试验组受试者均值为 68.78±16.12，低于对照组的 77.74±18.65，差异具有统计学意义（*P*=0.0266），治疗后访视 2、访视 4 的差异不具有统计学意义。表明两组具有稳定肝肾功能的作用，试验组可能有更好的退黄、降 NH_3 及稳定 Cr 的作用，见表 6-2-13、表 6-2-14。

表 6-2-13　GAMM 分析时间 - 分组因素交互作用

	初始模型 1（Crude）	调整模型 2（Adjust）
总胆红素（TBIL）		
GROUP：1	63.70（–24.41，151.81）0.163	74.02（–17.17，165.22）0.120
tmp.TIME	97.14（26.00，168.29）0.009	96.75（23.10，170.40）0.011
tmp.TIME2	–19.43（–34.28，–4.58）0.012	–19.38（–34.76，–4.00）0.015
GROUP：1*tmp.TIME	–93.33（–175.22，–11.45）0.028	–93.14（–177.92，–8.36）0.034
GROUP：1*tmp.TIME2	18.97（1.99，35.95）0.031	18.96（1.37，36.56）0.037
间接胆红素（IBIL）		
GROUP：1	32.90（–9.45，75.26）0.134	37.15（–6.70，81.01）0.105
tmp.TIME	48.97（14.63，83.31）0.006	48.75（13.12，84.38）0.009
tmp.TIME2	–9.90（–17.06，–2.73）0.008	–9.90（–17.34，–2.46）0.010
GROUP：1*tmp.TIME	–47.84（–87.42，–8.26）0.020	–47.73（–88.80，–6.66）0.025
GROUP：1*tmp.TIME2	9.68（1.47，17.90）0.023	9.71（1.18，18.24）0.028

表 6-2-14　NH_3、Cr 动态变化分析

随访点	分组	样本量	$\bar{x} \pm s$	P 值（治疗前后比较）	P 值（组间比较）
NH_3					
访视 1	试验组	68	58.92±35.11		P=0.0604
	对照组	34	78.93±55.31		
访视 2	试验组	73	57.23±35.17	P=0.969	P=0.0452
	对照组	36	79.60±60.37	P=0.892	
访视 3	试验组	56	65.79±38.99	P=0.361	P=0.3269
	对照组	23	83.98±83.65	P=0.247	
访视 4	试验组	40	69.40±47.80	P=0.857	P=0.5196
	对照组	16	84.12±84.52	P=0.814	
Cr					
访视 1	试验组	80	70.24±17.58		P=0.1142
	对照组	42	75.54±17.26		
访视 2	试验组	75	71.03±17.02	P=0.498	P=0.1329
	对照组	38	77.59±23.58	P=0.510	
访视 3	试验组	60	68.78±16.12	P=0.804	P=0.0266
	对照组	26	77.74±18.65	P=0.492	
访视 4	试验组	46	72.65±23.82	P=0.902	P=0.6188
	对照组	20	75.62±17.83	P=0.384	

孟丽萍等[17] 运用片仔癀胶囊联合 TACE 治疗毒热瘀结型原发性肝癌 20 例（TACE+ 片仔癀），对照组 20 例（TACE+ 安慰剂），观察其对免疫指标变化的影响。化疗方案为 5-FU，术后给予抗菌消炎及常规护肝治疗，每月重复 1 次。介入 + 安慰剂组介入当天开始服用安慰

剂，连续服药28天，2粒/次，3次/日，口服。4周为1周期（28天）×2。片仔癀治疗组介入当天开始服用片仔癀，连续服药28天，2粒/次，3次/日，口服。4周为1周期（28天）×2。根据临床实际需要，周期之间可以有间隔，但必须少于1周。结果见图6-2-7。

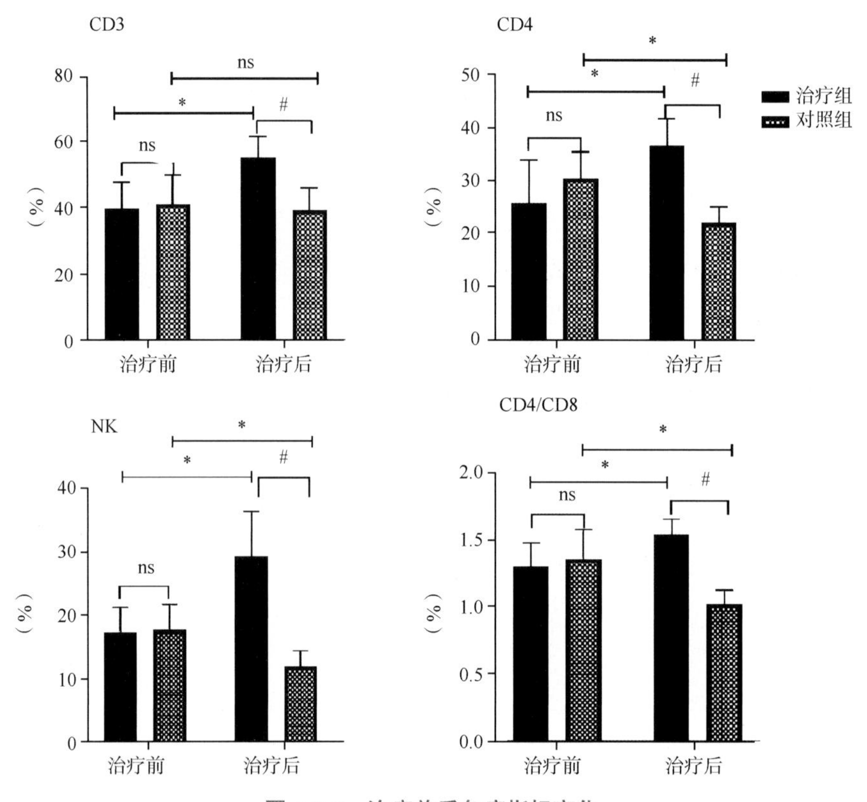

图 6-2-7　治疗前后免疫指标变化

ns：无统计学意义；*：每组治疗前后比较，$P<0.05$；#：组间比较，$P<0.05$

从图6-2-7结果可知，自然杀伤（NK）细胞活性、CD4、CD4/CD8水平，治疗后对照组明显下降（$P<0.05$），而治疗组较治疗前显著提高（$P<0.05$）。治疗后两组间NK、CD3、CD4、CD4/CD8比较差异有统计学意义（$P<0.05$），表明片仔癀可增强机体免疫能力，对抗TACE引起的细胞免疫抑制。

郭海渊博等[18]运用片仔癀联合伽马刀立体定向放疗治疗原发性肝癌92例（伽马刀立体定向放疗+口服片仔癀），对照组90例（伽马刀立体定向放疗），试验组口服片仔癀2次/天，0.6g/次，以中位生存期、累积生存率进行生存分析，并比较两组的不良反应，同时对11项可能影响患者生存的相关因素进行Cox比例风险模型分析。结果显示，试验组和对照组的1、2、3年累积生存率分别为48%、21%、12%和34%、19%、13%，中位生存时间为10.3个月和6.2个月，生存分析显示，两组差异有统计学意义（$P<0.05$）；试验组的恶心呕吐、食欲减退、乏力、ALT升高和TBIL升高的不良反应较对照组少（$P<0.05$）；Cox比例风险模型分析显示片仔癀是独立的保护因素。说明片仔癀联合伽马刀立体定向放疗不良反应少，能延长原发性肝癌患者生存时间。

片仔癀从肝论治，《原发性肝癌中医诊疗指南（2024年版）》《中药新药治疗恶性肿瘤临床研究技术指导原则（2015年）》肯定了片仔癀在抗肿瘤方面的疗效。前期系列研究亦证实了片仔癀的抗肿瘤作用，为深耕肝癌领域，当前还开展了片仔癀二线治疗不可切除原发性肝癌（瘀毒蕴结证）、片仔癀联合一线用药（“双达方案”）用于治疗原发性肝癌、片仔癀用于减少原发性肝细胞癌根治性切除手术后复发等多项临床研究，以期进一步挖掘片仔癀在肝癌领域的疗效作用及特色。

二、片仔癀治疗结肠癌的临床研究

根据国际癌症研究机构的GLOBOCAN数据，结肠癌在全球最常诊断的癌症中排名第三[19]。近年来随着经济的发展，人们生活方式特别是饮食结构的变化，结肠癌已俨然成为严重影响我国人民健康的一大疾病问题，其发病率也呈逐年上升趋势，其发病率和病死率已上升至恶性肿瘤的第4位。大部分结肠癌患者确诊时已属于中晚期，以手术治疗及化疗为主要治疗手段，但化疗带来的不良反应严重影响患者的临床疗效和生存质量。如何提高疗效，改善患者的生活质量，已成为中晚期结肠癌治疗过程中所面临的主要问题，中药联合化疗方法越来越受重视。

结肠癌属中医“肠积”“脏毒”“肠痈”等范畴。结肠癌的形成多由脾气不足，运化不能，湿浊蕴结，或肾气亏损；气化失司，湿浊内聚，湿浊蕴结体内，日久郁而化热，湿热蕴结下注，浸淫肠道致肠道气血运行不畅，湿热瘀滞凝结而成肿块。晚期结肠癌由于邪盛正衰而呈现“毒热瘀结”的表现。片仔癀由三七、麝香、牛黄、蛇胆等天然药材组成，其中三七散瘀止血、消肿定痛、行滞通脉，牛黄清热泻火，蛇胆清热解毒，适用于晚期结肠癌辨证为毒热瘀结型患者。

（一）片仔癀联合FOLFOX化疗方案用于毒热瘀结型结肠癌临床研究[20]

本研究纳入了47例经中医辨证为毒热瘀结型晚期结肠癌患者，随机分为治疗组24例和对照组23例，治疗组：片仔癀联合化疗（奥沙利铂、5-FU、亚叶酸钙），对照组：化疗（奥沙利铂、5-FU、亚叶酸钙），14天为一个治疗周期，根据患者情况共治疗8～10周期。24周后评估疗效。试验围绕临床疗效、生活质量、毒副作用等进行疗效观察。研究结果表明，片仔癀联合化疗药物治疗毒热瘀结型晚期结肠癌，能够改善患者生活质量，降低化疗毒副作用，延缓患者病情进展。

1. 研究方法

本试验的研究对象为不能手术、非根治性术后（姑息性切除、探查术后）的毒热瘀结型晚期结肠癌，中医辨证均为毒热瘀结型，辨证主要依据《中药新药临床研究指导原则》中相关内容。以完全缓解（CR）、部分缓解（PR）、稳定（SD）、进展（PD）、有效率（RR，以CR+PR计算）为近期疗效指标，同时观察治疗前和结束时的生活质量及治疗全过程的不良反应。

治疗组：片仔癀联合化疗，对照组：化疗（方案同治疗组），14天为一个治疗周期，根据患者情况共治疗8～10周期。片仔癀胶囊每次口服2粒（共0.6g），每日3次。化疗方案：奥沙利铂85mg/m^2，静脉滴注2h，第1天；亚叶酸钙200mg/m^{2}静脉滴注2h，第1～2天；5-FU 400mg/m^{2}在亚叶酸钙后微泵静脉注射，第1～2天。5-FU 600mg/m^{2}微泵静脉注射，第1～2天。采用SPSS10.0统计软件进行统计学分析，$P<0.05$为有统计学意义。

2. 研究结果

结果如表 6-2-15、表 6-2-16、图 6-2-8 所示，治疗组有效率为 66.67%，对照组为 52.17%，治疗组的疗效优于对照组，差异有统计学意义（$P < 0.05$）；治疗组生活质量（Karnofsky 评分）较对照组明显提高（$P < 0.05$），治疗组化疗毒副作用发生率显著小于对照组，差异有统计学意义（$P < 0.05$）。

表 6-2-15　两组近期疗效比较

组别	n	完全缓解	部分缓解	稳定	进展	有效率（%）
治疗组	24	0	16	7	1	66.67*
对照组	23	0	12	4	7	52.17

注：与对照组比较，$*P < 0.05$。

表 6-2-16　两组生活质量比较

组别	n	改善	稳定	减少	有效率（%）
治疗组	24	17	5	2	70.83*
对照组	23	12	8	3	52.17

注：与对照组比较，$*P < 0.05$。

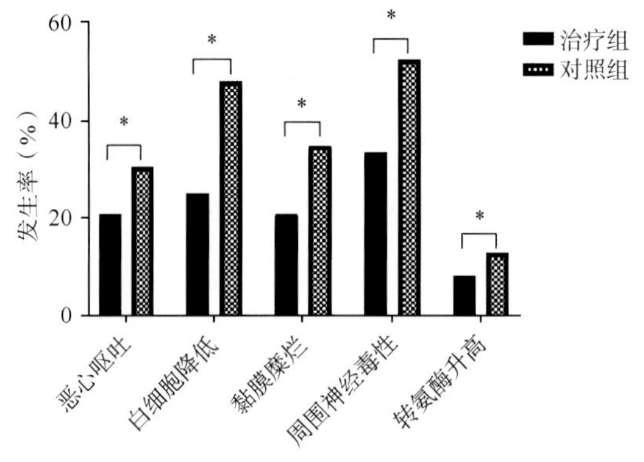

图 6-2-8　两组治疗期间毒副作用发生率比较

两组间比较，$*P < 0.05$

因此，片仔癀联合化疗药物用于中医辨证为“毒热瘀结”型晚期结肠癌治疗较之单独使用西药化疗在改善患者生活质量、降低化疗毒副作用、延缓患者病情进展方面具有一定优势，值得在临床上进一步推广应用。

（二）片仔癀联合 XELOX 化疗方案用于毒热瘀结型结肠癌临床研究[21]

本研究将 68 例晚期结肠癌患者随机分为治疗组和对照组各 34 例，治疗组：XELOX 方案联合片仔癀，对照组：XELOX 方案，以 21 天为 1 个化疗周期，根据患者情况共治疗 8 ～ 10 周期。24 周后评估疗效。试验围绕生活质量、近期临床疗效、毒副作用进行观察。研究结果发现：XELOX 化疗方案联合片仔癀治疗晚期结肠癌具有改善患者生活质量、减轻化疗副作用及缓解病情作用。

1. 研究方法

本试验的研究对象为不能手术、非根治性术后（姑息性切除、探查术后）的毒热瘀结型晚期结肠癌，中医辨证为毒热瘀结型，辨证主要依据《中药新药临床研究指导原则》中相关内容。以完全缓解（CR）、部分缓解（PR）、稳定（SD）、进展（PD）、有效率（RR，以CR+PR计算）为近期疗效指标，同时观察治疗前和结束时的生活质量及治疗全过程的不良反应。

治疗组：片仔癀联合XELOX化疗方案，对照组：XELOX化疗方案，21天为一个治疗周期，根据患者情况共治疗8～10周期。片仔癀胶囊每次口服2粒（共0.6g），每日3次。化疗方案：首日予奥沙利铂静脉滴注1次，剂量130mg/m^2；同时每日口服卡培他滨1000mg/m^2，2次/日。

2. 研究结果

结果如表6-2-17～表6-2-19所示，治疗组近期有效率为64.70%，对照组为52.94%，差异有统计学意义（$P < 0.05$），治疗组的疗效优于对照组；治疗组生活质量（Karnofsky评分）较对照组明显为优（$P < 0.05$）；治疗组化疗毒副作用发生率小于对照组（$P < 0.05$）。

表6-2-17　两组近期疗效比较

组别	n	完全缓解	部分缓解	稳定	进展	有效率（%）
治疗组	34	0	22	9	3	64.70*
对照组	34	0	18	10	6	52.94

注：与对照组比较，*$P < 0.05$。

表6-2-18　两组生活质量比较

组别	n	改善	稳定	减少	有效率（%）
治疗组	34	26	7	1	76.47*
对照组	34	21	11	2	61.76

注：与对照组比较，*$P < 0.05$。

表6-2-19　两组治疗期间毒副作用比较

组别	n	毒副作用	0度	Ⅰ度	Ⅱ度	Ⅲ度	Ⅳ度	发生率（%）
治疗组	34	白细胞减少	29	3	1	0	0	11.76*
		神经毒性	32	1	1	0	0	5.88*
		转氨酶升高	33	1	0	0	0	2.94*
		恶心呕吐	32	2	0	0	0	5.88*
		血小板减少	33	1	0	0	0	2.94*
		胆红素升高	32	1	1	0	0	5.88*
对照组	34	白细胞减少	27	4	1	2	0	20.59
		神经毒性	30	3	1	0	0	11.76
		转氨酶升高	30	3	1	0	0	11.76
		恶心呕吐	27	4	2	1	0	20.59
		血小板减少	31	3	0	0	0	8.82
		胆红素升高	29	3	1	1	0	14.71

注：与对照组比较，*$P < 0.05$。

本研究表明，XELOX 方案联合片仔癀用于毒热瘀结型晚期结肠癌治疗，较之单独使用 XELOX 方案在改善患者生活质量、降低化疗毒副作用、延缓患者病情进展方面更优，值得在临床上进一步推广应用。

褚剑锋等[22]运用片仔癀胶囊治疗转移性结肠癌患者 36 例（服用片仔癀胶囊），对照组 13 例（服用安慰剂），分别给予片仔癀胶囊和安慰剂 2 粒 / 次（0.3g/ 粒），3 次 / 日，连续治疗 28 天为 1 个疗程，以疾病出现进展为干预终点，围绕 PFS（主要疗效指标），肿瘤标志物 CEA、CA19-9 等指标进行疗效观察。结果显示，与本组治疗前比较，使用片仔癀胶囊治疗 2 个疗程（28 天为 1 个疗程）后 CEA 和 CA19-9 降低（$P<0.01$），使用片仔癀胶囊和用药周期≥ 3 个疗程为保护因素（$P<0.01$，$P<0.05$）；与安慰剂相比，片仔癀胶囊可提高患者 1 年无进展生存率（$P=0.011$）。说明规律性服用片仔癀胶囊，可有效改善转移性结肠癌患者的疾病复发进展。

三、晚期食管癌 1 例[23]

患者，男性，84 岁。因间断性出现进食时哽噎感，伴胸骨后疼痛 2 年；消瘦，吐黏液样痰 2 周入院。查体：体温（T）36.5℃，脉搏（P）72 次 / 分，呼吸（R）22 次 / 分，血压（BP）130/80mmHg（1mmHg=0.133kPa）。浅表淋巴结无肿大、压痛，腹部平软，肝未触及。自述进食时咽下困难，伴体重减轻，余未见异常。实验室检查：血常规示白细胞 4.8×10^9/L，红细胞 48×10^{12}/L，血红蛋白 122g/L，中性粒细胞 0.57，血小板 10.6×10^9/L，查血肝肾功能均正常。食管造影显示：食管中上段有一肿物，3.5cm×2.5cm。诊断：食管癌晚期。

考虑患者年龄较大，给予中药抗癌药物输液治疗，并给予支持疗法，同时服用片仔癀。用法：将片仔癀每粒 3g 磨成粉末状，分成 6 等份，3 次 / 日，每次吃 1/6。4 周后停用抗癌药物输液治疗，仅给予输入营养药物的支持疗法，单纯口服片仔癀。在治疗期间，患者病情一直比较稳定，白细胞稳定在（4.6 ～ 4.8）$\times10^9$/L，未出现明显下降。血红蛋白在 105 ～ 122g/L，查血肝肾功能均在正常范围。而且患者进食时没有出现其他食管癌患者晚期表现出的胸痛或背部疼痛等症状，也没有出现黄疸、腹水、浅表淋巴结肿大等。3 个月后，患者出院，继续服用片仔癀治疗。

讨论：食管癌晚期患者多会出现胸骨后疼痛或闷胀不适，多在吞咽粗糙硬食、热食或刺激性食物时疼痛明显，进流质、温食疼痛较轻，咽下食物时疼痛明显，食后疼痛减轻或消失，有个别患者疼痛较重，呈持续性，患者自觉疼痛部位与食管内病变不一致。有的患者还会出现黄疸，腹水，浅表淋巴结肿大。

晚期食管癌患者给予服用片仔癀保守治疗，结果显示患者病情一直比较稳定，白细胞指标稳定，血红蛋白水平没有明显下降，肝肾功能均在正常范围。而且患者进食时没有出现其他食管癌患者晚期表现出的胸痛或背部疼痛等症状，也没有出现黄疸、腹水、浅表淋巴结肿大等，表明片仔癀在晚期食管癌的治疗中或许具有一定作用。

第三节　片仔癀治疗其他疾病的临床研究

一、带状疱疹

带状疱疹是皮肤科常见病，据报道：我国≥ 50 岁人群带状疱疹发病率为（2.9 ～ 5.8）/ 1000 人年，女性终身患病率（3.94% ～ 7.90%）略高于男性（2.86% ～ 7.60%）[24]。除皮肤损害外，常伴有神经病理性疼痛，多见于年龄较大、免疫抑制或免疫缺陷等人群，严重影响患者生活质量。中医学认为本病初期多为湿热困阻、毒积火盛，中期多为脾虚湿蕴，后期多为气滞血瘀。治疗初期以祛邪止痛为先，后期兼顾扶正固本。中药对缓解疼痛和提高带状疱疹的治愈率有显著的疗效。

片仔癀胶囊治疗带状疱疹临床研究[25]，由广东省中医院牵头开展，全国 8 家中心参研，采用随机双盲、安慰剂对照、多中心临床试验设计，在抗病毒治疗基础上加片仔癀以观察片仔癀治疗带状疱疹的疗效作用，试验组：基础治疗 + 片仔癀胶囊，对照组：基础治疗 + 片仔癀胶囊模拟剂，基础治疗：盐酸伐昔洛韦片 + 甲钴胺片 + 阿昔洛韦乳膏，疗程 14 天。共纳入 224 例受试者（对照组 112 例、试验组 112 例），观察治疗后疼痛强度评分（主要疗效指标）、中医证候疗效等指标。结果显示，片仔癀胶囊联合抗病毒药物具有减轻带状疱疹疼痛和缩短疼痛时间的疗效优势，同时具有调节带状疱疹患者免疫功能的作用。

（一）方法

本试验采用多中心、随机、双盲、安慰剂对照的研究方法，研究对象为有肝经郁热中医证候的带状疱疹患者。以治疗后 7 天疼痛强度评分相对于基线的变化为主要疗效指标，对入组的患者进行随访，在基线、治疗后第 4 天（±1 天）、第 7 天（±1 天）和第 14 天（±2 天）进行访视，在 4 次访视中进行中医证候、临床疗效和疼痛评估；在除基线外的 3 次访视评估镇痛药消耗数量和疱疹情况；在基线、第 7 天（±1 天）和第 14 天（±2 天）分析免疫功能和细胞因子。治疗结束后的第 4 周（±2 天）、第 12 周（±2 天）和第 24 周（±2 天）进行电话随访评估疱疹后神经痛的发生率。

治疗持续 14 天，窗口期不超过 2 天。在前 7 天，受试者接受基础治疗药物联合片仔癀胶囊或安慰剂治疗。基础治疗药物包括盐酸伐昔洛韦片、甲钴胺片和阿昔洛韦乳膏。在剩下的 7 天里，受试者只使用片仔癀胶囊或安慰剂进行治疗。当疼痛评分为≥ 7 分且患者不能耐受时，根据需要服用镇痛药（布洛芬缓释胶囊）。采用 SAS9.4 进行统计分析，$P < 0.05$ 表示具有统计学差异。

（二）结果

共对 224 例符合条件的患者进行了筛查。2 例患者因不同的原因被排除在药物有效性研究之外，222 例符合条件的患者进入全分析集（FAS），其中 35 例患者因多种原因脱落，剩余 187 例患者被纳入符合方案集（PPS）。

1. 疼痛减轻作用

在校正中心和基线的数值评价量表（NRS）疼痛评分后，采用最小二乘法检验优效性。结果显示，在FAS和PPS中，从基线至第7天（±1天），片仔癀组疼痛评分对比基线的变化优于安慰剂组，两组间差异具有统计学意义。在PPS中，与安慰剂组相比，片仔癀组的疼痛缓解时间（天）缩短，具有显著性差异，结果见表6-3-1。

表 6-3-1　两组治疗效果的比较

		NRS疼痛评分对比基线变化：均值（标准差）	疼痛缓解时间（天）：均值（标准差）	$CD8^+$细胞水平：均值（标准差）	细胞毒性淋巴细胞水平：均值（标准差）
FAS	片仔癀组	2.24（2.19）*	4.67（3.52）	24.08（6.81）*	12.17（4.65）*
	安慰剂组	1.62（2.23）	5.46（3.67）	21.93（8.19）	10.55（4.15）
PPS	片仔癀组	2.29（2.12）*	4.69（3.57）*	24.26（6.93）*	12.25（4.65）*
	安慰剂组	1.51（2.18）	5.71（3.76）	22.15（8.51）	10.11（3.93）

注：与安慰剂组比较，$*P < 0.05$。

此外，在年龄≥50岁的亚组中，研究结果显示：FAS和PPS中片仔癀组的疼痛评分对比基线变化优于安慰剂组，两组间差异均具有统计学意义；FAS中片仔癀组的疼痛缓解时间短于安慰剂组（$P < 0.05$）；片仔癀组的疼痛消失时间均短于安慰剂组（$P > 0.05$），说明片仔癀组缩短疼痛缓解时间优于安慰剂组，结果见表6-3-2。

表 6-3-2　亚组内治疗效果的比较

		疼痛评分对比基线变化：均值（标准差）	疼痛缓解时间（天）：均值（标准差）	疼痛消失时间（天）：均值（标准差）
	＜50岁			
FAS	片仔癀组	2.54（1.96）	4.54（3.13）	8.08（3.25）
	安慰剂组	2.67（1.99）	4.56（2.89）	8.51（3.17）
PPS	片仔癀组	2.58（1.98）	4.43（3.16）	7.97（3.25）
	安慰剂组	2.47（2.01）	4.77（3.00）	8.74（3.18）
	≥50岁			
FAS	片仔癀组	1.78（2.44）*	4.87（4.08）*	9.58（3.02）
	安慰剂组	0.61（1.98）	6.57（4.23）	11.77（3.22）
PPS	片仔癀组	1.86（2.28）*	5.05（4.10）	9.78（2.98）
	安慰剂组	0.63（1.97）	6.75（4.25）	11.75（3.36）

注：与安慰剂组比较，$*P < 0.05$。

以上结果说明片仔癀组对于缓解受试者的疼痛、缩短疼痛缓解时间具有明显的优势。

2. 免疫功能和细胞因子

在第7天（±1天），片仔癀组$CD8^+$细胞水平和细胞毒性淋巴细胞（CTL）水平均高于安慰剂组，结果见表6-3-1。

（三）讨论

综上所述，接受片仔癀胶囊治疗 7 天后的疼痛强度评分下降值显著优于对照组（$P < 0.05$），并且对于疼痛强度较为剧烈的中老年人群，接受片仔癀胶囊治疗能够显著提前疼痛开始减轻的时间（$P < 0.05$），表明片仔癀胶囊联合抗病毒药物具有减轻带状疱疹疼痛和缩短疼痛时间的疗效优势。同时，片仔癀胶囊还具有调节带状疱疹患者免疫功能、抑制带状疱疹相关病毒的复制过程的作用趋势，降低带状疱疹患者病理性损害程度。

二、新型冠状病毒感染

片仔癀在传染性疾病方面具有较好疗效，先后被列入《福建省中医药防治新型冠状病毒肺炎专家共识》《中医药治疗埃博拉出血热专家指导意见（第一版）》《登革热诊疗指南（2014 年第 2 版）》等相关指南。

新型冠状病毒感染已被认为是一种全球大流行病。虽然该疫情在中国已得到广泛控制，但新冠感染的发病机制尚未完全阐明，其治疗方法仍在探索中。值得注意的是部分新冠感染患者在恢复期出现反复或长时间的 SARS-CoV-2 检测结果阳性。虽然对于急性新冠感染患者有许多成熟的治疗方案，但对于 SARS-CoV-2 检测结果长期阳性的恢复期患者，仍然是一个难题。

2020 年，一项关于片仔癀胶囊干预新冠感染核酸检测阳性患者的临床研究在湖北开展，采用随机、双盲、安慰剂对照的研究设计，试验组：片仔癀胶囊 + 胸腺肽肠溶胶囊，对照组：片仔癀胶囊模拟剂＋胸腺肽肠溶胶囊，本研究共纳入 81 例受试者，其中试验组 41 例，对照组 40 例，围绕 2 周时两组核酸检测转阴率作为主要评价指标进行观察。结果显示：用药第 2 周后，试验组核酸转阴率为 80.5%，对照组核酸转阴率为 57.5%，组间差异具有统计学意义（P=0.017）。其中，2020 年 3 月 3 日至 4 月 19 日在武汉火神山医院住院后转入指定医院的 5 例新冠感染患者的病历报告显示，在常规中西医治疗后表现出长时间的 SARS-CoV-2 检测阳性，持续时间在 55 ～ 74 天。当停止既往治疗并给予片仔癀后，患者的 SARS-CoV-2 检测结果由阳性转阴并得以维持，经过 3 个月的随访，患者的 SARS-CoV-2 检测结果仍为阴性[26]，见表 6-3-3。

表 6-3-3 持续 SARS-CoV-2 检测阳性患者的片仔癀治疗结果

	诊断日期	重复阳性试验持续时间（天）	其他治疗	片仔癀治疗日期	片仔癀用量	转阴日期	核酸检测阴性	随访阴性 / 阳性
病例 1	2020 年 2 月 7 日	74	无	2020 年 4 月 13 日	2 粒 / 次，3 次 / 天	2020 年 4 月 21 日	连续 3 次	阴性
病历 2	2020 年 2 月 26 日	55	无	2020 年 4 月 18 日	2 粒 / 次，3 次 / 天	2020 年 4 月 21 日	连续 5 次	阴性
病历 3	2020 年 1 月 29 日	72	无	2020 年 4 月 12 日	2 粒 / 次，3 次 / 天	2020 年 4 月 17 日	连续 6 次	阴性
病历 4	2020 年 2 月 11 日	60	无	2020 年 4 月 12 日	2 粒 / 次，3 次 / 天	2020 年 4 月 14 日	连续 5 次	阴性
病历 5	2020 年 2 月 11 日	67	无	2020 年 4 月 19 日	2 粒 / 次，3 次 / 天	2020 年 4 月 20 日	连续 5 次	阴性

在预防和控制新冠感染中，重复或持续的 SARS-CoV-2 检测阳性结果引起普遍关注。许多研究发现，治疗后新冠感染康复患者 SARS-CoV-2 阳性检测发生率较高，这很难评估患者是否已经完全治愈了。鉴于 RT-PCR 试验不能区分活性病毒和非活性病毒，所以在重复检测

到的新冠感染阳性患者中检测到的病毒 RNA 很可能被灭活；因此，这样的阳性测试结果可能不代表重新激活或再感染。虽然这些患者的传染性尚不清楚，但有必要彻底消除该病毒，并促进 SARS-CoV-2 检测结果保持永久阴性状态，以帮助控制体外感染并减轻人们的恐惧。本研究 5 例新冠感染患者在典型中西医治疗后 SARS-CoV-2 检测持续阳性。通过停止常规治疗实施片仔癀治疗后，SARS-CoV-2 检测结果始终为阴性。片仔癀作为一种具有清热解毒功能的中药，可能对清除新冠感染患者残留病毒、提高免疫力有一定作用，有望为新冠感染持阳患者转阴提供一种新的用药选择。

吴芳汀等[27]回顾性分析 1 例普通型（重型倾向）新冠感染患者的发病、发展、治疗及结局。患者病初表现为咳嗽、自觉发热，胸部 CT 可见磨玻璃样改变，经专家组西医方案治疗，病情仍反复，且逐步进展加重，根据潮汕地区的气候及人群体质特点，中医辨证用“化痰败毒方”合片仔癀，10 天后痊愈出院。从案例中可以看出，辨证用“化痰败毒方”合片仔癀，能提高临床疗效，缩短病程。由本案可以引申出，岭南地区，甚至国外同处于热带、亚热带相似气候地区的湿热体质感染者，受瘟邪侵袭入里，辨证使用“化痰败毒方”合片仔癀加减，是有效的治疗方案。

三、口腔黏膜炎

头颈部肿瘤患者进行放疗时，放射线极易引起口腔黏膜急性损伤而形成溃疡，出现疼痛，影响患者饮食，导致营养和水代谢失衡，临床治疗较为棘手。

片仔癀防治头颈部肿瘤急性放射性口腔黏膜炎的临床研究由福建中医药大学附属第二人民医院牵头，福建医科大学附属第一医院、南昌大学第四附属医院等 10 家中心共同开展，试验采用多中心、随机、开放的研究设计，试验组：基础治疗 + 片仔癀，对照组：基础治疗，基础治疗参考《抗肿瘤治疗引起急性口腔黏膜炎的诊断和防治专家共识》（2021 年）制订，疗程：试验组从放疗第 1 天开始给予片仔癀，如果受试者在放疗结束时未发生口腔黏膜炎，则放疗结束时停止服用片仔癀；如果受试者发生了口腔黏膜炎且在放疗结束时未痊愈，则继续服用片仔癀至口腔黏膜炎痊愈，最长不超过放疗结束后 2 周，本研究共纳入 120 例受试者（1 ∶ 1）。围绕研究期间各级口腔黏膜炎发生率、发生时间、口腔疼痛 VAS 评分 - 时间曲线下面积等进行疗效观察。结果显示：片仔癀对放射性口腔黏膜炎预防作用的总体疗效趋势较好，试验组受试者发生 2 级及以上口腔黏膜炎的例数更少，尤其是在降低严重放射性口腔黏膜炎（≥ 3 级）的发生率方面疗效更明显（$P < 0.05$）；在治疗放射性口腔黏膜炎方面，试验组口腔疼痛 VAS 评分 - 时间曲线下面积 AUC 值低于对照组，可显著缩短中度及以上口腔疼痛的时间（$P < 0.05$），对缓解口腔疼痛程度、提高生活质量、改善口腔状况方面具有较好的疗效趋势。

另一项片仔癀用于治疗放射性口腔溃疡的临床研究中，俞嘉等[28]探讨片仔癀与复方硼砂溶液漱口配合治疗放射性口腔溃疡的疗效。将 72 例患者随机分为两组，每组 36 例，对照组用复方硼砂溶液漱口，观察组在复方硼砂溶液漱口的基础上加用片仔癀外涂溃疡面。结果表明：观察组治疗效果显著优于对照组（$P < 0.05$），治疗总有效时间显著短于对照组（$P < 0.01$）。片仔癀外涂与复方硼砂溶液漱口配合治疗放射性口腔溃疡疗效较好。

复发性口腔溃疡又称复发性阿弗他溃疡，是最常见的口腔黏膜疾病。本病发病时间大多较长，且易反复发作，患者多因剧烈疼痛而影响进食和说话。目前由于发病机制尚不明确，其治疗方法多种多样，但效果均不太理想。

何依玲等[29]评价了片仔癀外涂联合口服治疗复发性阿弗他溃疡的临床疗效及安全性。66 例复发性阿弗他溃疡患者被随机分为试验组 31 例和对照组 35 例，对照组溃疡部位外涂锡类散，每天 3 次；口服牛黄解毒片，每次 3 片，每天 3 次，直至溃疡愈合。试验组取片仔癀 1g 制成粉末并涂在溃疡表面，每天 3 次，口服片仔癀，每次 0.5g，每 6h 一次，同时服用牛黄解毒片，每天 3 次，每次 3 片，直至溃疡愈合。观察两组患者的溃疡愈合时间、临床疗效及愈合后 1 个月内复发情况。结果：试验组显效 25 例，有效 6 例，无效 0 例，总有效率为 100%，对照组显效 17 例，有效 11 例，无效 7 例，总有效率为 80%，试验组总有效率显著高于对照组（$P < 0.05$）。试验组口腔溃疡平均愈合时间为（3.0±0.8）天，对照组愈合时间为（4.8±1.2）天，试验组愈合时间显著短于对照组（$P < 0.05$）。两组患者随访 1 个月，试验组复发 8 例，对照组复发 19 例，试验组复发风险显著低于对照组（$P < 0.05$）。两组患者用药期间均未发现明显的不良反应。本研究结果显示片仔癀外涂联合口服治疗复发性阿弗他溃疡可加速溃疡愈合，减少复发风险，且不增加不良反应的发生率，见表 6-3-4。

表 6-3-4　两组疗效比较

组别	例数	总有效率（%）	愈合时间（天）	复发（例）
试验组	31	100*	3.0±0.8*	8*
对照组	35	80	4.8±1.2	19

注：与对照组比较，*$P < 0.05$。

张敬雷等[30]选择门诊复发性口腔溃疡患者 80 例，随机分为治疗组和对照组各 40 例，治疗组将片仔癀 1 粒（3g），切取 1/3 碾成粉末，用无菌棉棒蘸少许食用醋混合粉末，均匀涂抹于溃疡表面，每日用药 3 次以上，剩余部分片仔癀分 4 次口服，每次 0.5g，2 天内服完，未愈者后续加服牛黄解毒片至愈，3 粒 / 次，3 次 / 日。对照组涂锡类散，3 次 / 日，加牛黄解毒片口服，3 粒 / 次，3 次 / 日，直至愈合。对两组患者的溃疡面愈合速度、疼痛缓解情况等分别进行比较。结果显示，治疗组平均溃疡期（2.8±0.3）天、疼痛指数 1.5±0.7，总有效率为 97.5%；对照组平均溃疡期（4.6±0.5）天、疼痛指数 3.2±1.0，总有效率为 75.0%；两组各指标比较，差异有统计学意义（$P < 0.01$）。表明片仔癀治疗复发性口腔溃疡疗效较好，可推广应用，见表 6-3-5 和表 6-3-6。

表 6-3-5　两组平均溃疡期和疼痛指数的比较

组别	治疗组	对照组	T 值	P 值
平均溃疡期（天）	2.8±0.3	4.6±0.5	12.7	< 0.01
疼痛指数	1.5±0.7	3.2±1.0	8.2	< 0.01

表 6-3-6　两组疗效比较

组别	例数	显效	有效	无效	总有效率（%）
治疗组	40	32	7	1	97.5*
对照组	40	22	8	10	75.0

注：与对照组比较，*$P < 0.01$。

林国清等[31]将74例复发性阿弗他溃疡患者随机分为对照组与观察组各37例，对照组患者口服牛黄解毒片联合外涂锡类散治疗，观察组患者内服外敷片仔癀同时口服牛黄解毒片治疗，比较两组患者疗效及预后。结果显示：治疗后，观察组患者治疗总有效率显著优于对照组，溃疡愈合时间少于对照组，随访1个月，观察组复发率低于对照组，差异均具有统计学意义（$P < 0.05$）。临床中对复发性阿弗他溃疡使用外涂联合内服片仔癀治疗效果显著，可快速溃疡愈合，复发风险低。

沈黎[32]用片仔癀外涂治疗口腔溃疡。方法：饭后用片仔癀胶囊（剥开取粉）直接涂抹于口腔溃疡表面，每日2～3次；也可用片仔癀药粉1～2g加生理盐水50ml摇匀，进行含漱，一日2次，每次含5～10min吐出。一般2～3天溃疡开始愈合，疼痛逐渐消失。

腺周口疮是临床常见口腔黏膜病。本病临床大多数的治疗方案是采用局部激素治疗。虽然激素治疗尚有一定疗效，但无法延长间歇时间，也不能有效缩短溃疡期，且预后瘢痕或组织缺损明显，无法从根本上解除病痛。王倩等[33]将68例腺周口疮患者随机分为对照组、观察组各34例，观察组以片仔癀外敷联合小败毒膏内服治疗，对照组采用激素曲安奈德注射液联合盐酸利多卡因注射液溃疡黏膜下封闭注射治疗。持续用药直至溃疡痊愈。比较两组治疗后症状改善时间、溃疡愈合时间及治疗总有效率。结果显示：观察组治疗效果明显优于对照组，症状改善时间、溃疡愈合时间之间的差异均有统计学意义（$P < 0.05$）。

四、痔疮术后

痔疮切除术适用于Ⅲ～Ⅳ度内痔、外痔或合并有脱垂的混合痔患者，肛肠手术伤口属于开放及污染伤口，加之术后伤口敷料填塞、术后排便牵拉及换药刺激、粪便残留创面等多种不利因素影响，致使患者创面愈合缓慢、迁延、疼痛加重，延长住院时间，影响正常的生活和工作。

片仔癀胶囊联合复方片仔癀痔疮软膏用于混合痔术后临床试验由江苏省中医院牵头，上海中医药大学附属龙华医院、湖南中医药大学第一附属医院等12家中心共同开展，试验采用随机、开放、阳性药平行对照、多中心的研究设计，试验组：复方片仔癀痔疮软膏＋片仔癀＋熏洗，对照组：马应龙麝香痔疮膏＋熏洗，熏洗剂选择复方荆芥熏洗剂，疗程7天，本研究共纳入240例受试者（1∶1）。围绕创面分泌物、疼痛VAS评分、肛缘水肿评分等进行疗效观察。结果显示：与马应龙麝香痔疮膏相比，片仔癀胶囊联合复方片仔癀痔疮软膏在改善混合痔术后的炎性渗出方面疗效显著（$P < 0.05$），同时具有镇痛及改善肛缘水肿的作用趋势。

五、急性软组织损伤

急性软组织损伤包括软组织挫伤和关节扭伤。软组织挫伤是指直接暴力（如跌仆、撞击、重物挤压等）作用于人体而引起的闭合性损伤，以局部皮下及深部软组织损伤为主，轻者局部瘀肿，重者肌肉、肌腱、韧带乃至血管、神经受损。关节扭伤系指任何关节（包括可动和微动关节）突然发生超出生理范围的活动，引起关节周围的关节囊、韧带、肌腱、肌肉过度牵拉而造成部分组织结构的扭错或微细的断裂损伤。急性软组织损伤在中医学属跌打损伤范畴。中医把凡因外力作用于人体而引起的筋骨伤损、瘀血肿痛、气血不和、经络不通以致脏器受损等，统称为跌打损伤。本病治疗当以行血消肿止痛或清热消肿止痛为首务。片仔癀是由麝香、牛黄、三七、蛇胆等多味中药组成的复方制剂，具有清热解毒，凉血化瘀，消肿止痛功效，用于热毒血瘀所致急慢性病毒性肝炎、痈疽疔疮、无名肿毒、跌打损伤及各种炎症，临床应用多年，效果良好。

董亦明[34]选择急性膝关节扭伤 17 例，踝关节扭伤 9 例和非关节部位的大腿软组织挫伤 16 例，小腿挫伤 18 例，共 60 例急性软组织损伤患者，随机分为片仔癀组 30 例，伤科接骨片组 30 例，连续服药 2 周，每日 3 次，停药后再跟踪观察 1 周。采用 0 ～ 3 级评分法，分别在治疗前和用药后 4h、8h、24h、3 天、5 天、7 天、14 天和 21 天观察休息痛、运动痛、肿胀、压痛和步行情况并记录，观察片仔癀与伤科接骨片治疗急性软组织损伤的临床效果。结果显示，两组用药后疼痛、肿胀和行走情况均有明显改善，但片仔癀组的改善情况优于伤科接骨片组（$P < 0.05$）；片仔癀与伤科接骨片对急性软组织损伤的治疗均有显著疗效，在用药后 2 周显愈率分别达到 93.4% 和 83.3%，服药后再观察 1 周则分别达到 96.7% 和 86.7%。在用药 3 天、14 天和 21 天时两组无明显差异（$P > 0.05$），在用药后 5 天和 7 天时则表现有显著差异（$P < 0.05$ 和 $P < 0.01$），片仔癀组优于伤科接骨片组。研究表明片仔癀对急性软组织损伤具有良好的治疗作用。

六、静脉炎

胺碘酮为广谱抗心律失常药，静脉用药作用迅速，无明显血流动力学影响，已广泛应用于心血管内科。有文献报道高浓度胺碘酮静脉泵入致静脉炎发生率高达 88.2%[35]，增加患者的痛苦，严重影响胺碘酮的临床应用。

练春英等[36]将 62 例胺碘酮致静脉炎的患者随机分为观察组 31 例和对照组 31 例，对照组采用 50% 硫酸镁湿敷，观察组采用片仔癀外敷，比较两组静脉炎的转归情况。结果观察组治愈 24 例，显效 7 例，无效 0 例，有效率为 100%；对照组治愈 8 例，显效 11 例，无效 12 例，有效率为 61.29%；观察组疗效优于对照组，差异有统计学意义（$P < 0.01$）。表明片仔癀外敷治疗胺碘酮致静脉炎的效果优于 50% 硫酸镁湿敷的效果。

化疗为恶性肿瘤综合治疗中的重要环节，化疗性静脉炎主要是由药物的直接毒性反应、血浆 pH 改变、药物刺激而引起。化疗性静脉炎增加了护理人员静脉穿刺难度，更增加了患者的痛苦。中国人民解放军第一七五医院刘丽丽[37]应用片仔癀治疗化疗性静脉炎，取片仔癀 3g 研碎后用蒸馏水调成糊状，摊于无菌纱布上，厚度不应少于 3mm，范围应大于病变部位 1 ～ 2mm，外敷于患处，每日一次。结果：一般外敷后 24h 患处肿胀、疼痛明显改善；1 ～ 3 天后肿胀消失、脓疱疹结痂；3 ～ 5 天后，结痂脱落。表明应用片仔癀治疗化疗性静脉炎可缩短治愈时间，方法简便，疗效确切，见效快。

七、类固醇痤疮

类固醇痤疮是糖皮质激素治疗的常见并发症之一，不仅损害患者皮肤而且影响美观，同时也给患者带来较大的心理压力，影响患者激素治疗的依从性。

丘余良等[38]将70例类固醇痤疮中医辨证为湿热证的患者随机分为对照组和试验组各35例，对照组予常规西药治疗，并配合对症治疗；试验组在常规治疗基础上加片仔癀胶囊，连续用药2周。评估两组患者治疗前后痤疮的严重程度并检测治疗前后血清IL-1、IL-2、IL-6、TNF-α、睾酮水平。结果显示：治疗后试验组与对照组类固醇痤疮患者皮损均明显改善，且试验组疗效明显优于对照组（$P < 0.05$）；治疗后两组患者IL-1、IL-2、IL-6、TNF-α与治疗前比较均降低（$P < 0.05$），且试验组低于对照组（$P < 0.05$）；治疗前后两组患者的血清睾酮未见明显变化（$P > 0.05$）。表明片仔癀可以改善肾病综合征湿热证患者类固醇痤疮，其作用机制可能与降低血清炎症因子有关。

八、褥疮

褥疮是临床工作中常见的护理问题，应早期发现，早期治疗。一旦发生，除应加强基础护理外，一些药物的应用也可以促进炎症的吸收，增强机体免疫力，使创面迅速愈合。沈丹荣[39]将片仔癀1粒（3g），切取1/3碾成粉末，用少许灭菌注射用水混合粉末，调成糊状，均匀涂抹于褥疮表面。Ⅰ度褥疮每日换药1次，Ⅱ、Ⅲ度褥疮每日换药2次。结果，一般换药3天后，Ⅰ度褥疮患者创面愈合，Ⅱ、Ⅲ度褥疮患者创面显著缩小，疼痛明显改善，可继续换药至结痂、脱落。临床观察表明，片仔癀用于治疗褥疮，具有操作方便、疗程短、见效快、无副作用等优点，值得临床推广应用。

片仔癀应用广泛，除了上述一系列已完成的研究，当前还开展了片仔癀胶囊联合复方片仔癀软膏治疗难治性痤疮、片仔癀胶囊用于单侧全膝关节置换术围手术期患者、片仔癀治疗糖尿病足溃疡等多项临床研究，以期进一步挖掘片仔癀的疗效作用和特色。

第四节　片仔癀临床安全性评价

为加强片仔癀上市后安全性监测并完善药品说明书，对片仔癀上市后收集的不良反应监测数据、开展的临床研究不良反应数据报告，进行医学分析和关联性评价，安全性数据显示片仔癀在临床上应用安全性良好，不良反应发生率低且症状轻微，多为轻度胃肠道反应，偶见皮肤过敏反应。2024年7月片仔癀的产品说明书获国家药品监督管理局药品审评中心及药品评价中心审评批准，【不良反应】项下为：本品可见腹痛、腹泻、消化不良、皮疹、瘙痒等不良反应。

一、不良反应监测数据

根据国家中心数据库及持有人自主收集的不良反应数据，自产品上市以来，截至2023年12月31日，累计收到评价与片仔癀有关的不良反应为27例29例次，主要不良反应表现为腹泻、消化不良、腹痛、皮疹、瘙痒等，转归良好，无严重不良反应。

二、上市后临床安全性研究

片仔癀上市后临床安全性研究，由天津中医药大学第二附属医院牵头，重庆市永川区中医院、北京大学第三附属医院等 9 家中心共同开展。研究共纳入 480 例受试者，采用多中心、随机、开放、单臂自身前后对照设计，围绕片仔癀说明书适用人群开展安全性数据收集与分析。研究结果显示，片仔癀在广泛人群中应用对正常的肝肾功能无影响，480 例受试者中进入安全性分析集 475 例，共计 23 例患者发生 27 例次不良反应，发生率为 4.842%，不良反应主要为轻度的胃肠道反应，如腹泻、腹痛、消化不良等，提示片仔癀在临床中使用安全性良好。

参考文献

[1] 中华医学会肝病学分会，中华医学会感染病学会分会 . 慢性乙型肝炎防治指南（2022 年版）. 中华传染病杂志，2023，41（1）：3-28.

[2] 钟蕊，段钟平，陈煜，等 . 片仔癀治疗慢性乙型肝炎的临床研究 . 胃肠病学和肝病学杂志，2017，26（11）：1290-1293.

[3] 王颜斌，易爱芬，李文，等 . 片仔癀胶囊联合替诺福韦治疗慢性乙型病毒性肝炎的临床研究 . 现代药物与临床，2021，36（4）：717-721.

[4] 徐武英，阎庚飞 . 片仔癀治疗病毒性肝炎的疗效观察 . 黑龙江医药，2003，16（6）：542-543.

[5] 黄周师 . 小柴胡汤加味合片仔癀胶囊辅助治疗急慢性乙型肝炎甲胎蛋白增高的临床观察 . 中国中西医结合杂志，2005，25（12）：1095.

[6] 杨钊斌，陈惠萍，赖嘉伟，等 . 片仔癀对糖尿病并脓毒症肝损伤的治疗作用 . 糖尿病新世界，2019，22（19）：18-20.

[7] 庄毅超 . 片仔癀治疗慢性乙型肝炎的作用机制研究 . 医学美学美容，2020，29（24）：12-14.

[8] 钟蕊，陈煜，李雪梅，等 . 片仔癀治疗慢性乙型肝炎合并胆囊炎 . 湖南中医药大学学报（综合一），2016（A01）：369.

[9] 何相宜，施健 . 中国慢性胆囊炎、胆囊结石内科诊疗共识意见（2018 年）. 临床肝胆病杂志，2019，35（6）：1231-1236.

[10] 中华中医药学会脾胃病分会 . 胆囊炎中医诊疗专家共识意见（2017）. 中国中西医结合消化杂志，2017，25（4）：241-246.

[11] 任彩瑗，任锋，李俊峰，等 . 片仔癀治疗石胆酸灌胃诱导胆囊炎豚鼠模型的效果观察 . 临床肝胆病杂志，2017，33（5）：905-908.

[12] 原发性肝癌诊疗指南（2022 年版）. 肿瘤综合治疗电子杂志，2022，8（2）：16-53.

[13] 中华中医药学会肝胆病分会，李秀惠 . 原发性肝癌中医诊疗指南 . 临床肝胆病杂志，2024，40（5）：919-927.

[14] 赵水连，潘杰 . 片仔癀胶囊配合介入化疗治疗原发性肝癌患者临床观察 . 医药世界，2006，7（9）：49-51.

[15] Rumgay H，Arnold M，Ferlay J，et al. Global burden of primary liver cancer in 2020 and predictions to 2040. Journal of Hepatology，2022，77（6）：1598-1606.

[16] 陈汉锐 . 片仔癀胶囊治疗中晚期原发性肝癌（肝热血瘀型）的临床研究学 . 广州：广州中医药大学，2020.

[17] 孟丽萍，顾雪峰 . 片仔癀联合 TACE 治疗毒热瘀结型原发性肝癌免疫指标变化的临床观察 . 九江医学，2008，23（1）：31，37.

[18] 郭海渊博，黄薇，操黄明，等 . 片仔癀联合伽马刀治疗原发性肝癌的临床研究 . 中国中西医结合消化杂志，2019，27（10）：735-738，742.

[19] Von Wallwitz Freitas L，Stefani S. Enhancing colon cancer care in restricted-resource settings. The Lancet Oncology，2023，24（6）：581-582.

[20] 林明和，朱德增 . 片仔癀联合化疗治疗毒热瘀结型晚期结肠癌临床研究 . 福建中医药，2012，43（1）：8-9.

[21] 黄震，訾英，陆红 . XELOX 化疗方案联合片仔癀治疗毒热瘀结型晚期结肠癌疗效观察 . 福建中医药，2014，45（5）：30-31.

[22] 褚剑锋，林久茂，欧阳学农，等 . 片仔癀胶囊治疗转移性结肠癌随机双盲对照试验研究 . 中国中西医结合杂志，2019，39（7）：798-803.

[23] 魏荣霞，张东妹，赵二军，等 . 片仔癀治疗食道癌晚期患者 1 例 . 河北医药，2011，33（17）：2681.

[24] 中国医师协会皮肤科医师分会带状疱疹专家共识工作组，国家皮肤与免疫疾病临床医学研究中心，李若瑜 . 中国带状疱疹诊疗专家共识（2022 版）. 中华皮肤科杂志，2022，55（12）：1033-1040.

[25] Wu W F，Yang D Q，Sui D S，et al. Efficacy and safety of pien tze Huang capsules in patients with herpes zoster：a multicenter，randomized，double-blinded，and placebo-controlled trial. Phytomedicine，2024，127：155453.

[26] Zheng Y J，Cheng J B，Gu C J，Xiao M，Shao Z，Zhao L，Tong X. Case report：treatment with pien-tze-Huang for prolonged positive SARS-CoV-2 test results in COVID-19 patients：a report of five cases. Front in Med，2022，9：860681.

[27] 郑金鹏，林钟滨，吴芳汀．吴芳汀主任医师治疗新型冠状病毒肺炎验案．中国民族民间医药，2021，30（11）：93-96.
[28] 俞嘉，张诗苑．片仔癀与复方硼砂溶液配合治疗放射性口腔溃疡效果观察．国际护理学杂志，2015，34（13）：1864-1866.
[29] 何依玲，陈慧敏，周华安．片仔癀治疗复发性阿弗他溃疡的临床研究．中国临床药理学杂志，2015，31（10）：780-782.
[30] 张敬雷，郭灿亮，薛国敏，等．片仔癀治疗复发性口腔溃疡的随机对照研究．中医药导报，2011，17（5）：50-52.
[31] 林国清，陈清清，曾广铨，等．片仔癀外敷联合内服治疗复发性阿弗他溃疡的临床疗效观察．深圳中西医结合杂志，2017，27（23）：21-22.
[32] 沈黎．片仔癀外涂治口疮．医药养生保健报，2006，7（10）：5.
[33] 王倩，杜颖，周勋辉，等．片仔癀研粉外敷联合小败毒膏内服治疗腺周口疮临床疗效研究．名医，2020（3）：224，226.
[34] 董亦明．片仔癀与伤科接骨片治疗急性软组织损伤临床对比研究．国际传统医药大会论文摘要汇编，北京，2000：579.
[35] 孙艳红，黄喜群，易曼珍．南天仙子湿敷治疗胺碘酮所致静脉炎的效果观察．当代护士（专科版），2010，17（8）：117-118.
[36] 练春英，刘淑芳，陈女芹．片仔癀外敷治疗胺碘酮致静脉炎的效果观察．当代护士（学术版），2012，19（3）：137-138.
[37] 刘丽丽．片仔癀用于治疗化疗性静脉炎．全科护理，2011，9（34）：3184.
[38] 丘余良，曹慧，陈东辉．片仔癀治疗肾病综合征患者类固醇痤疮的临床观察．医学理论与实践，2020，33（22）：3749-3751.
[39] 沈丹荣．片仔癀在治疗褥疮中的应用．护士进修杂志，2011，26（24）：2305.

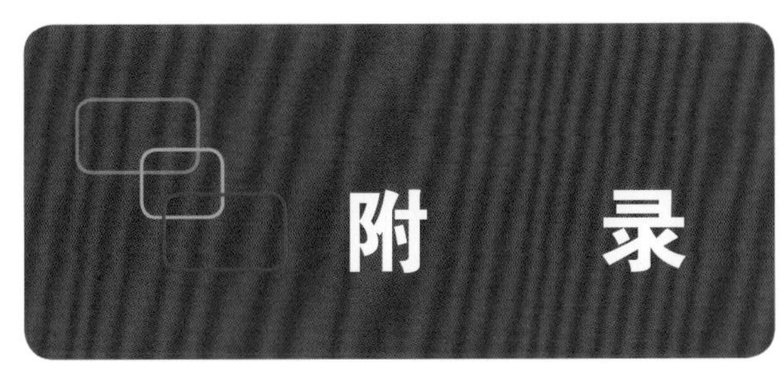

附　录

附录一　片仔癀收载于《中华人民共和国药典》2020 年版 一部

片仔癀
Pianzaihuang

本品为牛黄、麝香、三七、蛇胆等药味经加工制成的锭剂。

【性状】 本品为类扁椭圆形块状，块上有一椭圆环。表面棕黄色或灰褐色，有密细纹，可见霉斑。质坚硬，难折断。折断面微粗糙，呈棕褐色，色泽均匀，偶见少量菌丝体。粉末呈棕黄色或淡棕黄色，气微香，味苦、微甘。

【鉴别】

（1）取本品，研细，取 0.3g，置具塞锥形瓶中，加甲醇 3ml，超声处理 15 分钟，放置 30 分钟，取上清液作为供试品溶液。另取三七对照药材 0.5g，同法制成对照药材溶液。再取人参皂苷 Rb_1 对照品、人参皂苷 Rg_1 对照品、三七皂苷 R_1 对照品，加甲醇制成每 1ml 各含 1mg 的溶液，作为对照品溶液。照薄层色谱法（通则 0502）试验，吸取上述三种溶液各 3μl，分别点于同一硅胶 G 薄层板上，以三氯甲烷 - 甲醇 - 水（65 ∶ 35 ∶ 10）10℃以下放置过夜的下层溶液为展开剂，展开，取出，晾干，喷以 10% 硫酸乙醇溶液，在 105℃加热至斑点显色清晰。供试品色谱中，在与对照药材色谱和对照品色谱相应的位置上，显相同颜色的斑点。

（2）取本品，研细，取 0.3g，置具塞锥形瓶中，加二氯甲烷 - 乙醇（7 ∶ 3）混合溶液 10ml，依次加入 10% 亚硫酸氢钠 2 滴，盐酸 1 滴，摇匀，密塞，于暗处放置 2 小时，时时振摇，滤过，滤液作为供试品溶液。另取胆红素对照品，加二氯甲烷制成每 1ml 含 0.1mg 的溶液，作为对照品溶液。再取胆酸对照品、去氧胆酸对照品，加甲醇制成每 1ml 各含 1mg 的溶液，作为对照品溶液。照薄层色谱法（通则 0502）试验，吸取胆红素对照品溶液 10μl 及其余三种溶液各 6μl，分别点于同一硅胶 G 薄层板上，以甲苯 - 冰醋酸 - 水（10 ∶ 10 ∶ 1）10℃以下放置分层的上层溶液为展开剂，展开，取出，晾干。供试品色谱中，在与胆红素对照品色谱相应的位置上，显相同的黄色斑点。喷以 10% 硫酸乙醇溶液，在 105℃加热至斑点显色清晰。供试品色谱中，在与胆红素对照品色谱相应的位置上，显相同的绿色斑点。置紫外光灯

（365nm）下检视。供试品色谱中，在与胆酸对照品色谱及去氧胆酸对照品色谱相应的位置上，显相同颜色的荧光斑点。

【检查】

重量差异　按丸剂项下〔重量差异〕第三法检查（通则 0108）。

干燥失重　取本品约 1g，精密称定，在 105℃干燥至恒重，减失重量不得过 13.0%（通则 0831）。

其他　应符合锭剂项下有关的各项规定（通则 0182）。

【含量测定】　照气相色谱法（通则 0521）测定。

色谱条件与系统适用性试验　以交联 5% 苯基甲基聚硅氧烷为固定相的毛细管柱（柱长为 30m，内径为 0.32mm，膜厚度为 0.25μm）；柱温为程序升温：初始温度为 150℃，保持 30 分钟，以每分钟 20℃的速率升温至 250℃，保持 15 分钟；进样口温度为 250℃，检测器温度为 300℃；理论板数按麝香酮峰计应不低于 5000。

校正因子测定　取百秋李醇对照品适量，精密称定，加无水乙醇制成每 1ml 含 0.2mg 的溶液，作为内标溶液。另取麝香酮对照品约 10mg，精密称定，置 50ml 量瓶中，加无水乙醇适量溶解并稀释至刻度，摇匀，精密吸取 2ml，置 5ml 量瓶中，精密加入内标溶液 2ml，加无水乙醇稀释至刻度，摇匀，吸取 1μl，注入气相色谱仪，计算校正因子。

测定法　取本品，研成粉末（过五号筛），混匀，取约 1g，精密称定，置具塞锥形瓶中，精密加入内标溶液 2ml，再精密加入无水乙醇 3ml，混匀，密塞，称定重量，超声处理（功率 300W，频率 40kHz）10 分钟，放置 2 小时，再称定重量，用无水乙醇补足减失的重量，摇匀，滤过，取续滤液 1μl，注入气相色谱仪，测定，计算，即得。

本品每 1g 含麝香以麝香酮（$C_{16}H_{30}O$）计，不得少于 0.27mg。

【功能与主治】　清热解毒，凉血化瘀，消肿止痛。用于热毒血瘀所致急慢性病毒性肝炎，痈疽疔疮，无名肿毒，跌打损伤及各种炎症。

【用法与用量】　口服。一次 0.6g，八岁以下儿童一次 0.15 ～ 0.3g，一日 2 ～ 3 次；外用研末用冷开水或食醋少许调匀涂在患处（溃疡者可在患处周围涂敷之），一日数次，常保持湿润，或遵医嘱。

【注意】　孕妇忌服。

【规格】　每粒重 3g

【贮藏】　密封，置干燥处。

片仔癀胶囊

Pianzaihuang Jiaonang

【处方】　片仔癀 300g

【制法】　取片仔癀 300g，粉碎成细粉，加羧甲基纤维素钠适量混匀，制粒，干燥，装入胶囊，制成 1000 粒，即得。

【性状】　本品为硬胶囊，内容物为棕黄色的颗粒及细粉；气香，味苦、微甘。

【鉴别】

（1）取本品内容物 0.3g，置具塞锥形瓶中，加甲醇 3ml，超声处理 15 分钟，放置 30 分钟，取上清液作为供试品溶液。另取三七对照药材 0.5g，同法制成对照药材溶液。再取人参

皂苷 Rb_1 对照品、人参皂苷 Rg_1 对照品、三七皂苷 R1 对照品，加甲醇制成每 1ml 各含 1mg 的溶液，作为对照品溶液。照薄层色谱法（通则 0502）试验，吸取上述三种溶液各 3μl，分别点于同一硅胶 G 薄层板上，以三氯甲烷 - 甲醇 - 水（65 ∶ 35 ∶ 10）10℃以下放置过夜的下层溶液为展开剂，展开，取出，晾干，喷以 10% 硫酸乙醇溶液，在 105℃加热至斑点显色清晰。供试品色谱中，在与对照药材色谱和对照品色谱相应的位置上，分别显相同颜色的斑点。

（2）取本品内容物 0.3g，置具塞锥形瓶中，加二氯甲烷 - 乙醇（7 ∶ 3）混合溶液 10ml，依次加入 10% 亚硫酸氢钠 2 滴，盐酸 1 滴，摇匀，密塞，于暗处放置 2 小时，时时振摇，滤过，滤液作为供试品溶液。另取胆红素对照品，加二氯甲烷制成每 1ml 含 0.1mg 的溶液，作为对照品溶液。再取胆酸对照品、去氧胆酸对照品，分别加甲醇制成每 1ml 各含 1mg 的溶液，作为对照品溶液。照薄层色谱法（通则 0502）试验，吸取胆红素对照品溶液 10μl、其余三种溶液各 6μl，分别点于同一硅胶 G 薄层板上，以甲苯 - 冰醋酸 - 水（10 ∶ 10 ∶ 1）10℃以下放置分层的上层溶液为展开剂，展开，取出，晾干。供试品色谱中，在与胆红素对照品色谱相应的位置上，显相同的黄色斑点。喷以 10% 硫酸乙醇溶液，在 105℃加热至斑点显色清晰。供试品色谱中，在与胆红素对照品色谱相应的位置上，显相同的绿色斑点。置紫外光灯（365nm）下检视，在与胆酸对照品色谱及去氧胆酸对照品色谱相应的位置上，显相同颜色的荧光斑点。

【检查】

干燥失重　取本品约 1g，精密称定，在 105℃干燥至恒重，减失重量不得过 13.0%（通则 0831）。

其他　应符合胶囊剂项下有关的各项规定（通则 0103）。

【含量测定】　照气相色谱法（通则 0521）测定。

色谱条件与系统适用性试验　以交联 5% 苯基甲基聚硅氧烷为固定相的毛细管柱（柱长为 30m，内径为 0.32mm，膜厚度为 0.25μm）；柱温为程序升温：初始温度为 150℃，保持 30 分钟，以每分钟 20℃的速率升温至 250℃，保持 15 分钟；进样口温度为 250℃，检测器温度为 300℃；理论板数按麝香酮峰计应不低于 5000。

校正因子测定　取百秋李醇适量，精密称定，加无水乙醇制成每 1ml 含 0.2mg 的溶液，作为内标溶液。另取麝香酮对照品约 10mg，精密称定，置 50ml 量瓶中，加无水乙醇适量溶解并稀释至刻度，摇匀，精密吸取 2ml，置 5ml 量瓶中，精密加入内标溶液 2ml，加无水乙醇稀释至刻度，摇匀，吸取 1μl，注入气相色谱仪，计算校正因子。

测定法　取装量差异的本品内容物，研细，混匀，取约 1g，精密称定，置具塞锥形瓶中，精密加入内标溶液 2ml，再精密加入无水乙醇 3ml，混匀，密塞，称定重量，超声处理（功率 300W，频率 40kHz）10 分钟，放置 2 小时，再称定重量，用无水乙醇补足减失的重量，摇匀，滤过，取续滤液 1μl，注入气相色谱仪，测定，计算，即得。

本品每粒含麝香以麝香酮（$C_{16}H_{30}O$）计，不得少于 0.07mg。

【功能与主治】　清热解毒，凉血化瘀，消肿止痛。用于热毒血瘀所致急慢性病毒性肝炎，痈疽疔疮，无名肿毒，跌打损伤及各种炎症。

【用法与用量】　口服。一次 2 粒，一至五岁儿童一次 1 粒，一日 3 次；或遵医嘱。

【注意】　孕妇忌服。

【规格】　每粒装 0.3g

【贮藏】　密封。

附录二　片仔癀获批省级及以上科技项目

序号	时间	课题名称	列入项目名称
国家级科技项目			
1	2003	片仔癀治疗肝癌临床研究	国家 863 计划项目
2	2007	片仔癀二次开发	“十一五”国家科技支撑计划项目
	2007	金糖宁胶囊的产业化研究	国家火炬计划项目
3	2008	片仔癀药效作用机理及质控体系的研究	国家“重大新药创制”科技重大专项
4	2009	片仔癀保肝、对缺血性脑中风的预防和神经保护作用机理研究及注册	国际科技合作计划项目
5	2010	林麝人工繁殖种源基地建立	国家中药材生产扶持项目
6	2012	麝香产业化基地建设	国家中药材生产扶持项目
7	2012	片仔癀治疗大肠癌的作用机制研究	第 51 批中国博士后科学基金面上资助项目
8	2013	基于 miRNA 的片仔癀逆转大肠癌多药耐药作用机制研究	中国博士后科学基金第六批特别资助项目
9	2016	具有改善睡眠功能产品研发	国家重点外国专家项目
10	2017	片仔癀治疗多发性硬化症的疗效评价及机制研究	国家重点外国专家项目
11	2017	福建省经典中药复方创新与再评价研究中心	中央引导地方科技发展专项资金项目
12	2018	福建省经典中药复方创新与再评价研究中心（二期）	中央引导地方科技发展专项资金项目
13	2018	不同地区鹿类、麝类的饲料资源开发与示范	国家重点研发计划
14	2019	名优中成药国际产业协作基地	中医药国际合作专项项目——“一带一路”中医药国际合作基地类项目
15	2022	党参与三七补气活血功效物质解析及深度研发	国家重点研发计划“中医药现代化”重点专项项目
16	2022	高品质中药材生态调控栽培技术研究	国家重点研发计划“中医药现代化”重点专项项目
17	2023	基于证素辨识和状态可测原理的动静态中医临床评价方法学构建与示范研究	国家重点研发计划“中医药现代化”重点专项项目
省级科技项目			
18	2000	片仔癀保肝作用研究	香港特区政府创新及科技基金资助项目
19	2006	治疗 2 型糖尿病新中药制剂——金糖宁胶囊的研发	福建省科技重大专项
20	2009	中药炮制现代化研究	福建省产业技术开发项目
21	2010	金糖宁胶囊新适应症及精制工艺研究	福建省中药生产扶持项目
22	2010	双孢蘑菇多糖系列产品的研发	福建省区域科技重大项目
23	2010	中药糖苷酶抑制剂金糖宁精制工艺研究	福建省自然科学基金资助项目（杰青）
24	2010	Reversine 对肝纤维化抑制作用的药效研究	香港特区政府创新及科技基金资助项目

续表

序号	时间	课题名称	列入项目名称
25	2011	心舒宝片细胞与分子机理研究	福建省企业技术创新重点项目
26	2012	金牡感冒片二次开发研究	福建省社会发展科技重大项目
27	2012	Reversine-2 及含有与之类似小分子的生物活性动植物提取物对肝纤维化抑制作用的药效研究	香港特区政府创新及科技基金资助项目
28	2013	麝香原料基地建设	福建省中药原料基地与中药加工生产扶持项目
29	2013	增加骨密度保健食品益节健片及益节健胶囊的研制	福建省高校产学合作科技重大项目
30	2014	养心草安神胶囊的研发	福建省战略性新兴产业专项项目
31	2015	治疗肠易激综合征药物的研究开发	福建省区域发展项目
32	2015	用于糖尿病及其心血管并发症诊断的新型化学发光诊断试剂盒的研发	香港特区政府创新及科技基金资助项目
33	2016	基于内质网应激探讨片仔癀治疗酒精性肝病的分子机制	福建省自然科学基金计划项目
34	2016	功能化石墨烯及其在双孢蘑菇砷化合物控制和抗肿瘤活性成分筛选中的应用	福建省 STS 计划配套项目
35	2016	一种治疗脂肪肝的药物组合物及其制备方法等专利技术产业化运用研究	福建省专利技术实施与产业化计划项目
36	2017	名优中成药片仔癀治疗肝癌二次开发研究	福建省社会发展重大专项专题项目
37	2017	片仔癀治疗多发性硬化症的药效与机制研究	香港特区政府创新及科技基金资助项目
38	2017	片仔癀对淋巴细胞白血病细胞株耐药调控的研究	福建省中医药科研项目
39	2018	片仔癀通过 PI3K-AKT-mTOR 信号通路调控自噬抑制肝纤维化的研究	福建省自然科学基金面上项目
40	2018	治疗膝关节骨关节炎药物 - 马钱子总碱囊泡凝胶的研发	福建省重大科技成果购买补助项目
41	2019	名优中成药片仔癀治疗带状疱疹多中心临床研究	福建省对外合作项目
42	2019	基于肿瘤免疫探讨片仔癀治疗肝癌的作用机制研究	福建省自然科学基金科技项目
43	2019	基于（磷酸化）蛋白质组学的片仔癀治疗肝癌作用机制研究	福建省自然科学基金科技项目
44	2019	抗焦虑新药温胆片的研发	福建省科技成果购买补助项目
45	2019	抗焦虑新药的研发	福建省省级技术创新重大项目——产业创新重大专项
46	2020	实体瘤靶向治疗创新药物 PZH2111 的研发	福建省科技成果购买补助项目
47	2020	慢性疼痛（癌性痛）靶向治疗创新药 PZH2108 的研发	福建省科技成果购买补助项目
48	2020	新型抗凝药物阿哌沙班片的研发	福建省省级技术创新重大项目——产业创新重大专项
49	2020	治疗肠易激综合征药物的研究开发	福建省省级技术创新重大项目——产业创新重大专项
50	2020	马钱子总碱囊泡凝胶的研发	福建省省级技术创新重大项目——产业创新重大专项
51	2021	片仔癀 - 澳门大学中医药产学研创新联合实验室	福建省“一带一路”对外合作科技创新平台项目
52	2021	新型抗凝药物阿哌沙班片的研发	福建省科技成果购买补助项目

续表

序号	时间	课题名称	列入项目名称
53	2022	中成药创新闽港科技合作基地	福建省闽台港澳科技合作基地科技创新平台项目
54	2022	片仔癀通过 PERK-ATF4-CHOP 通路调控趋化因子转录表达影响免疫反应过程抗肝纤维化的机制	福建省自然基金项目
55	2022	高亲和力抗体智能化净化协同创新平台	福厦泉国家自主创新示范区协同创新平台项目
56	2022	基于靶点垂钓的复方片仔癀含片生物效应检测关键技术及质量标准提升	福建省社会发展引导性（重点）项目
57	2023	基于 PD-L1 介导的肿瘤免疫探讨片仔癀治疗结直肠癌的作用机制研究	福建省自然科学基金项目
58	2023	圈养林麝对高原低氧的生理和免疫适应及耐低氧种群的组建	福建省对外合作科技计划项目

附录三　片仔癀部分荣誉

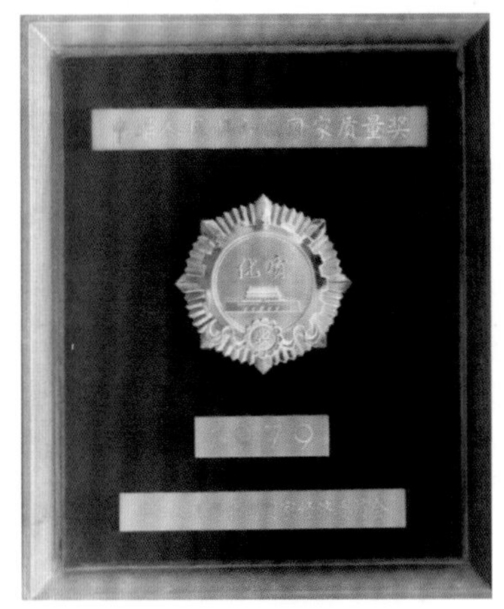

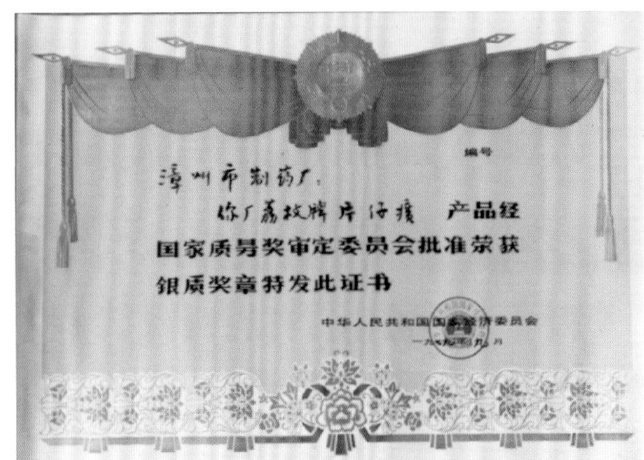

编号

漳州市制药厂：

你厂荔枝牌片仔癀　产品经国家质量奖审定委员会批准荣获银质奖章特发此证书

中华人民共和国国家经济委员会

附图 -3-1　国家质量奖“银质奖章”（1979 年）

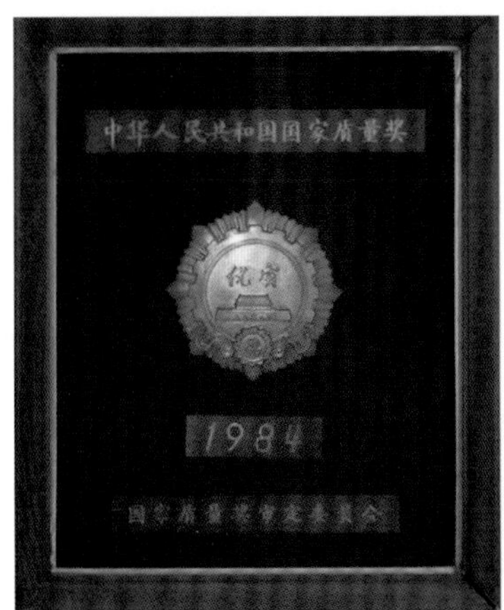

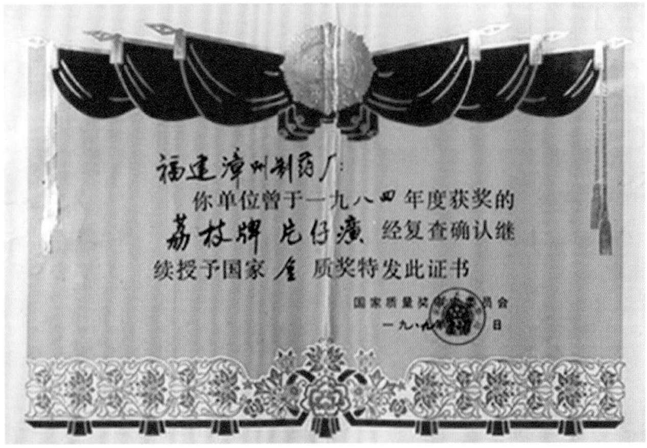

福建漳州制药厂：

你单位曾于一九八四年度获奖的荔枝牌片仔癀经复查确认继续授予国家金质奖特发此证书

国家质量奖　　会

一九八　　日

附图 -3-2　蝉联国家质量奖“金质奖章”（1984 年、1989 年）

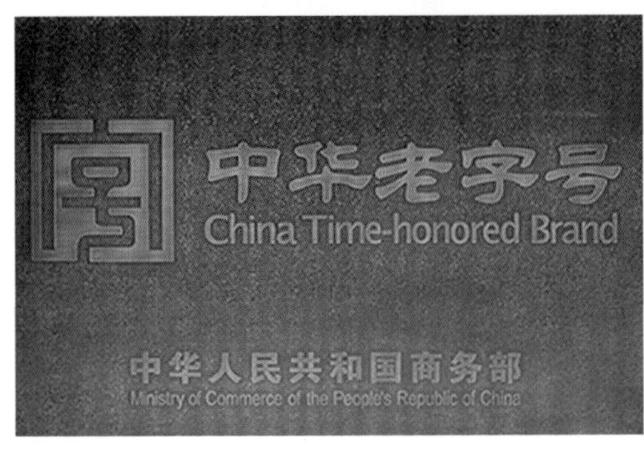

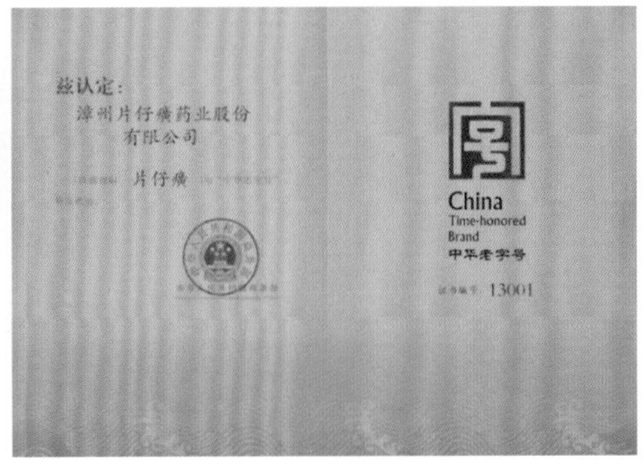

兹认定：

漳州片仔癀药业股份有限公司

片仔癀

China
Time-honored
Brand
中华老字号

13001

附图 -3-3　中华老字号（1995 年、2006 年）

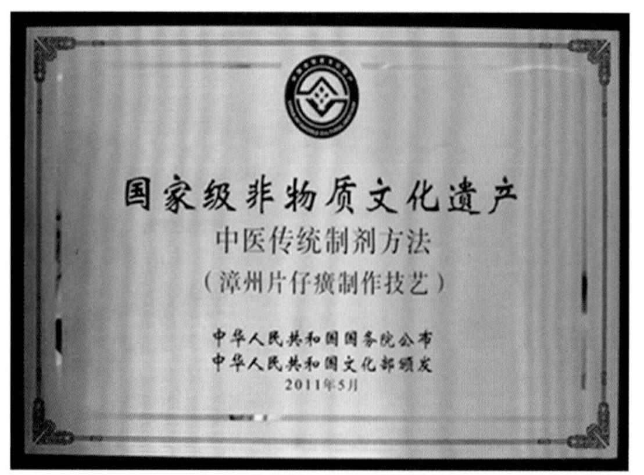

附图 -3-4　国家级非物质文化遗产（2011 年）

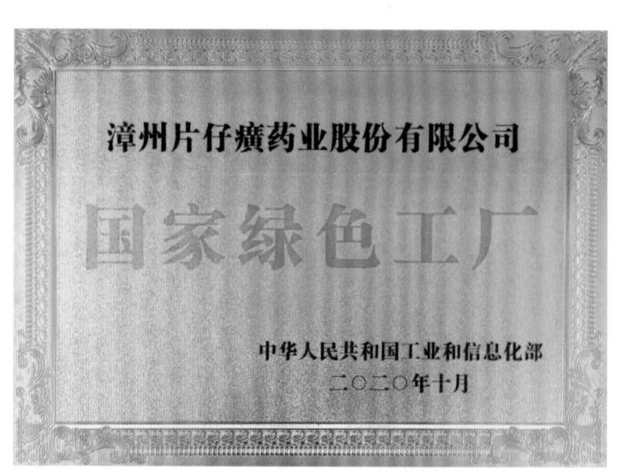

附图 -3-5　国家绿色工厂（2020 年）

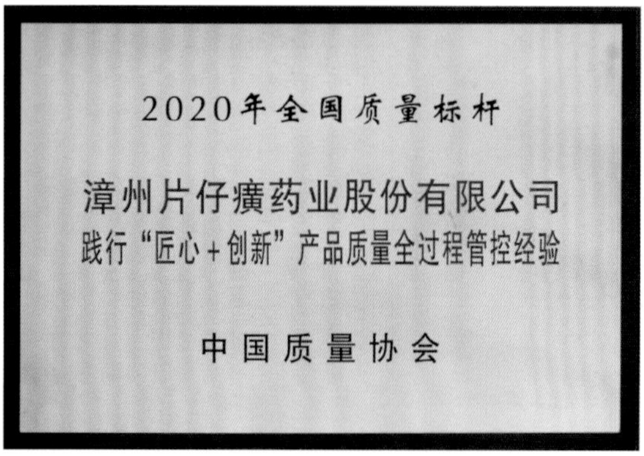

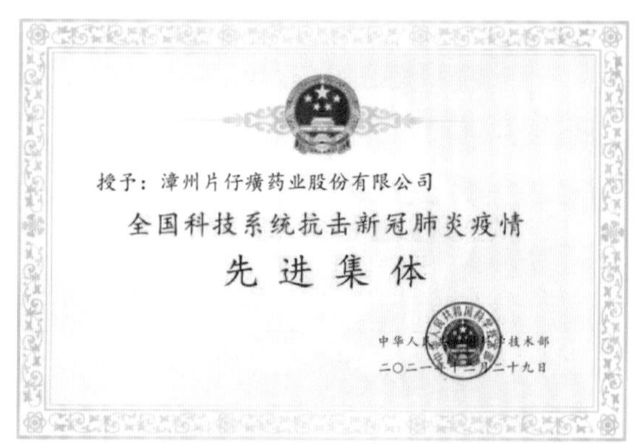

附图 -3-6　全国质量标杆（2020 年）

附图 -3-7　全国科技系统抗击新冠肺炎疫情先进集体（2021 年）

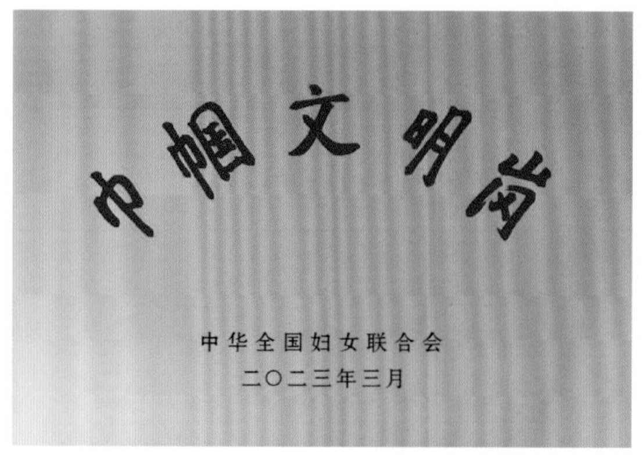

附图 -3-8　研发中心获全国巾帼文明岗（2023 年）

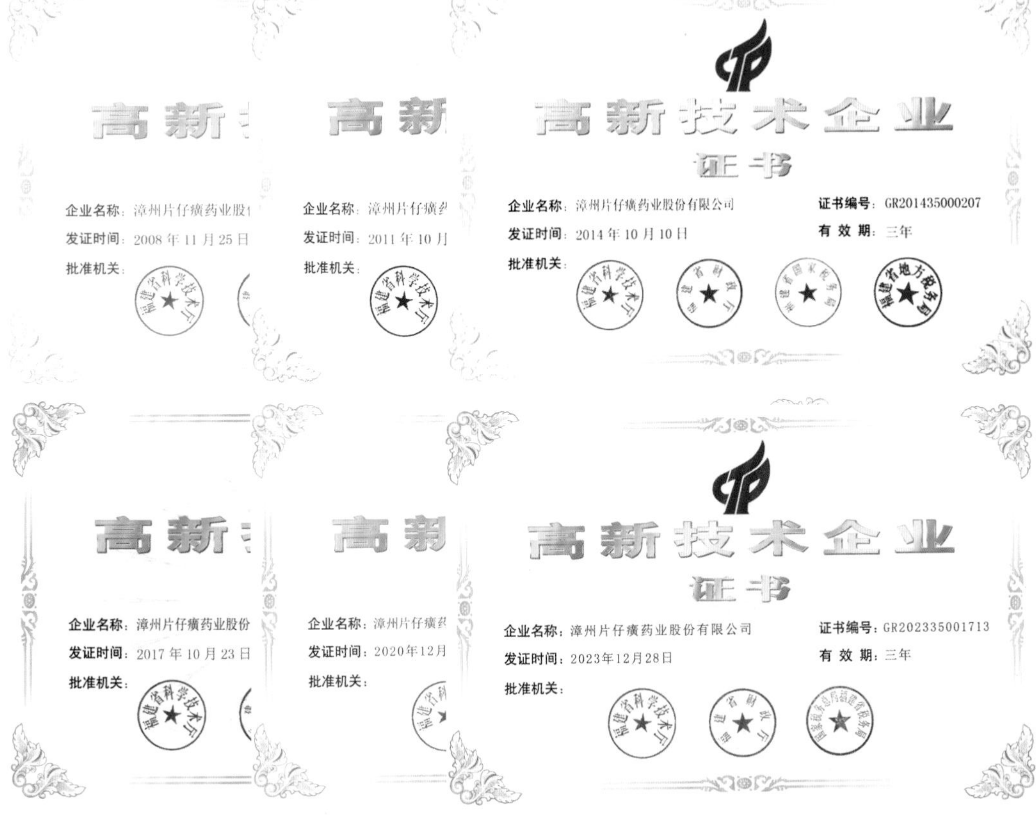

附图 -3-9　“高新技术企业”（2008 年、2011 年、2014 年、2017 年、2020 年、2023 年）

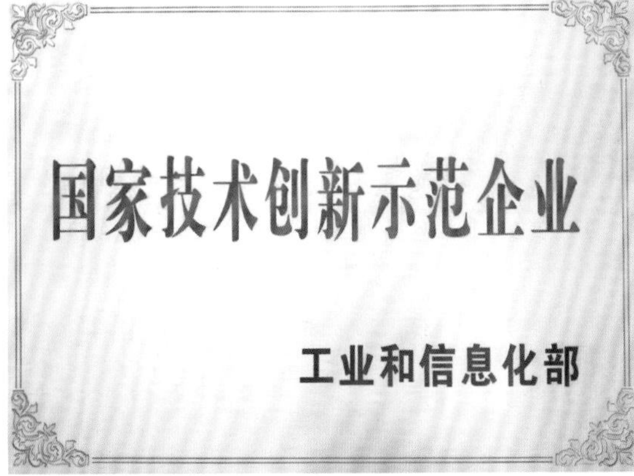

附图 -3-10　国家技术创新示范企业（2019 年）

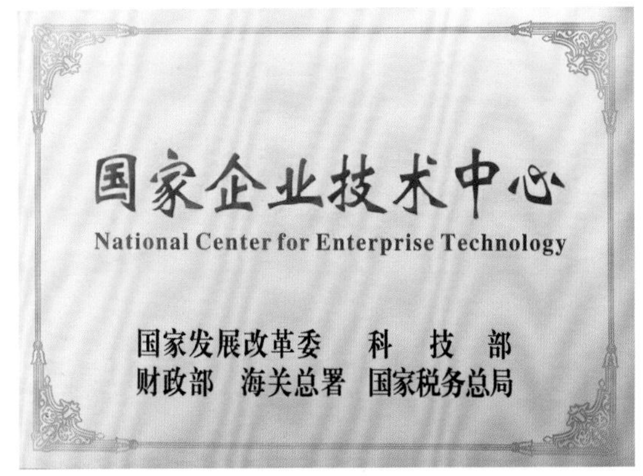

附图 -3-11　国家企业技术中心（2019 年）

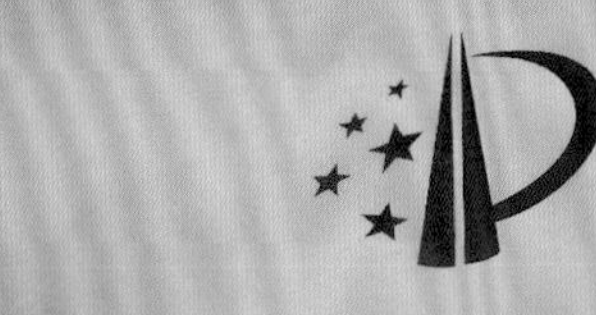
国家知识产权示范企业
国家知识产权局
2022年10月－2025年9月

附图 -3-12 国家知识产权示范企业（2022 年）

福建漳州片仔癀药业股份有限公司
博士后科研工作站
POSTDOCTORAL PROGRAMME
中华人民共和国人事部
二〇〇二年十月十六日

附图 -3-13 博士后科研工作站（2002 年）

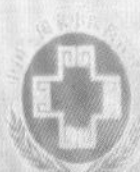
国家中医药管理局中医药国际合作专项
名优中成药国际产业协作基地
(2019年度)
编号：GZYYGJ2019042

附图 -3-14 名优中成药国际产业协作基地（2019 年）

授予 漳州片仔癀药业股份有限公司陈可冀院士工作站
福建省院士专家工作站
（2022-2025年）
中共福建省委组织部 福建省科学技术协会
福 建 省 财 政 厅 福建省科学技术厅

附图 -3-15 陈可冀院士专家工作站（2022 年）

授予：漳州片仔癀药业股份有限公司王琦院士工作站
福建省院士专家工作站
中共福建省委组织部 福建省科学技术协会
福 建 省 财 政 厅 福建省科学技术厅

附图 -3-16 王琦院士专家工作站（2024 年）

福建省技术研发平台
福建省传统中药制药
企业工程技术研究中心
福建省科学技术厅
二〇一〇年十二月

附图 -3-17 福建省传统中药制药企业工程技术研究中心（2010 年）

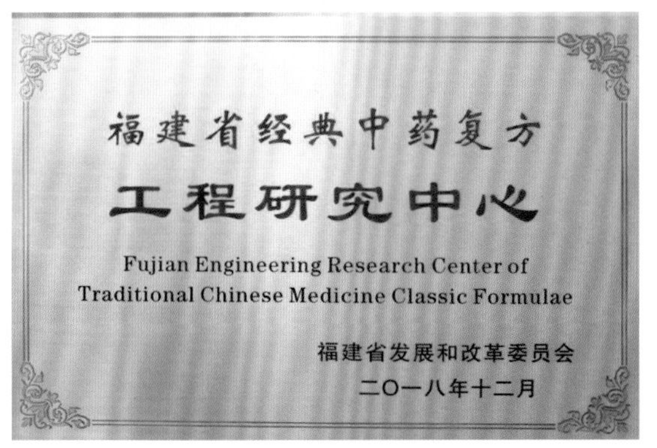

附图 -3-18　福建省经典中药复方工程研究中心（2018 年）

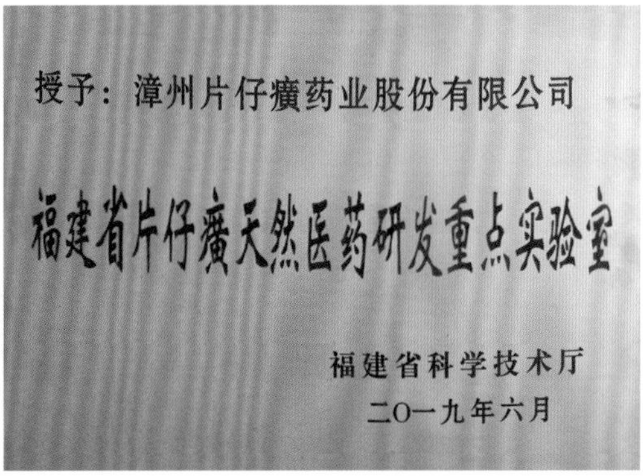

附图 -3-19　福建省片仔癀天然医药研发重点实验室（2019 年）

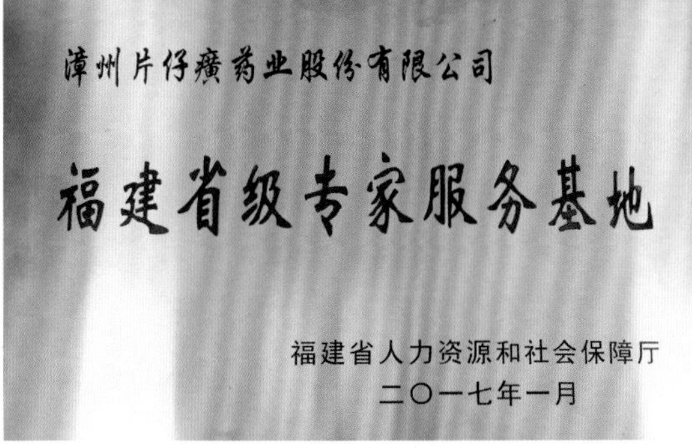

附图 -3-20　福建省级专家服务基地（2017 年）

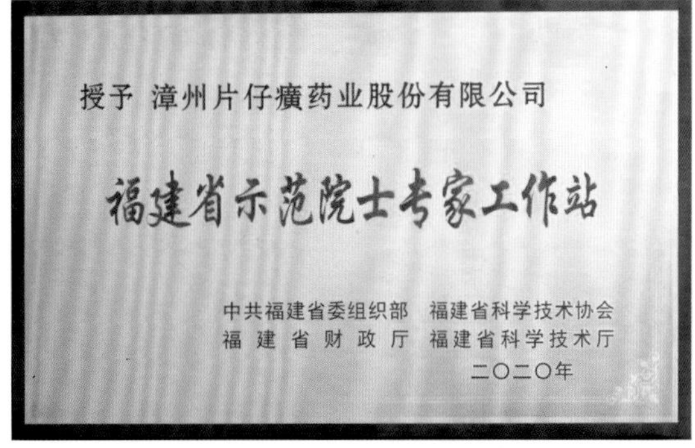

附图 -3-21　福建省示范院士专家工作站（2020 年）

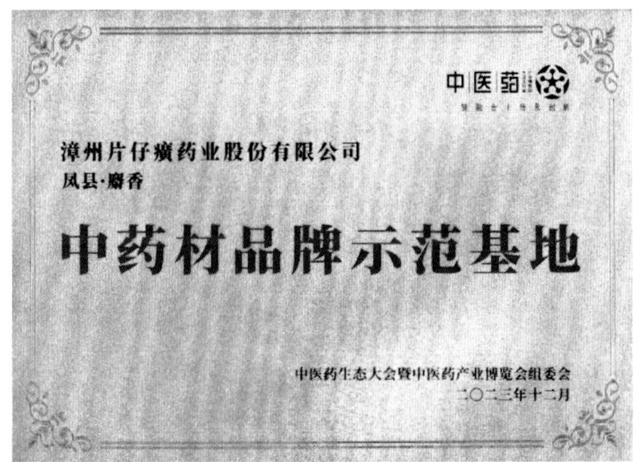

附图 -3-22　麝香中药材品牌示范基地（2023 年）

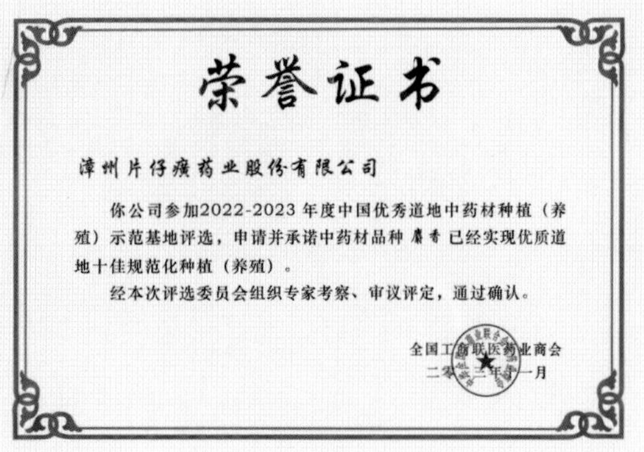

附图 -3-23　中国优秀道地中药材种植（养殖）示范基地（2023 年）

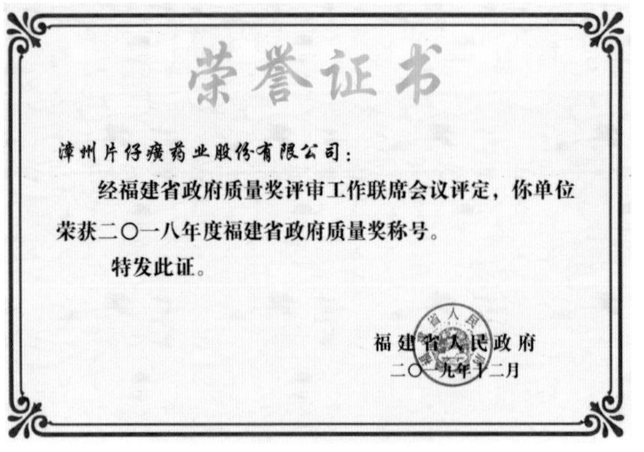

荣誉证书

漳州片仔癀药业股份有限公司：

经福建省政府质量奖评审工作联席会议评定，你单位荣获二〇一八年度福建省政府质量奖称号。

特发此证。

福建省人民政府

附图 -3-24　福建省政府质量奖（2018 年）

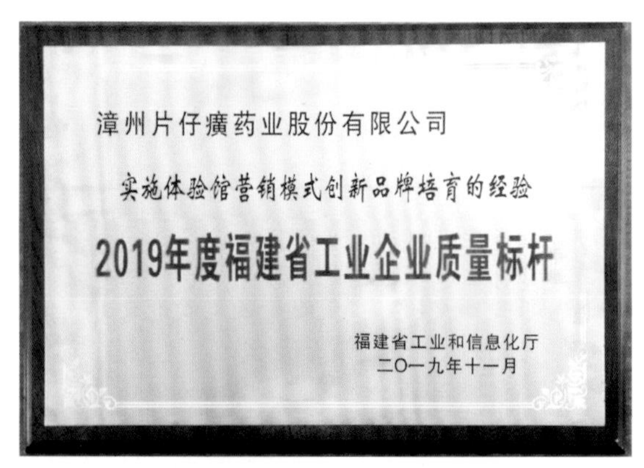

漳州片仔癀药业股份有限公司

实施体验馆营销模式创新品牌培育的经验

2019年度福建省工业企业质量标杆

福建省工业和信息化厅

二〇一九年十一月

附图 -3-25　福建省工业企业质量标杆（2019 年）

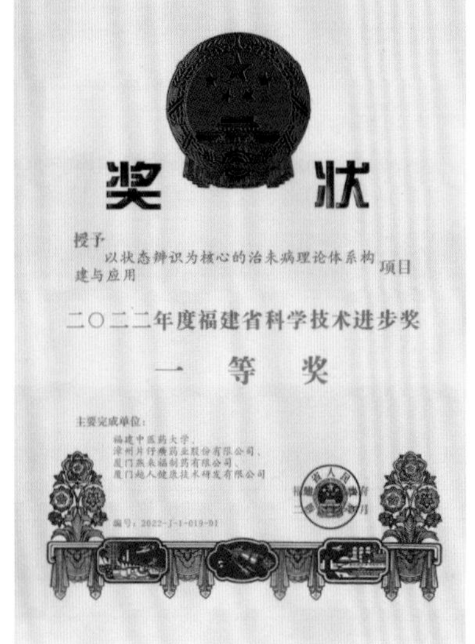

奖状

授予

以状态辨识为核心的治未病理论体系构建与应用 项目

二〇二二年度福建省科学技术进步奖

一　等　奖

主要完成单位：

福建中医药大学、

漳州片仔癀药业股份有限公司、

厦门燕来福制药有限公司、

厦门灿人健康技术研发有限公司

编号：2022-J-1-019-01

附图 -3-26　福建省科学技术进步奖一等奖（2022 年）

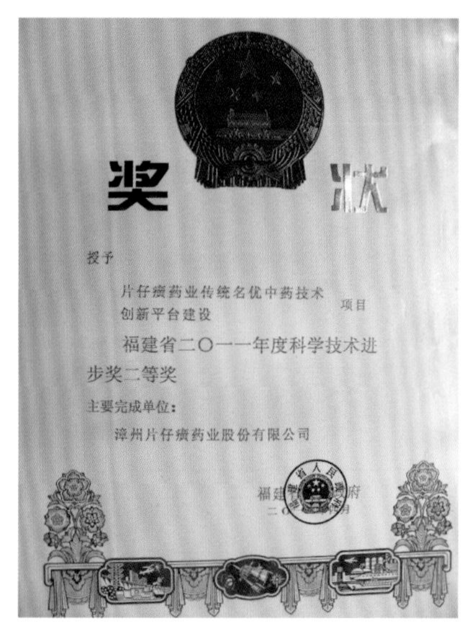

奖状

授予

片仔癀药业传统名优中药技术创新平台建设 项目

福建省二〇一一年度科学技术进步奖二等奖

主要完成单位：

漳州片仔癀药业股份有限公司

附图 -3-27　福建省科学技术进步奖二等奖（2011 年）

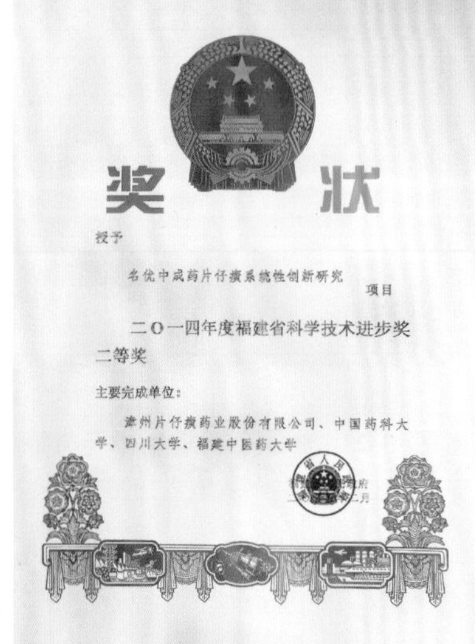

奖状

授予

名优中成药片仔癀系统性创新研究 项目

二〇一四年度福建省科学技术进步奖二等奖

主要完成单位：

漳州片仔癀药业股份有限公司、中国药科大学、四川大学、福建中医药大学

附图 -3-28　福建省科学技术进步奖二等奖（2014 年）

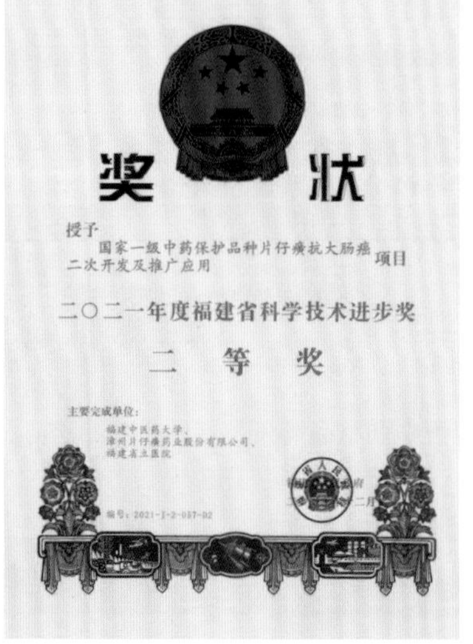

奖状

授予

国家一级中药保护品种片仔癀抗大肠癌二次开发及推广应用 项目

二〇二一年度福建省科学技术进步奖

二　等　奖

主要完成单位：

福建中医药大学、

漳州片仔癀药业股份有限公司、

福建省立医院

编号：2021-J-2-057-02

附图 -3-29　福建省科学技术进步奖二等奖（2021 年）

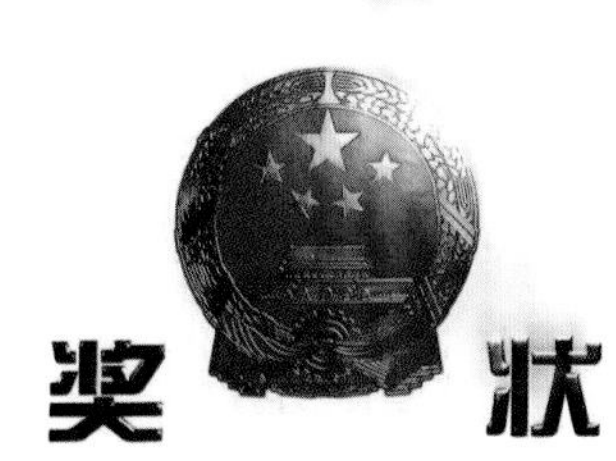

奖　状

授予

体现辨证论治特点的中医药疗效评价方法与应用研究　项目

二〇二一年度福建省科学技术进步奖

二　等　奖

主要完成单位：

福建中医药大学、
漳州片仔癀药业股份有限公司、
厦门大学

编号：2021-J-2-055-D2

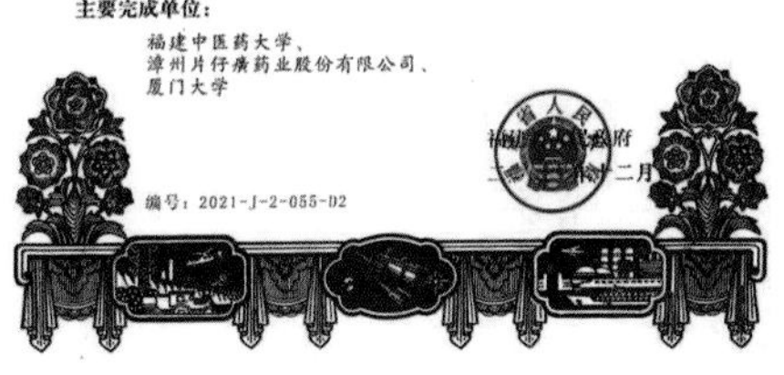

附图 -3-30　福建省科学技术进步奖二等奖（2021 年）

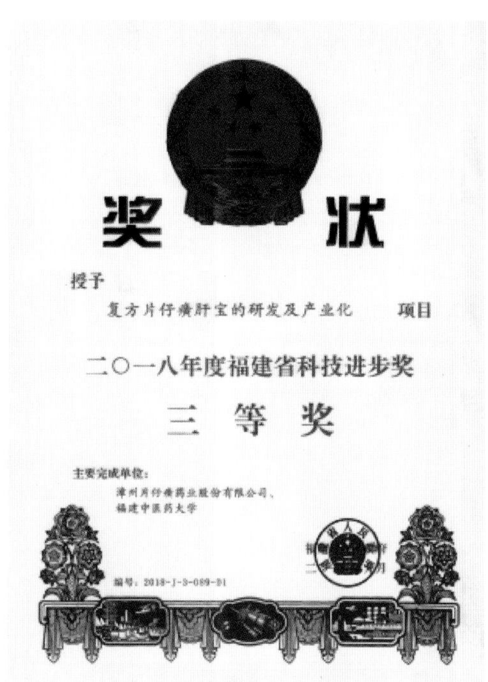

奖　状

授予

复方片仔癀肝宝的研发及产业化　项目

二〇一八年度福建省科技进步奖

三　等　奖

主要完成单位：

漳州片仔癀药业股份有限公司、
福建中医药大学

编号：2018-J-3-089-D1

附图 -3-31　福建省科技进步奖三等奖（2018 年）

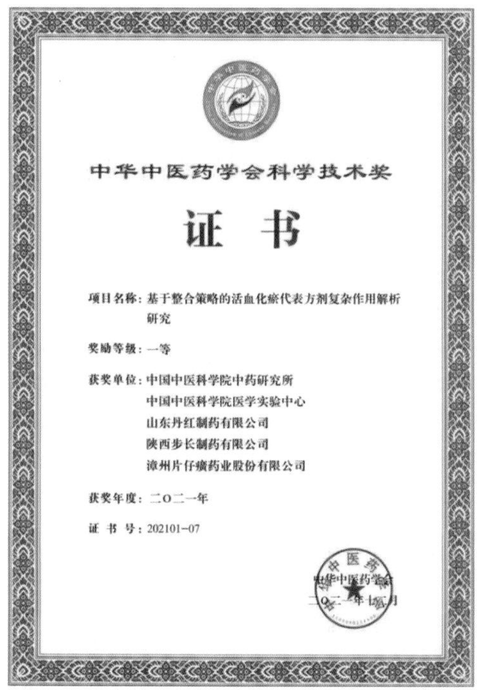

中华中医药学会科学技术奖

证　书

项目名称：基于整合策略的活血化瘀代表方剂复杂作用解析研究

奖励等级：一等

获奖单位：中国中医科学院中药研究所
中国中医科学院医学实验中心
山东丹红制药有限公司
陕西步长制药有限公司
漳州片仔癀药业股份有限公司

获奖年度：二〇二一年

证 书 号：202101-07

附图 -3-32　中华中医药学会科学技术奖一等奖（2021 年）

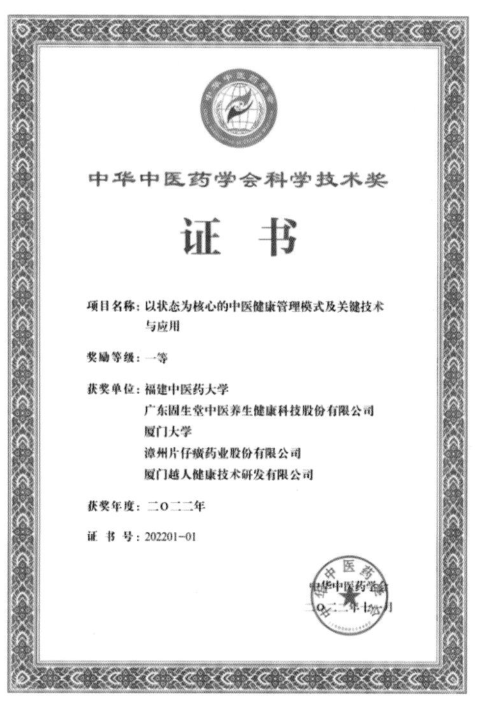

中华中医药学会科学技术奖

证　书

项目名称：以状态为核心的中医健康管理模式及关键技术与应用

奖励等级：一等

获奖单位：福建中医药大学
广东固生堂中医养生健康科技股份有限公司
厦门大学
漳州片仔癀药业股份有限公司
厦门越人健康技术研发有限公司

获奖年度：二〇二二年

证 书 号：202201-01

附图 -3-33　中华中医药学会科学技术奖一等奖（2022 年）

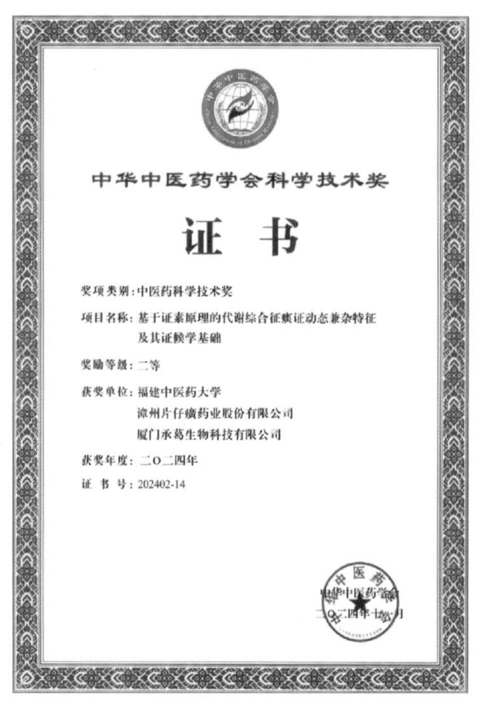

附图 3-34　中华中医药学会科学技术奖二等奖（2024 年）

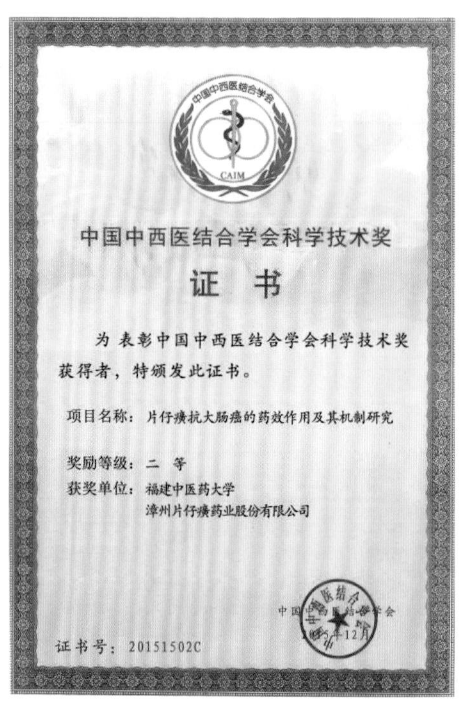

附图 -3-35　中国中西医结合学会科学技术奖二等奖（2015 年）

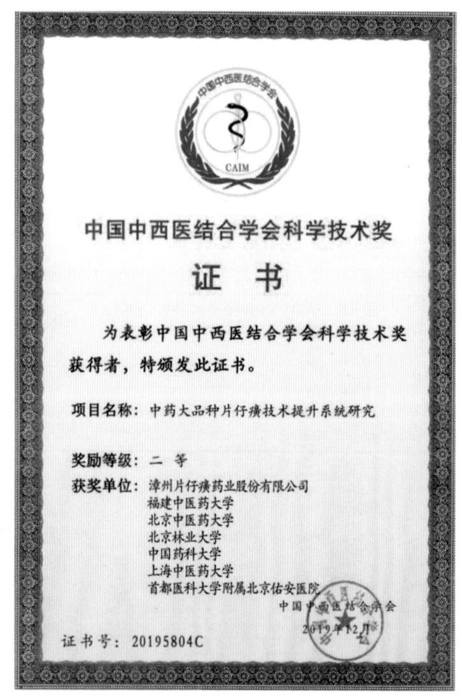

附图 -3-36　中国中西医结合学会科学技术奖二等奖（2019 年）

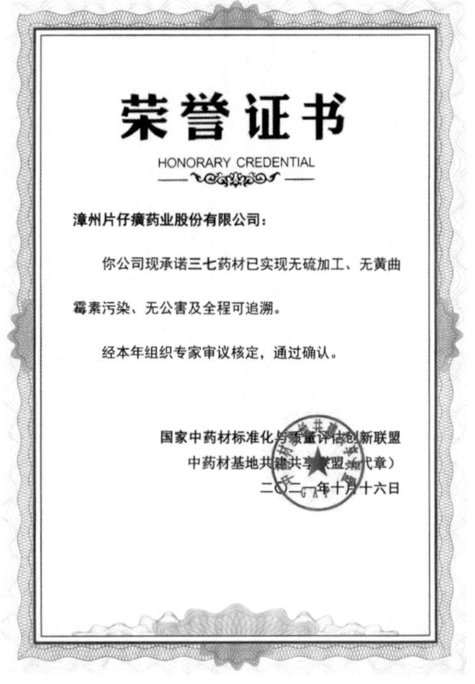

附图 -3-37　三七药材获“三无一全”荣誉（2021 年）

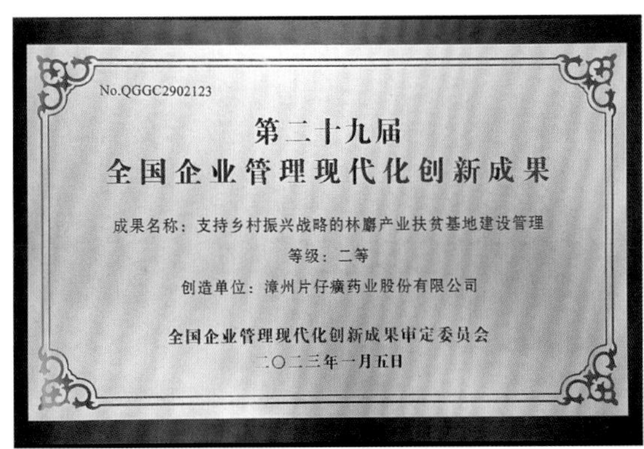

附图 -3-38　全国企业管理现代化创新成果二等奖（2023 年）

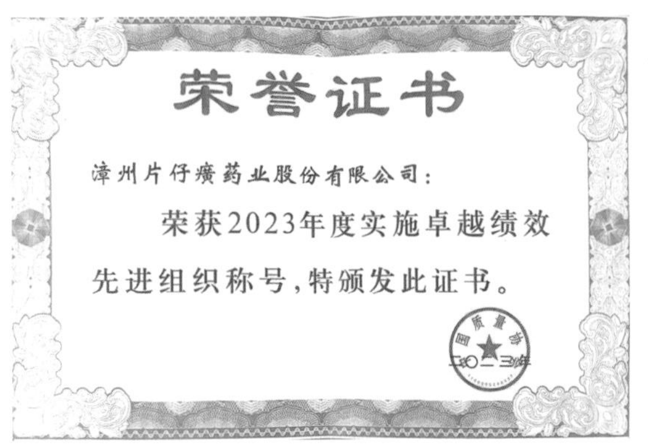
荣誉证书
漳州片仔癀药业股份有限公司：
荣获2023年度实施卓越绩效
先进组织称号，特颁发此证书。
二〇二三年

附图 -3-39　实施卓越绩效先进组织称号（2023 年）

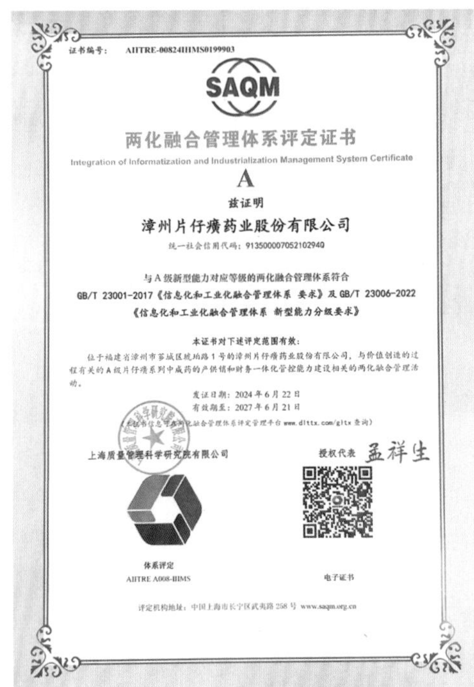
证书编号：　AIITRE-00824IIMS0199903
SAQM
两化融合管理体系评定证书
Integration of Informatization and Industrialization Management System Certificate
A
兹证明
漳州片仔癀药业股份有限公司
统一社会信用代码：913500007052102940
与A级新型能力对应等级的两化融合管理体系符合
GB/T 23001-2017《信息化和工业化融合管理体系 要求》及GB/T 23006-2022
《信息化和工业化融合管理体系 新型能力分级要求》
本证书对下述评定范围有效：
位于福建省漳州市芗城区琥珀路1号的漳州片仔癀药业股份有限公司，与价值创造的过程有关的A级片仔癀系列中成药的产供销和财务一体化管控能力建设相关的两化融合管理活动。
发证日期：2024年6月22日
有效期至：2027年6月21日
上海质量管理科学研究院有限公司
授权代表　孟祥生
体系评定
AIITRE A008-IIIMS
电子证书

附图 -3-40　两化融合管理体系评定证书（2024 年）

附录四　片仔癀临床应用中国专家建议

《片仔癀临床应用中国专家建议》编写组

一、背景

传统名贵中成药片仔癀是国家一级中药保护品种，处方和工艺受国家级绝密保护，“片仔癀制作技艺”被列入“国家非物质文化遗产名录”，出口到东南亚、东北亚等国家和地区，每年出口创汇超千万美元，位居中国中成药单项出口创汇首位。处方由三七、蛇胆、牛黄、麝香等组成，具有清热解毒，凉血化瘀，消肿止痛作用。临床多用于治疗热毒血瘀所致急慢性肝炎、痈疽疔疮、无名肿毒、跌打损伤及各种炎症。传统的片仔癀是锭剂，目前在临床上应用的还有胶囊剂，两种剂型处方及功效一致。

片仔癀在临床中的应用非常广泛，尤其在传染性疾病和抗肿瘤方面具有较好疗效，先后被列入《中医药治疗埃博拉出血热专家指导意见（第一版）》[1]、《登革热诊疗指南（2014第二版）》[2]等相关指南。为了总结片仔癀的基础和临床研究成果，指导和规范片仔癀的临床应用，中国医师协会中西医结合医师分会特邀来自全国相关领域的知名专家编写本建议。

二、片仔癀的有效成分、质量控制、作用机制

1. 有效成分

片仔癀的组方是国家机密，其有效成分包括三七皂苷 R_1、人参皂苷 Rg_1 和人参皂苷 Rb_1 等，在片仔癀中检测发现 R_1 含量为 4.63‰ ～ 6.03‰，Rg_1 为 23.64‰ ～ 28.31‰，Rb_1 为 19.66‰ ～ 22.28‰；此外还检测出片仔癀中含胆红素 1.5‰ ～ 2.0‰、牛磺酸 7.23‰ ～ 7.44‰、麝香酮 4.19‰ ～ 5.25‰[3]。

2. 质量控制

片仔癀除严格按照《中国药典》片仔癀项下质量标准进行质量控制外，还建立了一系列质量控制方法：建立了片仔癀及其主要原料三七的液相色谱指纹图谱，结合液质联用分析能更有效地监控和评价片仔癀的质量；建立了天然麝香、养殖麝香、人工麝香的气相色谱指纹图谱，并通过比较不同品种麝香有效成分的异同，对片仔癀重要原料麝香进行有效地质量控制；建立了片仔癀的锭剂和粉末的近红外光谱模型，采用近红外光谱法可快速测定片仔癀中三七的人参皂苷 Rg_1、Rb_1，三七皂苷 R_1 的含量及三种皂苷总量，且适用于对假劣仿品的快速筛查；建立了采用电感耦合等离子体质谱法测定片仔癀中 Cu、Pb、As、Hg、Cd、Cr、Zn、Se 8 种重金属元素含量的质量标准，对重金属含量进行有效监控；建立了气相色谱法测定片仔癀中六六六（BHC，包括 α-BHC、β-BHC、γ-BHC、δ-BHC）、滴滴涕（PP′-DDE，

PP′-DDD，OP′-DDT，PP′-DDT）、五氯硝基苯等 9 种有机氯类农药残留限量检测质量标准，保证药品的使用安全。另有相关文献提出，通过建立混合胶束毛细管电泳色谱和 HPLC 指纹图谱，对片仔癀中人参皂苷 Rg_1、人参皂苷 Rb_1、三七皂苷 R_1、牛磺胆酸钠等有效成分的含量进行测定。通过采用国家标准和建立的企业内控标准共同对片仔癀的质量进行有效监控和评价，切实保障药品安全有效[4～8]。

3. 作用机制

片仔癀临床应用广泛，主要集中在抗肿瘤、保肝、清热解毒抗炎等方面。

3.1 抗肿瘤：①抑制肿瘤细胞增殖，促进其凋亡；②抑制肿瘤细胞迁移和侵袭能力，抑制肿瘤转移；③抑制肿瘤新生血管生成，从而抑制肿瘤生长和转移；④逆转癌细胞多药耐药，减轻耐药细胞迁移和侵袭能力；⑤通过抑制肿瘤干细胞的增殖，减慢肿瘤的发展[9～12]。

3.2 保肝：①通过促进酒精的分解，降低血液中的乙醇浓度，并抑制糖脂代谢的关键基因过氧化物酶体增殖物激活受体 γ（PPARγ）、促炎因子 IL-β 和单核细胞趋化蛋白 -1（MCP-1）的表达，减轻由于乙醇摄入导致的肝细胞变性和肝脏功能损害；②通过增加 NF-κB、CAMP 反应元件结合蛋白（CRE）和活化蛋白（AP1）的表达，减少自由基生成，保护肝细胞[13, 14]。

3.3 抗炎：抑制致炎因素引起的白细胞水平升高，降低血浆 TNF-α、IL-1β、IL-8 等炎症细胞因子的表达，进而发挥抗炎作用[15]。

三、实验研究

1. 保肝抗炎作用

有研究以四氯化碳（CCl_4）制造小鼠急性肝损伤模型，观察片仔癀的保肝作用，结果显示在用 CCl_4 处理之前给小鼠喂食片仔癀，可显著减少肝细胞的坏死，提示片仔癀具有保肝作用[16]。另有研究显示，片仔癀能明显改善肝细胞脂质变性，减少肝细胞坏死和炎症细胞浸润，不同程度地降低 AST、ALT、γ-GT，进而改善肝功能[17]。

2. 抗肿瘤作用

2.1 大肠癌

实验研究显示，片仔癀可以调控大肠癌动物模型细胞周期蛋白表达，抑制肿瘤细胞的增殖；调控细胞凋亡相关基因表达，促进肿瘤细胞凋亡；调控促血管新生相关因子表达，抑制肿瘤血管新生；调控药物外排相关基因表达，逆转肿瘤多药耐药；调控肿瘤转移相关通路，抑制肿瘤转移；调控肿瘤干细胞特性相关基因表达，抑制肿瘤干细胞生长；调控肠黏膜细胞凋亡、增殖，保护化疗药物导致的胃肠道损伤；调控淋巴管新生相关因子表达，抑制淋巴管新生和转移。因此片仔癀具有调控肿瘤增殖、凋亡、血管新生、转移、耐药等多重作用，并可以调控干细胞相关多条信号转导通路的活化[18～23]。

2.2 骨肉瘤

实验研究显示，片仔癀可以促使骨肉瘤细胞发生 G2/M 周期阻滞，并通过降低 PI3K/Akt 信号通路中关键蛋白 PI3K、Akt、P-Akt 的表达，有效抑制骨肉瘤 MG63 细胞的增殖；降低细胞线粒体跨膜电位，改变线粒体通透性，调节相关凋亡蛋白表达，诱导骨肉瘤细胞凋亡；降低 CD44v6 及 MMP-9 的表达，抑制肿瘤细胞的侵袭及迁移；抑制人骨肉瘤耐药细胞 MG63/ADM 增殖，下调 Survivin 的表达，从而逆转肿瘤细胞的耐药[24～29]。

3. 调节免疫作用

片仔癀可以抑制二硝基氟苯引起的迟发型超敏反应，降低胸腺和脾脏指数；对由于环磷酰胺导致的淋巴细胞转化能力降低具有显著的改善作用，并能与 ConA 协同提高淋巴细胞转化能力[30]。

4. 解热镇痛作用

片仔癀能够降低干酵母及大肠杆菌内毒素致新西兰兔发热模型的血浆白细胞水平，抑制 TNF-α、IL-1β、IL-8 等炎症细胞因子的表达，达到解热镇痛的作用[31]。

四、临床研究

1. 治疗原发性肝癌

一项随机、双盲、安慰剂平行对照的多中心临床研究探讨了片仔癀治疗原发性肝癌的效果，该研究选择有明确诊断的初治原发性肝癌，CT 显示瘤体＞ 2cm 以上，且不能手术或不愿手术的患者共计 240 例，将患者随机分为试验组和对照组，试验组给予介入治疗联合片仔癀胶囊口服，每次 2 粒，每日 3 次，对照组给予介入治疗联合同样剂量的安慰剂口服，连续服药 28 天。研究结果显示，治疗组患者生活质量（体力状况）恢复优于对照组（$P < 0.01$）；止痛药物的使用率降低 88.5%（$P < 0.05$）；实体瘤截面积由（33.11±39.68）cm^2 降至（16.72±25.08）cm^2，缩小程度明显优于对照组（$P < 0.05$）；降低 ALT 和 AST（$P < 0.01$）；可对抗化疗药物引起的白细胞减少等不良反应（$P < 0.01$）；降低化疗的毒副反应（$P < 0.01$）；减轻化疗药引起的恶心呕吐的不良反应（$P < 0.05$）。显示片仔癀胶囊可显著提高肝癌介入治疗患者生活质量、减少止痛药的服用量、缩小瘤体、减轻化疗引起的白细胞减少、保护肝功能、减少恶心呕吐以及化疗药的毒副反应[32]。

另一项随机对照试验观察了片仔癀联合 TACE 治疗毒热瘀结型原发性肝癌的效果，结果显示片仔癀可以显著升高肝癌患者的 NK 细胞、CD4 和 CD4/CD8，提示片仔癀具有较强的免疫增强作用，能够提高患者的机体抵抗力[33]。

2. 治疗结肠癌

一项随机对照试验探讨片仔癀联合化疗与单独化疗相比治疗毒热瘀结型晚期结肠癌的临床疗效，纳入 47 例临床上不能手术或非根治性术后（姑息性切除、探查术后）患者，随机分为治疗组和对照组，治疗组给予片仔癀联合奥沙利铂、5-Fu、亚叶酸钙治疗，对照组给予奥沙利铂、5-Fu、亚叶酸钙治疗，结果显示片仔癀联合化疗药物治疗毒热瘀结型晚期结肠癌，能够改善患者生活质量，降低化疗不良反应，延缓患者病情进展[34]。

另一项随机对照试验观察奥沙利铂＋卡培他滨（XELOX）化疗方案联合片仔癀治疗毒热瘀结型晚期结肠癌的临床效果，将 68 例晚期结肠癌患者随机分为两组，治疗组给予奥沙利铂、卡培他滨联合片仔癀治疗，对照组给予奥沙利铂、卡培他滨治疗，结果也显示化疗联合片仔癀治疗晚期结肠癌具有改善患者生活质量、减轻化疗副作用及缓解病情作用[35]。

3. 治疗病毒性肝炎

一项随机对照试验将 177 例急慢性病毒性肝炎患者随机分成两组，治疗组给予片仔癀胶囊治疗，对照组给予常规西药治疗，所有患者均在服药前及服药后第 14 天和第 28 天检测肝功能与有关生化指标，结果显示片仔癀治疗病毒性肝炎的临床疗效优于常规西药治疗[36]。

一项随机对照、开放、阳性对照、多中心临床研究探讨片仔癀治疗慢性乙肝合并胆囊炎的临床疗效，该研究纳入慢乙肝合并胆囊炎患者 119 例，其中试验组 59 例，对照组 60 例，试验组口服片仔癀胶囊，每次 2 粒（0.6g），每日 3 次，连续用药 2 周，停药后随访 2 周；对照组口服茴三硫胶囊，每次 1 粒，每日 3 次，连续用药 2 周，停药后随访 2 周。研究结果显示，片仔癀对于慢性乙肝合并慢性胆囊炎患者的治疗，可减轻乏力、腹胀、恶心、呕吐、纳差、肝区不适和右上腹疼痛等症状，使疼痛持续时间下降、24h 发作次数减少，并能改善超声下胆囊壁的毛糙程度[37]。

4. 治疗口腔溃疡

一项随机对照试验探讨了片仔癀治疗复发性口腔溃疡的临床效果，该研究选择复发性口腔溃疡患者 80 例，随机分为治疗组和对照组各 40 例，治疗组将片仔癀 1 粒（3g），切取 1/3 碾成粉末，用无菌棉棒蘸少许食用醋混合粉末，均匀涂抹于溃疡表面，每日用药 3 次以上，剩余部分片仔癀每次 0.5g 分 4 次口服，2 天内服完；对照组给予涂锡类散加口服牛黄解毒片治疗，结果显示治疗组总有效率 97.5%，显著优于对照组（75.0%，$P < 0.05$）[38]。

另一项研究探讨片仔癀与复方硼砂溶液漱口配合治疗放射性口腔溃疡的临床疗效，该研究选择因头颈部肿瘤病人进行放射性治疗，放射线引起口腔黏膜急性损伤而形成溃疡的患者，将 72 例患者随机分为两组，每组 36 例，对照组用复方硼砂溶液漱口，试验组在复方硼砂溶液漱口的基础上加用片仔癀外涂溃疡面，早晚各一次，连续用药 7 天，结果显示试验组治疗效果显著优于对照组（$P < 0.05$），治疗总有效时间显著短于对照组（$P < 0.01$）[39]。

五、片仔癀的安全性

片仔癀含有麝香，孕妇及月经期女性应慎用。毒理实验显示，大鼠最大给药剂量 12g/kg（为临床使用剂量的 400 倍）无明显毒性反应，大鼠灌胃给药 180 天的未观察到有害作用水平（no observed adverse effect level，NOAEL）为 900mg/（kg · d）（为临床使用剂量的 30 倍）。表明片仔癀具有较好的安全窗口，常规剂量服用片仔癀是安全的。

六、片仔癀的临床应用建议

1. 片仔癀的适应症

以下情况推荐使用片仔癀：（1）各种类型的病毒性肝炎的保肝降酶治疗；（2）痈疽疔疮，无名肿毒，跌打损伤及各种炎症；（3）复发性、放射性口腔溃疡。

根据临床和实验研究结果，以下情况建议临床酌情使用片仔癀：（1）各种类型的原发性肝癌，尤其是中医辨证为肝热血瘀或热毒瘀结型者；（2）结直肠癌，中医辨证为毒热瘀结型者。

2. 片仔癀的使用方法

（1）片仔癀推荐剂量为每次 0.6 克，8 岁以下儿童每次 0.15 ～ 0.3g，每日 2 ～ 3 次，口服。（2）片仔癀外用时需研末，用冷开水或食醋少许调匀涂在患处（溃疡者可在患处周围涂敷），每日数次。

专家组成员（按姓氏拼音排序）：陈可冀（中国中医科学院西苑医院），陈信义（北京中医药大学东直门医院），陈立刚（厦门大学附属中山医院），杜建（福建中医药大学），蔡虹（厦门市中医院），段钟平（首都医科大学附属北京佑安医院），杜守颖（北京中医药大学），季绍良（北京中医药大学），荚卫东（安徽省立医院），林丽珠（广州中医药大学第一附属医院），林瑞超（北京中医药大学中药学院），刘献祥（福建中医药大学），吕爱平（香港浸会大学），欧阳学农（南京军区福州总医院），潘晨（福建医科大学孟超肝胆医院），潘宏铭（浙江大学医学院附属邵逸夫医院），秦叔逵（中国人民解放军第八一医院），孙建宁（北京中医药大学中药学院），王少扬（南京军区福州总医院），徐建明（中国人民解放军第307医院），阎昭（天津医科大学附属肿瘤医院），姚大卫（香港中文大学）。

执笔人：彭军（福建中西医结合研究院），褚剑锋（福建中西医结合研究院），付长庚（中国中医科学院西苑医院）

利益冲突：无。

参考文献

[1] 国家中医药管理局办公室关于印发中医药治疗埃博拉出血热专家指导意见（第一版）的通知.国中医药办科技发〔2014〕32号. https：//www. catcm. org. cn/129/201410/951. html.

[2] 中华人民共和国国家卫生和计划生育委员会.登革热诊疗指南（2014年第2版）[J].传染病信息，2014，27（5）：262-265.

[3] Wang Y L，Jiang H，Huang H Z，et al. Determination of neuroprotective oxysterols in Calculus bovis，human gallstones，and traditional Chinese medicine preparations by liquid chromatography with mass spectrometry[J]. J Sep Sci，2015，38（5）：796-803.

[4] Li S X，Mu Y，Zheng F Y. Influence of gastrointestinal digestion and edible plant combination on oral bioavailability of triterpene saponins，using a biomimetic digestion and absorption system and determination by HPLC[J]. J Agric Food Chem，2013，61（44）：10599-10603.

[5] 赖延锦，陈纪鹏，游勇基. HPLC测定片仔癀中4种成分的含量[J].中国药学杂志，2008，43（24）：1906-1908.

[6] 陈海滨，吴春敏，刘洪旭.片仔癀质量标准研究[J].海峡药学，2006，18（1）：24-27.

[7] 余丽双，丛日琳，林诗瑶，等.混合胶束毛细管电动色谱法测定片仔癀中有效成分[J].分析科学学报，2015，31（4）：505-507.

[8] 胡超，贺红，杨岩涛，等.片仔癀HPLC指纹图谱的总量统计矩及其相似度法分析[J].中国实验方剂学杂志，2016，22（8）：53-57.

[9] He F，Wu H N，Cai M Y，et al. Inhibition of ovarian cancer cell proliferation by Pien Tze Huang via the AKT-mTOR pathway[J]. Oncology Letters，2014，7（6）：2047-2052.

[10] 魏丽慧，齐飞，彭军，等.片仔癀对肝癌干细胞增殖及凋亡的影响[J].福建中医药，2017，48（2）：27-30.

[11] 王丹，张忠提，王振华.片仔癀联合多西他赛对舌鳞状细胞癌细胞生长及凋亡的影响[J].华西医学，2017，32（6）：880-882.

[12] 冯健愉，靳祎祎，严兆坤，等.片仔癀抑制淋巴管新生的作用及其机制研究.福建中医药，2016，47（4）：43-49.

[13] 洪绯.片仔癀对CCL_4肝损害的保护作用研究[J].海峡药学，2004，16（2）：40-42.

[14] Lee K K H，Kwong W H，Yew D T，等.片仔癀保护肝脏作用[J].世界中医药，2007（S2）：63-65.

[15] 黄进明.片仔癀对干酵母致新西兰兔发热模型的解热抗炎作用[J].海峡药学，2015，27（10）：11-13.

[16] Lee K K H，Kwong W H，Chau F T，et al. Pien tze Huang protects the liver against carbon tetrachloride-induced damage[J]. Pharmacology & Toxicology，2002，91（4）：185-192.

[17] 邓绿雨，李风华，季光，等.片仔癀防治大鼠非酒精性脂肪肝的探讨.中国实验方剂学杂志，2015，21（15）：124-128.

[18] Qi F，Wei L H，Shen A L，et al. Pien Tze Huang inhibits the proliferation，and induces the apoptosis and differentiation of colorectal cancer stem cells via suppression of the Notch1 pathway[J]. Oncology Reports，2016，35（1）：511-517.

[19] Chen H W，Shen A L，Zhang Y C，et al. Pien Tze Huang inhibits hypoxia-induced epithelial-mesenchymal transition in human colon carcinoma cells through suppression of the HIF-1 pathway[J]. Experimental and Therapeutic Medicine，2014，7（5）：1237-1242.

[20] Lin W，Zhuang Q C，Zheng L P，et al. Pien Tze Huang inhibits liver metastasis by targeting TGF-β signaling in an orthotopic model of colorectal cancer[J]. Oncology Reports，2015，33（4）：1922-1928.

[21] 郑良朴，曹治云，陈旭征，等.片仔癀对小鼠结肠癌细胞增殖及肝转移的抑制作用[J].福建中医药，2016，47（5）：16-17.

[22] 符彩选，刘雪东，彭军，等.片仔癀减轻对大肠癌小鼠移植瘤5-氟尿嘧啶治疗所致毒副作用的研究[J].福建中医药，2016，47（4）：31-33.

[23] 沈阿灵，刘丽雅，齐飞，等.片仔癀上调miR-200a抑制大肠癌耐药细胞转移的作用机制[J].中华中医药杂志，2016，31（9）：3682-3686.

[24] Fu Y，Zhang L，Hong Z Q，et al. Methanolic extract of Pien Tze Huang induces apoptosis signaling in human osteosarcoma MG63 cells via multiple pathways[J]. Molecules，2016，21（3）：283.

[25] Ren S S，Yuan F，Liu Y H，et al. Effect of p27 gene combined with Pientzehuang on tumor growth in osteosarcoma-bearing nude mice[J]. Chin Integr Med，2015，21（11）：830-836.

[26] Zhang Y，Wang Q，Niu S，etal. Pien Tze Huang induces apoptosis in multidrug-resistant U2OS/ADM cells via downregulation of Bcl-2，survivin and P-gp and upregulation of Bax[J]. Oncology Reports，2014，31：763-770.

[27] 伏勇，洪振强，李楠，等．片仔癀对人骨肉瘤 MG63 细胞相关凋亡蛋白表达的影响 [J]. 湖北中医药大学学报，2016，18（3）：15-17.

[28] 伏勇，洪振强，李楠，等．片仔癀对人骨肉瘤 MG63 细胞增殖及 PI3K/Akt 信号通路的作用研究 [J]. 中华中医药杂志，2016，31（11）：4675-4677.

[29] 陈炳艺，郭文韬，林嘉辉，等．片仔癀通过 PI_3k/Akt 通路抑制人骨肉瘤耐药细胞 MG63/ADM 增殖 [J]. 中华中医药杂志，2017，32（4）：1520-1524.

[30] 林素文，刘延深，林宜衍，等．片仔癀对实验动物免疫功能的影响 [J]. 福建医学院学报，1985，19（1）：11-14.

[31] 黄进明，洪绯，张泽修，等．片仔癀对大肠杆菌内毒素致新西兰兔发热模型的解热抗炎作用 [J]. 江西中医药大学学报，2016，28（1）：75-77.

[32] 赵水连，潘杰．片仔癀胶囊配合介入化疗治疗原发性肝癌患者临床观察 [J]. 医药世界，2006，7（9）：49-51.

[33] 孟丽萍，顾雪峰．片仔癀联合 TACE 治疗毒热瘀结型原发性肝癌免疫指标变化的临床观察 [J]. 九江医学，2008，23（1）：31-37.

[34] 林明和，朱德增．片仔癀联合化疗治疗毒热瘀结型晚期结肠癌临床研究 [J]. 福建中医药，2012，43（1）：8-9.

[35] 黄震，訾英，陆红．XELOX 化疗方案联合片仔癀治疗毒热瘀结型晚期结肠癌疗效观察．福建中医药，2014，45（5）：30-31.

[36] 徐武英，阎庚飞．片仔癀治疗病毒性肝炎的疗效观察 [J]. 黑龙江医药，2003，6（16）：542-543.

[37] 钟蕊，陈煜，李雪梅，等．片仔癀治疗慢性乙型肝炎合并胆囊炎 [J]. 湖南中医药大学学报，2016，36（6）：369.

[38] 张敬雷，郭灿亮，薛国敏，等．片仔癀治疗复发性口腔溃疡的随机对照研究 [J]. 中医药导报，2011，11（5）：50-51.

[39] 俞嘉，张诗苑．片仔癀与复方硼砂溶液配合治疗放射性口腔溃疡效果观察 [J]. 国际护理学杂志，2015，34（13）：1864-1866.